Te 146
131
F

T 3864.
E. 4. b. 1.

ÉLÉMENS
DE PHARMACIE
THÉORIQUE ET PRATIQUE.

IMPRIMERIE DE MIGNERET, RUE DU DRAGON,
F. S.-G., N.º 20.

ÉLÉMENS
DE PHARMACIE
THÉORIQUE ET PRATIQUE,

Contenant toutes les opérations fondamentales de cet art, avec leur définition, et une explication de ces opérations, par les principes de la Chimie :

La manière de bien choisir, de préparer et de mêler les médicamens ; avec des remarques et des réflexions sur chaque procédé :

Les moyens de reconnaître les médicamens falsifiés ou altérés :

Les principes fondamentaux de plusieurs arts dépendans de la Pharmacie, tels que l'art du confiseur, et ceux de la préparation des eaux de senteur et des liqueurs de table :

Avec l'exposition des vertus et doses des médicamens, à la suite de chaque article.

Par A. BAUMÉ.

NEUVIÈME ÉDITION,

Revue par M. BOUILLON-LAGRANGE, Docteur en médecine, et Docteur ès-Sciences, Professeur de Chimie, etc.

TOME PREMIER.

A PARIS,

Chez { CROCHARD, Libraire, rue de Sorbonne, N.° 3.
{ GABON, Libraire, place de l'Ecole de Médecine, n.° 2.

1818.

AVIS

SUR CETTE NOUVELLE ÉDITION.

Chargé de revoir les *Elémens de Pharmacie*, de Baumé, j'ai pensé que cet ouvrage, si connu des praticiens et si fréquemment consulté par eux, ne devait éprouver, quant aux formules indiquées par l'auteur, aucun changement.

Je me suis donc borné à retrancher les observations et les théories que les progrès de la science ne permettent plus d'admettre, et afin d'éviter la multiplicité des notes, j'ai intercalé dans le texte les changemens qui m'ont paru nécessaires.

J'ai en outre ajouté aux anciennes formules un certain nombre de celles que l'usage a accréditées depuis la dernière édition.

Telles sont les corrections que j'ai faites à cet ouvrage, et je ne prétends à d'autre mérite que celui d'avoir rendu, à ceux qui se livrent à l'art de guérir, un ouvrage dont l'utilité est reconnue.

AVERTISSEMENT.

Tout homme qui a écrit sur les sciences, a dû s'attendre à essuyer la critique de ceux dont il a blessé l'amour-propre, soit en contrariant leurs principes, soit en attaquant des faits qu'ils regardaient comme certains. La première édition de ces Elémens, a, pour ces raisons, essuyé des censures très-vives. J'ai répondu à ces censures dans les premières éditions qui ont suivi. Mais à mesure que les éditions se sont succédées, j'ai retranché de l'ouvrage cette partie polémique, devenue aujourd'hui inutile, pour ne laisser subsister que la doctrine nécessaire à l'instruction. Cette instruction est fondée sur une expérience de longues années, que les gens de l'art, malgré les critiques, il est vrai mal fondées, qu'on en faisait, ont adoptée. Je vis dans le temps avec satisfaction Bourgelat, directeur et inspecteur général des Ecoles vétérinaires, consulter mes Elémens de Pharmacie. Cet auteur voulant donner une *Matière médicale raisonnée*, ou *Précis des Médicamens*, etc., à l'usage de l'Ecole vétérinaire, a extrait de mon ouvrage tout ce qui pouvait être relatif à l'objet qu'il se proposait de remplir.

AVERTISSEMENT.

J'ai amélioré mes Elémens de Pharmacie, à chaque édition, par des augmentations essentielles. Cette huitième édition est encore augmentée d'observations utiles réparties dans tout l'ouvrage. On trouvera une très-bonne recette pour faire de l'eau de Luce, et la manière de préparer les substances qui la composent. A l'article *savon*, je fais mention de plusieurs observations et expériences sur la préparation de cette substance si utile dans l'économie domestique. M'étant occupé de la culture de la rhubarbe, je donne un article important sur la culture, la dessiccation et la préparation de cette substance.

J'ai pris soin, autant que j'en ai tenu note, de rendre compte de la quantité de médicamens que chaque recette fournit. Cet objet est de la plus grande utilité pour le médecin et pour l'apothicaire : le médecin est en état de mieux doser les médicamens ; l'apothicaire se détermine, en connaissance de cause et sur-le-champ, à préparer, suivant son débit, la quantité de médicamens dont il a besoin.

L'ordre que j'ai suivi dans cette édition est le même que dans la précédente. Je fais d'abord une introduction à la pharmacie ; où j'expose la lenteur de ses progrès dans les premiers temps. A la suite de l'introduction, je définis cette science, et je fais voir que c'est mal-à-propos qu'on l'avait divisée en pharmacie galénique et en pharmacie chimique. Aucune pharmacopée ne fait l'application des principes de la chimie : cependant, sans la connaissance de ces principes, on ne travaille qu'au hasard dans la pharmacie.

Je divise la pharmacie en quatre parties, qui sont, *la connaissance, l'élection, la préparation, et la mixtion des médicamens*. Je commence par exposer les prolégomènes de la pharmacie : je parle des vaisseaux et des instrumens ; je donne la figure et la description d'un alambic à bain-marie d'étain, et la description d'une étuve ou d'un petit cabinet qu'on chauffe à volonté par le moyen d'un poële, absolument nécessaire dans une pharmacie bien montée, pour faire sécher des plantes, des racines, etc., dans lequel on fait aussi des évaporations sur des assiettes pour préparer les extraits secs à la manière de La Garaye. Après la description de l'étuve, je parle des poids et des mesures d'usage en pharmacie. Je termine mes prolégomènes par un petit article sur les abréviations en usage dans les formules de pharmacie.

L'ordre que je me suis prescrit est de passer du simple au composé, et du composé au plus composé. Jusqu'ici la pharmacie a été traitée sans beaucoup d'ordre : on s'était toujours contenté de placer ensemble les objets de mêmes sortes, ou à-peu-près. Cependant il m'a semblé que la pharmacie, considérée comme science, pouvait être présentée dans un ordre plus méthodique. On avait coutume de diviser la pharmacie en trois parties ; mais j'ai cru devoir y en ajouter une quatrième, qui est la connaissance des médicamens.

La connaissance des drogues simples est la première partie de la pharmacie ; elle est indispensablement nécessaire à un apothicaire mais cet objet étant plus étendu que la pharmacie elle-même, au lieu de faire un article sur la matière médicale, je renvoie aux différens Traités qu'on en a publiés. Je me contente de parler de la sophistication de plusieurs drogues simples, et j'enseigne les moyens de reconnaître ces fraudes. Il n'est fait mention de ces altérations, si nuisibles et si punissables, que dans fort peu d'ouvrages : cependant il est nécessaire qu'un apothicaire les connaisse : c'est une partie essentielle à l'étude de la matière médicale. Quelques personnes ont trouvé mauvais que cet article fût placé dans des Elémens de pharmacie : où donc était-il plus nécessaire et plus naturel d'en parler ? On objecte que c'est apprendre aux gens mal intentionnés des moyens de falsifier, au lieu de prémunir contre les fraudes. Cela serait vrai, si je n'eusse pas donné en même temps le moyen de reconnaître ces fraudes. Au reste, mon sentiment est qu'on ne peut trop mettre le public en garde contre ces falsificateurs insidieux, qui se jouent des besoins du peuple, et qui, sous l'appât d'un gain honteux, se font un talent de le tromper. Puisse au moins cet ouvrage répandre assez de lumières sur l'art important de la pharmacie, pour enseigner à reconnaître par des caractères certains les médicamens véritables d'avec ceux qui sont sophistiqués, à séparer le remède d'avec le poison, enfin à distinguer le charlatanisme dangereux d'avec la science salutaire !

Dans la seconde partie, qui est l'élection des médicamens, je traite de tout ce qui a rapport à la récolte des drogues simples indigènes : cet article est refait en entier ; j'y ai mis plus d'ordre et de méthode que dans les précédentes éditions : je rends compte, dans des articles séparés par de petits titres particuliers ; 1.º du choix qu'on doit faire des plantes avant que de les cueillir ; 2.º du temps de les cueillir ; 3.º de la manière de les faire sécher ; 4.º enfin, de celle de les conserver. J'observe le même ordre à l'égard des fleurs, des fruits, des semences, des racines, des bois, des écorces, des matières animales, et enfin des minéraux. Cet ordre m'a donné la facilité de rapporter plusieurs observations qui m'ont paru intéressantes sur chacun de ces articles : à l'occasion, par exemple, de la dessiccation des semences farineuses, je donne la manière de sécher et de conserver le blé long-temps en bon état ; cet objet important d'utilité, comme je l'ai dit dans les précédentes éditions, n'est point déplacé dans un ouvrage comme celui-ci, puisqu'il prescrit les principes de la dessiccation des végétaux en général. Les bois médicinaux dont je parle dans l'un de ces articles, me donnent lieu de rapporter quelques observations qui m'ont paru intéressantes pour préserver de la pâture des vers les bois en usage dans la bâtisse ; je discute en même temps quelques moyens employés pour augmenter leur force. Les bois, comme les autres végétaux, ont de la moëlle : j'examine, d'après plusieurs observations, l'usage de cette moëlle et son influence dans l'accroissement des bois et des autres végétaux. Enfin, je termine ce qui concerne l'élection, par un journal indicatif des substances à récolter dans chaque mois de l'année : c'est un répertoire commode et qu'il est bon de consulter souvent pour former ses approvisionnemens.

Dans la troisième partie, je traite de la préparation des médicamens simples. Presque toutes les drogues simples, dans l'état où la nature les fournit, ont besoin d'éprouver quelques opérations préliminaires ; j'en rends compte à mesure que l'occasion se présente : mais je passe sous silence, comme je l'avais fait dans les précédentes éditions, la préparation des substances dégoûtantes, hideuses et ridicules, dont l'ancienne médecine faisait usage, et que la raison et des connaissances plus éclairées ont fait bannir absolument de la pharmacie *depuis plus d'un siècle.* Cependant un auteur moderne, voulant témoigner quelque ressentiment aux apothicaires, et peut-être aussi dans la vue de s'amuser, publia, en 1765, une petite brochure sous ce titre : *Mémoire sur l'état actuel de la Pharmacie, extrait des journaux économiques des mois de janvier, février et mars 1765.* L'auteur commence ainsi : *J'annonce une réforme générale dans la pharmacie ; je la demande parce que je la crois nécessaire, tant pour purger la médecine de mille erreurs, que pour sauver la vie à des milliers d'hommes.* Il fait l'énumération de différens remèdes plus ridicules les uns que les autres, en usage autrefois, et il voudrait faire croire qu'aujourd'hui les officines sont remplies de semblables médicamens. Si cette brochure me fût parvenue plutôt, j'aurais conseillé à l'auteur, pour enrichir son singulier catalogue de matière médicale, de consulter Pline sur l'histoire ancienne de la médecine, et je l'aurais engagé à rendre plus de justice à la pharmacie moderne : au reste, si l'emploi de pareils remèdes mérite des reproches, il faut les faire à ceux qui les ordonnent, et non à ceux qui les préparent. Mais depuis long-temps que la médecine est cultivée par des gens instruits et éclairés, ces remèdes ne sont plus ordonnés; il n'y avait que ce seul moyen d'en nettoyer les pharmacies.

Je n'ai rien supprimé dans cette troisième partie relative à la préparation des médicamens; je l'ai au contraire augmentée de plusieurs observations sur les dépôts que forment les sucs aqueux des végétaux : ces dépôts sont connus les noms de lies, de féces, de fécules et d'amidon. L'amidon, tiré de plusieurs substances, porte aussi le nom de farine. Il m'a paru que ces dénominations ne pouvaient pas être communes à des produits dont les propriétés sont très-différentes. Je conserve les noms de *lies*, de *féces* et de *fécules* aux dépôts et aux écumes que fournissent les sucs aqueux lorsque ces dépôts ne sont point nutritifs. Je nomme *amidon* seulement les matières nutritives qu'on sépare de beaucoup de végétaux par un grand lavage, et qui se trouvent privées de matières salines et extractives, comme amidon de pommes de terre, de bryone, etc.; et je conserve le nom de *farines* aux substances farineuses tirées des graines, mais qui n'ont subi aucun lavage, et qui par conséquent, restent pourvues de leur matière saline, ou sucrée, et de leur matière extractive. L'amidon et la farine ont un certain nombre de propriétés communes, comme d'être d'excellentes substances nourrissantes, d'être indissolubles dans l'eau froide, dissolubles dans l'eau bouillante, et de se réduire en colle ou en gelée, etc., etc.; mais l'amidon, de quelques substances qu'il soit tiré, diffère essentiellement de la farine, en ce qu'il est privé de toutes substances dissolubles dans l'eau froide, tandis que la farine, ayant été préparée par la simple mouture, sans aucun lavage, contient toujours plus ou moins de substances dissolubles dans l'eau froide.

Je rapporte un procédé commode pour préparer l'amidon de pommes de terre et de toutes les substances végétales qui peuvent en fournir : je donne le dessin et je fais la description d'un petit moulin simple et peu dispendieux pour râper facilement les substances dont on veut tirer l'amidon; mais je préviens que cette machine a encore besoin d'être perfectionnée, et qu'elle ne produit pas complètement l'effet qu'on doit en attendre. Immédiatement après l'article de l'amidon, je rapporte le procédé donné par Keyselmeyer pour séparer de la farine de froment une substance parfaitement animalisée, qu'il a nommée *matière glutineuse*: je fais mention de plusieurs expériences propres à faire mieux connaître la nature de cette singulière matière. Je rapporte ensuite ce que j'ai à dire sur les sucs huileux, résineux, laiteux, etc., ainsi que sur les sels essentiels que ces substances peuvent fournir. Je n'ai point fait de changemens sur ces objets; mais ils contiennent des détails et des observations que j'ai tâché de rendre intéressans par la manière de les présenter.

La quatrième partie, qui est la mixtion des médicamens, offre un plus grand détail; elle est susceptible d'être traitée méthodiquement: j'ose croire l'avoir fait. Après avoir dit ce que c'est que mixtion, et établi quelques principes généraux sur les formules et sur la manière de formuler, je parle des mélanges; et je commence d'abord par les plus simples. Des plantes coupées menu et mêlées forment les premiers exemples de mélanges; ils sont connus sous le nom d'*espèces*: on les emploie pour faire des infusions et des décoctions. Je traite aussi de ces deux opérations immédiatement après les espèces. A la suite des infusions et des décoctions dans l'eau, je parle des infusions et des décoctions qui se font dans le vin; ce qui forme un genre de médicamens connus sous le nom de *vins médicinaux*. L'esprit-de-vin est une liqueur dans laquelle on fait également infuser et digérer différentes substances. Je place cet article à la suite des infusions dans le vin. On a donné à ces sortes de médicamens, faits avec de l'esprit-de-vin, les noms de *teintures*, d'*élixirs*, de *baumes spiritueux* et de *quintessences*. Nous aurions pu placer à la suite des teintures plusieurs autres infusions ou décoctions ; telles sont celles qu'on fait dans du vinaigre et qui produisent les vinaigres médicinaux ; celles qu'on fait dans de l'huile, qui forment les huiles par infusion et par coction ; pareillement les infusions et décoctions qui se font dans la graisse, lesquelles forment les pommades et les onguens. Mais il nous a semblé que cela aurait trop coupé la suite des opérations, parce que les vinaigres, les huiles, les pommades et les onguens sont des médicamens qu'on ne fait pas entrer communément dans des médicamens plus composés ; au lieu que les autres infusions, dont nous avons parlé précédemment, sont le plus souvent des préliminaires à la préparation d'autres médicamens plus composés : d'ailleurs elles sont la base des extraits et des résines que nous voulions placer ici.

La manière ordinaire de faire les décoctions est à l'air libre ; par ce moyen l'on perd tout ce que les substances contiennent de volatil. Mais lorsqu'on fait des décoctions dans des vaisseaux clos, comme sont les alambics, cela forme une distillation : on recueille les principes qui montent au degré de chaleur de l'eau bouillante. Ici je place la distillation et tout ce qui a rapport à cette opération : je commence par la distillation des plantes inodores, et je fais voir qu'elles n'ont rien de volatil : elles ne fournissent que des eaux d'une odeur empyreumatique, et qui n'ont que peu ou point de vertu. Il y a un autre genre de plantes ; ce sont celles qui ont de l'odeur et que l'on nomme empyreumatiques. Avant que de soumettre ces plantes à la décoction avec de l'eau dans un alambic, comme les précédentes, je les distille au bain-marie, sans eau, ou avec l'addition d'une petite quantité d'eau lorsqu'elles sont trop peu aqueuses : elles fournissent de l'air et de l'eau chargés du principe odorant de la plante, autrement dit, *esprit recteur :* j'examine cette liqueur, et je dis qu'elle est une huile essentielle très-ténue et comparable à l'éther le plus rectifié pour la volatilité. Ensuite je distille ces plantes à feu nu et avec de l'eau : l'eau qui passe dans la distillation est blanche, laiteuse, fort odorante ; elle est mêlée d'une liqueur inflammable qui surnage ou qui se précipite sous l'eau : cette liqueur est de *l'huile essentielle.*

L'article des huiles essentielles est important dans la pharmacie : j'ai rendu cet article intéressant par une infinité de détails sur plusieurs huiles essentielles et sur la quantité qu'on en retire : j'ai augmenté cet article de plusieurs observations nouvelles. Les auteurs ont beaucoup varié sur les proportions d'huiles essentielles qu'on tire des plantes sèches par comparaison aux plantes récentes. J'examine cette question ; je fais voir qu'on s'y est mal pris pour la bien décider, et je la termine par de nouvelles expériences qui font voir qu'il y a des plantes sèches qui en rendent davantage, et qu'il y en a de vertes qui sont dans un cas contraire : en un mot, cela dépend de l'état de fluidité où se trouve l'huile essentielle dans les plantes. Lorsque l'huile est bien fluide, l'eau en dissout beaucoup, et c'est ce qui fait qu'on en tire moins.

A la suite des huiles essentielles je place les mélanges de ces huiles et les combinaisons de ces mêmes huiles avec l'alcali, ce qui forme une sorte de savon. On a donné à celui qui est fait avec l'essence de térébenthine le nom de *savon de Starkey*. Afin de mieux faire entendre la théorie de cette opération, je profite de l'occasion pour placer en cet endroit le savon ordinaire qui est fait avec de l'huile grasse : cela vient d'autant mieux, qu'on a examiné à l'article des sucs huileux la différence qu'il y a entre les huiles essentielles et les huiles grasses. Cela me donne occasion de parler de plusieurs observations nouvelles sur le savon ordinaire. Le savon de Starkey est une préparation de pharmacie fort ordinaire ; néanmoins quelques artistes en ont fait un objet de la plus grande importance ; et, comme si la manière de le préparer était un miracle en chimie, ils ont proposé ce sujet en problême avec beaucoup de prétentions. Je prouve, par une infinité d'expériences, que l'auteur n'entendait pas bien son problême. Je fais voir que les deux substances qui composent le savon de Starkey ne se combinent pas en totalité, et qu'il faut séparer par le *deliquium* celles qui ne sont pas combinées, pour avoir ce savon dans un état de perfection. Il en est de même du savon ordinaire préparé à chaud avec des huiles grasses non figeables ; une partie des deux substances se sépare, ce qui n'arrive pas si l'on prépare cette sorte de savon à froid.

Après les savons j'examine la fermentation : je la considère en trois temps, comme tous les chimistes. Je n'avais dessein de donner qu'une simple définition des trois états de la fermentation, comme je l'avais fait dans la première édition de cet ouvrage : mais comme il m'a été fait des objections sur la putréfaction j'ai cru devoir y répondre, n'ayant point, quant à présent, occasion de le faire ailleurs. On trouvera sur cette matière des détails et des expériences nouvelles, qui constatent sans réplique que la putréfaction des matières animales, dans les circonstances où nous les employons, se fait absolument sans chaleur, sans gonflement, et qu'elle est une analyse naturelle des corps qui y sont soumis.

Le premier degré de la fermentation des matières sucrées produit des liqueurs spiritueuses: j'examine dans un grand détail ce que c'est que cette substance que l'on nomme *esprit-de-vin*, parce qu'elle est d'un grand usage dans la pharmacie : je donne les moyens de rectifier l'esprit-de-vin le plus qu'il est possible, parce que souvent on a besoin qu'il le soit. J'enseigne à reconnaître celui qui est parfait, et à cette occasion je donne la description de deux pèse-liqueurs ; l'un pour connaître la quantité de sel marin contenue par chaque cent livres d'eau, et l'autre pour connaître, avec la plus grande précision, la quantité de liqueur spiritueuse contenue dans un esprit-de-vin quelconque. Les résultats des expériences que j'ai faites à ce sujet sont rapportés dans une table placée à la suite de cet article.

Ayant dit tout ce qu'il convient de savoir sur l'esprit-de-vin, je donne les formules pour faire les eaux spiritueuses simples et composées.

On trouvera beaucoup de nouvelles observations et une découverte bien intéressante sur la nature du principe âcre des plantes antiscorbutiques : je démontre que c'est du soufre qui se cristallise, et que les liqueurs perdent de leur odeur à mesure que le soufre s'en sépare.

Dans cet article des eaux spiritueuses, je donne plusieurs nouvelles recettes, telles que celles de l'eau d'Ardel; une formule pour faire d'excellente eau de Cologne; une autre pour faire l'eau d'éméraudes. Ces formules, ainsi que plusieurs autres que j'avais déja publiées dans la première édition de cet ouvrage, étaient secrètes ou connues de fort peu de gens qui en faisaient beaucoup de mystère. La publication de ces petits secrets n'a pas manqué de déplaire à ceux qui s'en croyaient seuls possesseurs.

A la suite des liqueurs spiritueuses, je place le vinaigre, parce qu'il est le produit de la seconde fermentation, et je donne tous les vinaigres médicinaux qui sont d'usage. On trouvera de nouvelles recettes qui n'étaient pas dans les précédentes éditions, telles que celle du vinaigre colchique, remède nouveau mis en usage par Storck; celle de l'extrait de Saturne, celle de l'eau végéto-minérale de Goulard.

L'article qui suit cette matière traite des médicamens liquides qu'on prépare avec le miel et avec le sucre. J'y ai ajouté le sirop de framboises au vinaigre. On trouvera encore plusieurs additions intéressantes, telles que l'application du pèse-liqueur pour les sels, à l'effet de connaître le juste point de cuisson des sirops pour empêcher qu'ils ne fermentent ou ne se candissent.

Le sucre, les sirops, les eaux spitittueuses et l'esprit-de-vin sont les substances qui composent les ratafias. Je place en cet endroit tout ce qui concerne les liqueurs de table. J'ajoute une formule pour faire un très-bon ratafia d'angélique, la recette d'un excellent escubac, celle du marasquin de Zara, etc., etc.

L'article des conserves suit immédiatement: il y en a de médicamenteuses et d'alimenteuses; les unes et les autres sont du ressort de la pharmacie. Celles qui composent cet article sont les gelées, les marmelades, les confitures sèches et liquides, et les conserves médicamenteuses. Immédiatement après je parle des poudres composées. J'ajoute à leur suite des remarques essentielles sur la manière de conserver les poudres simples et composées; il m'a échappé dans toutes les éditions précédentes de faire mention de ces observations. Les règles générales que j'établis sur la manière de préparer ces poudres, servent d'instruction à celles qui entrent dans les électuaires.

Les électuaires, les confections, les opiats, les hières, etc., sont des conserves semblables à celles dont nous venons de parler, mais infiniment plus composées : ce sont en général des poudres mêlées avec du miel ; c'est pourquoi il m'a paru nécessaire de les placer après les poudres composées.

J'observe la division reçue des électuaires en altérans et en purgatifs, et en électuaires mous et en électuaires solides. Je donne la recette des tablettes antimoniales de Kunckel, une formule pour préparer les pastilles de citron propres à appaiser la soif, et le moyen de faire la limonade sèche pour la campagne : dans cet article je place la fabrication du chocolat.

A la suite des électuaires je parle des pilules, et enfin je finis les médicamens internes par les trochisques.

Les médicamens externes sont faits pour être appliqués à l'extérieur. La plupart sont préparés par une manipulation semblable ou à-peu-près à celle qu'on emploie pour préparer les médicamens internes : ils sont assujettis aux mêmes lois. J'aurais pu les placer dans les endroits qui leur convenaient le mieux parmi les médicamens internes : mais comme on n'est pas accoutumé à une pareille distribution, j'ai mieux aimé suivre l'usage ordinaire : beaucoup de gens auraient trouvé cet ordre mauvais sans savoir pourquoi. Suivant cette distribution, j'aurais placé les huiles par infusion, les onguens, les pommades, etc., qui se font aussi par infusion, immédiatement après les infusions dans l'eau, dans l'esprit-de-vin, etc. Après les décoctions dans l'eau, j'aurais également placé les huiles et les onguens qui se font par coction. L'article des baumes aurait été supprimé : ces objets auraient été dispersés dans les endroits qui leur auraient convenu le mieux. Il en aurait été de même des pommades, des cérats et des onguens mêlés de beaucoup de poudres ; je les aurais placés parmi les électuaires, parce qu'ils y ressemblent davantage : ce sont le plus souvent les mêmes ingrédiens qui composent les unes et les autres ; leur plus grande différence n'est que dans les excipiens : dans les électuaires, c'est le sucre et le miel qui en sont l'excipient ; dans les onguens ce sont les huiles, les graisses, la cire, etc. Au reste, la confection des uns et des autres est assujettie aux mêmes lois. En parlant de la vertu de ces médicamens, j'aurais désigné ceux qui sont internes, en faveur des personnes qui ne sont pas suffisamment instruites dans la matière médicale.

L'ordre que je suis dans la distribution des médicamens externes, est à présenter d'abord les plus simples : je les examine à-peu-près dans l'ordre de leur consistance : je commence par les huiles qu'on prépare par infusion et par décoction : je fais observer qu'elles sont assujetties aux mêmes règles que j'ai établies en parlant des infusions et décoctions dans l'eau. Je donne les formules de toutes les huiles, soit simples, soit composées, qui sont d'usage.

A la suite des huiles je parle des baumes. Les anciens donnaient ce nom à des médicamens qui avaient à-peu-près la consistance des baumes naturels ; mais aujourd'hui les médicamens qui portent le nom de baumes, ont toutes sortes de consistances : c'est pourquoi, en conservant ces médicamens et leurs noms, on pourrait les distribuer dans les endroits qui leur conviennent le mieux : mais pour ne pas faire de trop grands changemens, j'ai conservé ces articles.

Les linimens, les pommades, les onguens et les cérats se trouvent placés immédiatement après les baumes.

Enfin, les médicamens externes sont terminés par les emplâtres. Je distingue deux espèces d'emplâtres ; savoir, ceux qui n'ont besoin d'aucun degré de cuisson, qui sont faits par de simples mélanges d'huile, de graisse, de cire, etc., etc. : la seconde espèce est celle qui doit sa consistance aux préparations de plomb ;

tels sont la litharge, le *minium*, etc. Ces emplâtres se font par une sorte de coction, afin de combiner les préparations de plomb avec les substances graisseuses. Je fais plusieurs additions dans l'article des emplâtres. A l'occasion des vésicatoires, je donne la manière d'employer les tiges de thymelæa, qui est un vésicatoire nouvellement remis en usage et avec succès. Après les emplâtres, je place les sparadraps : je donne la manière de préparer le tafetas d'Angleterre. A la suite de cet article je parle de bougies pour les carnosités, et de plusieurs petites préparations, soit pour les yeux, soit pour entretenir et conserver les dents.

Il y a un certain nombre de remèdes d'usage dans la médecine qu'on ne sait où trouver. Je rassemble sous le titre de remèdes particuliers, ceux qui ont une réputation bien méritée, tels que le traitement contre les vers solitaires, celui contre la rage, publié par le Collége de Santé de Strasbourg; j'ajoute dans cette nouvelle édition les observations importantes de Sabatier, célèbre chirurgien de Paris, sur le même traitement : je joins aussi ce que le Corps Législatif a fait publier sur la même matière : on ne saurait trop faire connaître les moyens de guérir cette cruelle maladie qu'on avait regardée comme incurable. Je conserve les recettes des autres remèdes particuliers, tels que la poudre et l'eau de Villars, la tisane de Feltz, le vin anti-scorbutique de Dumorette, etc., etc.

Après les remèdes particuliers viennent les médicamens magistraux, dont je n'ai point eu occasion de parler dans le corps de l'ouvrage. Je me suis contenté de donner une notice sur la définition et la description de ces sortes de médicamens : je n'ai presque point cité d'exemples, parce que cet article est trop arbitraire : il a suffi de rapporter quelques formules magistrales qui sont consacrées, telles que celles du looch blanc pectoral, du looch de jaunes d'œufs, du *decoctum album*, de la tisane de vinache, de la tisanne de Feltz ; enfin, une manière de faire le cataplasme émollient, préférable à celle qu'on a coutume de suivre. Voilà toutes les formules magistrales dont je fais mention. Je termine l'ouvrage par un vocabulaire ou explication des termes de pharmacie, et une table alphabétique des matières très-complète et très-détaillée.

J'avais dessein de ne parler de chimie qu'autant que la matière l'exigeait dans cet ouvrage qui n'a pour objet que la pharmacie, et de réserver le surplus pour ma Chimie, qui paraît depuis quelques années ; mais j'ai été tellement entraîné que je ne m'en suis aperçu que lorsqu'il n'était plus temps. Il est difficile en effet de se retenir quand la matière abonde. Cela a formé des articles beaucoup plus étendus les uns que les autres ; c'est un défaut qu'on me passera sans peine en faveur de l'utilité qu'on en tirera.

On peut mettre à la tête de ceux qui ont écrit sur la pharmacie depuis deux siècles, *Jacques Silvius*, natif d'Amiens et médecin de la Faculté de Paris, qui florissait au milieu du seizième siècle : cet homme savant dans plus d'un genre, a donné différens Traités de médecine estimés par des personnes de l'art. Sa Pharmacopée a paru pour la première fois en 1541, *in-8.º*, sous ce titre : *Jacobi Silvii Methodus medicamenta componendi, quatuor libris distributa, ex simplicibus judicio summodo delectis et arte certâ paratis ; seorsim extant Lutetiæ Parisiorum, apud. Ander. Wechelum, 1541, in-8.º*

Cet ouvrage a été vraisemblablement bien accueilli dans le temps, puisqu'il y en a eu douze éditions ; la dernière est de 1630, et se trouve comprise dans l'édition complète des ouvrages de Silvius, ayant pour titre : *Jacobi Silvii Opera medica jamdudum in sex partes digesta. Adjuncta est ejusdem vita et icon, operâ et studio Renati Moreau, Parisiensis. Colon. Allobrog. apud Jac. Chouet, 1630, n-fol.*

AVERTISSEMENT

La Pharmacopée fait la cinquième partie des Œuvres complètes de Silvius : elle a été traduite séparément en français, pour la première fois en 1574, en un volume *in-8.º*, sous ce titre : *La Pharmacopée, qui est la manière de bien choisir et préparer les simples et de bien faire les compositions, etc., faite française par André Caille, docteur en médecine. A Lyon, etc., 1574*. Ce même ouvrage a été réimprimé, en 1611, *in-4.º*, extrêmement petit papier, et non pas *in-12*, comme je l'avais dit dans la préface de la première édition de mes Élémens de Pharmacie. Ce livre de Silvius est rempli de bonnes observations : c'est une source où l'on trouve beaucoup d'explications et de découvertes, dont il est juste de lui faire honneur, et qu'on n'aurait pas dû s'approprier pendant trente ans, dans un cours de pharmacie, comme des découvertes nouvelles et personnelles.

Silvius écrivait dans un temps où les principes de la chimie étaient trop obscurs pour pouvoir en faire l'application aux opérations de la pharmacie; cependant les explications de ce médecin sont assez claires; il a mis beaucoup d'ordre dans la distribution de son plan, et j'avoue qu'il m'a été fort utile pour mes Élémens de Pharmacie.

L'ouvrage que je présente au public est le

résultat d'un long travail et de mes observations sur la Pharmacie ; c'est un corps complet de doctrine sur cet art. Quoiqu'il soit volumineux, il n'est cependant grossi par rien d'inutile : j'en ai banni toutes les recettes qui ne sont point d'un usage nécessaire : je me suis attaché à rapporter celles qu'un bon apothicaire doit avoir chez lui, ou qu'il doit savoir exécuter dans l'occasion. J'ai tâché d'éclairer la pratique par des observations et des raisonnemens sur la théorie de l'art.

Enfin, c'est le livre élémentaire ; c'est le manuel de la pharmacie et des arts qui en dépendent que j'ai eu dessein de donner au public. J'ai tâché de rendre cette édition intéressante par des additions utiles, qui, réunies, ne laissent pas que d'être fort étendues : mais pour éviter l'inconvénient, soit de diviser l'ouvrage en plusieurs volumes, soit de le rendre moins portatif, on a fait choix d'un caractère un peut plus petit : par ce moyen, sans rien diminuer de l'ancien texte, le volume se trouve toujours être à-peu-près le même, malgré les additions. On s'est déterminé à ce dernier parti, sur-tout en faveur des officiers de santé de nos différentes armées, lesquels paraissent tous consulter cet ouvrage.

Dans la vue d'être clair, méthodique et à la portée du plus grand nombre des lecteurs, j'ai continué pour cette nouvelle édition ; de faire usage des termes connus et consacrés depuis long-temps par tous les savans qui ont écrit sur la pharmacie et la chimie. J'ai pensé qu'on ne pouvait changer la nomenclature d'une science, sans jeter, par cette innovation, de la confusion dans la théorie de cette science, de l'incertitude dans les procédés, et de l'obscurité dans les citations des auteurs qui ont précédé. Ce n'est point en substituant de nouveaux noms aux anciens, ce n'est point en donnant des définitions obscures dans des termes encore plus obscurs, que l'on peut parvenir à établir de nouvelles théories qui puissent être facilement saisies.

ÉLÉMENS DE PHARMACIE.

INTRODUCTION.

La partie de l'art de guérir, qui s'occupe des médicamens, ou *la pharmacie*, est nécessairement une des premières connaissances que les hommes, continuellement sujets à des maladies ou à des infirmités, ont cherché à acquérir. L'origine de la pharmacie est donc très-ancienne. Les premiers qui consacrèrent leurs veilles et leurs travaux au soulagement de l'humanité souffrante, s'occupaient également de la connaissance des maladies, de la préparation des remèdes et de leur application. Mais les études qu'il faut faire pour remplir avec succès ces différentes parties de l'art de guérir, sont si étendues, qu'il fut facile de se persuader que chacune exigeait l'application entière d'un homme laborieux. La médecine, la chirurgie, la pharmacie, commencèrent alors à être cultivées séparément, et firent des progrès plus rapides. Nous n'exposerons point ici le tableau historique de ces progrès. On sait en général que les premiers pas dans une science sont toujours lents, incertains, embarrassés. L'homme qui n'est point encore éclairé par le flambeau de l'expérience, adopte indistinctement tout ce qui se présente à lui. Aussi les premières Pharmacopées n'ont été que des recueils de recettes rassemblées de toutes parts, et rédigées sans ordre et sans choix ; recueils, par conséquent, qui ne pouvaient qu'égarer ceux qui les consultaient. A mesure que l'esprit d'observation s'est répandu, et que la chimie, plus cultivée, nous a donné des lumières sur les différens objets des trois règnes de la nature, la pharmacie est devenue une science raisonnée, méthodique et propre à guider les hommes dans le choix des médicamens. De savans médecins et d'habiles pharmaciens ont publié des observations intéressantes sur la nature et les effets de ces remèdes ; ils ont bien senti qu'ils rendraient leurs observations plus générales et plus sûres s'ils donnaient aux remèdes qu'ils enseignaient une distribution claire, simple et facile à saisir, et s'ils les assujettissaient à des manipulations constantes, afin d'écarter toute variété, et, par conséquent, toute incertitude dans l'effet des médicamens. On doit placer à la tête de ces ouvrages pharmaceutiques, vraiment utiles, celui de *Silvius*, publié en latin en 1541. Plusieurs de ses observations sont importantes, et je les ai adoptées, en y joignant ce qu'une expérience plus récente nous a appris. La Pharmacie Théorique de Chesneau, médecin marseillais, publiée depuis le Traité de Pharmacie de Silvius, en 1682, en un volume *in*-4.º, ne peut lui être comparée. D'autres Pharmacopées, rédigées postérieurement, contiennent quelques observations intéressantes sur le temps de recueillir les médicamens, sur leur dessication, sur la manière de les conserver. Ces observations sont rapportées pour la plupart dans les préfaces de ces Pharmacopées. Les autres sont confondues dans le corps même de l'ouvrage, où il est souvent difficile de les retrouver. On peut encore reprocher aux auteurs de ces Pharmacopées, de ne rien dire sur la falsification des remèdes; objet cependant qu'il est essentiel au pharmacien de bien connaître. Il serait inutile d'indiquer plus particulièrement ces différens écrits; mais nous croyons devoir faire ici une mention honorable de ceux de Schroder, d'Hoffman, de la Bibliothèque Pharmaceutique de Manger, des Pharmacopées de Brandebourg, d'Augsbourg, de Strasbourg, de Vienne, de Wirtemberg, etc. On y trouve des détails utiles, relatifs à la matière médicale, et de bonnes instructions sur les différens objets de la pharmacie : on pourrait seulement y desirer l'ordre et la méthode que l'on rencontre dans l'ouvrage de Silvius.

Le savant Lémeri, qui a décrit avec la plus grande exactitude ses préparations chimiques, nous a donné l'exemple de cette même exactitude dans la description de ses procédés pharmaceutiques. Il a publié une Pharmacopée universelle, réimprimée plusieurs fois; elle contient non-seulement un grand nombre de formules adoptées tant en France que dans le reste de l'Europe; mais elle présente de plus des détails exacts pour opérer sûrement : l'ouvrage cependant n'est qu'une espèce de recueil de formules; il donne peu de principes généraux sur la récolte et la conservation des médicamens; principes néanmoins absolument nécessaires au pharmacien.

La Faculté de Médecine de Paris, et d'autres célèbres Facultés, ont, conjointement avec les apothicaires, rédigé des Codes contenant les compositions pharmaceutiques qui doivent se trouver chez l'apothicaire, préparées conformément au Code, afin que les médecins puissent être sûrs de la préparation des médicamens qu'ils ordonnent.

L'expérience prouve assez que la santé et la vie même des hommes dépendent souvent de la manière dont les médicamens ont été préparés; et nous devons en conclure que l'étude de la pharmacie est pour le moins aussi essentielle au médecin que celle de la chimie proprement dite; il doit connaître l'odeur, le goût, la consistance des drogues qu'il ordonne, et savoir distinguer les bonnes d'avec celles qui sont sophistiquées; sans ces connaissances, comment pourrait-il s'apercevoir des fraudes et des changemens qui se font, malheureusement trop souvent, dans les médicamens, par avarice ou par ineptie? Le motif de venir au secours des pauvres et de leur donner des remèdes en abondance et à bon marché, a souvent été un prétexte qu'ont employé des gens sans connaissances pour faire le commerce des drogues composées, et les distribuer dans les foires et les marchés. Comme ils n'ignorent pas que le bas prix est toujours ce qui flatte le plus la multitude, ils ont recours à des falsifications plus ou moins nuisibles pour obtenir ce bas prix, et il est aisé de sentir tous les maux qui peuvent en résulter. C'est ici le lieu de s'étonner de voir souvent des personnes qui apportent le plus grand soin dans le choix d'un artisan du luxe, donner aveuglément leur confiance pour la préparation des remèdes, d'où dépend leur santé, à ces sortes de gens sans expérience et sans aveu; cette faute n'est jamais excusable, à Paris sur-tout, où les apothicaires forment, depuis plusieurs années, un collège qui n'admet parmi ses membres que des hommes instruits et qui connaissent tous les dangers d'un médicament mal préparé. Les enseignemens publics que donne annuellement ce collège sur la botanique, la chimie, la pharmacie et l'histoire naturelle, continuent de nous procurer, soit à Paris, soit dans les provinces, des sujets capables de répondre à la confiance des citoyens, à la protection du gouvernement, et aux vœux de ceux qui s'adonnent aux arts, ou qui se mettent à la tête des manufactures. En effet, qui pourrait mieux contribuer à leurs progrès que des hommes continuellement occupés à travailler sur les substances de toute espèce, et à reconnaître leurs propriétés ?

DE LA PHARMACIE

EN GÉNÉRAL.

La pharmacie est un art qui enseigne à connaître, à choisir, à préparer et à mêler les médicamens.

On divise mal-à-propos la pharmacie en pharmacie galénique et en pharmacie chimique.

La pharmacie galénique est ainsi nommée à cause de Galien, qui a beaucoup écrit sur la pharmacie, et qui ne faisait aucun usage de la chimie dans la préparation des remèdes.

La pharmacie galénique est donc celle qui se contente de savoir mêler les drogues simples, sans examiner leur nature pour en reconnaître plus généralement les propriétés.

La pharmacie chimique, au contraire, est l'art qui enseigne à connaître, par l'analyse, la nature et les propriétés des médicamens simples, et les effets qu'ils ont les uns sur les autres dans les mélanges qu'on en fait. La chimie nous met à portée d'éviter la mixtion de certaines substances qui se décomposent mutuellement, d'où il résulte des combinaisons qui ont des propriétés différentes de celles qu'elles avaient auparavant : or, il est facile d'apercevoir au premier coup-d'œil que, sans cette dernière, la pharmacie galénique ne ferait que des mélanges informes, mal assortis, et tels qu'on les faisait dans les siècles d'ignorance où la pharmacie était privée des lumières de la chimie.

La connaissance, le choix, la préparation et la mixtion des médicamens, voilà l'objet des quatre parties de la pharmacie.

La *connaissance* des drogues simples est cette partie de l'histoire naturelle que l'on nomme matière médicale.

L'*élection* ou le choix des médicamens enseigne comment on doit les choisir, en quel temps on doit se les procurer, la manière de les sécher et celle de les conserver.

La *préparation* apprend comment il faut préparer les médicamens simples avant que de les employer.

Enfin, la *mixtion* est cette partie de la pharmacie qui donne la manière de mêler les drogues simples pour en former des médicamens composés.

Ce sont là les objets généraux de la pharmacie: nous les examinerons chacun séparément dans le même ordre et avec tout le détail dont ils sont susceptibles, afin d'en former, autant qu'il sera possible, un ensemble suivi et raisonné. Nous verrons que chacun de ces objets exige beaucoup de capacité et d'attention de la part des pharmaciens, pour réunir et conserver toute la vertu des médicamens, et enfin que c'est de toutes ces connaissances réunies que dépend en grande partie le succès de l'art de guérir.

Des vaisseaux et des instrumens qui servent dans la Pharmacie.

Comme la pharmacie a besoin de vaisseaux, d'instrumens, de poids et de mesures pour opérer, nous allons en parler avant que d'entrer dans les détails de la science.

Les vaisseaux sont de deux espèces; les uns servent à préparer les médicamens, et les autres à les contenir et à les conserver.

Les vaisseaux employés dans la pharmacie sont de métal, de verre, de grès, de porcelaine, de faïence, de terre vernissée, etc.

Ceux de métal sont de platine, d'argent, de cuivre, de fer, d'étain; ils sont faits de différentes manières, en poëlons, en marmites, en bassines.

La forme des vaisseaux n'est pas indifférente pour la cuite de certains médicamens. Les emplâtres, par exemple, dans lesquels on fait entrer de la litharge ou d'autres préparations de plomb, doivent être faits dans des bassines dont l'intérieur soit formé à-peu-près comme une demi-sphère, afin que les préparations de plomb qui sont très-pesantes, en se précipitant dans les commencemens de la cuite des emplâtres, puissent tomber toujours au centre du fond du vaisseau, et qu'elles puissent être soulevées continuellement par le mouvement de la spatule. Lorsque le fond de la bassine est trop plat, il se trouve toujours quelques endroits où les préparations de plomb se précipitent, et où elles ne sont pas remuées assez souvent; alors elles se ressuscitent en métal dans les graisses; le plomb ainsi ressuscité ne peut plus se dissoudre ni se combiner avec les huiles comme auparavant.

On doit n'employer, pour la préparation des médicamens destinés à être pris intérieurement, que des vaisseaux qui ne puissent rien leur communiquer, et sur lesquels les médicamens n'aient point d'action : tels sont ceux d'argent, de verre, de porcelaine, de grès, de terre vernissée, etc. Ces précautions sont sur-tout essentielles pour les infusions et les macérations qui doivent séjourner pendant un certain temps dans les vaisseaux, et souvent jusqu'à ce que les liqueurs soient entièrement refroidies ; ce qui peut leur faire contracter de mauvaises qualités lorsque le vaisseau est de nature à être corrodé par le médicament. Par exemple, si l'on faisait infuser des substances végétales, telles que les tamarins, dans des vaisseaux de cuivre étamé ou non étamé, il est certain que le remède, loin d'être salutaire, deviendrait dangereux, parce que l'étain est susceptible d'être attaqué par les acides végétaux, et que d'ailleurs il n'est pas appliqué assez exactement sur le cuivre pour ne pas laisser quelques interstices par où les acides pénètrent.

J'ai insisté, dans les premières éditions de mes *Elémens de Pharmacie*, et j'insisterai toujours sur les effets pernicieux des vaisseaux de cuivre. Les accidens sans nombre qui en résultent, accidens souvent publiés dans les journaux, et par conséquent connus de tout le monde, ont engagé ceux qui comptent la santé pour quelque chose, à bannir absolument le cuivre de leurs cuisines et de leurs offices.

La police a même défendu aux laitières l'usage des vases de cuivre, et celui des balances de cuivre aux débitans de sel au petit poids.

Les *mortiers* sont des vaisseaux propres à piler, égruger, diviser, réduire en poudre les drogues solides. On les fabrique de fer, de porphyre, d'agate, de marbre, de porcelaine, de verre, etc., avec des pilons de même matière ou de bois très-dur, pour les mortiers qui ne sont pas de métal.

Les raisons qui ont porté les apothicaires, jaloux de mériter la confiance de leurs malades, à bannir de leurs laboratoires les bassines, les poëlons et autres vaisseaux en cuivre, les empêchent également de faire usage des mortiers de cuivre ou de bronze. Les matières même les plus tendres qu'on y broie, en détachent toujours, par le frottement, des parties de cuivre qui se trouvent nécessairement mêlées avec la substance pulvérisée.

On se sert quelquefois de mortiers de plomb pour triturer certains médicamens dessicatifs destinés à être appliqués à l'extérieur, et dans lesquels on veut introduire une certaine quantité de plomb réduit en poudre impalpable.

Les tables pour broyer doivent être de porphyre ou de toute autre pierre très-dure, ainsi que leurs mollettes ; les pierres calcaires, même les plus dures, comme le marbre, sont trop tendres ; elles s'usent facilement et introduisent dans les matières broyées des substances étrangères.

Il y a une infinité d'autres vaisseaux et d'ustensiles en usage dans la pharmacie ; mais il serait trop long

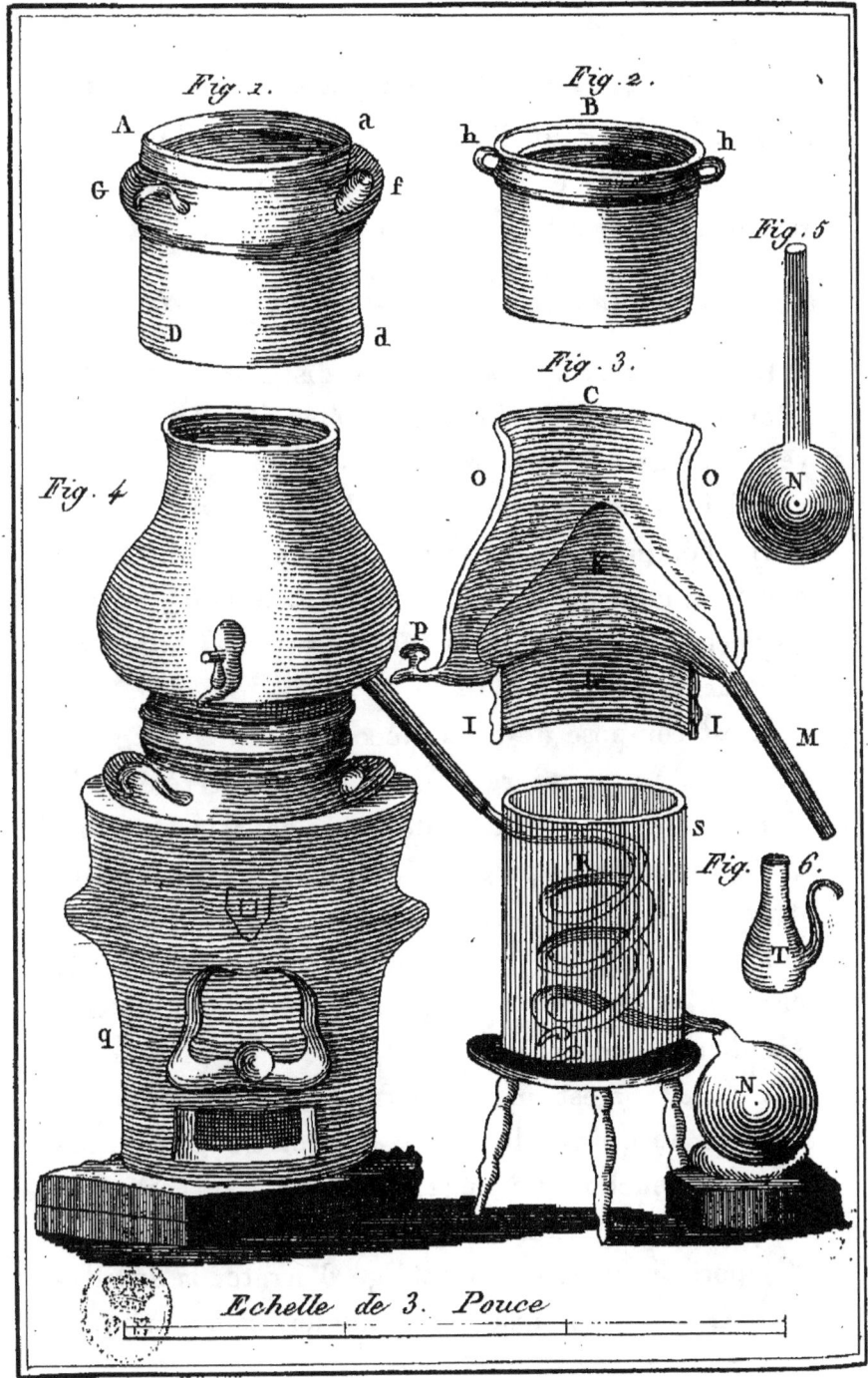

d'en parler, ils sont d'ailleurs très-connus ; je ne fais mention que de ceux sur lesquels j'avais quelques remarques à faire.

Description d'un alambic à bain-marie.

Les vaisseaux qui servent à distiller, sont les alambics d'argent, de cuivre étamé, d'étain, de verre, de grès, de terre vernissée, etc.

Voici la description d'un alambic de cuivre, à bain-marie d'étain, beaucoup plus commode et plus utile que ceux dont on se servait précédemment, et qui n'a encore été décrit dans aucun livre de Chimie ou de Pharmacie.

Il est composé de trois pièces, A. B. C., *figures* 1, 2 et 3. La première pièce A est de cuivre étamé ; on la nomme cucurbite : elle entre dans le fourneau *q, figure* 4 ; cette pièce doit avoir (1) onze pouces deux lignes de diamètre d'A en *a, figure première,* et autant par le bas de D en *d* ; quinze pouces de diamètre de G en *f* afin qu'elle contienne un assez grand volume d'eau ; et douze pouces de profondeur d'A en D ; *f* est un tuyau d'un pouce et demi de long, et de quinze lignes de diamètre : on le ferme avec un bouchon de liège : ce tuyau est commode pour mettre de l'eau dans ce vaisseau à mesure qu'elle s'évapore, sans qu'on soit obligé d'arrêter la distillation : G est une anse pour manier commodément

---

(1) On fait des alembics beaucoup plus petits et beaucoup plus grands ; mais les proportions que je donne ici sont relatives à celui que je décris.

cette pièce : il s'en trouve une seconde au côté opposé. L'ouverture de ce vaisseau est renforcé à l'extérieur par un collet de cuivre tourné, pour supporter la pièce B. *figure* 2, que l'on nomme le bain-marie, et qui entre dans la première pièce. Celle-ci est d'étain : elle est garnie à son extrémité extérieure d'un collet d'étain qui pose sur celui de la première pièce : ce vaisseau a onze pouces de diamètre en dedans et dans toute sa longueur, et neuf pouces de profondeur : *hh* sont deux anses d'étain. L'extrémité intérieure de ce vaisseau est tournée jusqu'à un pouce et demi, et creusée d'environ une ligne et demie; ce qui forme un petit rebord dans l'intérieur, sur lequel pose le col du chapiteau I, I, *figure* 3.

La pièce K, *figure* 3, se nomme le chapiteau : on la nomme chapelle lorsqu'elle a une figure conique : cette pièce est d'étain ; elle a neuf pouces de profondeur de L en K, et onze pouces de diamètre en L. On pratique dans l'intérieur de ce chapiteau une gouttière qui a un pouce et demi de profondeur, et qui a une ouverture qui répond à un tuyau d'étain M, de quatorze à quinze pouces de long, et d'un pouce de diamètre, pour conduire hors de l'alambic les vapeurs qui se sont condensées et ramassées dans la gouttière du chapiteau. On fait entrer ce tuyau dans un ballon de verre N, *figure* 5 : I, I, *figure* 3, est une continuation du chapiteau en étain, de quatre pouces de long, garni d'un fort collet et d'une emboiture d'un pouce et demi, qui entre et pose sur le rebord intérieur de la pièce B, *figure* 2, que nous avons nommée le bain-marie. Ce chapiteau, *figure* 3, est garni à l'extérieur d'une espèce de chaudron de cuivre, renflé par le milieu et soudé exactement autour du chapiteau d'étain, pour contenir un volume d'eau froide, afin de faciliter la condensation des vapeurs qui s'élèvent dans le chapiteau : on nomme cette pièce, réfrigérant : elle doit avoir seize pouces de diamètre d'*o* en *o*, treize pouces de profondeur, et neuf pouces de diamètre en C. On soude en P un robinet de cuivre au réfrigérant seulement pour vider lorsqu'elle est échauffée : ce robinet doit être fort gros, afin qu'on puisse vider l'eau promptement.

Cet alambic doit être fait de manière que l'emboiture du chapiteau entre dans la cucurbite, afin qu'on puisse distiller à feu nu, ou au bain-marie, suivant le besoin. Ces vaisseaux, lorsqu'ils sont bien faits, joignent si exactement qu'ils ne laissent point échapper l'air lorsqu'on souffle dans l'intérieur par le bec du chapiteau ; c'est une perfection à laquelle parviennent les ouvriers adroits et intelligens.

La plupart des liqueurs qu'on distille ont besoin d'être rafraîchies plus que ne le peut faire l'eau du réfrigérant, même en la changeant très-souvent. Pour parvenir à cette fin, on a imaginé d'ajuster au bec du chapiteau de l'alambic un long tuyau d'étain qui fait plusieurs circonvolutions sur lui-même, et que l'on nomme serpentin (*Voyez* R, *figure* 4). On le soude par les deux bouts dans un grand chaudron de cuivre, R, S, qu'on remplit d'eau très-froide avant la distillation (.*V. l'appareil de ces vaisseaux, fig.* 4.)

Le serpentin doit avoir un pouce et demi de diamètre intérieur. Cette capacité est avantageuse pour distiller proprement, commodément et avec moins de feu. Il était difficile de se procurer ci-devant des serpentins qui eussent plus d'un pouce de diamètre; mais aujourd'hui les potiers d'étain sont parvenus à les faire du diamètre qu'on desire.

N, *figure* 4, est un ballon ou récipient placé au bas du serpentin pour recevoir la liqueur à mesure qu'elle distille : il est de verre. Lorsque la distillation fournit de l'eau et de l'huile essentielle en même temps, on se sert du vaisseau T, *figure* 6. On nomme ce vaisseau *matras à huile essentielle :* il est de verre. Si l'huile essentielle est plus légère que l'eau, elle occupe la partie supérieure dans ce vaisseau ou elle se rassemble, tandis que l'eau coule par le bec en S : si l'huile essentielle est plus pesante, elle occupe le fond de ce même vaisseau : il n'y a que l'eau qui coule par le bec qui a la figure d'une S. Dans l'un et l'autre cas, on adapte un ballon à ce bec pour recevoir l'eau à mesure qu'elle coule.

Le serpentin, plongé dans l'eau, est un instrument de la plus grande commodité pour toutes les distillations. Les vapeurs qui passent dans son intérieur, sont condensées et rafraîchies successivement en parcourant toujours de nouvelles couches d'eau fraîche. Par ce moyen on perd infiniment moins de parties volatiles des substances qu'on distille, que lorsqu'on se sert du réfrigérant seulement, qui ne peut, à beaucoup près, ni les condenser, ni les rafraîchir avec la même facilité. Les liqueurs qui ont été rafraîchies par le serpentin, ont moins d'odeur empyreumatique que celles qui ont été distillées sans cet instrument.

L'eau contenue dans la cuve s'échauffe par couches, et d'abord par la partie supérieure : lorsque cette cuve tient douze ou quinze seaux d'eau, cette quantité suffit pour distiller tres-fraîchement environ quarante pintes de liqueur avant qu'elle se soit échauffée jusqu'en bas : il reste environ un demi-pied d'eau fraîche, ce qui suffit pour s'éviter la peine de changer; tandis qu'au contraire l'eau du réfrigérant, qui présente beaucoup de surface, s'échauffe de toutes parts en même temps. Cet inconvénient oblige de la changer si souvent, qu'il faut dix volumes d'eau semblables pour distiller la même quantité de liqueur qui ne se trouve pas même aussi bien rafraîchie que celle qui a passé par le serpentin : elle a d'ailleurs une odeur empyreumatique. Cet instrument, tout excellent qu'il paraît, n'est cependant pas sans inconvéniens; nous en parlerons à l'article *de la rectification de l'esprit de vin.*

Le serpentin est très-ancien. Annibal Barlet, démonstrateur en Chimie, l'a fait graver dans son Cours de Chimie, imprimé à Paris en 1653, in-4.º, page 123. Il paraît que les distillateurs d'eau-de-vie en grand s'en servent de temps immémorial, et que c'est d'eux qu'on a appris à en connaître toute l'utilité.

Quelques chimistes ont substitué au serpentin, plongé dans une cuve pleine d'eau, un pareil serpentin, mais qui s'élève à quatre, cinq et même six pieds au-dessus de la cucurbite, en tournant autour d'une colonne pour le soutenir. Au haut de ce serpentin ils adaptaient un chapiteau à l'ordinaire. Ce vaisseau servait particulièrement pour la distillation de l'esprit de vin. Ils pensaient qu'il n'y avait que la liqueur spiritueuse qui pût s'élever à cette hauteur, et que le phlegme se condensait dans les circonvolutions du serpentin, et ne pouvait jamais parvenir jusque dans le chapiteau ; mais l'expérience a appris le contraire. Le phlegme monte en même temps que la liqueur spiritueuse, et l'esprit de vin qu'on obtient n'est pas mieux rectifié que dans un alambic très-bas, tel que celui que nous avons décrit. L'esprit de vin ne distille dans ces vaisseaux élevés que lorsque le haut du serpentin est échauffé autant que la partie inférieure : on arrête même la distillation dans ces vaisseaux, en appliquant, à quelque endroit que ce soit du serpentin, un linge trempé dans de l'eau froide. Les vaisseaux les plus commodes pour les distillations sont ceux qui sont très-bas, bien évasés, et qui présentent le plus de surface.

Je n'ai pas cru devoir donner de plus grands détails sur les alambics ; ceux qui voudront avoir des éclaircissemens plus étendus sur cette matière, peuvent consulter mon mémoire qui a pour titre, *Mémoire sur la meilleure manière de construire les alambics et fourneaux*, etc., ouvrage qui a remporté le prix proposé sur cette matière par la Société libre d'Emulation, imprimé chez Didot jeune, volume in-8.º, 1778 (1).

---

(1) Les procédés distillatoires ayant été perfectionnés, je crois utile de joindre ici les appareils ingénieux qui ont été imaginés par M. Duportal.

Le moyen que propose M. Duportal pour distiller les

Description d'une étuve.

Une étuve est une chambre qu'on échauffe, suivant le besoin, par le moyen d'un ou de plusieurs poêles

---

substances aromatiques consiste à mettre dans la chaudière les substances odorantes, fraîches ou sèches, que l'on veut distiller. On les supporte sur une grille métallique, qui divise dans son milieu un vase ovoïde placé entre l'alambic et le serpentin ; on fait arriver au fond de ce vase la vapeur aqueuse ou alcoolique qui sort de la chaudière ; cette vapeur traverse aisément la matière mise à distiller, se charge de son arôme et se condense ensuite dans les circonvolutions du serpentin. Le produit qui en résulte n'offre jamais le goût de feu ; il contient bien moins de mucilage que dans le procédé ordinaire, par cela même que dans le nouveau procédé la matière n'éprouve pas de coction ; aussi ce produit dépose-t-il facilement des flocons mucilagineux.

En opérant ainsi, M. Duportal a obtenu plusieurs huiles volatiles que l'on n'avait pu extraire de quelques végétaux. M. Duportal a aussi proposé un nouvel appareil pour la distillation du vin, et distille en vingt-quatre heures cinq mille sept cent soixante pintes de vin, qui lui donnent à volonté, par une seule opération, l'alcool au titre qu'il desire, d'une saveur très-amiable, parfaitement limpide, et sans appréhender aucun danger. Voyez *Recherches sur l'état actuel de la distillation du vin en France, et sur les moyens d'améliorer la distillation des eaux-de-vie de tous les pays*; par M. Duportal, docteur en médecine, etc.

afin d'exciter un degré de chaleur capable de sécher promptement ce que l'on y renferme.

Il est presque indispensable à un apothicaire qui fait dessécher des plantes, d'avoir dans sa maison une étuve, ou au moins à sa disposition le dessus d'un four de boulanger. Il arrive souvent qu'on a des plantes à faire sécher dans des temps fort humides et pluvieux; alors elles se gâtent avant que le temps devienne favorable pour les faire sécher au soleil. Je vais donner ici les dimensions d'une petite étuve : on peut la faire plus grande suivant le besoin.

On fait construire par un maçon, un petit cabinet en cloison de planches recouvertes de plâtre, de quatre, cinq ou six pieds quarrés, et pareillement de six pieds de hauteur : on attache tout autour des murailles, des tasseaux de bois à huit ou dix pouces de distance les uns des autres : ces tasseaux servent à recevoir des tablettes de bois ou des tringles de fer à leur place, suivant le besoin : on pose, dans l'endroit de l'étuve le moins embarrassant, un poêle de fer de fonte, en observant d'employer dans l'intérieur de l'étuve la plus grande quantité possible de tuyaux, et d'éviter les coudes avec grand soin : on fait sortir le tuyau du poêle par une croisée ou par une cheminée, suivant la disposition du local.

Une étuve pareille est non-seulement utile pour faire sécher des plantes, mais elle est encore de la plus grande commodité pour faire évaporer les liqueurs extractives avec lesquelles on veut préparer des extraits secs ou sels essentiels, suivant la méthode de la Garaye, tels que l'extrait sec de quinquina, de séné, de rhubarbe, etc. Dans ce cas, on pose des tablettes sur les tasseaux de l'étuve, on arrange sur ces tablettes les assiettes qui contiennent l'infusion ou la décoction des végétaux, on en fait évaporer une très-grande quantité à-la-fois, comme nous le dirons à l'article de ces extraits. Lorsqu'on a besoin de l'étuve pour faire sécher des plantes, on enlève les tablettes, on met à la place de chacune, deux tringles de fer ou de bois, sur lesquelles on pose des claies d'osier à claire voie, garnies d'une feuille de papier : c'est sur cet appareil qu'on arrange les plantes ou les racines qu'on veut faire sécher.

Des vaisseaux dans lesquels on conserve les médicamens.

Les vaisseaux dans lesquels les apothicaires gardent la plupart des médicamens, sont de verre, de faïence, ou de bois : ces derniers sont destinés aux drogues simples lorsqu'elles sont séchées.

Anciennement l'on conservait des sirops dans des pots de faïence à bec, que l'on nomme *chevrettes*; mais aujourd'hui ces pots ne servent que d'ornemens. On conserve les sirops, les miels et les huiles dans des bouteilles de verre qu'on peut boucher exactement, ou avec du liège, ou avec du cristal. Les chevrettes ont l'ouverture très-large : on ne peut les fermer aussi exactement que cela est nécessaire : les sirops et les miels y fermentent en peu de jours : ils moisissent à leur surface, et les principes volatils et aromatiques se dissipent : ils candissent et se dessèchent ; de sorte que dans l'espace de deux mois les compositions ont absolument changé de nature, et sont défectueuses. La plupart cependant ne peuvent se faire qu'une fois l'année, à cause des substances qui les composent qu'on ne peut se procurer que dans certaines saisons.

On conserve les électuaires, les opiats, les confections dans des pots de faïence : ces médicamens, à raison de leur consistance plus grande que celle des miels et des sirops, sont moins sujets aux impressions de l'air : ils se conservent très-bien dans ces pots, quoique l'ouverture en soit large : ce sont les meilleurs et les plus commodes.

Les pilules, lorsqu'elles sont en masse, se conservent dans des pots semblables aux précedens, mais beaucoup plus petits : on les nomme *piluliers*.

On conserve les extraits dans des pots pareils à ces derniers.

Les anciens prescrivaient de conserver dans des boîtes de plomb certaines drogues, comme le musc, la civette, l'ambre gris, etc., parce qu'ils pensaient que le plomb avait une fraîcheur naturelle propre à empêcher la dissipation des parties les plus volatiles de ces substances ; mais c'est une erreur. Les vaisseaux de verre qui bouchent bien sont préférables ; ils sont plus propres ; ils ne laissent jamais rien transpirer, et ne communiquent rien aux substances qu'ils renferment. Quelques personnes conservent encore la thériaque, le mithridate et l'orviétan dans des boîtes de plomb, sous prétexte que ces électuaires s'y dessèchent moins que dans les autres vaisseaux ;

Des mesures de plusieurs ingrédiens qu'on désigne par des abréviations.

La brassée ou *fascicule* se désigne par *fasc.* j. : c'est ce que le bras plié peut contenir.

La poignée ou *manipule*, est ce que la main peut empoigner : on la désigne par *man.* j. ou *m.* j.

La pincée ou *pugille* est ce que peuvent pincer les trois premiers doigts de la main : on la désigne par *pugil.* j. ou seulement par *p.* j.

Les fruits et certaines substances dont les morceaux sont taillés, se désignent par n.º 1 ou n.º 2, etc.

On entend par *ana*, ou par *aa*, de chacun partie égale, qu'on désigne encore par *P. E.*

Par *Q. S.* on entend une quantité suffisante.

Par *S. A.* on entend, selon l'art, ou suivant les règles de l'art, ce qu'on désigne encore par *ex arte*.

B. M. signifie bain-marie.

B. V. bains vapeurs.

℞ signifie *recipe* ou *prenez*.

Ce sont là, à-peu-près, toutes les abréviations qu'on emploie dans les formules magistrales et dans les dispensaires de pharmacie pour les compositions officinales (1).

---

(1) *Mesures Médicinales*. Elles sont généralement employées pour les liquides, et cependant quelquefois aussi elles servent pour les matières sèches.

Les mesures médicinales varient, non-seulement suivant les différens états, mais même encore dans les diffé-

PREMIÈRE PARTIE.

De la connaissance des médicamens.

On nomme médicament tout ce qui, étant appliqué extérieurement, ou donné intérieurement, a la propriété d'apporter quelque altération dans notre

---

rentes provinces du même état. C'est à ce défaut d'unité qu'il faut attribuer le peu de correspondance apparente qu'on remarque dans les doses des substances qui entrent dans la composition de quelques médicamens décrits dans plusieurs pharmacopées étrangères, et l'incertitude fatigante dans laquelle se trouvent les médecins lorsqu'ils veulent prescrire ces sortes de médicamens.

Pour prouver combien peu se ressemblent les mesures médicinales usitées dans différens pays, il suffira de citer quelques exemples. Observons d'abord que la plupart des mesures se rapportent presque toujours à des poids déterminés.

A Londres, la livre est pour les solides partagés en 12 onces; l'once en 8 gros, ou dragmes; le gros en trois scrupules, le scupule en vingt grains; mais pour les liquides, la même livre, la même pesanteur est divisée en 16 onces, l'once en huit gros, et le reste comme on vient de l'expliquer pour les solides.

Il faut remarquer de plus, que les liquides se mesurent toujours dans des vaisseaux divisés de cette manière avec une livre d'eau.

La livre d'Edimbourg se partage, tant pour les solides

mais la plupart des drogues qui entrent dans ces compositions étant très-actives, agissent sur le plomb, le rouillent, en dissolvent une partie, et forment à la longue de mauvais médicamens : il vaut beaucoup mieux conserver ces compositions dans de grands pots de grès, que l'on nomme *jarres*, sur lesquels ces drogues n'ont point d'action, et dans lesquels ces compositions ne se dessèchent pas plus que dans les vaisseaux de plomb : ils sont d'ailleurs très-propres et faciles à nettoyer. Si les grands vases de verre n'étaient pas aussi fragiles qu'ils le sont, ils mériteraient la préférence à tous égards.

On doit conserver les poudres dans des bouteilles qui bouchent bien, afin de les préserver de l'humidité de l'air, et non pas dans des bocaux de large ouverture.

Des poids d'usage dans la pharmacie.

La livre de médecine était composée de douze onces ; mais celle d'usage est de seize onces.

Une livre, ou seize onces, se désigne par ce caractère....	℔	j
La demi-livre ou huit onces........................	℔	ß
L'once ou huit gros...............................	℥	j
La demi-once ou quatre gros.......................	℥	ß
Le gros ou dragme, qui vaut trois scrupules, ou soixante-douze grains..	ʒ	j
Le demi-gros.....................................	ʒ	ß
Le scrupule qui contient vingt-quatre grains..........	℈	j
Le demi-scrupule qui contient douze grains..........	℈	ß
Le grain ou la soixante-douzième partie du gros......	g̃	j

Des mesures.

Les mesures ne doivent être employées dans la pharmacie que pour l'eau, ou pour toutes les liqueurs qui ont à-peu-près la même pesanteur, comme les infusions, les tisanes, etc., et pour les choses seulement où la dernière exactitude n'est pas absolument nécessaire ; mais pour les choses importantes, et qui ont des pesanteurs différentes sous le même volume, on doit toujours avoir recours à la balance. Par exemple, une pinte d'eau ne pèse pas autant qu'une pinte de sirop : une pinte d'eau pèse plus qu'une pinte d'huile, ainsi des autres substances dont les pesanteurs spécifiques varient : il faut de nécessité les doser en poids et non en mesures.

La pinte de Paris contient deux livres ou trente-deux onces d'eau froide, la température à dix degrés au-dessus de la glace au thermomètre à mercure, divisé en quatre-vingts degrés, depuis la glace fondante jusqu'au terme de l'eau bouillante.

La chopine contient seize onces, ou une livre.

Le demi-setier contient huit onces.

Le poisson contient quatre onces.

Le demi-poisson contient deux onces.

On ordonne quelquefois un verre de médecine, un verre de tisane, etc. : il doit contenir quatre onces.

La cuillerée est encore ordonnée assez souvent dans les formules magistrales pour doser les sirops et les liqueurs : elle doit contenir environ une demi-once : on la désigne par ces lettres *cochléar.* j.

ploie tels que la nature nous les offre, ou du moins auxquels on ne fait subir que de légères préparations.

On nomme matière médicale la connaissance des médicamens simples : on la distingue de l'histoire naturelle dont elle fait une partie, en ce que cette dernière embrasse la connaissance de tous les corps naturels ; au lieu que la matière médicale se renferme dans la connaissance seulement des substances utiles dans la médecine et dans la pharmacie.

On divise l'histoire naturelle en trois règnes ; savoir, le règne minéral, le règne végétal et le règne animal. Chacun de ces règnes est lui-même divisé en classes, et ces classes en sections. Sans examiner le mérite de ces distributions, ce qui nous éloignerait trop de notre sujet, nous ferons remarquer seulement qu'une seule partie de l'histoire naturelle, telle que celle des coquilles, des plantes ou des in-

---

Le *Cyathe*, une once cinq gros et un scrupule de vin, ou une once et demie d'huile.

Le *Chene*, deux petites cuillerées.

L'*Urne*, quarante livres de vin, ou environ trente-cinq livres d'huile.

L'*Amphare*, deux onces.

Le *Cade*, le *Ceanion* des Grecs, le *Metrates*, trois onces.

Le *Culeus*, quarante onces, etc.

La comparaison de toutes les mesures peut seule faire connaître le rapport qu'elles ont entre elles ; mais cette comparaison est longue, difficile et embarrassante. C'est aussi pour cela sans doute que de tout temps on a senti de quelle utilité il serait de n'avoir qu'un seul poids et qu'une seule mesure.

sectes, est capable d'occuper l'homme le plus laborieux pendant toute sa vie, sans qu'il puisse avoir la satisfaction de dire qu'il a connu tout ce qui peut avoir rapport à la classe qu'il a entrepris d'étudier. Cette réflexion, peu satisfaisante pour ceux qui s'occupent de l'histoire naturelle, n'en est cependant pas moins vraie lorsqu'on la prend à la rigueur, parce que, pour savoir s'il n'y a plus rien à connaître sur l'objet qu'on étudie, il faudrait avoir une pleine connaissance de l'histoire naturelle en entier. Or, c'est ce qui est impossible ; la nature semble se jouer de toutes nos recherches, elle cache dans son sein des choses qu'elle paraît vouloir ensevelir pour toujours, et nous ne serons jamais sûrs d'avoir découvert tout ce qu'elle renferme.

Ces difficultés d'étudier l'histoire naturelle proprement dite, et le temps qu'elle demande pour arriver au même but des connaissances acquises, nous obligent à la considérer sous un point de vue moins général, et seulement du côté de l'utilité qu'on en retire pour l'usage de la médecine : c'est le parti le plus raisonnable qui reste à prendre à ceux qui se destinent à l'exercice de la médecine ou de la pharmacie. Ce serait ici par conséquent le lieu de traiter de la matière médicale ; mais depuis que les connaissances se sont multipliées, on a toujours regardé cette science comme un objet qu'on peut distinguer de la pharmacie proprement dite : on en a composé de très-bons Traités qui sont entre les mains de tout le monde, et que je suppose connus de ceux qui veulent étudier la pharmacie.

corps, et d'y causer un changement salutaire; que ces médicamens soient alimenteux, comme les bouillons médicinaux, ou qu'ils ne le soient pas : ces derniers sont les plus ordinaires.

---

que pour les liquides, de la même manière que nous venons de diviser celle de Londres pour les solides.

C'est la livre de 12 onces employée à Londres pour les solides, dont on se sert encore pour la médecine dans beaucoup d'endroits.

A Paris et dans quelques départemens, la livre est de 16 onces, l'once de 8 gros, le gros de trois scrupules ou 24 grains, et le grain représente à peu de chose près la pesanteur d'un grain d'orge de moyenne grosseur.

La pinte de liquide à Londres, à Edimbourg et à Paris est de trente-deux onces.

Le *Conge* des Anglais, qu'ils appellent *Gallon* en leur langue, est de huit livres.

Il est bon aussi de dire quelque chose des poids et des mesures des anciens afin de n'être pas embarrassé quand on voudra lire les auteurs.

L'*Ereole*, *OEnealus*, *Chalcus* des Grecs, était deux grains.

La *Silique*, la *Cération* des Grecs, le *Kiras* des Arabes, quatre grains.

Le d'*Anich* des Arabes, huit grains.

L'*Obole*, l'*Onolosat* des Arabes, huit grains.

Le *Denier* confondu par les Romains avec le *Dragme*, est la septième partie d'une once suivant quelques médecins, et la huitième selon d'autres.

Aureus, *Exagium*, *Sextula*, *Solidum*, mêmes poids, qui faisaient chacun quatre scrupules.

Silicus, ou *Assarius*, deux gros.

Les médicamens sont simples ou composés : nous parlerons de ces derniers à l'article de la mixtion.

Les médicamens simples sont ceux que l'on em-

Duella, huit scrupules.
Dupondium, demi-once ou quatre gros.
Sescunx, *Sescuncia*, une once et demie.
Sextans, deux onces.
Friens, trois onces.
Quadrans, quatre onces.
Quincunx, cinq onces.
Sexcunx, six onces.
Septunx, sept onces.
Octunx, huit onces ; aussi *bes* et *bessis*.
Dodrans, neuf onces.
Dextans, dix onces.
Deunx, deux onces.
Les mesures des anciens étaient :
Le *Conge*, dix livres.
Le *Biconge*, vingt livres, etc.
Le *Chus*, huit livres de vin ou sept livres et un quart d'huile.
Le *Chenix*, quarante-quatre onces de vin ou quarante onces d'huile.
Le *Sextier*, ou sixième partie du conge.
Le *Chist* des Arabes, une livre et huit onces de vin, ou une livre et six onces d'huile.
L'*Hemine*, *Cotyla*, *Hemixeston*, le demi-setier.
Le grand *Mystre*, trois onces et huit scrupules de vin, ou huit onces d'huile.
L'*Acétable*, deux onces et demie de vin, ou deux onces et deux gros d'huile.
Le *Quartarius*, deux acétables.

De la sophistication et de la substitution des drogues simples, avec les moyens de reconnaître ces fraudes.

La sophistication des médicamens simples est un article qui mérite de trouver place dans un ouvrage comme celui-ci. Les drogues simples qui nous viennent de loin, passent par beaucoup de mains avant que d'arriver jusqu'à nous : plusieurs commerçans sont sujets à falsifier celles qui sont susceptibles de l'être avec des ingrédiens de moindre valeur, afin d'en augmenter la quantité, sans s'embarrasser des altérations qu'ils occasionnent à leurs vertus, altérations, qui sont le plus souvent dangereuses. Mon intention est de faire connaître les matières qu'on emploie pour falsifier, du moins autant qu'elles sont venues à ma connaissance.

Il y a des drogues dont il est presqu'impossible de reconnaître la falsification : j'en fais mention dans cet article, afin qu'on soit en garde, et qu'on ne les achète que de personnes sûres.

Silvius a inséré dans son ouvrage un chapitre sous le titre *des médicamens substitués*, etc. : mais il n'y parle que des médicamens qui peuvent être employés au défaut de ceux qui manquent ; au lieu que notre intention est de faire connaître les drogues susceptibles d'être altérées, et d'indiquer les moyens de reconnaître ces fraudes.

J'ai choisi l'ordre alphabétique, afin de faciliter au lecteur la recherche des matière

Agaric, excroissance fongueuse, blanche, légère qui croît sur un arbre que l'on nomme mélèze. Le meilleur agaric nous vient du Levant : c'est un purgatif qui est fort usité en médecine. Quelques droguistes de la campagne donnent à sa place les grosses racines de bryone ; mais cette substitution est trop grossière pour que les personnes de l'art y soient trompées.

Argent vif, mercure ou *vif-argent*. On falsifie cette substance métallique avec du plomb par l'intermède du bismuth. On fait fondre ensemble, dans une marmite de fer, parties égales de plomb et de bismuth : on y ajoute du mercure jusqu'à concurrence de moitié du poids de la masse totale : on remue le mélange jusqu'à ce qu'il soit refroidi ; il résulte un amalgame fluide qui ne prend point de consistance en se refroidissant, et qui peut passer presqu'entièrement à travers les pores d'une peau de chamois comme ferait le mercure s'il était seul. Cet amalgame laisse néanmoins échapper une certaine quantité de bismuth, qui vient nager, au bout d'un certain temps, à la surface du mercure, sous la forme d'une poussière grise cendrée ; mais le plomb y reste toujours sous la forme coulante. Cette sophistication présente des phénomènes chimiques très-difficiles à expliquer.

Le mercure et le plomb amalgamés à parties égales, ou le bismuth et le mercure amalgamés dans les mêmes proportions, forment des amalgames qui sont solides. Le plomb et le bismuth forment également un mélange solide ; mais la réunion des trois corps donne un mélange qui est presque aussi fluide que le mercure pur.

On reconnaît ce mercure sophistiqué, 1.º en ce qu'il est spécifiquement moins pesant que le mercure ordinaire. 2.º Lorsqu'on le fait couler doucement sur une assiette de faïence ou dans un vase de verre à fond plat, il laisse après lui une légère poussière métallique qui lui fait faire la queue ; c'est-à-dire, que chaque goutte de mercure a une espèce de petit pedicule, au lieu d'être parfaitement ronde. 3.º Enfin, en mettant un peu de mercure dans une petite cuiller de fer, et le faisant chauffer, le mercure se dissipe et les matières métalliques qui lui étaient unies restent au fond de la cuiller.

Baume de Canada. Le baume de Canada est une térébenthine qui a une odeur particulière, plus douce et moins désagréable que la térébenthine : quelques personnes mêlent de la térébenthine avec de l'alcali fixe en liqueur : elles agitent ce mélange : la térébenthine perd beaucoup de son odeur forte, et elle acquiert celle du baume du Canada. On reconnaît cette fraude, en ce que ce baume artificiel est d'une couleur rousse ; il est plus épais, et son odeur diffère toujours de celle du vrai baume de Canada.

Baume de Copahu, espèce de térébenthine. On falsifie ce baume avec une espèce de térébenthine qui est très-fluide : cette fraude est difficile à reconnaître, sur-tout lorsqu'on n'en a mêlé qu'une petite quantité, parce que l'odeur forte et particulière de ce baume masque entièrement celle de la térébenthine qui est beaucoup plus faible. Cette tromperie n'est pas à beaucoup près aussi importante que la précédente.

Baume du Pérou liquide. Ce baume est blanc ou noir : c'est de ce dernier que nous entendons parler, parce qu'il est d'un grand usage en médecine, et que l'autre est très-rare, et n'est point pour cette raison employé. On falsifie ce baume avec la seconde huile de *Benjoin*, qui passe en distillant cette résine dans une cornue. On la fait digérer sur des germes de peuplier, qui sont très-résineux, et qui ont une odeur à-peu-près semblable à celle du baume du Pérou; on mêle ensuite cette huile avec une certaine quantité de baume noir du Pérou. Cette fraude est difficile à reconnaître, si ce n'est à l'odeur qui est beaucoup moins suave et moins forte que celle du baume du Pérou très-pur.

Baume de la Mecque, ou *Baume de Judée*. On falsifie ce baume avec de la térébenthine ou avec d'autres baumes qui viennent dans le pays. L'épreuve qu'on fait ordinairement pour reconnaître la pureté du baume de la Mecque est fautive ; elle consiste à mettre une goutte de ce baume sur un verre d'eau : elle s'étend sur-le-champ : elle en occupe toute la surface, et se convertit en une pellicule mince et blanchâtre qu'on ramasse avec la tête d'une épingle. Ce baume ne fait cet effet que lorsqu'il est bien fluide et nouveau : lorsqu'il est un peu vieux ou qu'il s'est un peu épaissi à l'air, il n'en est pas moins vrai baume de la Mecque ; et cependant il ne peut plus supporter cette épreuve, tandis que ce même baume falsifié la supporte, pourvu qu'il soit suffisamment fluide ;

et il efface le vrai baume de la Mecque qui s'est un peu épaissi par vétusté ou par accident, comme, par exemple, s'il est resté un court espace de temps à l'air dans un endroit chaud.

Beaucoup de personnes croient que le vrai baume de Judée est si rare, qu'il est presqu'impossible de s'en procurer. C'est un préjugé dont profitent adroitement ceux qui disent l'apporter directement du Caire, croyant par ce moyen avoir le droit de le vendre au poids de l'or. Ce baume a pu être très-cher dans les commencemens qu'on l'a apporté en Europe; mais depuis nombre d'années qu'on se le procure par le commerce, on l'a parfaitement pur à un prix modéré. Ce baume est même préférable à celui qu'apportent les voyageurs.

Baies de Nerprun, ou *Noiprun*, *Bourg-Épine*, fruit d'un petit arbrisseau qui croît dans nos campagnes. Les paysans qui nous vendent ce fruit, y mêlent, lorsqu'il est rare, le fruit des épines, que l'on nomme *prunelles*. On fait avec le suc du fruit de nerprun un sirop très-purgatif qu'on emploie dans l'hydropisie, au lieu que les fruits des épines sont astringens. Il est facile de sentir tous les inconvéniens qui peuvent résulter d'une pareille fraude, et à quoi sont exposés ceux qui, sans connaissances, s'occupent néanmoins de la préparation des médicamens.

On reconnaît cette fraude facilement en écrasant quelques grains de ces fruits : ceux de nerprun sont remplis de plusieurs semences ; les prunelles, au contraire, ne contiennent qu'un petit noyau.

Baies de Sureau. Ces baies, et celles d'hieble,

qui sont les fruits d'une espèce de sureau, se ressemblent parfaitement : les paysans qui ramassent ces fruits, les mêlent et les vendent indistinctement l'un pour l'autre ; heureusement qu'ils ont, à très-peu de chose près, les mêmes vertus, et que la tromperie ne peut entraîner avec elle aucun inconvénient fâcheux.

Cependant on distingue les baies d'hieble à la propriété qu'elles ont de rougir les doigts en les écrasant : les baies de sureau, au contraire, ne donnent qu'une couleur de feuille morte.

Bézoard, ou *calcul animal*, espèce de pierre qui se trouve dans certains animaux et dans diverses parties, comme l'estomac, les intestins, la rate, la vésicule du foie, etc. On a les bézoards orientaux et les bézoards occidentaux ; les premiers sont les plus estimés : on leur a attribué de grandes vertus sudorifiques, et on croit qu'ils chassent le venin hors du corps. Les bézoards orientaux sont plus chers à proportion qu'ils sont plus gros. On les falsifie, c'est-à-dire, qu'on en fait de factices avec des substances qui ont des vertus analogues à celles qu'on attribue aux vrais bézoards : on en forme une pâte, à laquelle on donne la figure des bézoards ordinaires.

Les compositions nommées *pierres de Goa*, sont encore de faux bézoards : on les fait avec des serres d'écrevisses de mer, des coquilles d'huitres broyées sur le porphyre, du musc, de l'ambre gris, etc.; on en forme une pâte avec laquelle on fait des boulettes de la grosseur des bézoards ordinaires, qu'on roule ensuite dans des feuilles d'or : on les fait sécher et on les polit. Ceux qui veulent imiter davantage les vrais bézoards, ne mêlent point les feuilles d'or dans leurs mélanges, et ils en imitent mieux la couleur. Ces faux bézoards sont faciles à reconnaître par l'épreuve suivante. On écrase un peu de blanc de céruse sur un morceau de papier, ensuite on frotte le bézoard sur la trace du blanc de céruse, qui devient jaune-verdâtre lorsque le bézoard n'est pas factice; du moins, jusqu'à présent, les plus fameux falsificateurs ne sont pas encore parvenus à procurer cette propriété à leurs bézoards factices.

Bois de gui de chêne. Nous indiquerons à l'article *du choix des plantes*, les ruses qu'emploient les gens qui le ramassent pour donner, comme gui de chêne, celui qui n'est que gui de pommier ou d'épine.

Casse en bâtons, fruit d'un arbre qui croît dans le Levant en Egypte, et dans les îles Antilles. C'est une silique ligneuse, presque ronde, formée de deux coques très-jointes ensemble, de différentes longueur et grosseur. On doit la choisir grosse, nouvelle, entière, unie, pesante, ne sonnant point quand on secoue les bâtons, exempte d'odeur d'aigre quand on la casse.

Son intérieur est rempli de cloisons qui contiennent chacune un pepin et une portion de pulpe. Cette pulpe renferme un suc sucré d'une saveur assez agréable et très-disposé à fermenter. La casse est sujette à se dessécher dans l'intérieur, les semences se détachent et vacillent dans les cloisons. On appelle *sonnettes* les bâtons de casse qui font ainsi du bruit. Lorsqu'elle n'est que desséchée, qu'elle n'est point moisie dans son intérieur, et que la fermentation n'a point précédé son desséchement, elle n'en est pas moins bonne ; mais communément on n'admet dans le commerce que la casse qui n'est point sonnante. Lorsqu'elle s'est desséchée et que les pepins vacillent, quelques personnes la rendent commerçable en la plongeant dans de l'eau pendant un certain temps : l'eau, en s'insinuant dans l'intérieur, gonfle la pulpe, les pepins, et délaie l'extrait sucré : la casse alors n'est plus sonnante ; on entretient cette plénitude en l'exposant à la cave, et en la recouvrant de sable ou de terre humide ; mais peu-à-peu le suc sucré de la casse entre en fermentation, il acquiert une odeur et une saveur d'aigre, de chanci et de cave très-désagréable. Cette casse, quelque temps après qu'on lui a fait subir cette préparation, a perdu presque entièrement ses vertus laxatives et purgatives.

Il y a une espèce de scarabées qui habitent les caves : ces insectes percent les bâtons de casse, principalement lorsqu'ils sont dans cet état : les ouvertures qu'ils y font accélèrent encore la défectuosité de la casse ainsi altérée.

Fleurs de soufre, soufre sublimé. Ordinairement ces fleurs de soufre sont acides ; il est nécessaire de les laver dans beaucoup d'eau jusqu'à ce que l'eau soit insipide. Les fleurs de soufre sont employées dans les maladies de poitrine : on sent que, si on leur laissait cet acide, elles pourraient faire beaucoup de mal, prises intérieurement.

Follicule de séné, fruit en gousse qui contient la graine du séné. On trouve dans le commerce deux espèces de follicules. Celles qui viennent du Levant sont les meilleures : elles sont larges et leurs semences sont aplaties. Les autres nous viennent de Moka : elles sont étroites, petites, contournées, et leurs semences forment une éminence considérable. Ces dernières follicules sont à vil prix, parce qu'elles sont peu purgatives. Il serait à souhaiter qu'on ne les employât jamais. Depuis quelques années il vient une troisième espèce de follicules de couleur jaune clair ; elles sont moins estimées que celles du Levant ; mais on ne sait point encore si les raisons de préférence sont bien fondées.

Gomme arabique, substance mucilagineuse, sèche. On nous l'apporta autrefois de l'Arabie : celle qu'on trouve communément dans le commerce porte le nom de *Gomme du Sénégal* : c'est un amas de gommes qu'on ramasse sur différens arbres, comme les pommiers, les poiriers, les pruniers, les amandiers, l'érable, etc. On mêle ces gommes pour n'en faire que d'une seule qualité : elles paraissent avoir à-peu-près les mêmes vertus : il serait à souhaiter cependant qu'on fît un choix des gommes de la meilleure qualité et d'une seule espèce d'arbres, pour l'usage de la médecine. Certaines gommes, produites par des arbres qui ont des sèves actives, comme le pêcher, doivent avoir quelques propriétés différentes de celles que produisent les acacias ou les poiriers. La gomme arabique qu'on emploie dans la médecine et dans la pharmacie doit être choisie nette, bien transparente, bien sèche, sans saveur, et se dissolvant entièrement dans l'eau.

Gomme élémi. C'est une résine pure qu'on nous apporte du Mexique, en pains de deux ou trois livres, et enveloppés dans des feuilles de cannes d'Inde : on falsifie cette résine en la mêlant avec d'autres résines plus communes et du galipot. Il nous vient, depuis quelques années, de la gomme élémi en caisse, qui est parfaitement blanche, très-pure, d'une bonne odeur, et de la consistance d'un bon miel ferme : cette dernière gomme élémi mérite la préférence.

Graisse de blaireau. Cette graisse est particulièrement employée comme très-adoucissante, propre à fortifier les nerfs et à réunir les fentes et les gerçures des mamelles : on la falsifie en la mêlant avec d'autres graisses plus communes, comme celle de porc. Cette tromperie est difficile à reconnaître : au reste, la graisse de blaireau n'a pas les vertus qu'on lui attribue ; celle du porc la remplace avec avantage. La graisse de blaireau, comme toutes les autres, est susceptible de rancir ; et dans cet état elle a des propriétés absolument contraires à celles qu'elle a lorsqu'elle est récente ; d'ailleurs on ne peut pas se la procurer aussi commodément que la graisse de porc, qu'on peut renouveler aussi souvent qu'il est nécessaire.

Graisse d'ours. Tout ce que nous avons dit de la graisse de blaireau est applicable à celle-ci et à toutes les graisses qu'on emploie en pharmacie, et qu'on ne peut préparer soi-même : elles sont fort sujettes à être falsifiées.

Huile de palme. C'est une huile épaisse comme du beurre, d'une couleur jaune-doré, d'une odeur assez agréable, qu'on tire, par décoction et par pression, de l'amande d'un fruit nommé *Aouara*, qui vient sur une espèce de palmier au Sénégal, au Brésil et en Afrique. Quelques personnes imitent cette huile en mêlant de la graisse de porc et du suif de mouton avec un peu d'iris, pour lui donner à-peu-près l'odeur qu'a cette huile de palme, et on colore ce mélange avec la racine de curcuma.

Kinkina. Voyez *Quinquina.*

Manne, substance sucrée, concrète, que l'on recueille sur les frênes cultivés, en Calabre, en Sicile, etc. On connaît la manne sous trois états différens, et qui ont aussi autant de dénominations ; savoir, la manne en larmes qui est la meilleure, la manne en sortes qui est aussi bonne, mais qui est moins propre, et la manne grasse qui est inférieure aux précédentes. Il y a enfin des espèces de mannes grasses qui sont coulantes comme du miel. Cette dernière qualité de manne est un produit de la cupidité et de la friponnerie : elle est un mélange de vieilles mannes qui ont perdu leur qualité par vétusté, de miel et de poudres purgatives. Cette manne purge davantage que celles qui n'ont point été travaillées : c'est ce qui a donné lieu au préjugé que les mannes grasses purgeaient mieux que les belles mannes en larmes et en sortes. Si l'on examine les accidens qui arrivent par l'usage de ces sortes de mannes mêlées avec des purgatifs si violens, et administrées contre l'intention du médecin, on doit désirer que la police punisse sévèrement ceux qui se mêlent de faire pareilles mixtions.

Quelques personnes font artificiellement la manne en larmes. Pour cela elles font dissoudre de la manne commune dans une petite quantité d'eau, elles laissent déposer la liqueur, elles la décantent pour en séparer les impuretés; elles la font épaissir ensuite jusqu'à ce qu'elle se congèle entièrement en se réfroidissant : alors elles suspendent des fils et les plongent à plusieurs reprises, comme lorsqu'on fait de la chandelle ; elles ôtent les fils, et la mettent en vente lorsqu'elle a acquis un degré de siccité convenable. Cette manne imite très-bien la manne en larmes qui est naturellement percée de petits trous, et l'on peut dire qu'elle l'égale en bonté, puisque ce n'est qu'une manne très-pure.

Moëlle de cerf. La moëlle de cerf est une sorte de graisse qu'on peut se procurer facilement; cependant elle est sujette à être falsifiée avec de la moëlle de bœuf et du suif de mouton.

Musc, substance contenue dans une petite poche ou vessie, placée sous le ventre d'un animal qu'on nomme *Gazelle*. Le meilleur musc nous vient de Tonquin, en petites vessies à-peu-près rondes, de la grosseur environ d'un gros marron d'Inde, garnies de poils gris ou blancs à l'extérieur. Le musc est fort cher : il est pour cette raison sujet à être altéré. Des falsificateurs ôtent le musc de l'intérieur des vessies, le mêlent avec des matières de vil prix, comme du sang desséché, de la terre, etc.; quelques-uns introduisent dans les vessies de petits morceaux de plomb. Comme le musc a une odeur très-forte, il est souvent difficile de reconnaître celui qui n'a été altéré que de la moitié ou d'un quart. On doit choisir le musc en vessies pleines qui n'ont pas été ouvertes, et dont l'intérieur est rempli d'une matière presque sèche, légère, en petits grumeaux, d'une odeur forte, fatigante, et d'une couleur brune foncée.

Myrrhe, gomme résine qu'on trouve dans le commerce, en larmes très-pures, ou en sortes : la myrrhe en sorte est, la plupart du temps, un mélange de plusieurs gommes résines ou de gommes simples : elles prennent l'odeur de la myrrhe en séjournant avec elle dans les caisses. On falsifie encore la myrrhe en faisant infuser de ces gommes dans des décoctions faites avec des portions de myrrhe impure, et qu'on aurait beaucoup de peine à vendre.

Poivre, fruit en grappe du poivrier. Il y différens poivres d'usage dans la pharmacie : les poivres blanc et noir sont les seuls employés pour assaisonner les alimens. Le poivre blanc naturel est extrêmement rare; il ne s'en trouve que dans les cabinets des curieux et point dans le commerce, apparemment, parce que cette espèce n'est point abondante, ou qu'elle est moins bonne, ce qui aura fait négliger de la cultiver. Ce que l'on nomme poivre blanc, n'est ordinairement rien autre chose que le poivre noir duquel on a enlevé l'écorce : ce sont les Hollandais qui se sont emparés de cet objet de travail qui n'altère en rien les bonnes qualités du poivre.

Quelques falsificateurs blanchissent le poivre et en augmentent en même temps le poids avec des matières très-pesantes, sans s'embarrasser des propriétés vénéneuses des substances qu'ils emploient pour faire leur falsification.

Ils mettent du poivre noir dans des tonneaux avec une suffisante quantité d'eau pour humecter seulement les grains afin de les faire gonfler : ils laissent le poivre fermenter pendant plusieurs jours jusqu'à ce qu'il s'échauffe prodigieusement, et que l'écorce, en quelque manière pourrie, puisse quitter le grain facilement : ils mettent ensuite ce poivre dans une grande bassine de cuivre percée de trous comme une grosse râpe : ils plongent et suspendent cette bassine dans un baquet plein d'eau : ils frottent le poivre avec un balai usé afin de détacher le mieux qu'il est possible l'écorce noire qui se réduit en poussière et passe à travers les trous de la bassine, tandis que le poivre, dépouillé de son écorce, reste dans cette même bassine ; ensuite ils recouvrent ce poivre d'une couche de pâte faite avec de la colle d'amidon, mêlée d'une plus ou moins grande quantité de blanc de céruse : ils remuent et secouent le poivre dans cette pâte jusqu'à ce qu'ils le trouvent suffisamment chargé ; alors ils le mettent sécher, et le remuent encore, après qu'il est sec, pour arrondir la pâte qui reste appliquée autour des grains de poivre.

Ils font sécher à part l'écorce du poivre qui a passé à travers du crible ; ils la réduisent soigneusement en poudre, et ils la vendent pour du poivre noir en poudre. D'autres emploient dans leur pâte, pour blanchir le poivre, de la craie au lieu de blanc de céruse. En 1751 on fit une saisie de poivre ainsi falsifié : on l'examina ; on trouva qu'il contenait près de quatre onces de pâte par chaque livre de poivre, et ces quatre onces de pâte rendirent près de deux onces de plomb par la fonte au creuset.

Quinquina, écorce d'un arbre qui croît au Pérou. Il y a deux espèces de quinquina, l'un cultivé, et l'autre qu'on ne cultive point. Le cultivé est le meilleur. On sait que c'est un excellent spécifique contre la fièvre. On mêle, parmi les écorces de quinquina, des écorces de branches d'autres arbres qui y ressemblent le plus, comme celle du cerisier. Il est encore sujet à être mêlé avec l'écorce du quinquina non cultivé, et que l'on nomme *quinquina femelle*. Ces falsifications sont faciles à reconnaître, pour peu qu'on ait vu et manié le bon quinquina.

Rhubarbe, est la racine d'une plante, nommée par Linné *Rhéum palmatum*, dont on fait un grand usage en médecine. La rhubarbe vient de la Tartarie chinoise, de Russie, etc. : elle est sujette, en vieillissant, à être attaquée par les vers, et elle perd sa fraîcheur. Il y a des gens qui ont la patience de boucher tous les trous les uns après les autres, en appuyant sur les bords avec la pointe d'un couteau. Ils la roulent ensuite dans un tonneau soutenu par un axe sur deux pivots, jusqu'à ce que la rhubarbe ait repris l'air de fraîcheur convenable : alors ils la mettent en vente comme une rhubarbe nouvelle, mais les connaisseurs n'en sont jamais les dupes; en cassant plusieurs de ces morceaux de rhubarbe, on découvre dans l'intérieur la piqûre des vers, souvent l'insecte même, ou au moins ses excrémens: à l'article *Dessication des racines*, nous donnerons un article sur la culture de cette plante et sur la préparation de la racine.

Rhapontic. C'est une fausse rhubarbe que quelques personnes de la campagne vendent pour de la rhubarbe; mais les gens de l'art savent très-bien la distinguer : aussi n'y sont-ils jamais trompés.

Résine de Jalap. Cette substance est préparée par les artistes : nous en parlerons dans son temps. Elle ne devrait pas, à la rigueur, être placée ici ; mais comme il s'en trouve dans le commerce une très-grande quantité qui a été préparée chez l'étranger, elle est pour ainsi dire regardée comme drogue exotique; les résines de jalap qui ont été préparées chez l'étranger, sont falsifiées ou avec de la poix résine, ou avec d'autres substances résineuses de vil prix qui ne sont point purgatives. D'autres mêlent avec cette prétendue résine de jalap de la gomme gutte, ou d'autres purgatifs aussi violens : c'est ce qui fait regarder la résine de jalap comme un purgatif très-infidèle, qui quelquefois ne purge presque point, donné même à grande dose, tandis que dans d'autres circonstances il occasionne de dangereuses superpurgations, administré même en petite dose : ces différences viennent de l'espèce de résine de jalap qu'on a employée; au lieu que la vraie résine de jalap forme un excellent purgatif qui est constant dans ses effets.

Résine de scammonée. Tout ce que nous venons de dire sur la résine de jalap est applicable à la résine de scammonée qui a été préparée par les étrangers. Ces substances, comme nous le verrons, sont faciles à préparer, et on ne doit employer dans la pharmacie que celles qu'on a préparées soi-même, ou fait préparer par des personnes sûres.

La préparation des résines de jalap et de scammonée est du ressort du pharmacien : et ces deux substances importantes devraient être absolument interdites au commerce de drogues simples.

Safran. On donne particulièrement ce nom aux stigmates de la fleur d'une racine bulbeuse. Il y a deux espèces principales de safran ; savoir : le safran Gâtinois et le safran bâtard. On trouve aujourd'hui dans le commerce du safran semblable à celui du Gâtinois, qui vient de plusieurs endroits, soit d'Orange, soit d'Avignon. De tous ces safrans, c'est celui du Gâtinois qui est le meilleur et le plus estimé; il est d'une plus belle couleur et d'une meilleure odeur. Le safran bâtard, que l'on nomme aussi *fleurs de carthame* et *safranum,* n'est d'usage que dans les arts, pour la teinture.

Parmi ceux qui vendent du safran en poudre, il y en a qui mêlent une certaine quantité de ce dernier avec le premier; plusieurs même donnent ce dernier tout pur en poudre pour safran du Gâtinois ; mais la fourberie est facile à reconnaître, 1.° par l'odeur du safran bâtard, qui est différente de celle du safran Gâtinois; 2.º le safran bâtard ne donne qu'une teinture faible dans l'eau, en comparaison de celle que donne le safran fin.

Salsepareille. On n'emploie que la racine de cette plante : autrefois on n'en connaissait qu'une seule espèce mais présentement il s'en est introduit dans le commerce de trois ou quatre espèces qui sont moins bonnes que la première. Celle qu'on doit employer doit être choisie en longues fibres grosses comme de moyennes plumes à écrire, noirâtre à sa surface, blanche en dedans, facile à se fendre en deux, ayant un cœur ligneux très-petit. Les autres espèces de salsepareille sont beaucoup plus grosses; il y en a même qui sont aussi grosses que le petit doigt, et dont le cœur ligneux est gros comme de grosses plumes à écrire. Toutes ces salsepareilles sont d'un gris cendré à l'extérieur ; les unes blanches, les autres moins blanches dans l'intérieur que celles de la première qualité.

Sang de Dragon, résine pure qu'on nous envoie des Indes, figurée en boulettes ovales comme des olives, mais plus grosses et enveloppées dans des feuilles de l'arbre qui la produit : chaque boulette est séparée par un fil qui serre les feuilles qui servent d'enveloppes, apparemment pour empêcher que le sang de dragon ne se réduise en poudre par le frottement pendant le transport, parce que cette résine est très-friable. Cette espèce est très-bonne ; on la nomme *sang de dragon en roseaux* ; mais on fabrique un faux sang de dragon avec des gommes de différentes espèces qu'on fait fondre ensemble :

on les rougit avec du vrai sang de dragon, ou avec d'autres matières propres à cela. Ce faux sang de dragon est figuré en petits pains plats, du poids d'environ une once ou deux : on ne doit jamais employer cette dernière espèce pour l'usage de la médecine. On la nomme *sang de dragon en pain*.

Scammonée, gomme résine purgative formée avec le suc laiteux de la racine d'une plante que l'on nomme *Convolvulus Syriacus*. Cette plante croît en plusieurs lieux du Levant, mais principalement aux environs d'Alep ou de S.-Jean-d'Acre : on la nomme à cause de cela scammonée d'Alep. Il y en a une autre que l'on nomme scammonée de Smyrne. elle est moins bonne, et est sujette à être falsifiée avec des gommes de toute espèce : elle n'est la plupart du temps qu'un amas de sucs laiteux de toutes les plantes épaissis ensemble, ou sur le feu, ou à la chaleur du soleil. La scammonée d'Alep est sèche, légère, friable, de couleur grise, se réduisant en poudre facilement, d'une odeur fade, assez désagréable. La scammonée de Smyrne, ou celle qui est falsifiée, est au contraire pesante, solide, compacte, point friable et plus difficile à être pulvérisée : l'odeur en est moins forte, mais la couleur est à-peu-près la même.

Semences froides. Voyez leurs noms à l'article des médicamens simples, qu'on désigne collectivement sous une seule dénomination. On nous apporte les semences froides des environs de Paris, toutes mondées de leurs enveloppes ligneuses. Ce sont des enfans qui sont ordinairement chargés de ce travail :

on fait d'abord ramollir l'enveloppe en mettant ces semences tremper dans de l'eau chaude ; ensuite ils en prennent une poignée dans la main, et passent les graines l'une après l'autre dans la bouche : au moyen d'un coup de dent ils font sauter l'enveloppe. Ce métier est des plus rudes pour les dents : les personnes qui le font n'ont presque plus de dents à l'âge de vingt ans ou les ont très-mauvaises. La préparation qu'on donne à ces semences les met hors d'état de pouvoir se conserver en bon état aussi long-temps qui si elles avaient leurs écorces ; au bout de quatre ou cinq mois elles commencent à rancir : les mites et les vers les attaquent. Certaines gens, qui cherchent à ne rien perdre, se débarrassent d'abord des plus anciennes ; et, lorsqu'elles sont dans un mauvais état, ils en séparent les insectes par le moyen d'un crible : ils exposent ensuite ces semences à la cave ou dans un endroit humide pour leur donner un air de nouveauté. Cette tromperie est facile à reconnaître, à cause du goût âcre de l'huile rancie dans ces semences ; ce goût est quelquefois si fort, qu'il occasionne des ampoules dans la bouche lorsqu'on les mâche. Plusieurs Pharmacopées prescrivent des semences froides dans la formule du sirop d'orgeat, à dessein de le rendre plus rafraîchissant ou plus agréable : mais on sent bien que celles qui sont dans l'état dont nous venons de parler, remplissent précisément les indications contraires.

On farcit des poulets avec les quatre semences froides pour faire des bouillons, ou plus rafraîchissans, ou plus nourrissans, à raison de leurs mucilages qu'elles laissent dans le véhicule. On sent parfaitement bien tous les inconvéniens qui doivent résulter de l'usage des bouillons où l'on aurait fait entrer des semences âcres et caustiques.

Quelques falsificateurs, lorsqu'ils ne peuvent se débarrasser des semences froides à cause de leur mauvais état, les mêlent avec des amandes douces pour en tirer l'huile conjointement, et ils la vendent pour l'huile d'amandes douces tirées sans feu ; autre fourberie aussi préjudiciable à la santé que les précédentes.

Suc de Citron. C'est le jus qu'on sépare des citrons en les exprimant après en avoir séparé l'écorce jaune. Quelques personnes le mêlent avec du suc de verjus dans les années où les citrons sont un peu rares. Cette fraude est difficile à reconnaître, parce que l'odeur du citron réside seulement dans l'écorce jaune extérieure, et non dans le suc : d'ailleurs, on lui donne facilement l'odeur par le moyen de quelques zestes de citron. Un apothicaire, jaloux de la bonté de ses drogues, ne doit jamais employer que le suc de citron qu'il a préparé lui-même.

Storax ou *Styrax*, résine dont il y a trois espèces dans le commerce ; savoir, le *storax calamithe,* le *storax commun,* et le *storax liquide.* Ce dernier ne s'emploie que dans les médicamens externes. Le premier est très-cher, et s'emploie dans les compositions qui doivent être prises intérieurement. La seconde espèce est en masses un peu friables : elle est très-inférieure en vertus à la première ; ce n'est, pour ainsi dire, que de la sciure du bois de l'arbre qui produit le storax : on la pétrit avec les portions défectueuses du storax calamithe. Il y a des fabricans de chocolat, qui font entrer de cette drogue dans leur chocolat commun en place de la vanille qui est très-chère ; ce storax, qu'ils nomment *rigodon*, a une odeur qui approche un peu de celle de la vanille; mais ceux qui connaissent l'odeur de l'une et de l'autre substances savent très-bien les distinguer.

Tamarin, substance pulpeuse, très-aigre et fort utile en médecine, regardée comme un excellent purgatif qui agit doucement et en même temps avec beaucoup d'efficacité. On le tire d'un fruit en silique, lequel croît sur l'arbre appelé *tamarinier*. Cette matière nous est apportée de l'Asie, de l'Amérique et de l'Afrique. Celle qui vient de l'Afrique est très-rare : ce sont l'Asie et l'Amérique qui nous fournissent les tamarins dont on fait usage en France. On les y prépare à-peu-près de la manière suivante :

Après avoir tiré de l'intérieur des siliques la substance pulpeuse qu'elles contiennent, on la met dans des chaudières de cuivre : on l'y fait macérer à froid avec de l'eau ou du vinaigre, jusqu'à ce qu'elle soit réduite à une espèce de pâte ; ensuite on l'enferme dans des tonneaux pour la débiter dans le commerce. Cette méthode de préparer les tamarins m'a paru fort suspecte. J'étais bien convaincu qu'une matière si acide par elle-même, et jointe encore avec du vinaigre, devait nécessairement agir sur les vaisseaux de cuivre dans lesquels on la fait macérer : je me suis assuré que tous les tamarins qu'on trouve dans le commerce, contiennent une certaine quantité de cuivre : en plongeant dans des tamarins une lame de couteau bien propre, en moins d'un instant je l'ai trouvée toute couverte de cuivre rouge : j'ai vu des tamarins où cette matière pernicieuse se manifestait d'elle-même par une efflorescence verdâtre répandue sur leur surface.

Des personnes en place, instruites du danger qu'il pourrait y avoir à se servir des tamarins du commerce, ont pris le parti de faire venir pour leur usage des tamarins en siliques. C'est une précaution qu'on devrait imiter dans le commerce, jusqu'à ce que les gens du pays aient changé la manière de préparer cette drogue, qui, étant salutaire par elle-même, peut devenir très-nuisible par le vice de sa préparation.

Cette observation importante mérite toute l'attention du public et des personnes chargées par état de la santé des citoyens. Si l'on ne ressent pas communément de mauvais effets de l'usage des tamarins, cela doit être attribué à ce qu'étant purgatifs, ils portent avec eux leur contre-poison, et font écouler aussitôt la matière dangereuse qu'ils ont portée dans les viscères. Mais il arrive quelquefois qu'une purgation manque son effet : elle séjourne alors dans les intestins ; et si elle contient une substance pernicieuse, elle peut produire de fâcheux effets. Au Sénégal, on prépare mieux les tamarins ; mais il n'en vient en France que pour les cabinets des curieux.

Tuthie. C'est une espèce de suie métallique qui

s'élève pendant la fusion et la fabrication du cuivre jaune. Le cuivre jaune est fait avec du cuivre rouge et de la mine de zinc, connue sous le nom de *pierre calaminaire*, qu'on fait fondre ensemble (voyez *Chimie expérimentale et raisonnée*) : pendant cette fusion, le zinc, qui est un métal volatil, se réduit, en partie, en oxide qui entraîne un peu de cuivre, ce qui forme une suie métallique de couleur grise cendrée qui s'attache autour des barres de fer qu'on a disposées pour la recevoir : on la détache à petits coups de marteau, et on l'obtient en petits morceaux concaves par le côté où ils étaient attachés aux barres de fer, et convexes à la partie supérieure.

Quelques falsificateurs ont imaginé de mêler un peu de cuivre jaune, réduit en limaille, avec de l'argile bleue, de pétrir ce mélange, et de le faire sécher sur des verges de fer rondes, afin de donner à cette fausse tuthie toute l'apparence de la vraie; mais cette tromperie est facile à reconnaître. Cette fausse tuthie est plus friable et se délaie dans l'eau en exhalant une odeur de terre semblable à celle que donnent les argiles; toutes propriétés que n'a point la vraie tuthie.

D'autres falsificateurs plus rafinés font calciner légèrement cette fausse tuthie après qu'elle est sèche, afin de lui donner plus de corps : dans ce cas, il est assez difficile de la reconnaître ; si ce n'est cependant par les points brillans provenans de la limaille mêlée avec l'argile, et qu'on remarque dans l'intérieur en cassant les morceaux ; au lieu que la vraie tuthie est égale par-tout, et n'a aucuns points brillans.

Vanille, gousse ou fruit d'une plante qui croît au Mexique. La vanille entre dans quelques compositions de pharmacie ; mais son plus grand usage est pour le chocolat. La cherté de ce fruit est cause qu'il ne s'en fait que peu de débit : il se sèche et dépérit considérablement en vieillissant. Quelques personnes raccommodent la vanille en la maniant et en la laissant séjourner dans un mélange de storax, d'huile d'amandes douces et de baume du Pérou liquide. Cette tromperie est difficile à être reconnue de ceux qui ne sont pas dans l'usage d'en voir souvent.

La vanille, en passant son point de maturité sur la plante, s'ouvre et laisse découler une liqueur balsamique très-agréable, qui prend de la consistance à l'air : c'est ce que l'on nomme *baume de vanille*. Les gens du pays sont sujets à falsifier celle qui a ainsi fourni son baume : ils remplissent l'intérieur des gousses avec des corps étrangers : ils bouchent les ouvertures avec de la colle, ou en les cousant adroitement ; ils les font ensuite sécher, et mêlent ces gousses falsifiées avec les bonnes.

SECONDE PARTIE.

De l'élection des médicamens simples, temps de se les procurer, ce qu'il faut observer dans leur récolte, la manière de les faire sécher, et celle de les conserver.

L'ÉLECTION est cette partie de la pharmacie qui enseigne à bien choisir et à bien discerner les bons médicamens simples d'avec ceux qui sont mauvais ou sophistiqués.

Il ne suffit pas à un pharmacien de bien connaître la matière médicale, telle qu'on peut l'avoir dans des bocaux placés dans un cabinet; il est encore de son devoir d'être instruit du choix qu'il doit faire des substances naturelles relativement au temps et au lieu où il peut se les procurer. Il faut qu'il connaisse la manière de les récolter, de les arranger, de les faire sécher, et enfin celle de les conserver avec toute leur vertu, sans qu'elles éprouvent d'altération jusqu'à ce que la saison permette de les renouveler. C'est de la connaissance de tous ces détails que résulte la perfection des médicamens simples, et de ceux qu'on doit composer. C'est aussi cette connaissance qui distingue le bon pharmacien.

Nous ne parlerons que de la matière médicale *indigène*; les observations exactes sur la récolte de la plupart des drogues simples exotiques manquent absolument : néanmoins il sera facile à ceux qui habitent les pays étrangers où l'on récolte des drogues simples, de faire l'application des principes que nous établirons. On nomme *drogues exotiques* celles qu'on nous apporte de l'étranger, toutes sèches.

Jetons d'abord un coup-d'œil général sur les différens lieux où nous pouvons récolter les productions de la nature ; ensuite nous établirons des règles certaines pour les avoir avec toutes leurs vertus.

La surface de la terre est couverte d'une multitude prodigieuse de végétaux et d'animaux. Si nous pénétrons dans son intérieur, nous la trouverons remplie d'une infinité de substances propres à la médecine et à la pharmacie. Beaucoup de ces corps se ressemblent par leur port extérieur ; mais on n'en trouve point qui soient exactement semblables. De même que les animaux ont des habitations diverses, mais relatives à leurs mœurs, les végétaux occupent les lieux et les positions les plus variés et les plus propres à leur accroissement. Nos besoins et notre industrie les vont chercher dans les bois, les campagnes, les montagnes, les lieux arides, pierreux ou marécageux, souvent même à la surface des eaux, au fond des rivieres, des lacs et des mers : ces plantes, fortement attachées au lit des eaux par leurs racines, sont en état de lutter perpétuellement contre le courant qui tend à les arracher. La nature a aussi placé des plantes dans des lieux toujours remplis d'eau chaude peu différente du degré de l'eau bouillante, tel que le *conserva thermarum*, qui est un *tremella* suivant M. Adamson. Comme les plantes et les animaux nous sont offerts par la nature dans des âges bien différens, leurs propriétés doivent varier, et varient en effet. Certaines plantes contiennent dans leur jeunesse des principes qu'on ne retrouve plus lorsqu'elles sont dans leur maturité. Les animaux perdent de leur force et de leur vigueur en vieillissant: les substances qu'ils fournissent dans leur vieillesse, ne sont pas non plus aussi efficaces que celles qu'ils donnent dans leur jeunesse.

La nature nous prodigue ses présens dans toutes les saisons de l'année. Il y a des plantes qui ne végètent, ne fleurissent et ne parviennent à leur plus grande vigueur que dans les belles saisons du printemps, de l'été ou de l'automne; tandis que d'autres résistent au froid, viennent sous la neige, telles que le *genepi*, ou *l'absinthe des Alpes*, quelques *renoncules*. Néanmoins elles n'y fleurissent pas; elles attendent le retour de la belle saison pour se mettre en pleine végétation.

Certaines plantes et certains animaux entiers, et souvent leurs parties séparément, sont employés en médecine dans leur état de fraîcheur; quelquefois aussi, après avoir été desséchés, pour y avoir recours dans le cours de l'année. D'après cet exposé, il est, comme on voit, bien essentiel d'établir des règles sur le choix des substances que nous fournit la nature, et sur le temps où l'on doit se les procurer pour les avoir dans leur plus grande vertu.

Les règles que nous croyons devoir prescrire sont fondées sur des observations constantes, et sur les principes de la saine physique. Nous ne parlerons point, par conséquent, de ces préceptes bizarres qu'enseignaient les anciens, comme d'observer le cours des astres, parce qu'ils pensaient que les planettes avaient des influences sur les végétaux et les animaux, et même sur les minéraux.

Silvius, qui a senti toute l'importance de ces instructions, ne les a point négligées dans son Traité. Il a divisé en vingt-deux chapitres tout ce qu'on pouvait dire de plus raisonnable sur l'élection des médicamens simples, sur leur récolte, et sur la manière de les conserver. Ceux qui, depuis lui, ont travaillé sur le même sujet, se sont contentés, le plus souvent, de le copier.

Le fond de la doctrine que je vais exposer dans cette seconde partie, appartient à cet habile médecin : j'y ai ajouté seulement des remarques particulières.

On fait usage de beaucoup de plantes sans leurs fleurs ; d'autres s'emploient lorsqu'elles sont en fleurs ; enfin on se sert de plusieurs fleurs sans leurs plantes. Parmi les fleurs, les unes doivent rester avec leurs calices, parce que c'est dans cette partie que réside le plus de vertu. Il y a des fleurs dont les pétales seulement sont d'usage, et d'autres fleurs dont les pétales doivent être mondées de leurs onglets. Nous rendrons compte de tous ces détails, à mesure que l'occasion se présentera.

Choix des plantes.

On doit préférer les plantes et toutes les parties

des végétaux qui croissent éloignés les uns des autres ; ces végétaux sont mieux nourris, plus gros, et ont plus de vertu, parce qu'ils ne s'enlèvent pas mutuellement la nourriture de l'air et de la terre. On choisit toujours les plantes ou les simples qui ont le plus d'odeur, de saveur et de couleur, lorsqu'ils doivent en avoir.

Il faut éviter de prendre les simples mal formés, et dont l'accroissement a pu être dérangé par des maladies ou par des jeux de la nature : ce qui peut altérer leurs propriétés ou leur en donner de nouvelles.

Les simples doivent être choisis dans les lieux qui leur sont naturels, par exemple, le capillaire, le castoreum, tous deux de Canada, méritent la préférence sur les mêmes substances des autres pays.

Les plantes des pays chauds, qu'on cultive avec tant de soin dans des serres où l'on tient, par le moyen des poêles, la chaleur à la température du lieu qui leur est naturel, ne viennent pas, à beaucoup près, aussi bien que dans leurs climats : elles dégénèrent de plus en plus : elles deviennent, pour ainsi dire, méconnaissables. Il en est de même des plantes des pays froids, transportées et cultivées dans les pays chauds. Ces altérations sont presque insensibles dans les premières années ; mais peu-à-peu ces plantes ne parviennent plus à leur maturité ; leurs feuilles deviennent pâles, languissantes ; leurs fruits ne mûrissent plus; enfin les sucs nourriciers de ces plantes ne sont plus les mêmes ni dans les mêmes proportions : elles perdent leurs vertus encore plus rapidement.

Il en est de même des plantes qui croissent dans les lieux arides : lorsqu'elles sont transplantées dans des endroits humides et marécageux, elles changent souvent de figure : peut-être acquièrent-elles de nouvelles qualités : je laisse aux Botanistes le soin de ces recherches.

Les animaux des pays chauds, transportés dans les pays froids, éprouvent les mêmes vicissitudes que les plantes; mais les plantes et les animaux des climats tempérés ne sont pas aussi sujets à ces alternatives; c'est pour cette raison que les anciens praticiens ne prescrivaient que des plantes non cultivées, parce qu'ils pensaient que la nature leur distribuait le lieu et le climat qui leur étaient propres : ils n'employaient les plantes cultivées qu'au défaut des premières.

Ce que nous disons-là n'est pas non plus sans exceptions. Les plantes aromatiques de nos climats, par exemple, lorsqu'elles sont cultivées avec soin et bien exposées, sont plus odorantes, rendent plus d'huile essentielle, et méritent la préférence. Telle est toute la classe des labiées ou plantes céphaliques. Les plantes crucifères sont dans le même cas; le cochléaria, le raifort, etc., cultivés, ont beaucoup plus de vertus que lorsqu'ils viennent naturellement. Quelques personnes préfèrent, parmi ces dernières plantes, celles qui croissent sur les bords de la mer; mais je ne sais si ces préférences sont bien fondées.

Il faut aussi avoir égard, dans le choix des plantes, au voisinage et à la proximité des autres plantes. Par exemple, il y a des plantes dont les tiges sont faibles et qui ne peuvent se soutenir d'elles-mêmes : elles s'étendent, à la surface de la terre, en serpentant, ou bien elles s'attachent et grimpent sur les plantes qu'elles trouvent à leur proximité : elle tirent, par leurs filamens, une partie de leur nourriture, et même elles participent des propriétés des plantes sur lesquelles elles se sont attachées. Or, si ces plantes sont vénéneuses, ou de vertu contraire à celles qu'elles supportent, on sent bien qu'elles doivent être rejetées ; c'est pour cette raison qu'on préfère l'épithyme qui s'attache sur le thym, et la cuscute qui s'attache sur le lin, etc.

Le polypode est une plante qui croît indifféremment, ou sur les vieux chênes, ou sur les murailles ; on donne la préférence à celui qui vient sur les chênes : il est toujours prescrit dans les formules sous le nom de *polypode de chêne*. Nous croyons que cette préférence n'est ni fondée ni pratiquée. Le polypode qu'on pourrait ramasser sur les chênes ne suffirait pas, à beaucoup près, à la consommation.

Le gui est une plante *parasite* qui tient le milieu entre les plantes ligneuses et les arbustes ; il croît sur plusieurs arbres : on préfère celui qui vient sur les chênes ; mais comme il est fort rare dans nos forêts, ceux qui le ramassent, vendent souvent pour gui de chêne celui qui vient sur les pommiers ou sur les poiriers : ils entent adroitement une branche de chêne sur la plante, afin de la faire passer pour gui de chêne ; cette tromperie heureusement n'est pas d'une grande conséquence.

On nomme *plantes parasites* celles qui croissent sur d'autres plantes ou sur des arbres, et qui en même temps n'ont point de racines aussi apparentes que celles des autres plantes, parce qu'elles se perdent et se confondent avec la substance du végétal qui les nourrit : ainsi le polypode n'est point une plante parasite quoiqu'il vienne sur les chênes, parce que cette plante a des racines aussi sensibles que toutes les autres.

Temps de cueillir les fleurs.

Lorsqu'on cueille les plantes dans l'intention de les faire sécher, on doit le faire lorsqu'elles sont dans leur parfaite maturité et dans leur plus grande vigueur : s'il y a des exceptions, nous les ferons remarquer. Il en est de même des animaux et de leurs parties qu'on veut conserver ; cet état de maturité pour les végétaux et pour les animaux a été nommé par Vanhelmont *temps balsamique :* mais cette maturité pour les animaux entiers et pour les plantes entières, n'est plus la même pour les parties qu'on veut faire sécher et conserver séparément. Le temps où la plante entière est bonne à cueillir, n'est pas celui où il faut se procurer les fleurs, les fruits, les racines : il est donc nécessaire de prescrire des règles certaines sur ces différens objets : nous prévenons aussi que ce que nous nous proposons de dire sur cette matière, ne regarde que les substances qu'on fait sécher avec l'intention de les employer dans le courant de l'année dans les compositions officinales: quant aux substances qu'on emploie fraîches à mesure qu'elles sont prescrites, pour des tisanes, des apozèmes, des bouillons, etc., elles ne peuvent être assujetties à aucunes règles, puisqu'on est obligé de les employer dans le moment même où l'on en a besoin, et de les prendre par conséquent dans l'état où elles se trouvent.

Les plantes qu'on se propose de faire sécher doivent être choisies dans leur plus grande vigueur et dans leur meilleur état, qui est, particulièrement pour les plantes entières, le temps où les fleurs commencent à s'épanouir; c'est ce que l'on doit observer lorsque l'on veut cueillir le calament de montagne, la centaurée, le chamæpitis, le chamædris, la fumeterre, la marjolaine, l'origan, le pouliot, le serpolet, le thym, etc. Les plantes annuelles, prises à diverses époques de leur accroissement, ont différentes vertus. Boulduc, en examinant les plantes borraginées, a reconnu que lorsqu'elles commencent à naître, elles ne contiennent pour toute substance saline que du nitre; mais qu'à mesure que ces plantes croissent, la quantité du nitre augmente de plus en plus jusqu'à ce qu'elles aient poussé leurs tiges. Lorsque ces plantes sont parvenues à cet état de maturité, elles sont riches en nitre et en partie à base terreuse, et partie à base d'alcali. Cette observation prouve le peu de cas qu'on doit faire des plantes de cette espèce et de plusieurs autres qu'on cultive l'hiver sur des couches, pour être employées dans leur première jeunesse en apozème pendant cette saison, et combien il est essentiel de faire sécher ces plantes dans leur véritable saison, pour y avoir recours pendant l'hiver, ou d'employer l'extrait du suc de ces plantes fait avec les précautions que nous indiquerons. Ces plantes, crues par artifice, ne sont, pour ainsi dire, composées que de jus du fumier dans lequel on les a fait naître.

Il en est de même des plantes crucifères et de la plupart des plantes aromatiques annuelles; elles contiennent des substances différentes relativement aux diverses époques de leur accroissement ; il convient de les prendre lorsqu'elles sont en parfaite maturité. Mais cette règle, qui est presque générale, n'est pas non plus sans exceptions. Les plantes émollientes, par exemple, comme la mauve, la guimauve, la pariétaire, le seneçon, etc., sont plus adoucissantes et plus salutaires lorsqu'on les prend dans leur jeunesse et avant qu'elles aient poussé leurs tiges ; il en est de même de la chicorée, des espèces de choux, de l'eupatoire, du plantin, et de toutes les espèces de *lapathum*, etc. Les feuilles de ces plantes deviennent ligneuses à mesure que les tiges s'élèvent. Le temps balsamique de la récolte des feuilles des plantes, est celui où elles n'ont pas encore poussé de tiges.

Il y a des plantes qui ne produisent pas de fleurs aussi sensibles que celles des autres végétaux; telles sont les capillaires, la scolopendre, le polypode; on a cru même que ces plantes ne produisaient ni fleurs, ni graines ; ce n'est que dans ces derniers temps qu'on a découvert que les parties de la fructification de ces plantes étaient contenues dans le duvet cotonneux qu'on remarque sous leurs feuilles : on doit cueillir les feuilles de ces plantes lorsqu'elles sont bien développées et dans leur plus grande vigueur.

L'apocyn fournit un exemple bien remarquable des vertus des végétaux pris à des différens degrés d'accroissement. Cette plante, dans sa jeunesse, est très-salubre ; les nègres, en Amérique, en mangent les jeunes pousses sans en être incommodés ; mais lorsqu'elle est parvenue à sa maturité, elle est vénéneuse et leur cause des maladies qui quelquefois deviennent funestes. Il en est tout autrement des jeunes pousses de sureau : elles sont plus purgatives que lorsque les feuilles sont dans leur maturité.

Nous pouvons citer encore un exemple connu de tout le monde : on sait que tous les fruits, et le raisin spécialement, avant la fleur, n'ont qu'une saveur herbacée très-indifférente ; aussitôt que la fleur paraît, le fruit acquiert un goût acerbe et astringent; à mesure qu'il grossit, une substance acide se manifeste de plus en plus : enfin, lorsqu'il mûrit, la matière sucrée se forme et se fait sentir par une saveur agréable. Toutes ces observations prouvent qu'il faut étudier les propriétés des végétaux dans leurs différens âges.

Dessication des plantes.

La dessication des plantes est l'opération qui les prive de l'humidité surabondante à leur conservation.

La chaleur, la lumière du soleil et l'eau, sont les élémens de la végétation.

Ces vérités, dites et répétées de tout temps, ont été reconnues par de simples présomptions, ou par des observations isolées, et sans jamais avoir été prouvées par des faits suffisamment concluans; mais elles ont été démontrées par des expériences nombreuses, plus curieuses les unes que les autres, et des plus intéressantes pour l'économie animale et végétale, dues à Priesteley, Sennebier, Schelle, etc., etc.

Les végétaux, pendant leur accroissement, admettent plus ou moins d'eau, une portion s'assimile à leur substance et fait partie du végétal; on ne peut l'en séparer sans le détruire : l'autre partie est surabondante à sa constitution, mais elle était nécessaire à son développement et à son accroissement; on la nomme *eau de végétation*, parce qu'elle est, dans la plante vivante, le véhicule de toutes élaborations végétales; on la nomme encore *eau surabondante*, parce qu'on la sépare sans rien changer de la nature du végétal; c'est cette eau qu'on se propose de faire dissiper, et qui fait proprement la dessication : sans cette privation, il serait impossible de garder aucun végétal. L'eau de végétation dans les plantes varie beaucoup par sa quantité et par ses degrés d'adhérence : dans la scille, par exemple, il y a beaucoup de cette eau; elle est fort adhérente et difficile à faire dissiper, parce qu'elle est combinée avec des substances visqueuses qui la retiennent fortement; la fleur de violette en contient peut-être davantage, puisqu'elle en a quatorze onces par livre; néanmoins elle laisse dissiper son eau de végétation avec la plus grande facilité et très-promptement. Il y a d'autres végétaux qui contiennent beaucoup moins d'eau de végétation que ceux que nous venons de citer : les uns la laissent dissiper difficilement, et les autres très-aisément; cela dépend de l'état de combinaison dans lequel elle se trouve avec les principes prochains des végétaux. Cet aperçu suffit pour nous convaincre que ce n'est point assez d'avoir amassé les drogues simples dans le temps le plus favorable, il faut encore apporter les attentions nécessaires sur la manière de les dessécher et de les conserver avec toutes leurs propriétés. C'est de cette première préparation des drogues simples que dépendent toutes leurs vertus et celle des médicamens composés dans lesquels on les fait entrer.

Plusieurs auteurs anciens, et même quelques modernes, prescrivent de faire sécher les plantes doucement, exposées à un courant d'air et à l'ombre, dans la crainte de faire dissiper trop de parties volatiles, si l'on employait la chaleur du soleil; mais l'expérience et l'observation ont appris à connaître toute la défectuosité de cette méthode. Les plantes, pendant cette dessication lente, éprouvent des altérations qui occasionnent la perte de leur couleur et de leur odeur; elles jaunissent plus ou moins, et prennent la couleur des feuilles mortes comme la scolopendre ; d'autres, comme la mélisse, la véronique, la bétoine, la bourrache, la buglose, etc., deviennent noires au bout de quelques jours, et ressemblent à du fumier desséché ; elles sont alors sans vertus.

Les moyens de remédier à tous ces inconvéniens sont de faire usage de ceux que nous proposons depuis long-temps dans les éditions de cet ouvrage, et dont nous avons confirmé les succès par près de quarante années d'expérience ; ces moyens sont la chaleur du soleil, celle d'une étuve échauffée jusqu'à soixante-dix et même quatre-vingts degrés, à un thermomètre divisé en quatre-vingts degrés, depuis le terme de la glace jusqu'à celui de l'eau bouillante, la chaleur du dessus d'un four de pâtissier ou de boulanger, quelquefois même la chaleur du bain-marie. on emploie ces moyens séparément ou successivement pour les mêmes substances ; cela dépend du plus ou du moins de facilité qu'elles ont à perdre leur humidité.

Lorsque l'on veut dessécher les plantes, on prend, par exemple, la chicorée sauvage, récemment recueillie par un beau temps sec et serein, après le soleil levé, et lorsque la rosée de la nuit est dissipée ; on la monde des herbes étrangères, des feuilles mortes ou fanées et des tiges qu'elle peut avoir ; on étend les feuilles minces sur des clayons d'osier à claires voies qu'on a auparavant garnis de papier gris ; on expose les clayons à l'ardeur du soleil, sinon dans une étuve ou sur le four d'un boulanger, ou sur celui d'un pâtissier : on remue les feuilles plusieurs fois par jour, afin de renouveler les surfaces, et on les laisse exposées à la même chaleur jusqu'à ce qu'elles soient parfaitement séchées : ce que l'on reconnaît lorsqu'elles n'ont plus de souplesses et qu'elles se brisent en les maniant ; alors on les soustrait à la chaleur et on les expose dans un endroit propre et sec pendant quelques heures ; les feuilles reprennent un peu d'humidité qui suffit pour les ramollir, afin qu'on puisse les manier sans les briser ; ce ramollissement ne peut leur causer aucune altération. Quelques personnes recommandent de recueillir les plantes le matin avant le lever du soleil ; les plantes, disent-elles, ne transpirent pas la nuit, elles ont tout leur suc le matin ; mais il est prouvé qu'elles transpirent ; les plantes vénéneuses voisines ont pu les altérer ; le soleil dissipe cette altération à son lever ; ainsi nous pensons que c'est le meilleur temps pour cueillir les plantes qu'on veut faire sécher.

Il y a à Paris des personnes qui ne s'occupent qu'à ramasser des plantes médicinales dans la campagne, et qui les apportent en bottes amoncelées dans des hottes ; elles s'échauffent quelquefois pendant leur route ; c'est un léger inconvénient, lorsque cet échauffement ne préjudicie pas à la beauté qu'elles doivent conserver après leur dessication : si l'on veut arrêter les progrès de cette chaleur, il est nécessaire de développer les plantes sur une table propre aussitôt qu'elles arrivent, de les monder, de les arranger, et de les faire sécher de suite, sinon elles deviennent noires ou jaunes en séchant. Quelques personnes, indifférentes sur ces détails qu'elles regardent comme minutieux, sont dans la mauvaise habitude de mettre dans leur officine les plantes par terre exposées à toutes sortes d'ordures. Il est impossible que des plantes aussi négligées puissent conserver leurs couleurs en séchant.

Il convient de ne pas mettre une trop grande épaisseur de plantes sur les claies ; lorsqu'on le fait quelquefois faute de place, l'humidité, retenue dans les endroits épais, réagit sur les principes prochains, et fait jaunir les feuilles comme si elles étaient étiolées. La bourrache, la buglose, la mercuriale, la pariétaire, les feuilles de guimauve, et toutes les plantes à-peu-près aussi succulentes, sont plus sujettes à éprouver cette altération que les plantes désignées collectivement sous le nom de *plantes sèches*, parce qu'elles sont très-peu succulentes, telles que le thym, l'euphraise, etc. Les plantes succulentes amoncelées, conservent, dans le centre d'une masse épaisse, assez d'humidité pour prolonger d'une manière forcée la végétation insensible que ces plantes éprouvent dans cette circonstance sans le concours de la lumière ; l'acide gazeux qui se dégage réagit, et détruit la couleur de la plante plus ou moins, comme il arrive aux plantes qu'on laisse croître dans des caves privées de toute lumière. C'est pour les mêmes raisons que les chicorées, le celleri, les cardons d'Espagne, que les jardiniers recouvrent de terre ou enveloppent de paille pour leur ôter le contact de la lumière, blanchissent considérablement et en peu de jours.

Les plantes qu'on a fait sécher rapidement, avec les soins que nous venons d'indiquer, conservent leurs couleurs vives et brillantes et leur odeur ; la plupart en ont même plus qu'elles n'en avaient dans leur état de fraîcheur : c'est d'après ces qualités essentielles qu'on peut juger de leur bonté, et s'assurer qu'elles ont été desséchées avec les précautions convenables.

Il y a à Paris un certain nombre de personnes à qui, dans l'origine, on a accordé la permission de débiter des herbes médicinales récentes, on les nomme *Herboristes* ; les herbes qu'ils ne vendaient pas se séchaient les unes sur les autres dans leurs magasins, ce qui leur a donné l'idée d'en faire sécher exprès. Ces herboristes ont formé insensiblement une espèce d'art ou de métier; mais le pharmacien ne doit jamais négliger de faire lui-même sécher les plantes et les débiter; c'est une des plus belles parties de son art et qui intéresse la sûreté publique. Pour mieux prouver les abus qui règnent entre les mains des herboristes sur cette branche de la Pharmacie, il suffit de voir la négligence avec laquelle ils font sécher les plantes. Les herboristes entassent par terre, dans leurs greniers, des plantes de toutes espèces avec leurs tiges, souvent de vertus différentes et même opposées, sans se donner la peine de les nettoyer des herbes étrangères. Ces plantes sont exposées alternativement à la pluie que le vent fait entrer par les lucarnes, et aux ordures des animaux qui fréquentent les greniers ; elles se sèchent et moisissent à différentes reprises : les unes perdent entièrement leurs propriétés, les autres en acquièrent de nouvelles et souvent de dangereuses ; au bout de quelques mois, la plupart sont absolument méconnaissables. Les herboristes sont aussi dans l'usage de vendre pour les mêmes plantes celles qui se ressemblent à-peu-près par la figure. Il y a encore d'autres abus qui se pratiquent et auxquels sont exposés ceux qui achètent des plantes séchées chez les herboristes ; nous ne pouvons donc trop recommander aux apothicaires de faire sécher chez eux les plantes qu'ils emploient pendant l'année.

Examinons présentement la différence qu'il y a entre les plantes séchées rapidement avec les précautions que nous avons indiquées, et celles qui sont séchées suivant la méthode des herboristes. Les feuilles de sainfoin bien séchées, ont une odeur de thé très-agréable, et peuvent le remplacer avec avantage; leur couleur est d'un beau vert : celles qui sont séchées sans précautions, sont noires et de mauvaise odeur. Il en est de même des feuilles de bourrache, de buglose, de mélisse; elles perdent entièrement leur couleur et deviennent noires, lorsqu'on ne les fait pas sécher promptement et avec les soins convenables. Ce petit nombre d'exemples suffit pour prouver la nécessité de bien faire sécher les plantes.

Les plantes aromatiques demandent à être séchées rapidement comme les autres ; il convient seulement de ménager le degré de chaleur à proportion de la volatilité des principes qu'elles contiennent et de la quantité d'humidité qu'il faut faire dissiper. Elles perdent toujours un peu de leur odeur en se séchant : mais une dessication trop prompte leur en fait toujours perdre moins qu'une dessication lente à l'ombre, comme quelques personnes l'ont recommandé, sous le prétexte que ces plantes fournissent tout leur esprit recteur au bain-marie à un degré de chaleur même inférieur à celui de l'eau bouillante. Mais l'alambic qui renferme les plantes, peut être considéré comme la machine de Papin ; la chaleur, dans cette circonstance, agit sur ces plantes avec bien plus de force que le soleil auquel on les expose à l'air libre. Si l'on distille les plantes au bain-marie sans eau, l'humidité qu'elles contiennent occasionne une légère coction : cette humidité, en se réduisant en vapeurs, brise les cellules délicates de la plante : l'eau renfermée dans leur intérieur, emporte le principe odorant. La chaleur, dans un bain-marie clos, agit puissamment, puisque les plantes y sont séchées plus promptement qu'à l'air libre au soleil, en supposant le degré de chaleur égal : ainsi la comparaison qu'on fait des plantes séchées au soleil à l'air libre, avec celles qui sont renfermées dans un bain-marie clos, n'est pas admissible ; d'où je conclus, d'après beaucoup d'expériences, que les plantes, même les plus délicates, perdent moins de leurs propriétés en les faisant sécher rapidement au soleil ou dans un endroit chaud, que celles qui ont été séchées à l'ombre et exposées à un courant d'air. J'ai observé de plus que, lorsque l'humidité des plantes ne s'évapore pas assez rapidement, elle occasionne toujours un léger degré de fermentation intestine qui altère les végétaux plus que la chaleur du soleil, qui n'agit, pour ainsi dire, que sur leur humidité. J'ai encore observé que toutes les plantes qu'on fait sécher au bain-marie, même au degré de chaleur de l'eau bouillante, ne fournissent point tout leur esprit recteur ni toute leur huile essentielle. J'ai fait sécher ainsi de la fleur d'orange jusqu'à ce qu'elle fût en état d'être réduite en poudre ; je l'ai soumise ensuite à la distilation avec de l'eau à feu nu ; j'ai retiré encore de l'huile essentielle en assez grande quantité, moins à la vérité que si ces fleurs n'eussent point été séchées d'abord. La plupart des plantes aromatiques sont dans le même cas ; telles que le thym, le romarin, les différentes sauges, etc. Au reste, je suis obligé de convenir que cette observation ne s'accorde point avec celle du célèbre Boërhaave, qui dit que les plantes qui ont été séchées au bain-marie, ne fournissent plus ni esprit recteur ni huile essentielle par une distillation postérieure.

Les plantes aromatiques, qui ont été séchées rapidement, sont fragiles, cassantes : leurs couleurs sont vives, elles n'ont que peu d'odeur immédiatement après leur exsiccation ; mais quelques jours après elles se ramollissent un peu et acquièrent considérablement d'odeur. Celles séchées à l'ombre, ont des couleurs toujours moins vives : elles sont souples, pliantes, et ont plus d'odeur que les précédentes ; mais ces meilleures propriétés ne sont qu'apparentes, elles viennent d'un fonds d'humidité qui n'a pu se dissiper ; cette humidité agit sur ces plantes et détruit promptement leur couleur et leur odeur lorsqu'elles sont enfermées.

Les plantes *crucifères* ou *anti-scorbutiques* demandent une exception ; elles doivent être employées toujours fraîches, récemment cueillies, point fanées et jamais desséchées : leurs vertus résident dans leurs sucs et dans les principes volatils qui se dissiperaient entièrement pendant leur exsiccation.

Toutes les plantes séchées par la méthode que nous venons d'indiquer, se rident, se contournent : leurs fleurs et leurs feuilles perdent leurs formes, ce qui est absolument indifférent pour l'usage de la médecine et de la pharmacie. Plusieurs personnes se sont appliquées, dans la dessication des plantes, à conserver non-seulement leurs couleurs vives et brillantes, mais même leur forme et leur port naturel, afin d'en former des momies de plantes qu'on puisse reconnaître facilement. Il paraît que le procédé par lequel on y parvient a été publié pour la première fois par le père Ferrari, jésuite, dans son *Traité de la Culture des Fleurs*, imprimé en latin à Rome, en 1623, et à Amsterdam en 1646. Le père Ferrari avoue même tenir son procédé de *Jean-Rodolphe Camerarius*. Il se trouve encore inséré dans un ouvrage qui a pour titre, *École d'Économie de campagne, par Boeckler, professeur à Strasbourg*, imprimé à Nuremberg en 1768. Voici le procédé :

On lave une suffisante quantité de sablon fin pour en séparer les matières étrangères, on le fait sécher et on le passe au travers d'un tamis afin d'en ôter les matières grossières ; lorsqu'ensuite on a disposé pour chaque fleur ou pour chaque plante un vaisseau de terre de forme convenable, on fait choix des plantes les plus belles et cueillies dans un temps sec, en observant de leur laisser une tige suffisante. On met un peu de sable sec et chaud au fond d'un vase pour assujettir la plante et empêcher qu'elle ne touche aux parois du vaisseau qu'on remplit du même sable, mais peu-à-peu, ayant soin d'étendre à mesure les feuilles et les fleurs sans les gêner. On verse du sable jusqu'à ce que la plante en soit recouverte environ de deux travers de doigt : après quoi on expose le vaisseau dans une étuve chauffée à-peu-près à cinquante degrés, et on l'y laisse un jour ou deux, quelquefois davantage lorsque les plantes sont épaisses et succulentes ; alors on fait couler le sable doucement sur un papier, et on en sépare la plante qui a conservé toute sa forme.

Le père Ferrari n'employait que la chaleur du soleil pour dessécher les plantes ; mais il n'est pas toujours possible de se procurer cette chaleur : d'ailleurs celle de l'étuve réussit aussi bien. Il remarque encore qu'il y a certaines fleurs, comme la tulipe, qui exigent quelques légères opérations pour empêcher les pétales de se détacher ; il faut, avant de l'enterrer dans le sable, couper le fruit triangulaire qui s'élève au milieu de la fleur.

Les végétaux, dans leur état de végétation, servaient de retraite et comme de ruche à une infinité d'insectes de toute espèce : ces insectes y ont déposé des œufs très-adhérens ; la chaleur du soleil ou celle de l'étuve, appliquée aux plantes que l'on veut dessécher, n'est pas toujours capable de faire périr ces insectes et leurs œufs, à moins que celle de l'étuve n'ait été portée à soixante degrés, cette chaleur alors est à-peu-près suffisante pour les détruire; les tiges, les feuilles et les autres parties des végétaux, en se séchant, prennent une retraite qui détache la plus grande partie des œufs des insectes. Les plantes contiennent aussi plus ou moins de parties sableuses : si l'on serrait les plantes dans cet état de dessication, les insectes et leurs œufs, échappés à la chaleur, pourraient reparaître ou éclore, manger les plantes et les réduire dans un si mauvais état qu'on serait obligé de les jeter long-temps avant qu'on pût s'en procurer d'autres. Il convient donc de séparer tous ces corps étrangers destructeurs des plantes ; on y parvient en remuant et en secouant les plantes sur un tamis de crin un peu gros, ils passent au travers : cette opération est de la plus grande importance ; mais avant que d'y procéder, il faut, lorsque les plantes sont assez sèches pour que les feuilles se cassent, laisser ramollir les plantes à l'air pendant quelques heures, afin de ne point les briser, pour les conserver les plus entières qu'il est possible; on procure encore ce ramollissement en laissant sans feu les plantes dans l'étuve pendant vingt-quatre heures. Ce que nous disons des plantes doit se pratiquer également pour les fleurs. Il n'y a pas lieu de craindre que ce léger ramollissement puisse altérer les végétaux ni préjudicier à leur conservation, d'ailleurs ils l'éprouvent dans l'espace de quelques jours, même lorsqu'ils sont enfermés dans des boîtes. Ce léger ramollissement est également avantageux pour arranger dans des boîtes les végétaux sans les briser.

Les plantes, même les plus odorantes, ont peu d'odeur immédiatement après leur dessication ; celles qui n'ont qu'une odeur douce, n'en ont quelquefois pas du tout ; mais à mesure qu'elles se ramollissent, soit à l'air, soit dans les boîtes, elles reprennent toute l'odeur qui leur est naturelle. Le galium à fleurs jaunes, par exemple, acquiert une odeur douce de miel très-agréable.

Les plantes médicinales, comme les plantes potagères, ne sont pas également bonnes dans toutes les années, ni également faciles à conserver. Les plantes médicinales, par exemple, qu'on ramasse dans les années où les pluies ont été peu abondantes, sont toujours plus belles, meilleures, et se conservent mieux et beaucoup plus long-temps que celles cueillies dans des années pluvieuses. Ces différences viennent de la proportion des substances qu'elles contiennent. Les plantes cueillies pendant les années sèches, contiennent plus de principes huileux et résineux, comme nous le prouverons à l'article *des huiles par infusion* ; elles sont par conséquent moins susceptibles de s'altérer par les impressions de l'air, après qu'on les a fait sécher, que celles des années pluvieuses : les sucs de ces dernières sont plus aqueux, moins bien élaborés : et ces plantes, pour la plupart, sont infiniment moins belles au bout de l'année, que les autres au bout de deux et même trois années.

Conservation des Plantes.

On est dans l'usage de conserver les plantes et

leurs différentes parties, dans des boîtes garnies de papiers, ou dans des papiers : ce dernier moyen est le moins bon. Il serait infiniment mieux de les conserver dans des vaisseaux de verre bouchés exactement avec de bons bouchons de liège. Les plantes enfermées dans des boîtes, sont exposées aux vicissitudes de l'air ; elles se ramollissent beaucoup dans les temps humides, et elles se sèchent dans des temps secs. Elles ne seraient point exposées à ces alternatives, si elles étaient conservées dans des bouteilles de verre bien bouchées ; la médecine en tirerait de bien plus grands avantages : mais il est bon de prévenir aussi qu'il faudrait déposer ces vases de verre remplis de plantes dans un magasin à l'abri d'une grande lumière et du soleil : la lumière détruit singulièrement vîte, au travers du verre, les couleurs vives et brillantes de la plupart des plantes séchées, même lorsqu'elles sont réduites en poudre. Si donc on préfère des boîtes pour conserver les plantes, il faut garnir leur intérieur de papier, et les conserver dans un endroit sec, où les plantes soient le moins possible exposées aux vicissitudes de l'air.

 Les plantes séchées et conservées avec le soin que nous indiquons, se gardent très-bien pendant une année, comme la mélisse, la bétoine, le gallium à fleurs jaunes et blanches, la bourrache, la buglose, la chicorée sauvage, la mercuriale, et autres de même nature. Lorsque ces plantes ont été récoltées dans des années de sécheresse, elles se conservent deux et même trois années. Les plantes aromatiques se conservent, en général, plus long-temps ; telles que le thym, les différentes sauges, l'origan, la marjolaine, etc. Il faut renouveler les plantes, dès qu'elles perdent leur couleur; leur odeur se perd dans la même proportion : ces signes sont les plus certains pour faire connaître qu'il faut les remplacer.

Choix des Fleurs.

La fleur, dans les plantes, est la partie nécessaire à la fructification et à la reproduction de l'espèce, c'est la partie la plus délicate du végétal, et le siège principal de l'odeur : nous verrons, lorsque nous parlerons des huiles essentielles, que d'autres parties des végétaux fournissent, comme la plupart des fleurs, des huiles essentielles; ainsi le siège de l'odeur ne réside pas toujours dans la fleur seulement.

Les parties de la fleur ne contiennent pas même toute l'odeur ; dans les fleurs des plantes labiées, elle réside dans le calice : le peu d'odeurs qu'ont leurs pétales leur vient par communication avec le calice; tels sont le thym, le romarin, la sauge, la lavande, etc. Les pétales de ces fleurs, séchées sans leur calice, sont absolument sans odeur: l'eau qu'on en peut distiller n'a point également d'odeur; mais les calices de ces mêmes fleurs, séchées à part, retiennent l'odeur des plantes après leur exsiccation ; ils fournissent aussi des eaux distillées très-odorantes, chargées d'huiles essentielles. Ces observations prouvent qu'il faut sécher ces fleurs avec leur calice ; mais nous devons prévenir aussi que les feuilles de la plupart des plantes labiées ont tout autant d'odeur que leurs fleurs, et même davantage, et qu'elles fournissent autant d'huile essentielle dans la distillation ; les feuilles, par conséquent, ont autant de vertus que leurs fleurs même avec leurs calices. Nous disons plus, elles méritent la préférence pour tous les usages qu'on peut en faire, même la fleur de romarin qu'on a nommée *anthos* ou fleur par excellence.

Dans d'autres fleurs, telles que le jasmin, la fleur d'orange, et les fleurs des plantes liliacées, comme sont les lis blancs et jaunes, la tulipe, etc., l'odeur réside dans les pétales. Toutes les fleurs des plantes liliacées perdent entièrement leur odeur pendant leur dessication ; les roses pâles, les roses muscades sont dans le même cas ; du moins elles en conservent bien peu ; aussi on ne fait pas sécher ces fleurs ; on les emploie dans leur état de fraîcheur. Quelques fleurs liliacées fournissent par la distillation des eaux qui ont un peu d'odeur, mais jamais d'huile essentielle, et les eaux perdent en très-peu de jours toute l'odeur qu'elles avaient. On nomme *odeur fugace* celle de ces fleurs, parce qu'on ne peut la retenir par ces procédés ; mais nous verrons en son lieu que par le moyen des huiles et des graisses on parvient à fixer et à retenir l'odeur du jasmin, de la tubéreuse, etc. L'odeur des fleurs liliacées est si fugace, qu'il suffit d'écraser ces fleurs entre les doigts pour la faire dissiper aussitôt ; ce moyen simple est commode pour connaître d'avance les fleurs ou les plantes qui peuvent fournir de l'huile essentielle par la distillation : celles qui conserveront de l'odeur après avoir été écrasées, en fourniront plus ou moins; celles au contraire qui perdront leur odeur sur-le-champ, n'en fourniront sûrement pas.

Il y a d'autres fleurs dont l'odeur réside dans un principe résineux extractif ; ces fleurs ne fournissent point d'huile essentielle ; elles ne perdent pas leur odeur pendant leur dessication ; elles en acquièrent plutôt que d'en perdre, comme les roses rouges, connues aussi sous le nom de *roses de Provins*, les œillets rouges à ratafia, le bouillon blanc, etc.

Temps de cueillir les Fleurs.

Le temps de cueillir les fleurs est celui de la fécondation, un peu avant leur épanouissement ; c'est le temps où elles ont le plus d'odeur et de vertu. Les fleurs bien épanouies en ont moins; enfin, celles qui tombent d'elles-mêmes sont à rejeter. Cette règle est susceptible d'exception : nous en ferons mention à mesure que l'occasion se présentera.

On cueille les roses rouges lorsqu'elles sont en boutons, bien avant leur épanouissement; celles qui sont épanouies, perdent une partie de leur couleur en séchant ; elles noircissent plus ou moins, et elles ont moins d'odeur. Avant de les mettre sécher, on les monde de leur calice, et on coupe avec des ciseaux la partie blanche qui se trouve au bas des pétales ; c'est ce que l'on nomme *onglets* : beaucoup de personnes ne les coupent pas, à cause de la longueur de l'opération : cela est assez indifférent, parce qu'ils ont autant de vertus que le reste des pétales.

Les œillets rouges doivent être pris au moment de leur épanouissement ; on sépare les pétales de leur calice, et on coupe la partie blanche, parce qu'on a intention de n'avoir que la partie rouge de ces fleurs.

Les violettes noires cultivées, qu'on nomme violettes de *mars* ou de *carême*, parce qu'elles fleurissent à cette époque, doivent être prises peu de temps après leur épanouissement : on les préfère avec raison à celles qui viennent dans les bois et dans les campagnes, et qui n'ont ni autant d'odeur ni autant de couleur. On doit rejeter celles qui ont été décolorées, par les pluies, par le soleil, ou parce qu'elles ont été cueillies trop long-temps après leur épanouissement. On les monde de leur calice avant de les faire sécher.

Les petites fleurs d'un grand nombre de petites plantes seraient trop embarrassantes à se procurer séparément, telles que celles de chamædrys, chamæpitis, petite centaurée, scordium, absinthe, hysope, euphraise, fumeterre, marjolaine, origan, les gallium à fleurs jaunes et blanches, etc. On prend les sommités de ces plantes en fleurs avec les petites feuilles des tiges ; c'est ce que l'on nomme *sommités fleuries* ; les feuilles de ces plantes ont tout autant de vertus que leurs fleurs.

Dessication des Fleurs.

Les fleurs, quoique plus délicates que les feuilles des plantes, demandent à être séchées promptement comme les plantes elles-mêmes, et à proportion de la quantité d'humidité qu'il faut faire évaporer; plusieurs contiennent autant d'eau de végétation que les plantes, telles que les fleurs de violettes, de pavots rouges, etc., qui diminuent de quatorze onces par livre. Il faut faire sécher ces fleurs de la même manière que nous l'avons dit pour les plantes, au soleil, ou dans une étuve, et le plus promptement possible. On fait de même des couches minces que l'on étend sur des clayons d'osier garnis de papier gris; lorsqu'elles sont à moitié séchées, on peut réunir plusieurs clayons en un, afin d'en diminuer le nombre, et pour faire place à d'autres végétaux qui viennent dans la même saison. Beaucoup de fleurs ont des couleurs délicates qui se perdent aisément; mais ce n'est pas la chaleur qu'on leur applique qui en est la cause, lorsqu'elle n'excède pas soixante degrés; cela dépend de la nature de la couleur. Ces fleurs sont celles de violette, de bourrache, de buglosse, etc. Lorsqu'on fait sécher ces fleurs, on les monde de leur calice, et on les couvre d'une feuille de papier gris. Néanmoins il est difficile de conserver ces fleurs pendant l'année, quoiqu'on les ait fait sécher avec la plus grande régularité et avec toutes les précautions imaginables. J'ai observé cependant qu'il est plus aisé de les garder, lorsqu'on les fait sécher avec leur calice. Afin de mieux conserver la couleur de ces fleurs séchées, on est dans l'usage de les enfermer dans des bouteilles de verre. Il arrive souvent que les fleurs d'une bouteille deviennent d'une couleur de feuille morte au bout de quelques mois, tandis que les fleurs d'une autre bouteille conservent leur belle couleur jusqu'à la fin de l'année, et quelquefois plus longtemps.

J'ai, dans plusieurs éditions de cette ouvrage, consigné l'observation suivante, qui est relative à la fugacité de la couleur des violettes. Ces pétales de fleurs pilées, infusées et macérées pendant douze ou quinze heures dans le double de leur poids d'eau bouillante, puis mises à la presse, afin d'en séparer la teinture dont l'eau s'est chargée, le marc restant à la presse, mis ensuite à sécher, conservé mieux sa couleur pendant l'année que de pareilles fleurs qui n'ont subi aucune de ces opérations. Quelquefois aussi ce marc perd sa couleur ; mais c'est toujours plus difficilement. J'étais bien éloigné de donner ce procédé comme le seul à suivre, lorsque l'on fait sécher des violettes à l'usage de la pharmacie. Je ne devais donc pas m'attendre qu'un pharmacien, en parlant de la violette, se contenterait de prescrire de lessiver deux livres de fleurs de violettes avec huit onces d'eau bouillante, de verser le tout sur un tamis de crin et de le faire sécher promptement, afin de conserver la couleur. Mais, pourrait-on lui demander, suffit-il d'avoir la fleur avec sa couleur ? ne faut-il pas encore lui conserver sa partie extractive dans laquelle réside toute sa vertu ?

Quoiqu'il en soit, il est difficile de rendre raison de la fugacité de la couleur des fleurs de bourrache, de buglosse, de violette. Lorsqu'elles ont perdu leur couleur, on doit les rejeter ; elles sont absolument sans vertus.

D'autres fleurs, sans être de couleur bleue, perdent

avec la même facilité leur couleur lorsqu'on les fait sécher à l'air libre, telles que la petite centaurée; on distribue les sommités fleuries de cette plante par petits paquets, et on les enveloppe dans des cornets de papier qu'on assujettit avec de la ficelle; dans cet état on les fait sécher au soleil ou dans une étuve. On arrange aussi de la même manière les sommités fleuries des autres petites plantes dont nous avons parlé, quoique leurs fleurs ne soient pas si sujettes à perdre leurs couleurs.

On monde de leurs queues et de toutes feuilles les fleurs de camomille : il convient de les faire sécher à une chaleur modérée. Si c'est au soleil, il est nécessaire de les couvrir d'une feuille de papier gris : lorsqu'elles reçoivent trop de chaleur dans l'étuve, ou trop de chaleur et de lumière immédiate du soleil, elles deviennent jaunes ou rousses. La beauté de ces fleurs est d'être bien blanches. Il en est de même des fleurs de muguet; il est nécessaire de les couvrir d'une feuille de papier gris ; elles rougissent en séchant, lorsqu'on leur applique un trop grand degré de chaleur.

Les fleurs de tussilage et de pied-de-chat ont besoin d'être séchées avec beaucoup d'attention ; il arrive souvent qu'on les croit souvent suffisamment sèches, parce que les extrémités des fleurs sont cassantes sous les doigts; mais la partie épaisse de ces fleurs conserve encore un fonds d'humidité lorsqu'on n'y prend par garde ; si dans cet état on les serre dans des boîtes, l'humidité qu'elles ont retenue leur occasionne une végétation insensible, qui réduit ces fleurs en duvet; dans cet état elles ne sont plus bonnes à rien. Il leur arrive encore, quoique bien séchées, de prendre de l'humidité de l'air, et de végéter. On évite cet inconvénient en les conservant dans des bouteilles bien bouchées.

On fait sécher les fleurs de mauve, de guimauve, de bouillon-blanc avec leurs calices. Toutes ces fleurs ont besoin d'être séchées rapidement; elles en conservent mieux leurs couleurs et leurs vertus.

Les procédés que nous venons de donner pour la dessication de différentes fleurs, indiqueront ceux qu'il faudra employer lorsqu'on aura d'autres fleurs à faire sécher.

Conservation des Fleurs.

Les fleurs sont en général moins sujettes aux insectes et à contenir des œufs que les plantes; néanmoins il est prudent de les secouer sur un tamis de crin, avant de les serrer comme nous l'avons dit en parlant des plantes. On sépare au moins de la plupart des roses de Provins, par exemple, une grande quantité de graine à demi-mûre qui ne doit pas y rester.

Parmi ces fleurs, il y en a qui sont d'un usage plus fréquent les unes que les autres. On fait sécher en plus grande quantité celles dont la consommation est plus forte; mais comme leur volume ne permet pas de les conserver dans des bouteilles, on se contente de les enfermer dans des boîtes garnies de papier, et elles s'y conservent assez bien, comme les fleurs de tilleul, de camomille, de romarin, de bouillon-blanc, de roses de Provins, etc. Toutes ces fleurs peuvent être conservées pendant deux ans.

Les fleurs de moindre consommation se font sécher en petite quantité. Celles qui ont des couleurs fugaces, comme les fleurs de violettes, de bourrache, etc., doivent être conservées dans des bouteilles bien bouchées, et dans un lieu à l'abri de la lumière du soleil. On a bien de la peine, comme nous l'avons déjà dit, à garder ces fleurs une année. J'ai vu de ces fleurs perdre à vue d'œil leur couleur à la lumière du soleil, tandis que l'infusion de ces mêmes fleurs augmente d'intensité de couleur, comme nous le dirons plus particulièrement à l'article du sirop violat.

La couleur bleue n'est pas également fugace dans toutes les fleurs ; les fleurs de mauve, bien séchées et bien conservées dans des boîtes, retiennent leur couleur bleue pendant deux et même trois années ; la couleur de ces fleurs n'est pas non plus si fugace à la lumière du soleil.

La plupart des fleurs, immédiatement après leur dessication, ont peu d'odeur, comme la plupart des plantes ; mais elles en reprennent quand elles ont éprouvé un léger ramollissement : les roses rouges acquièrent une odeur forte et très-agréable ; ces fleurs se conservent très-bien pendant trois années : on les renferme dans des boîtes garnies de papier.

Les fleurs d'œillets rouges ont une odeur douce de girofle, et se conservent très-bien trois ans.

Les fleurs sont réputées bonnes tant qu'elles conservent leurs couleurs et leur odeur ; il convient de les renouveler lorsqu'elles perdent ces qualités : elles sont d'autant plus efficaces qu'elles sont plus récentes.

Choix des Fruits et Semences.

Fruit, graine ; c'est la partie des végétaux destinée à leur reproduction : ils sont l'origine et la fin de la végétation. La différence dans les enveloppes qui renferment les graines, l'usage alimentaire qu'on fait de celles qui sont charnues, pulpeuses, succulentes, ont établi la distinction vulgaire de fruits et de graines : on a pris le tout pour la partie. Les pepins et les noyaux sont véritablement la graine ou le fruit des poiriers, des pommiers, des pêchers, des cerisiers, etc. Dans d'autres fruits, comme les châtaignes, les marons d'Inde, les noix, les noisettes, les béens, les pistaches, etc., dont on rejette l'enveloppe qui est ligneuse ou corticale, l'amande intérieure est nommée fruit ; ici le langage ordinaire est d'accord avec celui des botanistes. Les amandes douces et amères, etc., sont encore dans la classe des fruits et graines dont nous parlons ; leur enveloppe, comme celle de la noix, qu'on nomme *brou*, est également rejetée à cause de sa mauvaise saveur.

Les graines des végétaux, par rapport à leur manière d'être, offrent des variétés infinies, dans lesquelles la compétence de cet ouvrage ne nous permet pas d'entrer ; nous nous bornons à ce qu'il est essentiel au pharmacien de connaître. Les graines sont toujours enveloppées d'une écorce qu'on nomme capsule, à laquelle la nature a donné plus ou moins de consistance et de solidité, pour garantir les semences des accidens qui pourraient endommager leur germe. Toutes les semences contiennent en petit les arbres et les plantes qu'elles doivent produire; elles sont toutes composées de deux lobes plus ou moins distincts, qui renferment le germe du végétal, que la chaleur et l'humidité font développer. Quittons, pour un moment, les graines, et reprenons les fruits, pour faire connaître l'usage qu'on en fait dans la pharmacie.

Temps de cueillir les Fruits.

On fait usage, dans la pharmacie, de fruits récens et de fruits séchés ; ceux qu'on emploie récens, doivent être pris à leur point de maturité et bien nourris ; ceux qu'on se propose de faire sécher, doivent être pris un peu avant leur parfaite maturité. La plupart des fruits secs dont on fait usage en pharmacie, sont exotiques, comme les anacardes qui sont très-peu d'usage, les quatre espèces de mirobolans qui le sont un peu davantage, etc. Ces fruits sont parfaitement secs et pulvérisables. Les sebestes, qu'on fait sécher mollets, doivent être choisis nouveaux. Les autres fruits desséchés, dont on fait usage, peuvent être réputés aussi exotiques ; on les prépare dans les pays méridionaux de la France ; telles sont les dattes, les jujubes, les figues grasses et violettes, les raisins de Damas et de Corinthe. On doit choisir ces fruits récens, c'est-à-dire, séchés de l'année, bien nourris, point gluans, exempts de mites, ce à quoi sont très-sujets ceux qui ont plus qu'une année de dessication.

Dessication des Fruits.

Les fruits qu'on peut faire dessécher à Paris, sont plutôt pour l'usage de la table que pour celui de la pharmacie; tels sont les raisins, les pruneaux, les poires de rousselet et autres. Un exemple suffira pour en faire sécher d'autres.

On prend des poires de rousselet, par exemple, tout près de leur maturité, on les pèle, on les arrange sur des clayons d'osier garnis de papier blanc : on place les clayons garnis de fruits dans un four chauffé au même degré que pour cuire le pain, on les y laisse environ un quart d'heure : on les ôte ensuite du four : on les fait sécher à l'air au soleil, jusqu'à ce qu'ils soient presque secs : alors on les remet au four, mais chauffé infiniment moins fort, pour achever de les sécher. Cette dernière opération se fait à plusieurs reprises, et chaque fois on les expose à l'air au soleil.

Ce procédé pour faire sécher les poires de rousselet est celui qu'on pratique à Reims; on ne fait point blanchir les fruits. En général les confiseurs sont dans le préjugé d'employer les fruits toujours avant leur maturité; cependant m'étant occupé, en 1793, de la dessication de plusieurs fruits, j'ai remarqué que ceux qu'on prend à leur point de maturité qu'on fait blanchir, sont infiniment meilleurs au goût, et que leur dessication se fait avec plus de facilité.

Les poires de bon-chrétien d'Espagne, prises à leur point de maturité, pelées, blanchies et séchées de suite au four à plusieurs reprises sans interruption, sont infiniment bonnes ; elles deviennent rouges, transparentes, et elles diminuent des trois quarts de leur poids. Les poires de beurré, de doyenné, de Saint-Germain, traitées de même, sont meilleures que les poires de rousselet; elles diminuent aussi des trois-quarts de leur poids.

Cette observation ne nous empêche pas de remarquer que des poires ou des pommes cueillies avant leur maturité, se fanent, se rident, se dessèchent à l'air sans pourrir ; elles sont aussi infiniment plus difficiles à être gelées par le froid que les fruits bien mûrs. Les citrons, les oranges qui arrivent à Paris, ont été dans le pays emballés tout verts dans les caisses; ils acquièrent leur couleur jaune pendant la route; ils paraissent être alors à leur point de maturité : mais comme ils n'ont pas mûri sur l'arbre, ils se dessèchent facilement sans se gâter. Il n'est pas rare de voir de ces fruits oubliés dans les offices, et de les trouver quelque temps après parfaitement secs au lieu d'être pourris.

Il y a quelques différences dans la dessication des raisins : on ne leur applique la chaleur du four que lorsque cela est nécessaire et lorsqu'ils sont presque desséchés. On les prend à leur point de maturité, on ôte les grains gâtés, on expose les grappes au soleil ou dans une étuve et on les y laisse jusqu'à ce qu'ils soient suffisamment secs. La siccité de ces fruits ne doit jamais être complète : outre qu'elle serait difficile à obtenir, elle leur donnerait un très-mauvais goût de cuit ou de caramel : il faut leur conserver un certain degré de mollesse. Tous les fruits dont nous parlons sont de nature sucrée; on observe, quelque temps après qu'ils sont desséchés, sur-tout aux raisins, une efflorescence blanche à leur surface; c'est le sucre qui y vient se candir ou se cristalliser. Les fruits qui produisent cet effet sont ceux qui continuent de se dessécher encore; alors ils ne tardent pas à perdre leur bonne saveur, la matière sucrée n'est plus distribuée telle qu'elle l'était; c'est un commencement d'altération qu'ils éprouvent.

La chair de pomme, en apparence semblable à celle de poire, paraîtrait devoir se dessécher de même, ce qui n'est pas. La texture différente de la chair de ces fruits en est la cause. Les poires qu'on veut réduire en compote, reçoivent l'action de la chaleur de l'eau bouillante pendant plusieurs heures sans se réduire en pulpe, les morceaux conservent, après leur cuisson, leur forme et de la fermeté; les pommes au contraire se gonflent, se cuisent, se réduisent en pulpe, et se délaient presque aussitôt qu'elles éprouvent l'action de la chaleur de l'eau bouillante. Ces différences sont vraisemblablement cause qu'on n'a point cherché à dessécher des pommes : cependant leur saveur agréable et aigrelette pourrait faire desirer de ces fruits desséchés pour la table.

La coloquinte est un fruit de la classe des cucurbitaux d'usage en médecine; celle qu'on veut faire dessécher, doit être cueillie en automne, lorsqu'elle perd sa couleur verte et qu'elle commence à jaunir : on la monde de son écorce et on la fait sécher au soleil, ou dans une étuve. Ce fruit séché, suivant les règles, est blanc. Pour parvenir à cette perfection il est nécessaire de le faire sécher promptement; mais si la chaleur qu'on lui applique est ou trop forte ou trop faible, il est fort sujet à devenir d'une couleur rousse : on évite une grande partie de cet inconvénient en couvrant de papier gris ce fruit pendant qu'on le dessèche. Cette dessication doit être assez forte pour que le fruit puisse être réduit en poudre.

Conservation des Fruits.

On conserve pour la table plusieurs espèces de fruits récents; on conserve aussi, pendant une année, les fruits desséchés mous, pour l'usage de la pharmacie : les moyens pour conserver les premiers, ne doivent pas être étrangers à un pharmacien ; et ce que nous allons dire peut faire plaisir aux personnes qui conservent des fruits à la campagne. Nous passerons sous silence les fruits mous, comme les pêches, les abricots, etc., n'ayant, quant à présent, aucuns moyens pour les conserver.

L'endroit le plus convenable pour établir un fruitier, est un souterrain peu profond, bien aéré par des croisées qu'on puisse fermer pendant le temps des gelées : on fait poser des tablettes de sapin ou de chêne autour des murailles, ou dans le milieu un tabarinage, comme ceux qui servent à l'éducation des vers à soie ; on espace les tablettes d'environ huit à neuf pouces les unes des autres, et on fait poser sur leur devant des tringles de bois pour excéder l'épaisseur des tablettes de quelques lignes, afin d'empêcher les fruits de rouler par terre. On arrange sans paille les fruits sur ces tablettes, en observant qu'ils ne se touchent que le moins possible : on visite les fruits souvent, dans les premières semaines, afin de séparer exactement ceux qui se gâtent. Un fruitier souterrain a l'avantage précieux de conserver les fruits dans un état de fraîcheur qui les empêche de se rider ou se faner aussi promptement que dans une chambre élevée ; il a de plus celui de les préserver de la gelée : on ferme les croisées et on applique dessus des paillassons et même du fumier, lorsque la gelée l'exige : on peut, au moyen d'un pareil local, conserver des fruits récents depuis la récolte qu'on fait en octobre et novembre jusque dans les premiers jours du mois de juin et même au-delà.

Les fruits pectoraux, les figues grasses et violettes, les raisins secs, etc. doivent être renfermés dans des boîtes bien closes, à l'abri des insectes, et conservés dans un magasin qui ne soit pas trop sec, mais surtout qui ne soit point humide : un endroit trop sec fait candir ces fruits ; un lieu trop humide les ramollit, les fait tomber dans une sorte de *deliquium* qui les rend gluans et dégoûtans. Dans cet état, ils ne tardent pas à s'aigrir et à devenir de mauvaise qualité. Ces fruits doivent être renouvelés absolument tous les ans ; lorsqu'on les conserve plus longtemps, les mites s'y mettent et les dégradent rapidement : on est obligé alors de les jeter.

Les fruits exotiques, parfaitement secs, comme les mirobolans, etc., doivent être gardés dans des boîtes comme les autres drogues simples : ces fruits se conservent plusieurs années en bon état.

Choix des Graines.

Les graines, comme nous l'avons dit, sont composées de deux lobes : ces lobes ne sont pas de même nature dans toutes les graines. Les unes renferment un suc huileux et mucilagineux en même temps, comme les graines de lin, de psyllium, de citron, les amandes douces et amères, etc. : on nomme ces graines, *semences huileuses ou émulsives*. Dans les graines farineuses, les lobes sont mucilagineux seulement ; le mucilage est entièrement desséché, et ne peut se dissoudre que dans l'eau bouillante : ces graines ne fournissent point d'huile par expression, elles se réduisent facilement en poudre, et cette poudre est de la farine ; c'est pour cette raison qu'on les nomme *graines farineuses*. Enfin, il y a un autre genre de graines, qui sont toutes ligneuses, de l'intérieur desquelles il est difficile de séparer, par la pulvérisation, une substance différente de celle de l'écorce, parce que l'intérieur de ces graines est aussi dur que l'extérieur : on nomme ces dernières *graines sèches* ou *ligneuses*.

Les graines mises en terre humide, s'y gonflent ; la substance des lobes destinés à servir de première nourriture au développement de l'embryon et aux petites radicules qui poussent en même temps, s'épuise; la graine huileuse qui a germé ne contient plus d'huile; la graine farineuse, dans le même état de germination, est également épuisée en partie ou en totalité de sa farine; celle qu'elle peut avoir encore n'est point de bonne qualité et fait un mauvais aliment. Ainsi, nous réduisons à trois espèces toutes les graines : savoir, *les graines huileuses, les graines farineuses et les graines sèches.*

Les graines huileuses ou émulsives, fournissent de l'huile par expression, telles que les graines de melon, de concombre, les amandes douces et amères, les amandes de noyaux de pêches, d'abricots, ainsi que celles de beaucoup de semences carminatives, comme celles de cumin, d'anis, de fenouille, etc. Ces graines sont aussi nommées *émulsives*, parce que lorsqu'on les pile avec de l'eau, elles forment, pour la plupart, une liqueur blanche laiteuse, qu'on nomme *émulsion*. Les graines farineuses sont le blé, l'orge, le seigle, les lupins, les fèves, les pois, les lentilles, etc. Les graines sèches sont celles de coriandre, le semen contra, etc.

Temps de cueillir les Graines.

Il convient d'attendre que les graines soient bien mûres avant que de les cueillir : on choisit dans chaque espèce celles qui sont bien grosses, bien nourries, bien pleines, entières, bien odorantes, et de saveur forte lorsqu'elles doivent avoir de l'odeur et de la saveur.

Les graines perdent beaucoup en vieillissant

celles qui sont huileuses comme les amandes, se dessèchent de plus en plus ; elles acquièrent une odeur rance, deviennent jaunâtres dans l'intérieur, ridées à l'extérieur, molles et pliantes comme de la corne, et difficiles à casser. En ce mauvais état elles sont âcres, font naître des ampoules dans la bouche lorsqu'on les mâche ; elles rendent davantage d'huile par expression que celles qui sont récentes, parce que le mucilage s'est en partie détruit par la vétusté, et l'humidité s'est dissipée. Tous deux, dans l'état récent, forment quelques obstacles à l'extraction de l'huile : ces graines devenues rances donnent une huile âcre, pernicieuse, et qui ne devrait jamais être employée en médecine. On conserve les amandes dégagées de leur coque ligneuse ; mais on leur laisse l'écorce jaune qui enveloppe les deux lobes. Les rats, les souris sont très-friands des amandes : il faut les serrer dans des endroits où ces animaux ne puissent avoir d'accès. Les mites s'attachent fortement à l'écorce jaune, elles la réduisent en poussière, même en assez peu de temps. Lorsqu'on s'en aperçoit, il faut vanner les amandes et les cribler souvent, parce que ces insectes accélèrent leur défectuosité en mettant à découvert l'amande, qui alors perd son humidité radicale plus facilement. Les mites ne touchent à l'amande huileuse que lorsqu'il n'y a plus d'écorce à manger. Les vers attaquent peu les amandes douces et amères : mais ils s'attachent aux pistaches cassées ; ils perforent l'amande de ce fruit et de plusieurs autres de même espèce.

Les graines huileuses seront choisies récentes et

bien nourries : les amandes douces et amères doivent avoir l'écorce fine et jaune ; il faut éviter qu'elles soient poudreuses, rompues ou rongées par les animaux; on les choisira sèches et blanches dans l'intérieur, faciles à casser, et point rances. Lorsqu'on mâche les amandes douces, elles laissent un goût agréable approchant de celui de noisettes. On sépare les semences des gros fruits charnus, comme des melons, des concombres, etc., lorsque ces fruits sont mûrs, sans quoi elles pourriraient avec eux. Ces semences sont très-sujettes à être mangées par les rats, les souris et les mites.

Les graines sèches et farineuses doivent être récoltées lorsqu'elles sont bien mûres et prêtes à sortir de leur enveloppe. Souvent on cueille la plante entière peu de temps avant la maturité de la graine; on dispose la plante sur le plancher comme si on voulait la faire sécher ; la sève qui reste à la plante se porte vers la graine et achève de la mûrir. Ce moyen, pratiqué par les jardiniers pour récolter les petites graines légumineuses, est très-bon et très-commode pour se procurer sans perte toutes les graines trop petites pour être récoltées autrement. Toutes ces graines perdent beaucoup en vieillissant ; les vers, les calandres et autres insectes les attaquent singulièrement, sur-tout les graines des plantes ombellifères. Il est même difficile de garder deux années de suite la graine de cumin sans qu'elle soit réduite en poudre par les insectes. Il est très-facile de connaître la vétusté des graines par la poussière qu'elles répandent en les secouant, sans que souvent on apperçoive aucune piqûre d'insectes. Toutes les graines doivent être conservées dans leurs capsules ou écorces.

Dessication des Graines huileuses.

Lorsqu'on veut faire sécher les graines huileuses, les amandes, par exemple, on casse, au moyen d'un coup de marteau, la coque ligneuse, on sépare le bois, on met à part les amandes, qu'on étend à trois ou quatre pouces d'épaisseur sur le plancher, dans une chambre sèche, à l'abri du soleil et de toute chaleur plus forte que celle qui règne dans les beaux jours de l'automne : on ouvre les fenêtres, si le temps le permet, pour faciliter l'évacuation de l'humidité qui se dégage, et on remue les amandes de temps en temps. Les amandes ne sont pas long-temps à sécher ; elles contiennent peu d'eau de végétation à faire dissiper : d'ailleurs il faut qu'il en reste. Si l'on employait la chaleur pour les faire sécher, il y aurait à craindre qu'après avoir perdu l'humidité convenable, la chaleur ne rappelât l'huile à leur surface ; alors les amandes seraient disposées à devenir rances promptement. On conserve les amandes, ainsi que toutes les graines huileuses, avec leurs enveloppes ou écorces. On est cependant dans l'usage d'envoyer dans le commerce les semences froides mondées de leurs écorces. Il est essentiel en tout temps de mettre les semences huileuses à l'abri des rats et des souris, qui en sont très-friands.

Dessication des Graines sèches et farineuses.

Les graines sèches et farineuses sont très-faciles à

faire sécher; elles contiennent en général moins d'eau à faire dissiper que les autres parties des végétaux. Nous avons dit précédemment qu'on fait sécher les plantes avec leurs graines, lorsque ces graines sont trop petites pour les récolter autrement. Quand, par ce moyen, les graines sont bien sèches, on bat la plante avec des baguettes pour faire sortir la graine de ces cellules; on frotte aussi entre les mains les extrémités de la plante pour opérer le même effet, on enlève à la main le plus qu'on peut de plante brisée; on met le menu de la plante qui contient la graine dans une assiette, ou dans un plat de faïence, ou dans un petit van de cuivre ou de fer-blanc; on secoue le tout en vannant, pour faire partir ce qu'il y a de plus léger; la graine se nettoie et se débarrasse, et reste enfin seule, parce qu'elle est en général plus pesante. Lorsque la graine est bien nettoyée, il convient de la laisser encore quelque temps à l'air, afin d'achever de la dessécher; on la vanne encore avant de la serrer, et on la passe au travers d'un tamis de crin pour la mieux séparer de la paille.

Conservation des Graines sèches et farineuses.

On conserve ordinairement les petites graines dans des bocaux de verre coëffés de papier : cette manière est fort bonne. D'autres renferment indistinctement ces mêmes petites graines dans des bouteilles bouchées de liège : ce qu'il faut éviter; car les graines huileuses ne tardent pas à rancir; ainsi il est préférable de les conserver dans des bocaux de verre coëffés de papier, ou dans des boîtes. Les graines sèches et farineuses se comportent mieux étant renfermées bien sèches dans des bouteilles bien bouchées. Les graines demandent à être renouvelées aussitôt que les insectes les attaquent.

Tout ce que nous venons de dire sur la dessication des drogues simples, par l'intermède de la chaleur dans les étuves, mérite la plus grande attention, par rapport au blé : il serait avantageux qu'on traitât de même celui qu'on veut conserver, dans le dessein d'y avoir recours dans les années de disette. Plusieurs bons citoyens s'occupent sérieusement de cette matière depuis quelques années. Nous réduirons à quatre questions l'objet de leurs recherches. Plusieurs de ces questions ne sont pas étrangères à la pharmacie, puisqu'elle doit s'occuper de tout ce qui peut rétablir la santé ou conserver la vie des hommes. D'ailleurs, qui peut mieux traiter ces matières, que ceux qui, par état, sont obligés de faire continuellement des recherches pour amasser, sécher et conserver des végétaux de toute espèce ? Les quatre questions auxquelles peut se réduire ce qui concerne cette matière, sont :

1.º Quelle est la meilleure manière de sécher les blés ?

2.º Quelle est la manière la plus commode de les conserver après qu'ils sont secs ?

3.º Quelle est la mouture la plus favorable ; la construction du moulin qui occasionne le moindre déchet sur la farine ; la quantité de farine qu'on obtient ou qu'on doit obtenir d'une quantité donnée de blé ou de tous autres grains ?

4.º Quelle est la quantité de pain que fournit une quantité de farine, prise dans des circonstances et avec les données les plus exactes ?

Il m'a paru que, par le défaut d'habitude de faire des expériences, ceux qui ont déjà travaillé sur cette matière, n'ont pas pris toutes les précautions convenables pour se procurer des résultats exacts, et tels qu'on est dans le cas de les desirer sur un objet aussi important. Il faut convenir aussi que la très-grande et peut-être insurmontable difficulté de se procurer un repère exact sur le degré de cuisson du pain, est cause qu'on n'a pu statuer que sur des résultats d'approximation, qui ne sont suffisans que lorsqu'on ne peut pas mieux faire.

De ces quatre questions nous n'examinerons que les deux premières, qui ont un rapport direct à la dessication des plantes : les deux autres sont purement économiques, et seraient déplacées dans un ouvrage tel que celui-ci.

1.º La meilleure manière de sécher les blés est certainement de les mettre dans une étuve; mais pour que cette étuve soit commode, il faut qu'elle soit plus grande que celle dont nous avons donné la description, et construite différemment. Cette étuve doit être très-longue, comme de cinquante pieds environ, et de treize à quatorze pieds de large : on fera sceller des deux côtés de la muraille des chevilles de bois ou de fer pour soutenir des chassis de bois garnis de toiles à claire voie bien tendues. L'étuve devant avoir au plus sept à huit pieds de hauteur, il faut tout au plus cinq rangées de chevilles, afin que les clisses se trouvent à douze ou quatorze pouces de distance l'une au-dessus de l'autre, et que la chaleur puisse pénétrer par-tout également. Il convient de placer dans cette étuve deux poëles de fer de fonte, un à chaque extrémité, et que leurs tuyaux traversent l'étuve en sens contraire d'un bout à l'autre. Dans une semblable étuve, on place sur les chevilles les chassis de toile dont nous avons parlé, sur lesquels on a étendu du blé à peu près de l'épaisseur d'un écu de six livres; on fait du feu dans les deux poëles, et on porte la chaleur jusqu'à cinquante à cinquante-cinq degrés au thermomètre; on laisse le blé dans l'étuve pendant vingt-quatre heures, ou jusqu'à ce qu'il soit suffisamment sec, ce que l'on reconnaît, lorsque en mettant quelques grains sous les dents, ils se cassent net, que la cassure paraît bien sèche, et que le son ou l'écorce forme quelques plis dans l'intérieur de farine. Quand le blé est ainsi séché, il faut procéder à le conserver, c'est l'objet de la seconde question.

2.º Alors on vanne le blé, on le crible pour le nettoyer à fond, et on l'enferme dans des tonneaux de bois de chêne bien secs et bien reliés, même avec des cercles de fer pour plus de sûreté ; le blé ainsi préparé peut se conserver plus d'un siècle sans se gâter, et sans qu'il exige aucun soin : il est en état de faire de bon pain, et de servir aux semailles, en cas de besoin, le degré de chaleur qu'il a supporté n'ayant point altéré le germe. On peut, si l'on veut, pour la commodité, distribuer ce blé dans des tonneaux de mesure connue, comme d'un septier, d'un muid, etc. Ce moyen de sécher et de conserver le blé à l'instar des plantes médicinales, n'est ni si embarassant ni si dispendieux qu'il le paraît d'abord. Que l'on considère ce qu'il en coûte en main-d'œuvre pour remuer et cribler un tas de blé deux ou trois fois par semaine pendant une année ; que l'on ajoute ensuite à cette dépense le déchet qui se fait par celui qui s'écrase sous les pieds et par les pelles qui le remuent chaque fois qu'on le crible ; en outre, la perte occasionnée par la malpropreté à laquelle il est exposé de la part des animaux et des insectes qui le mangent, et des chats que l'on est obligé de laisser dans le grenier ; la dépense enfin pour construire des greniers d'une étendue considérable, parce que l'on ne peut donner au tas de blé qu'on veut garder qu'une épaisseur assez médiocre : tous ces objets réunis sont plus dispendieux que la dessication dans une étuve, et ne sont pas à beaucoup près aussi efficaces pour conserver le blé.

Le blé destiné à être conservé, doit, autant qu'on le peut, avoir été récolté dans des années de sécheresse ; celui qu'on amasse dans des années très-pluvieuses, diminue considérablement par la dessication, se ride beaucoup, et ne fournit pas à beaucoup près la même quantité de farine que celui qui a été récolté dans des années favorables. Il serait à désirer qu'il y ait dans chaque ville, dans chaque village, etc., un magasin de tonneaux remplis de blé ainsi préparé pour l'approvisionnement de chaque lieu. On n'aurait recours à ce blé que dans les temps de disette seulement ; et par ce moyen, l'on pourrait mesurer la liberté que l'on doit accorder à l'exportation des grains

Choix des Racines.

La racine est la partie inférieure du végétal qui le tient attaché à la terre ; la racine tire de la terre une portion de nourriture, qu'elle distribue ensuite au reste de la plante. Il est prouvé que la partie du végétal qui s'élève hors de terre respire et pompe de l'air et de l'humidité qu'il tient en dissolution.

La récolte des racines doit toujours se faire lorsque les tiges sont passées. Il y a deux saisons où les plantes sont dans cet état, au printemps et en automne. Dans toute autre saison, les racines sont ligneuses et de mauvaise qualité. Dans l'une et dans l'autre saisaison, il y a un intervalle à-peu-près égal où les racines ne végètent que dans l'intérieur de la terre, et point, pour l'ordinaire, à sa surface. Les auteurs ne s'accordent point sur le choix de la saison, et forment deux sentimens que nous allons examiner.

Le premier est celui d'Avicenne, de Dioscoride et de Gallien : ils recommandent d'arracher les racines en automne et au commencement de l'hiver, lorsque les feuilles des tiges commencent à tomber; ils disent qu'à mesure que les plantes se dessèchent, la sève retombe en grande partie dans les racines, qui demeurent vivantes dans la terre, et sont toutes prêtes à végéter, comme on le voit en effet dans certaines plantes qui poussent des paquets de feuilles sur la fin de l'automne, ou au commencement de l'hiver; et dans certains arbres qui, après la chûte des feuilles, poussent des bourgeons dans le milieu de leur hauteur, et point aux extrémités du tronc: enfin, comme on le voit encore aux racines bulbeuses et aux plantes grasses qui abondent en nourriture et végètent dans l'arrière-saison. Ces mêmes auteurs disent aussi, pour appuyer leur sentiment, que les racines, pendant l'hiver, ne tirent aucune nourriture de la terre, qu'elles souffrent considérablement, et que ce n'est qu'à la faveur de la grande quantité de sève qu'elles ont prise en automne, qu'elles se conservent dans la terre pendant l'hiver. Mais Malpighi et plusieurs bons auteurs qui ont écrit sur la végétation, ont observé que l'état d'engourdissement où sont les végétaux pendant l'hiver n'est qu'apparent, et qu'ils végètent dans l'intérieur de la terre. Ce sont vraisemblablement des observations de cette espèce qui ont donné lieu à plusieurs auteurs de préférer le printemps pour la récolte des racines.

Ces auteurs disent qu'on doit choisir le temps où les paquets de feuilles commencent à se développer et à sortir de terre, parce que la rigueur de l'hiver ayant empêché la dissipation de la sève que les racines ont retenue dans l'automne, et de celle qu'elles ont acquise pendant l'hiver, cette sève commence à se développer au printemps, à s'élaborer et à donner une nouvelle vigueur aux racines. Celles de printemps sont grosses, bien nourries, succulentes, charnues et leur substance est tendre ; au lieu que les racines d'automne, qui se sont épuisées pendant l'été à fournir des sucs végétatifs aux différentes parties des plantes, sont dures, ligneuses et de moindre qualité. Enfin ils allèguent, pour dernière raison, que lorsqu'on arrache les racines de terre en automne, dans le temps que les feuilles commencent à tomber, elles sont comme les animaux qui se trouvent épuisés immédiatement après avoir produit leurs petits. Ils en exceptent les racines bulbeuses, qui contiennent une si grande quantité de sève, qu'elles sont également bonnes dans toutes les saisons.

Les auteurs qui recommandent de récolter en automne les racines qu'on veut sécher pour les conserver, avouent qu'il y en a beaucoup qu'on peut se procurer au printemps; et tous ceux qui préconisent le printemps pour la même récolte, conviennent également qu'il y a beaucoup de racines qu'on peut de préférence arracher de terre en automne.

Il résulte de ce que nous venons d'exposer sur le temps où l'on peut se procurer les racines, qu'il est difficile de se déterminer sur le choix des sentimens des auteurs. D'ailleurs, dans le nombre de racines que nous offre la nature, il y en a beaucoup qui sont également bonnes dans toutes les saisons. Tout ce que l'on peut dire de plus général sur cette matière, et d'après des observations multipliées que j'ai été à portée de faire pendant quarante ans que j'ai exercé la pharmacie, c'est qu'il vaut mieux arracher de terre en automne ou au commencement de l'hiver toutes les racines qu'on veut faire sécher pour les conserver. Ce n'est pas qu'on doive penser que les racines de printemps se soient épuisées dans la terre pendant les rigueurs de l'hiver qui a précédé, puisque, comme je l'ai fait observer, elles tirent pendant cette saison tant de nourriture, que l'écorce de plusieurs crève de plenitude; mais la plupart des racines de printemps sont abreuvées d'une grande quantité de sucs aqueux qui n'est point encore élaborée ; leur substance est molle, pulpeuse et presque sans vertu.

Le célèbre Boërhaave compare les racines de printemps aux jeunes animaux qui n'ont point encore pris leur accroissement ; leurs fibres n'ont point encore assez de force ni de vigueur et d'élasticité pour élaborer les sucs nourriciers, et pour les assimiler à leur substance. Les fluides des jeunes animaux qui se nourrissent de végétaux, ne sont pas bien animalisés ; on y retrouve encore les principes des substances qui les ont nourris avec une grande partie de leurs propriétés. Il en est de même des végétaux dans leur jeunesse, sur-tout des racines dont nous parlons : les sucs qu'elles contiennent sont peu salins, peu résineux et peu extractifs ; c'est le principe aqueux qui y domine. Aussi l'expérience m'a appris que les racines de printemps diminuent à l'exsication de presque moitié plus que les racines d'automne, spécialement toutes celles qui sont grosses et bien charnues. D'ailleurs, en séchant, elles subissent un léger degré de fermentation, à cause de cette grande quantité d'humidité qu'elles contiennent: elles ont pour toutes ces raisons l'inconvénient d'être promptement la pâture des vers, et elles ne peuvent se garder aussi long-temps que celles qui ont été arrachées de terre en automne, quelque soin qu'on prenne pendant la dessication. Ainsi, comme on voit, la *succulence* n'est point une qualité essentielle qu'on doive rechercher dans les racines ; et cette observation est presque générale pour toutes.

Lorsque les vers se mettent aux racines, ils n'attaquent que les parties extractives et ligneuses, et s'en nourrissent sans altérer ni endommager la substance résineuse. En 1744, j'ai eu occasion de faire cette observation chez Géoffroy, Apothicaire de l'Académie des sciences, chez qui je travaillais alors. Géoffroy ayant aperçu ce phénomène, avait conservé pendant plus de vingt ans un petit baril de jalap qu'il sacrifia à la pâture des vers. Ces insectes moururent après s'être nourris de tout ce que ces racines contenaient de ligneux et d'extractif. Nous vannâmes ce jalap pour en séparer le squelette résineux d'avec la poussière formée par les vers : ce jalap ainsi préparé par les insectes, rendit, par le moyen de l'esprit-de-vin, presque son poids égal de résine. D'où il résulte que ce moyen peut être employé avec succès pour séparer les substances résineuses de beaucoup de végétaux, comme font les anatomistes pour se procurer des squelettes de petits animaux, qu'ils auraient beaucoup de peine à disséquer : ils exposent leurs cadavres aux insectes, qui rongent tout ce qu'il y a de charnu, et laissent les os parfaitement nettoyés.

Les racines légumineuses qu'on cultive pour les alimens, sont des plantes annuelles : on les sème depuis le mois de février jusqu'à la fin de l'été, à des époques différentes, afin d'avoir toujours de jeunes racines. Si on ne semait ces plantes que dans une saison, on n'aurait qu'une seule fois dans l'année ces racines de bonne qualité; telles sont les raves, les carottes, les panais, etc., parce que lorsque ces racines ont poussé des tiges d'une certaine force, elles deviennent ligneuses dans leur intérieur, on en sépare même facilement le cœur qui ressemble à une corde. Il en est de même de beaucoup de racines de plantes médicinales annuelles qu'on cultive, ou qui viennent dans la campagne, et qui se sèment d'elles-mêmes à plusieurs reprises, telles que l'ache, la bourrache, la buglosse, le daucus sauvage, l'énula campana, la guimauve, la consoude, l'asperge, le persil, le fenouil, la bryone, le souchet, la saxifrage, la valériane, etc., etc. Les racines de ces plantes ne sont point ligneuses dans leur première jeunesse, mais l'intérieur le devient dès qu'elles poussent des tiges : on trouve par conséquent de bonnes racines de ces plantes non-seulement au printemps, mais dans tout le courant de l'été et jusqu'au milieu de l'automne : il suffit de choisir les racines de ces plantes lorsqu'elles commencent à bourgeonner et à pousser quelques feuilles ; mais il ne faut pas attendre qu'elles aient poussé des tiges.

Lorsque la nécessité oblige d'employer des racines dont le cœur est ligneux, il convient de le supprimer et de le rejeter ; ce n'est que du bois qui a peu ou point de vertu. C'est ce que l'on pratique à l'égard de la quinte-feuille, dont les racines jeunes sont très-petites : on fait usage de racines de deux ou trois ans; on ne prend que l'écorce qu'on roule en spirale, et on rejette le cœur qui n'est que du bois.

En général les racines entièrement ligneuses sont très-peu d'usage en médecine, à l'exception de quelques-unes qui nous sont envoyées des pays étrangers, comme le pareyra brava, le sassafras, etc.

Lorsqu'on fait arracher les racines de terre, on choisit de préférence celles qui se trouvent dans le terrain qui leur est propre ; ce qu'on reconnaît aisément, parce que les racines sont plus grasses, mieux nourries et point ridées.

Dessication des Racines.

Lorsqu'on a récolté les racines dans les temps convenables que nous avons indiqués, on profite de l'état de fraicheur et de plénitude où elles se trouvent en sortant de la terre, pour les bien laver, avant que de les mettre sécher : dans cet état, l'eau qu'on leur applique à l'extérieur ne pénètre point et ne dissout rien des parties extractives qu'on puisse regretter; plusieurs, comme l'énula campana, la guimauve, se débarrassent d'une petite quantité de mucilage qu'il est même essentiel d'enlever, sans quoi ces racines deviennent, au bout de quelques mois, toutes bleues de moisissure dans les boîtes où on les conserve. En lavant les racines pour en emporter la terre qui y adhère, on les frotte une à une avec un linge rude ou avec une brosse, et on ratisse même avec un couteau certaines racines trisannuelles et vivaces dont les anciennes écorces sont trop adhérentes; on ôte en même-temps tous les filamens : on fend en plusieurs parties celles qui ont un cœur ligneux pour le séparer et le rejeter ; on coupe par morceaux les racines qui sont trop grosses ; on les met sur des clisses d'osier garnies de papier, et on les fait sécher dans une étuve ou sur le four d'un boulanger, et on les y laisse jusqu'à ce qu'elles soient parfaitement sèches. On est aussi dans l'usage de couper par tranches médiocrement épaisses les grosses racines, et d'enfiler ces tranches avec une ficelle et une aiguille à emballer ; on attache à des crochets la ficelle par les deux bouts dans l'étuve: les racines se sèchent aussi bien de cette manière que de l'autre.

Les racines qui contiennent beaucoup de mucilage comme l'énula campana, qu'on n'a point lavées, et qu'on n'a pas suffisamment divisées en petits morceaux, se sèchent d'abord à leur surface qui devient même très-dure : elles paraissent bonnes à serrer; mais si dans cet état on ouvre quelques gros morceaux, on trouve que leur intérieur n'est pas suffisamment sec, il est encore mou : cet effet vient de la retraite que les racines prennent en séchant : cette retraite comprime l'intérieur, fait pousser à la surface une partie du mucilage qui s'y dessèche et y forme une sorte de vernis qui empêche l'humidité intérieure de s'évaporer. Ce que nous disons arriver aux gros morceaux de racines arrive aussi aux petits; ce n'est que du plus au moins : les racines ainsi mal séchées, ne tardent pas à attirer l'humidité de l'air à leur surface : l'humidité intérieure s'échappe ; mais le mucilage se ramollit et retient cette humidité qui fait moisir les racines. Cet inconvénient n'arrive pas lorsque les racines ont été lavées, comme nous venons de le dire.

Ordinairement on ne coupe point par tranches les racines de guimauve que l'on fait sécher avec leur écorce : lorsqu'elles sont sèches et encore cassantes, on les ratisse avec un couteau pour emporter cette écorce qui devient grise ; dans cet état elle s'enlève mieux et plus facilement.

A l'égard des racines qui sont trop petites pour être coupées par tranches ou pour être enfilées, on les fait sécher sur des clisses d'osier garnies de papier de la même manière que nous l'avons dit pour les autres substances.

On ne devrait jamais employer les racines que les herboristes conservent fraîches, à la cave et dans le sable, pour y avoir recours pendant l'hiver; telles sont les racines de raifort sauvage, celles de guimauve, etc. Ces racines végètent pendant l'hiver à la faveur de la température douce qui règne dans les caves: de charnues qu'elles étaient d'abord, elles deviennent ligneuses et sans vertu.

Les oignons sont les racines les plus difficiles à faire sécher. Il faut de nécessité les effeuiller, et employer la chaleur du bain-marie, si on veut les avoir parfaitement privés de toute humidité et en état d'être pulvérisés.

Quelques auteurs recommandent de couper la scille avec un couteau d'ivoire, d'en rejeter le cœur, et de se servir d'une aiguille de bois pour enfiler les feuilles. L'ancienne pharmacie pensait qu'un instrument de fer empoisonnait la scille ; ce qui n'est point

J'ai tenu pendant tout un hiver des oignons de scille effeuillés et enfilés d'une ficelle à côté d'un tuyau de poêle qui a été bien chauffé pendant tout ce temps : la partie supérieure des *squames* a assez bien séché ; mais elles avaient conservé chacune une tubérosité dans leur partie inférieure qui n'a jamais pu sécher à fond. Je les ai exposées ensuite à l'ardeur du soleil pendant tout un été : elles n'ont pas mieux séché ; toutes ces tubérosités ont poussé une prodigieuse quantité de petits rejetons. J'en ai planté plusieurs dans du sable, et d'autres dans de la terre : j'entretenais humides la terre et le sable; mais ceux plantés dans la terre ont mieux grossi dans le même espace de temps. A l'égard des *squames* de ces oignons, j'ai été obligé d'achever de les sécher au bain-marie.

Conservation des Racines.

Les racines sont en général de nature à se garder plus long-temps que les feuilles, les fleurs et les graines, sur-tout quand on les a récoltées dans la saison convenable : les unes, comme la bryone, les aristoloches, l'énula campana, la gentiane, l'asarum, la bistorte, la tormentille, etc., peuvent se garder quatre ou cinq ans; d'autres, comme la guimauve, le nénuphar, etc., ne peuvent se garder qu'environ deux ans : on doit renouveler les racines avant que les vers commencent à les piquer. L'angélique arrachée au printemps, est une de celles que les vers attaquent le plus facilement, tandis que si on se la procure en automne, elle peut se garder plusieurs années. On doit renfermer toutes les racines dans des boîtes bien closes, afin de les garantir de la poussière et des vicissitudes de l'air.

Rhubarbe cultivée en France.

Feu Duhamel et Fougeroux son neveu, tous deux de l'Académie des Sciences, paraissent être les premiers qui ont cultivé la rhubarbe en France. Ils abandonnèrent en quelque manière cette culture en 1764 ou environ, parce qu'ils ne purent parvenir à préparer cette racine comme celle de commerce. Leur rhubarbe avait l'inconvénient de se réduire en pâte sous le pilon au lieu de se pulvériser, et de devenir noire comme du jayet par le temps.

Damback apporta de Russie de la graine de rhubarbe, obtint des lettres-patentes le 6 janvier 1777, registrées en Parlement le 10 mars suivant, portant privilège exclusif pour la culture de cette plante pendant trente années. Il cultiva la rhubarbe dans le parc de Gros-Bois près Paris. Je l'ai vue belle en 1783, ainsi que plusieurs savans botanistes, tels que Thouin, Tessier, etc., qui reconnurent sur pied que la plante était bien véritablement le *rheum palmatum Linnœi*; il y en avait quatre arpens.

L'Académie, le Collège de pharmacie, etc., consultés en 1783 pour examiner les propriétés chimiques de cette rhubarbe, comparativement avec celle de commerce, reconnurent d'abord que celle qu'on leur présentait était bien préparée et qu'elle avait parfaitement le coup-d'œil de celle de commerce.

Mais Fougeroux, nommé par l'Académie, commissaire avec moi pour l'examen de cette rhubarbe, observa qu'elle devait avoir l'inconvénient de se réduire en pâte sous le pilon, comme celle qu'il avait cultivée vingt-cinq ans auparavant; son observation vérifiée se trouva exacte. Je demandai pour le bien de la chose que la rhubarbe présentée fût retirée et le rapport différé jusqu'à ce que j'eusse préparé moi-même de la rhubarbe conformément aux principes établis dans mes élémens de pharmacie sur la dessication des racines, et spécialement sur celles ou trop gommeuses ou trop mucilagineuses, et qui exigent une préparation particulière pour les empêcher de s'altérer après qu'elles sont séchées : ce qui fut accordé et le rapport différé jusqu'au 11 février 1784.

En conséquence, je me mis à opérer sur des racines de rhubarbe fraîchement arrachées de terre. Je parvins, après un petit nombre d'expériences, à obtenir de la rhubarbe qui avait parfaitement le coup-d'œil de celle de commerce, et qui avait de plus l'avantage de se pulvériser de même immédiatement après sa dessication. Je parvins par ces opérations à lever les difficultés qui auraient peut-être occasionné encore une fois l'abandon de cette culture en France. Je donnai par écrit, le 16 octobre 1783, ce procédé à l'agent de cette culture, qui depuis en a fait usage avec le même succès : je rendrai compte de ce procédé dans un instant.

On cultive aussi de la rhubarbe dans le Palatinat, chez l'Electeur de Cologne, et peut-être dans d'autres endroits. La rhubarbe cultivée en France mérite la plus grande considération de la part du gouvernement : je ne m'étendrai pas sur les raisons politiques que tout lecteur sent aussi bien que moi ; mais si cette racine devenait commune en France, on la ferait rentrer dans les recettes de teinture d'où on l'a supprimée à cause de son prix. Les feuilles séchées de cette plante, ainsi que les défructus des racines pendant leurs préparations, pourraient être employées à cet usage avec le plus grand succès.

On distingue dans le commerce deux espèces de rhubarbe, l'une blanche et l'autre rouge, c'est-à-dire, que la première présente dans sa cassure un fond blanc marbré de rouge, l'autre un fond rougeâtre marbré de rouge plus foncé. Quant aux propriétés médicinales, on n'en fait pas de distinction. On pourrait croire cependant que ce sont deux espèces différentes, ou que ce n'est qu'une variété de la même espèce ; c'est aux botanistes à décider cette question. Il paraît que nous n'avons encore en France que de la rhubarbe blanche : celle que cultivent Duhamel et Fougeroux était de cette qualité, ainsi que celle de Gros-Bois. La rhubarbe qui nous vient de Russie est toujours blanche ; celle de Chine est mélangée de blanche et de rouge, ainsi qu'une espèce de rhubarbe plate qu'on dit nous être apportée du Levant, qui est également mêlée de blanche et de rouge. Plusieurs personnes préfèrent la rhubarbe en morceaux plats ; il serait difficile de se rendre raison de cette préférence, d'autant plus que la forme des morceaux de rhubarbe dépend absolument de l'idée de celui qui la coupe, la nettoie et la dispose à la dessication : on coupe volontiers en morceaux plats les plus grosses racines de rhubarbe, parce qu'ils se dessèchent plus promptement.

Culture de la Rhubarbe.

On sème la rhubarbe au printemps, dans un terrain léger et fumé à l'ordinaire : on arrose le plant à mesure du besoin.

Au printemps suivant, on arrache le plant avec une bêche ; on coupe une partie du chevelu et les rejettons des racines, afin que la racine principale ne se partage que le moins possible ; on met au rebut le jeune plant mal conformé. On plante ce plant au plantoir, dans un terrein léger, à trois pieds de distance l'un de l'autre : le terrein doit avoir été labouré à deux pieds de profondeur, afin de donner à la racine la facilité de pivoter : ce terrein doit être encore fumé à l'ordinaire.

La première année seulement on arrose ce plant de temps en temps ; la plante ne pousse que de larges feuilles. La troisième année, plusieurs pieds poussent tige, fleurs, et produisent de la graine ; mais c'est particulièrement la quatrième et la cinquième année que la rhubarbe fleurit plus généralement : j'ai eu des pieds qui ont fleuri à la sixième année. On croit que chaque pied ne fournit de la fleur qu'une fois : je n'ai pas fait d'observations assez suivies sur cet objet.

La racine éprouve assez souvent une carie noire qui mine l'intérieur et la détruit avec rapidité. Les feuilles sont tendres aux gelées du printemps, et à la trop grande ardeur du soleil.

Récolte de la Rhubarbe.

Après cinq ans que la rhubarbe a été repiquée, on fait la récolte, c'est-à-dire, après six ans de culture. Il paraît que le temps le plus convenable est l'automne ; cependant je n'ai pas encore d'observations certaines qui aient déterminé cette préférence sur la saison du printemps.

Dessication de la Rhubarbe.

Lorsque la rhubarbe est arrachée de terre, on la lave à grande eau dans un baquet, en l'agitant avec un vieux balai pour la débarrasser de la terre; on ôte le chevelu et les rejetons, on frotte avec une brosse rude les racines l'une après l'autre, on les coupe par gros morceaux dans tous les sens ; c'est la forme des racines qui indique le mieux le sens dans lequel on doit les couper. Le tronc a quelquefois jusqu'à six pouces de diamètre, de forme ovoïde : on le coupe en rouelles d'un pouce ou deux d'épaisseur, ou on le coupe longitudinalement en quatre morceaux : dans le premier cas, ce sera de la rhubarbe plate, semblable à celle du Levant; dans le second, les morceaux auront la forme de la rhubarbe de Chine. On coupe les rejetons des grosses racines, à quatre ou cinq pouces de longueur; on les fend en deux si elles sont trop grosses ; à mesure qu'on taille ainsi les morceaux de rhubarbe, on les jette dans un baquet plein d'eau propre, on les ratisse à mesure pour enlever l'écorce brune, et on les remet tremper dans un troisième baquet rempli d'eau propre pendant trois ou quatre heures : pendant ce temps elle se dégorge d'une matière gommeuse fort abondante. Au bout de ce temps on la tire de l'eau ; on la met égoutter sur des clisses d'osier jusqu'au lendemain ; c'est principalement dans cet intervalle, qu'elle exsude de tous ses points une matière gommeuse blanche, transparente, semblable à de la gelée.

Alors on porte dans une étuve la rhubarbe arrangée sur les clisses pour faire sécher à une chaleur de 40 à 50 degrés du thermomètre, et on la laisse jusqu'à ce qu'elle soit parfaitement séchée. On peut la faire sécher dans un four; alors il convient d'essayer le degré de chaleur avec une plume qu'on met sur l'âtre du four ; si elle roussit, la chaleur est trop forte : on attend qu'elle soit tombée, on met la rhubarbe à plusieurs reprises dans le four, jusqu'à ce qu'elle soit suffisamment séchée.

Vingt-cinq livres de rhubarbe fraîche, coupée et ratissée comme je viens de le dire, ont rendu 7 liv. 15 onces 2 gros ; c'est plus des deux tiers de son poids d'humidité qu'elle a perdu en se séchant.

Manière de parer la Rhubarbe.

La rhubarbe séchée, comme nous venons de le dire, est ridée ; il est nécessaire de la parer pour la rendre commerçable. On la râpe avec de petites râpes qui servent à limer le bois, jusqu'à ce que l'on ait à-peu-près enlevé toutes les rides ; ensuite, avec une lime ordinaire, on adoucit les traits que le râpage a pu former. Alors on roule la rhubarbe dans un tonneau percé, embroché par son axe soutenu sur deux pivots, et qu'on fait tourner à l'aide d'une manivelle. Les morceaux de rhubarbe, en roulant les uns sur les autres, s'usent un peu, produisent une poussière fine dont une partie tient légèrement à la surface des morceaux, comme la fleur des prunes sur l'arbre tient à ce fruit; cette opération dure environ un quart d'heure ou une demi-heure au plus. Cette manière de parer la rhubarbe est pratiquée de temps immémorial chez les droguistes. Alors la rhubarbe est préparée; on la conserve dans des boîtes, dans des caisses, ou dans des tonneaux à l'abri de l'humidité.

Remarques.

La rhubarbe contient une quantité très-considérable de matière gommeuse un peu résineuse ; c'est pour séparer le plus possible de cette matière inutile que nous recommandons de tenir dans l'eau la rhubarbe qu'on prépare à la dessication. L'eau dans laquelle elle séjourne prend une légère couleur d'eau de rhubarbe qui pourrait donner quelques regrets sur la perte d'une partie de l'extrait ; mais ce ne sont que les extrémités coupées de chaque morceau qui fournissent cette légère teinture : les racines sont tellement remplies de suc, que l'eau ne pénètre pas leur intérieur. Si l'on n'observe pas ce grand lavage, et qu'on fasse sécher la rhubarbe seulement nettoyée en sortant de terre, toute la matière gommeuse dont nous parlons reste, et fait partie de la rhubarbe séchée, augmente son poids, et diminue d'une manière sensible sa vertu. C'est pour n'avoir pas fait cette observation, qu'il s'est déja répandu le préjugé que la rhubarbe cultivée en France n'opérait ses effets qu'à une dose double de celle de l'étranger; mais je puis assurer que lorsqu'on la prépare comme je l'indique, elle a les mêmes vertus à la même dose. La rhubarbe qui n'a point été lavée comme nous le disons, a l'inconvénient de ne pouvoir se pulvériser immédiatement après sa dessication : ce n'est à-peu-près qu'au bout de deux ans qu'on peut la réduire en poudre avec facilité, et la poudre a l'inconvénient de se peloter, de se mettre toujours en masse, et de prendre une couleur rembrunie très-foncée. Si on la garde en morceaux, ils deviennent, au bout de quelques années, compacts, lisses et noirs comme du jayet dans leurs cassures. J'en ai qui m'a été donnée par Duhamel, qui est devenue dans cet état, parce que ne sachant point la préparer, il se contentait de la faire sécher sans la laver.

Parmi les racines de rhubarbe, il s'en trouve qui ont le cœur spongieux d'un brun-clair, distinct et séparé comme le cœur ligneux de certaines racines annuelles; il se sépare de même avec facilité; il faut fendre en deux les racines de rhubarbe qui sont dans cet état, et rejeter cette partie des racines; il est à croire que c'est un commencement de destruction de la rhubarbe.

La gomme de la rhubarbe exsude des endroits coupés, et des pores des racines ratissées de leurs écorces; celles non ratissées laissent peu ou point paraître de cette gomme au travers de leurs écorces; elle se manifeste en abondance pendant le lavage aux coupures des racines sous la forme d'une gelée pendante; elle se manifeste encore avec plus d'abondance pendant le temps qu'on met les racines égoutter; et dans la première journée qu'on les met à l'étuve, cette gelée forme des mamelons à la surface des racines, qui sont tellement gluantes, qu'il est difficile de les remuer sans avoir les mains poissées. Les racines de rhubarbe qu'on fait sécher sans les laver, ne se dégorgent que très-peu ou point du tout de cette matière gommeuse.

La plus grande partie de la gomme qui exsude de la rhubarbe est parfaitement blanche, transparente, sans couleur, sans odeur et sans saveur; l'autre partie est légèrement teinte par le suc de la rhubarbe. Cette gomme, dans l'état de fraîcheur, se délaie et se dissout difficilement dans l'eau. J'ai fait sécher séparément de la gomme blanche et de celle un peu colorée, l'une et l'autre deviennent dures, cassantes comme de la gomme arabique et un peu élastiques comme elle. Dans cet état elle se gonfle dans l'eau bouillante, reste en flocons gélatineux, et ne se dissout qu'en petite quantité. La blanche ne communique aucune couleur à l'eau, ni à l'esprit de vin rectifié; ce dernier menstrue en dissout une bien petite quantité.

La rhubarbe lavée et séchée comme nous venons de le dire, loin d'avoir perdu de sa matière extractive, fournit encore plus d'extrait que celle de commerce, ce qui ferait présumer qu'elle ne serait pas encore assez dégorgée de sa matière gommo-résineuse. Voici les résultats d'extraits tirés de l'une et de l'autre rhubarbe.

Quatre onces de rhubarbe cultivée en France, et préparée comme nous le disons, m'ont fourni trois onces, trois gros, vingt-quatre grains d'extrait d'une bonne consistance.

Quatre onces de bonne rhubarbe de commerce m'ont rendu deux onces un gros d'extrait de la même consistance.

Ces seules expériences nous conduisent à penser qu'en Chine, en Russie, etc., on lave de même la rhubarbe pour la dégorger de sa gomme avant que de la faire sécher. Dans ces différens pays on est assez dans l'usage, pour sécher la rhubarbe, de perforer les morceaux et de les enfiler avec une corde de paille grosse comme le petit doigt; il n'est pas rare de retrouver cette paille dans les trous de plusieurs morceaux; une corde produirait le même effet: mais il serait difficile à séparer, à cause de la retraite que prennent les racines en se séchant, qui serre la corde d'une manière très-forte, à moins que de faire le trou gros et de prendre une corde très-menue.

La rhubarbe est très-sujette à moisir; il faut, pour éviter cet inconvénient, la faire sécher de suite sans interruption de chaleur capable de faire dissiper l'humidité, soit dans le four, soit dans l'étuve, comme nous l'avons dit, ou sur un four chauffé tous les jours, tel que celui d'un boulanger ou d'un pâtissier. A l'époque de la récolte de la rhubarbe, le soleil n'est ni assez chaud ni assez constant pour pouvoir compter sur ce moyen.

Choix des Bois : temps de se les procurer.

Les bois sont les tiges les plus solides des végétaux : les bois indigènes, dont on fait usage en pharmacie, sont en bien petit nombre : il n'y a guère que ceux de genièvre, de gui de chêne et de tamaris. On récolte ces bois ordinairement après la chute des feuilles. On prend les grosses branches de ces espèces de bois ; on rejette l'écorce et l'aubier du bois de genièvre ; on fait usage des autres avec leurs écorces ; on néglige les petites branches.

Les bois exotiques résineux, comme celui d'aloès, de gayac, doivent être choisis pesans, sans aubier, allant au fond de l'eau au lieu de nager comme font les autres bois ; on préfère le bois du tronc ; celui des branches est toujours de moindre qualité. Les autres bois, moins résineux que ceux dont nous parlons, sont aussi moins pesans ; on doit néanmoins choisir les plus pesans, en ayant égard à leurs autres qualités, comme l'odeur, la couleur, la saveur, etc.

Dessication des Bois.

Les bois sont de toutes les substances végétales celles qui sont les plus faciles à faire sécher et les moins sujettes à se gâter ; il suffit de séparer d'abord les écorces et l'aubier de ceux qui doivent subir cette séparation, de les scier d'une longueur commode et de les fendre en morceaux pas trop gros, afin que l'intérieur puisse sécher facilement et promptement. On les expose au soleil ou dans lieu sec, et on les laisse à l'air jusqu'à ce qu'ils soient bien secs.

Conservation des Bois.

Les bois résineux, comme le gayac, le santal citrin, etc., sont très-faciles à conserver; mais les bois tendres sont piqués par les vers dans l'espace de quelques années. On conserve les bois renfermés dans des boîtes bien closes, afin de les mettre à l'abri de la poussière et de l'humidité de l'air.

Le bois, pendant son accroissement, présente au naturaliste des phénomènes intéressans qui ne doivent pas être étrangers à un pharmacien : le bois employé à la bâtisse est sujet à être la pâture des vers; on peut, par des opérations simples, l'en préserver pour bien du temps, et augmenter sa durée en doublant et même triplant sa force.

Les arbres, à la première pousse et lors du développement de la graine, ont, comme la plupart des plantes, un canal creux, rempli de moëlle blanche; le diamètre de ce canal, dans les bois durs, diminue dans l'espace d'environ trois ans. Cette diminution n'a plus lieu par la suite d'une manière bien sensible, quoique la tige ait grandi et grossi pendant cet intervalle. Si avant les trois années d'accroissement, l'arbre est coupé transversalement, on ne remarque point de différence dans la substance du bois. Celle qui touche l'écorce ne diffère pas en dureté de celle qui touche la moëlle ; ce n'est qu'à la quatrième année, que l'on commence à distinguer que le bois qui touche l'écorce est plus tendre et moins coloré que le reste ; ce nouvel accroissement de l'arbre est séparé et marqué par une ligne circulaire ; on nomme *aubier* cette nouvelle pousse. L'année suivante, l'arbre s'accroît d'une nouvelle couche excentrique semblable à celle de l'année précédente, et qui est encore de l'aubier ; mais pendant ce nouvel accroissement, le premier aubier acquiert de la dureté et de la solidité : il en a moins que la première pousse de l'arbre ; on le nomme par cette raison *premier aubier* : ce n'est qu'à la quatrième année que ce premier aubier devient bois dur et parfait. Ce qui se passe durant la végétation de l'arbre dans la révolution de ce petit nombre d'années dont nous venons de parler, se répète tous les ans de la même manière et par le même mécanisme jusqu'à l'accroissement parfait : chaque nouvelle pousse est marquée et terminée par une ligne excentrique relative aux précédentes, laquelle fait connaître le repos ou l'intervalle de l'accroissement d'une année à l'autre.

Lorsque l'arbre cesse de croître, il dépérit, comme les animaux, d'une manière insensible ; beaucoup d'années lui sont nécessaires pour perfectionner en bois dur le premier aubier ; et il arrive souvent qu'il ne lui reste ni assez de force ni assez de vigueur pour élaborer le dernier aubier en bois dur, ou au moins pour lui donner la dureté de l'aubier de deux ans. Dans cet état de dépérissement, il commence par se couronner, c'est-à-dire, que la sève ne peut plus se porter jusqu'aux branches les plus élevées; ces branches alors périssent, celles qui leur sont inférieures végètent faiblement, et l'arbre meurt en détail: pendant que cet effet a lieu, l'aubier qui n'a pu se perfectionner, devient la pâture des insectes, qui accélèrent le dépérissement total de l'arbre : il s'introduit entre l'écorce et l'aubier des insectes qui détachent l'écorce, la font tomber par partie, et en peu d'années l'arbre s'en trouve entièrement dépouillé. Il y a dans la durée de la vie des arbres les mêmes variétés que dans celle de la vie des hommes: des chênes vivent plus de six cents ans; la durée la plus ordinaire est de deux cents à deux cent cinquante ans. Ces différences dépendent de la constitution de l'individu et des maladies qu'il peut éprouver.

Si on fait scier un arbre par son tronc, on aperçoit les lignes circulaires qu'il est facile de compter : on connaîtra par leur moyen le nombre d'années que l'arbre a été à prendre son accroissement ; on observera en même temps que le même cercle n'est pas de la même épaisseur par-tout ; les cercles de chaque année ne sont pas non plus de même épaisseur ; cela vient, dans le premier cas, de ce que la sève a été dérangée par quelques accidens, et qu'elle ne s'est pas distribuée uniformément ; dans le second, que la végétation n'a pas été également abondante chaque année. Ces cercles indiquent bien le nombre d'années que l'arbre a été à croître ; mais ils ne font pas connaître son âge. On sait que l'arbre ne meurt pas à l'instant que cesse son accroissement ; mais les moyens manquent pour connaître les progrès successifs de son dépérissement.

La moëlle, dans les arbres, est comme le cordon ombilical dans les animaux : c'est par cet organe que l'arbre, depuis son développement jusqu'à l'âge de trois ans environ, tire sa principale nourriture des racines, pour la distribuer à la tige; ce canal médullaire, si nécessaire au développement et au premier accroissement de l'arbre, se prolonge dans les racines : comme l'arbre ne s'accroît, pendant cette première époque, que par cet organe, le canal médullaire est, dans cette première jeunesse, d'un diamètre disproportionné à la grosseur de l'arbre : il se retrécit peu-à-peu ; la moëlle diminue de volume ; l'arbre enfin cesse de devoir tout son accroissement à cet organe, que nous avons comparé au cordon ombilical dans les enfans : c'est l'époque où l'arbre reçoit la plus grande partie de sa nourriture des nouveaux organes développés dans la substance du bois ; l'accroissement de chaque année est alors marqué par une ligne circulaire excentrique.

L'arbre, au moment de son développement, est une tige blanche, étiolée; cette tige s'est développée dans la terre sans le contact de l'air ; elle est faible et tendre, mais lorsqu'elle reçoit l'impression de l'air, sa surface subit une sorte de desséchement, et produit une pellicule qui donne naissance à l'écorce. Le desséchement où la surface de cette tige se trouve, met le petit arbre dans l'impossibilité de prendre de la nourriture à l'extérieur, la moëlle, qui est un corps spongieux, formant des tuyaux capillaires, fournit à l'intérieur l'humide et la nourriture qui manqueraient au petit arbre sans cet organe. L'écorce acquiert ensuite de l'épaisseur et de la consistance à mesure que l'arbre croît.

L'usage de la moëlle est le même dans les plantes que dans les arbres : la moëlle a de plus la propriété d'entretenir et de réparer la fraîcheur que les plantes perdent par l'ardeur du soleil qui les dessèche à l'extérieur. La moëlle est si nécessaire aux plantes pour conserver cette fraîcheur salutaire, que la nature l'a prolongée jusque dans les nervures des feuilles ; on l'observe au microscope ; il suffit de fendre en deux une grosse nervure de feuille, on voit la distribution de la moëlle, et on remarque qu'elle est renfermée dans un canal creux qui diminue de diamètre vers l'extrémité.

Je crois, d'après l'observation, que l'écorce des arbres augmente d'épaisseur à mesure que le canal médullaire se rétrécit ; c'est, je pense, aussi la raison pour laquelle les arbres qui conservent le diamètre de ce canal large pendant long-temps, ont leurs écorces plus minces que celles des autres arbres, tels que le platane, le sureau, etc. Ce dernier, parvenu à un grand degré de vieillesse, a le canal médullaire très-étroit, et son écorce beaucoup plus épaisse que celle des pousses de quelques années. Nous terminerons cet article sur les bois, par quelques observations relatives à l'emploi qu'on en fait dans les arts.

Les bois sont composés de fibres droites qui ne donnent aucunes marques sur leur accroissement annuel en hauteur ; c'est toujours par des accidens que les fibres se dérangent de la direction verticale : la sève qui se porte inégalement, quelques bourgeons qui se présentent pour produire des branches, suffisent pour donner aux arbres une forme tortueuse et noueuse, et pour déranger l'organisation naturelle des fibres. Mais l'expérience a appris à dominer, pour ainsi dire, la végétation, et à se procurer, quand on le veut, des arbres parfaitement droits et bien filés ; on place autour de l'arbre, lorsqu'il est jeune, des supports ou tuteurs, et on enlève du tronc de l'arbre les bourgeons qui produiraient des branches; on prolonge même par ce moyen la tige à volonté, il suffit de conserver à la tête de l'arbre un nombre suffisant de branches pour entretenir sa respiration. C'est ainsi qu'on soigne, dans certaines parties des montagnes des Vosges, les bois qu'on destine pour la marine hollandaise et pour les autres constructions, où il est nécessaire d'avoir des planches bien filées, sans nœuds et d'une grande longueur. J'ai vu encore ôter à des arbres d'une hauteur majestueuse leur écorce jusqu'à la naissance des branches, et laisser encore sur pied ces arbres jusqu'à la fin de la campagne suivante ; l'arbre pousse alors, pour la dernière fois, des feuilles aux branches conservées à son extrémité pour qu'il puisse respirer. Si on le laissait plus long-temps sur pied, il périrait; mais pendant cet intervalle l'aubier devient bois dur. On a parconséquent moins de perte lorsqu'on vient à exploiter l'arbre en bois carré.

Le bois récemment coupé est rempli de sève extractive, qu'on fait dessécher avec le bois et qui en fait partie. Dans cet état de dessication il forme un corps plein, cassant, et sans presque d'élasticité. Il a de plus l'inconvénient d'être en peu d'années la pâture des vers et sujet à se pourrir. Les vers trouvent leur nourriture dans la partie extractive, et c'est cette substance extractive qui ôte au bois environ les deux tiers de sa force, et qui accélère considérablement sa destruction. L'opération par laquelle on enlève au bois les inconvéniens dont nous parlons, est pratiquée, sans qu'on s'en doute, sur les bois destinés pour la bâtisse, qu'on envoie à Paris. Ces bois arrivent par trains flottans dans la rivière ; ils se dépouillent par ce moyen d'une partie de leur puissance extractive, et gagnent considérablement en force et en ténacité. Il serait bien important qu'ils restassent dans l'eau beaucoup plus long-temps, et qu'ils se dépouillassent complètement de toutes leurs parties extractives et résineuses. J'ai répété à Paris des expériences que j'ai vu pratiquer dans les Vosges sur des bois dont on voulait augmenter la force et auxquels on desirait de donner des courbures que le besoin exigeait. J'ai pris un grand nombre de morceaux de bois de chêne neuf et de même qualité ; je les ai fait équarrir au trousse-quin, afin qu'ils eussent exactement les mêmes dimensions ; j'ai fait bouillir la moitié de ce nombre de morceaux dans une grande quantité d'eau, jusqu'à ce qu'ils ne donnassent presque plus de teinture à l'eau ; je les ai fait sécher ensuite, d'abord dans un lieu sec, puis sur le four d'un boulanger. Tous ces morceaux de bois avaient acquis sensiblement plus de force ; mais lorsqu'on les a fait bouillir dans une eau chargée d'alun, cette force est beaucoup augmentée, et ils ont constamment porté, avant de se rompre, une charge triple, ou à-peu-près, de celle que portaient les morceaux de bois neuf non lessivés. Les premiers pliaient considérablement et se cassaient successivement en se divisant comme une vergette ou comme un balai. Ceux de bois neuf pliaient très-peu sous la charge et se cassaient brusquement comme un ressort qui se détend, et ne présentaient que peu, et quelquefois point de fibres dans leur cassure. Ces observations prouvent qu'il y a beaucoup à gagner à lessiver fortement les bois destinés à la bâtisse ; on les préserve, par ce moyen, des vers et de la pourriture ; on triple leur force et leur élasticité. Ces bois deviennent comparables aux joncs ; ils forment comme eux un faisceau de fibres creuses, difficile à casser, parce qu'elles laissent entre elles des espaces vides qui leur donne la liberté de plier.

Choix des Écorces : temps de se les procurer.

Les écorces indigènes dont on fait usage en pharmacie sont, comme les bois, en petit nombre. Parmi les écorces d'arbres, on emploie celles de chêne, d'orme pyramidal; parmi les écorces d'arbustes, celles de tamaris, de sureau, de garou ; parmi les écorces de plantes, celles de l'hièble. On fait aussi usage d'écorce de quelques fruits exotiques qu'on a commodément à Paris ; ces fruits, ce sont les oranges, les citrons, les grenades. Il est bon d'en tirer soi-même les écorces ; celles de chêne doivent être prises sur le tronc ou sur les plus grosses branches ; il faut que l'arbre soit sain et bien vivant ; on doit rejeter absolument les écorces qui ont été détachées par des insectes; celles des arbres de soixante ans méritent la préférence, elles sont plus résineuses et plus astringentes que celles tirées d'arbres plus jeunes et de nouvelles branches. C'est avec des écorces d'arbre de cet âge et le plus souvent au-dessous, que l'on fait le tan pour tanner les cuirs ; cependant j'ai eu occasion d'observer que les écorces tirées de chênes d'environ cent ans, sont plus épaisses et beaucoup plus astringentes ; elles mériteraient pour cette raison la préférence pour tanner les cuirs.

L'écorce d'orme est mise en usage depuis bien peu de temps : on l'a gratifiée d'une grande vertu dépurative du sang ; et pour rendre cette vertu plus recommandable, on a donné à cette écorce le beau nom d'écorce d'orme pyramidal ; comme si cet orme était d'une espèce différente des autres ; mais on sait que c'est l'orme ordinaire, qui présente la seule variété d'écarter moins ses branches en croissant, que ne le font la plupart des autres ormes. Les écorces de tous les ormes ont la même vertu ; la forme des branches ne change rien à la nature de l'arbre.

L'écorce de tamaris est prise du tronc et des branches d'une certaine grosseur : on l'enlève de l'arbuste en automne après que les feuilles sont tombées ; ces écorces ont une saveur salée, parce qu'elles contiennent du sel de Glauber.

On fait usage des fleurs et des fruits du sureau: ces deux substances ont des propriétés bien différentes ; on a reconnu aux fleurs la propriété de faciliter la transpiration, aux fruits celle de lever les obstructions. L'écorce est employée dans l'hydropisie ; on choisit des tiges de sureau bien nourries, récentes et en feuilles ; on rejette les feuilles ; on ratisse légèrement la première écorce qui est de couleur de feuilles mortes ; on ratisse ensuite par grands lambeaux la seconde écorce qui est verte, et on la fait sécher. La médecine fait souvent usage du suc tiré de cette écorce ; ce suc doit être tiré de suite, comme nous le dirons en son lieu.

Garou, ou Thymelée, est un arbuste qui croît en Languedoc sur les bords de la mer. Son écorce est mise en usage depuis quelques années comme étant un assez bon vésicatoire : ci-devant on envoyait le bois de cet arbuste ; mais comme il n'y a que son écorce qui soit employée, on envoie présentement cette écorce seule et séparée du bois : on enlève l'écorce des tiges lorsque cet arbuste est en pleine vigueur ; on doit choisir cette écorce disposée en petits rubans, un peu verte et récemment séchée.

Les écorces d'hièble sont prises sur la plante lorsqu'elle est en vigueur. Il n'y a point de distinction de première et de seconde écorce, et on ne les prépare qu'à mesure qu'on en a besoin pour en extraire le suc ; c'est au médecin qui l'ordonne de faire attention si la saison permet de s'en procurer.

Les citrons, les oranges, les grenades, quoique venant de loin, sont aussi communs à Paris que s'ils étaient indigènes, sur-tout les deux premiers fruits : le citron est celui dont on fait le plus d'usage dans la pharmacie ; son écorce, son suc et ses pepins sont employés continuellement ; aussi on se procure ces trois produits en même temps ; on choisit des citrons gros, bien nourris, bien sains, et qui ne soient point piqués ; on enlève l'écorce avec un couteau, de la même manière qu'on pèle une pomme ; on observe d'entamer le moins possible l'écorce blanche qui se trouve sous l'écorce jaune ; elle est sans vertu. On nomme *zeste* l'écorce ainsi enlevée ; on la fait sécher au soleil ou dans un endroit chaud ; on prépare de la même manière les zestes d'oranges : les produits de l'orange sont moins d'usage en pharmacie. *Voyez* à l'article *des sucs* la manière de tirer ceux de citrons et d'oranges.

Un bon pharmacien ne doit jamais employer les écorces de citrons et d'oranges qu'on trouve chez les limonadiers. Ces fruits sont coupés par moitié ; on en a exprimé le suc sans les dépouiller de la substance charnue intérieure : quelques personnes les prennent dans cet état, les nettoient souvent long-temps après, et les font ensuite sécher ; mais l'écorce blanche, qui ne devrait pas y être, s'y trouve toujours.

Les grenades ne sont pas d'un usage aussi fréquent dans la pharmacie ; mais lorsqu'on en tire le suc, il convient de ne point négliger les écorces ; on nettoie bien leur intérieur et on les fait sécher. On trouve dans le commerce des écorces de grenades très-bien préparées et dont on fait usage avec autant de succès que de celles qu'on peut préparer soi-même.

Nous ferons peu d'observations sur les écorces exotiques, et ce que nous dirons pourra s'appliquer aux écorces de bois qu'on voudrait employer. L'usage général est de récolter en automne les écorces non résineuses, et au printemps, lorsque la sève est prête à se mettre en mouvement, celles qui le sont beaucoup. Lorsque la végétation est dans sa force, les écorces de certains arbres, comme de térébinthe, de gayac et d'une infinité d'autres, deviennent si résineuses, que la résine se fait des ouvertures, passe et s'évacue au travers de l'écorce ; c'est un dégorgement ou une sécrétion résineuse qui se fait naturellement pour la conservation de l'arbre.

Dessication des Ecorces.

Les écorces des bois sont des substances ligneuses, aussi faciles à dessécher que les bois eux-mêmes. Il convient de les nettoyer des mousses qu'elles peuvent avoir, ainsi que de l'aubier qui pourrait leur rester appliqué en les arrachant des arbres. Les écorces des arbustes, comme celles de sureau et des plantes, comme l'hièble, sont des écorces plus délicates ; elles sont abreuvées de beaucoup d'humidité ainsi que la plupart des plantes. Il convient de les faire sécher avec le même soin, au soleil ou dans une étuve. Il en est de même des écorces des bois.

Conservation des Ecorces.

On conserve les écorces dans des boîtes, comme les autres substances, à l'abri des vicissitudes de l'air et de la poussière. La plupart des écorces se conservent plusieurs années en bon état.

Des Animaux et de leurs Parties.

Le règne animal ne fournit à présent à la pharmacie qu'un petit nombre de substances qu'on fasse sécher pour les conserver : le sang de bouquetin, les crapauds, les poumons de renard, le foie de loup, les vers de terre, le frai de grenouille, etc., sont aujourd'hui très-peu en usage et avec raison ; mais on emploie encore les cloportes, la vipère ; les mouches cantharides sont souvent appliquées à l'extérieur. La très-ancienne pharmacie faisait entrer dans son code de matière médicale, beaucoup de substances animales dégoûtantes, et qu'on ne peut même nommer sans répugnance. A mesure que les connaissances se sont développées, on les a rejetées : il y en a encore beaucoup qui devraient subir le même sort ; mais l'illusion qu'on s'est formée sur leurs vertus n'est pas encore généralement dissipée ; ce n'est pas l'apothicaire qui peut supprimer ces sortes de médicamens, c'est le médecin instruit de leur inutilité, qui doit cesser de les ordonner : l'apothicaire alors les aura bientôt rejetés de son officine.

Le règne animal, qui occupe peu le pharmacien, est néanmoins d'un grand secours au médecin ; il en emploie les substances fraîches, telles que les volailles en bouillons, les gelées d'ivoire et de corne de cerf, le lait des animaux, les différens petit-laits, etc. L'ancienne médecine faisait usage de lait de vaches, d'ânesses, etc., nourries avec des substances apéritives, comme la bourrache, la buglosse, etc., ou avec des plantes délayantes, adoucissantes, quelquefois plus ou moins laxatives, afin de communiquer au lait la vertu de ces végétaux. La médecine moderne fait quelquefois usage de ces moyens avec beaucoup de succès. Toutes les parties dans le lait ne sont pas animalisées ; le sérum ou petit-lait conserve les sels végétaux des plantes dont l'animal s'est nourri ; on les retrouve par l'analyse.

La pharmacie prépare beaucoup de graisses animales, telles que celles d'ours, de blaireaux, de vipères, de canards, etc., etc. Nous pensons que celle de porc, bien préparée et récente, qu'on se procure aisément, remplace avec avantage toutes ces graisses qu'on ne peut avoir que difficilement ; ce serait un préjugé de croire que ces graisses ont des vertus différentes ou plus efficaces que celle de porc : d'ailleurs la difficulté d'avoir ces graisses pures et sans mélange, celle de les conserver avec toutes les vertus qu'on leur suppose sans se rancir, celle en outre de ne pouvoir les renouveler aussi souvent que cela est nécessaire, sont, je pense, des raisons suffisantes pour les faire rejeter du service de la pharmacie.

Comme les préjugés sur l'inutilité de beaucoup de matières animales conservées dans les officines, ne sont pas encore détruits, que plusieurs substances sont encore employées, il convient de nous conformer à l'usage, et de rapporter dans cet ouvrage ce qu'il est bon d'observer en se les procurant. La plupart des anciens auteurs recommandent de chasser et d'irriter considérablement les animaux avant de les tuer; ils pensaient qu'en mettant les esprits animaux dans une grande agitation, ils en auraient plus de vertu ; ces erreurs barbares sont trop grossières pour entreprendre de les relever.

Temps de se procurer les Animaux.

Lorsqu'on veut se procurer les animaux ou leurs différentes parties, il faut les prendre dans leur vigueur, dans un âge moyen, et lorsqu'ils ne sont point en rut : on choisit ceux qui sont sains, bien portans, et qu'on a tués : on rejette ceux morts de vieillesse ou de maladie.

Dessication des Animaux.

Nous avons dit précédemment notre sentiment sur l'inefficacité de la plupart des matières animales que l'ancienne pharmacie faisait dessécher. La pharmacie moderne en a conservé un petit nombre dont plusieurs devraient encore être supprimées ; mais comme elle en fait quelquefois usage, nous ne pouvons nous dispenser d'en parler, et ce serait ici le lieu ; cependant les procédés étant un peu différens selon les diverses substances, nous renvoyons à l'article de *la prépation des médicamens*, ce que nous avons à dire sur cet objet.

Conservation des Animaux.

Les matières animales desséchées doivent être conservées dans des bouteilles bien bouchées ; il est essentiel de prendre garde de les enfermer avec des œufs d'insectes, sans quoi elles seraient bientôt la pâture des vers. Les cantharides même, quoique de la plus grande causticité, sont fort sujettes à être mangées par des insectes qui les réduisent en poudre. Les vipères, à cause de leur longueur, ne sont pas commodément renfermées dans des vases de verre bien bouchés; si on les renferme dans des boîtes, elles ne tardent pas à être mangées par les vers. On en fait de petits fagots attachés avec des ficelles; on ne les enveloppe pas de papier; mais on les suspend au plancher; les vers par ce moyen, tombent à terre pour peu qu'ils remuent.

Les animaux et leurs parties ne se conservent pas long-temps : il est nécessaire de les renouveler souvent. Ces substances sont regardées comme bonnes, tant qu'elles ne se corrompent pas; on s'aperçoit qu'elles se corrompent, à l'odeur et lorsque les insectes les attaquent. Les parties solides, comme l'ivoire râpé, la corne de cerf aussi râpée, se conservent mieux et plus long-temps; les insectes ne les attaquent point, à moins qu'il n'y ait dans ces substances solides des parties de chair et de sang et des parties de corne de cerf spongieuses.

Choix des Minéraux.

La récolte des matières minérales et fossiles n'est assujettie à aucune règle. On peut ramasser en tout temps et dans toutes les saisons les matières qui sont ou dans l'intérieur de la terre ou à sa surface : il suffit de faire choix des meilleures. Il n'y a guères que les eaux minérales dont les principes peuvent changer, et dont les proportions peuvent varier suivant la quantité de pluie tombée pendant l'année, et aussi par d'autres accidens arrivés dans l'intérieur de la terre. Les médecins doivent avoir égard à ces observations, et s'assurer de temps en temps de l'état de ces eaux avant de les faire prendre.

C'est à ces alternatives et aux changemens auxquels sont exposées les eaux minérales, qu'on doit rapporter toutes les contrariétés qu'on remarque entre les analyses faites par des chimistes également habiles, mais dans des temps différens. Il est certain qu'une source d'eau minérale qui fournit une plus grande quantité d'eau après plusieurs jours de pluie, ne doit plus contenir les substances minérales dans les mêmes proportions que dans les temps secs de l'été, et lorsque la source ne donne que la moitié ou le quart de la même quantité d'eau dans le même espace de temps.

Les matières terreuses et métalliques d'usage en médecine, demandent quelques préparations avant d'être employées; nous en parlerons dans la troisième partie, qui traite de *la préparation des médicamens simples.*

Dessication des Minéraux.

Les matières minérales soit terreuses, soit salines, soit métalliques, nous viennent toutes de loin; il y en a fort peu d'indigènes relativement au climat de Paris : celles qui nous arrivent sont toujours dans un tel état de siccité, qu'elles n'ont besoin d'aucune dessication.

Conservation des Minéraux.

On conserve les minéraux et les matières minérales sèches dans des boîtes; celles qui sont liquides, comme l'huile de pétrole, sont renfermées dans des bouteilles bouchées de liège ou de cristal ; cette huile se conserve très-long-temps sans s'altérer.

Choix des Substances végétales étrangères ou exotiques.

On nomme ainsi celles qu'on nous apporte de loin et toutes séchées, parce qu'elles se gâteraient en chemin, si on nous les envoyait fraîches. Pour traiter cet article convenablement, il faudrait placer ici un traité complet de matière médicale qui serait aussi volumineux que les Elémens de Pharmacie Mais comme il existe un grand nombre de bons traités de matières médicales, nous recommandons à ceux qui se destinent à l'étude de la pharmacie de les consulter souvent et de les étudier.

Nous nous bornerons à dire que les drogues exotiques doivent être choisies nouvelles, entières, les racines non-vermoulues, ayant les couleurs, les odeurs et les saveurs qui leur sont propres, et les moins ligneuses possible.

En général, les racines entièrement ligneuses sont très-peu d'usage en médecine; le pareyrabrava et le sassafras sont peut-être les seules exceptées.

Indication des drogues indigènes qu'on peut récolter dans chaque mois.

Dès la première édition de cet ouvrage je m'étais proposé d'y insérer un journal qui rappelât à la mémoire du pharmacien ce que chaque mois de l'année lui offre à recueillir ; je le présente aujourd'hui, non comme une idée nouvelle, mais comme un répertoire commode et même utile. Mathias Lobel a inséré dans le dispensaire de Valérius Cordus, corrigé par lui, imprimé en Lyon en 1651, un semblable journal sous le titre de *Mémoire* ou *Journal des médicamens qu'on a à préparer, et des simples à recueillir*; il est disposé mois par mois. Schroéder, dans sa pharmacopée, a donné un semblable journal sous ce titre : *Sur le temps et le lieu commode pour les préparations chimico-pharmaceutiques.* J'ai profité avec reconnaissance de ces différens ouvrages, et je me permets d'ajouter à ces travaux les observations que j'ai été à portée de faire.

Un pharmacien, jaloux du bon ordre de son officine, doit veiller continuellement sur les opérations qu'il a à faire, et sur ce qu'il doit se procurer en substances naturelles. Il y a beaucoup de ces substances qu'on ne peut se procurer que dans une saison; d'autres se présentent dans plusieurs mois de l'année : mais il est toujours préférable de les recueillir dans leur véritable saison, dans celle où la substance est dans sa pleine vigueur. Au moyen de

ÉLÉMENS DE PHARMACIE.

la distribution que nous établissons, la substance qu'on n'a pu se procurer dans un mois, parce que la saison est tardive, on se la procure dans le mois suivant : nous supposons toujours l'année précoce ; il vaut mieux en effet être averti d'avance que de l'être trop tard, et lorsque telle substance est sur son déclin ou passée.

Janvier.

On se procure quelques plantes antiscorbutiques ; la vipérine, le taraxacum, la bourrache sont presque les seules plantes que l'on puisse se procurer fraîches. Les drogues étrangères que l'on renouvelle tous les ans, telles que la manne, les fruits pectoraux tels que dattes, jujubes, raisins, figues, prunes, pignons doux, arrivent dans ce mois jusqu'en avril. Les substances indigènes qu'on peut se procurer, sont :

Pulmonaire de chêne, Noix de cyprès.

Dans les premiers froids, le limaçon forme son opercule ; c'est en cet état qu'on le préfère pour les bouillons.

Février.

Lorsque l'hiver a été doux, on a quelquefois sur la fin de février, des fleurs de violettes cultivées, les fleurs de giroflée jaune ; autrement on attend le mois suivant. Si les racines ont poussé quelques feuilles qui fassent connaître leurs places, on peut s'en procurer quelques-unes. C'est le mois où l'on déplante et replante dans les jardins pour les régénérer.

On se procure les substances suivantes, soit de campagne, soit de jardin, savoir :

Bourgeons de peuplier,
Fleurs de giroflée jaune,
   de tussilage,
   de violettes,
Racines d'anthora,
   asarum,

Racines de fraisier,
   guimauve,
   persil,
   pivoine,
   polypode,
   valériane major.

Les oranges rouges de Malte arrivent à Paris dans ce mois : ces oranges sont plus estimées, parce qu'elles sont plus mûres que celles qui arrivent de Provence vers la fin de décembre ou de janvier. Celles de Malte se conservent mieux jusqu'à la fin de l'été. Il arrive également des cédrats et des citrons.

Mars.

Les plantes commencent à pousser des paquets de feuilles ; on remarque leurs places à la campagne, sans cela on cherche au hasard. C'est le mois où l'on peut se procurer d'abord les fleurs qui n'ont point paru dans le mois de février, et beaucoup de racines qui ne sont ni trop grosses ni trop succulentes. On cultive dans des jardins beaucoup de plantes médicinales : le débit permet cette dépense, qui épargne beaucoup de peines et beaucoup de temps en courses et en recherches. On a dans ce mois, si l'hiver a été doux, les fleurs de pêcher qui sont plus abondantes en avril ; mais elles passent rapidement ; savoir :

Fleurs de pêcher,
   pervenche,
   primevère,
Oignons de lis,
Racines d'ache,
   anonis,
   aristoloche,
   arum,

Racines d'asperges,
   bardane,
   bistorte,
   bryone,
   chiendent,
   chélidoine,
   calamus aromaticus,
   canne,

Racines de fenouil,   Racines de pain de pourceau,
    filipendule,   petit houx,
    fougère mâle,   quinte-feuille,
    hellébore noir,   satyrium,
    hellébore blanc,   saxifrage,
    iris *nostras*,   scrophulaire,
    nénuphar,   tormentile,
    oseille,   vincetoxicum.

Le frai de grenouille doit être ramassé à la fin de ce mois ; enfin les vers de terre se montrent, quoique moins bons qu'en septembre.

Avril.

Ce que l'on n'a pu récolter au mois de mars parce que la température n'a pas été favorable, on peut le faire dans le commencement d'avril. Quand la saison est tardive, on a dans ce mois les germes de peupliers que l'on confit dans la graisse pour faire l'onguent populeum ; ce mois fournit aussi la mandragore en fleurs qu'on se procure en même temps : sinon on l'ajoute aux bourgeons de peupliers lorsque cette plante vient à paraître.

On récolte dans ce mois, savoir :

Châton de noyer,   Fleurs d'orties blanches,
Eponges de cynorrhodon,   soucis des prés,
Feuilles de mandragore,   Racines de chicorée sauvage,
Fleurs de muguet,   patience.

On trouve encore quelques champignons de printemps.

Depuis le mois d'octobre précédent, on n'a pas pu faire la chasse aux vipères ; c'est en avril que l'on commence à en envoyer à Paris ; mais elles valent mieux à la fin de mai ou de juin.

Mai.

Le mois de mai est celui où la végétation est la plus active et la plus abondante ; on doit pour cette raison cesser toutes récoltes de racines. Elles seraient de mauvaises qualités, les plantes étant déjà trop avancées ; mais le pharmacien est bien dédommagé par l'abondance de plantes et de fleurs que ce mois lui offre pour faire sécher. Il doit de préférence recueillir dans ce mois plusieurs plantes qui se sont présentées dans les mois précédens ; elles sont infiniment meilleures pour faire sécher : nous les placerons ici pour cette raison. Les plantes antiscorbutiques qu'on peut avoir dès le mois de janvier, valent également mieux dans le mois de mai : il faut donc alors faire les préparations dans lesquelles elles entrent.

Les fleurs et les plantes qu'on n'aurait pu avoir dans les mois précédens, on se les procure dans celui-ci : on a de plus les substances suivantes :

Absinthe major,
Absinthe minor,
Aigremoine,
Antiscorbutiques (plantes),
Bourrache,
Bugle,
Buglosse,
Chicorée sauvage,
Ecorces de sureau,
Eupatoire,
Fleurs de camomille,
    genêt,
    pivoine,
    roses pâles,
    roses de Provins,
    sureau,
Fumeterre,
Geranium bec de grue,
Graines de navets,
Grande ciguë,
Houblon,
Lierre terrestre,
Matricaire,
Mercuriale,
Pervenche,
Plantin,
Pulmonaire (feuilles de)
Romarin,
Rue,
Scabieuse,
Tanaisie,
Véronique,

C'est dans ce mois et le suivant que les baies de laurier achèvent de mûrir et d'être récoltées ; il faut observer que ce ne sont pas les baies de l'année, mais bien celles de l'année précédente, qui ont passé l'hiver sur l'arbre, et qui achèvent de mûrir aux premières chaleurs.

Juin.

Le mois de juin offre une continuité de végétation belle et abondante, et donne beaucoup de végétaux qui ont retardé à paraître dans le mois précédent ; il est essentiel de ne pas négliger de les recueillir, parce que la plupart des plantes qui ont coutume d'être en bon état en mai, se trouvent trop avancées en juillet. On se procure au commencement de juin les feuilles de guimauve ; mais les fleurs de cette plante ne se récoltent que vers la fin de ce mois. Les noix ont acquis assez de grosseur pour continuer l'eau des trois noix. On achève l'onguent populeum ; on fait le baume tranquille, l'onguent martiatum, l'extrait pour l'emplâtre diabotanum : on fait aussi les emplâtres de ciguë et de bétoine, les huiles par infusion, l'eau vulnéraire par infusion et distillation. On récolte dans ce mois :

Feuilles d'ache,	Feuilles de chardon bénit,
aneth,	Ecorces de garou,
angélique,	Feuilles d'épithyme,
armoise,	érisimum,
auronne,	euphraise,
asarum,	fenouil,
basilic,	guimauve,
bétoine,	Feuilles de bluets,
bugle,	bourrache,
calamant,	bouillon-blanc,
chamædris,	buglosse,
chamæpitis,	mélisse,

mélilot,
menthastrum,
menthe poivrée,
morelle,
nicotiane,
Origan,
OEillets rouges,
Orvale,
Petite centaurée,
Fleurs de coquelicot,
guimauve,
hypericum,
lavande,
lis blanc,
mauve,
oranges,
pieds de chats,
ptarmica,
roses muscates,
scabieuses,
stechas,
Fleurs de tilleul,
Cerises,
Fraises,
Gallium jaune,
Groseilles,
Hysope,
Jusquiame,
Marjolaine,
Marube blanc,
Marube noir,
Feuille de mauves,
Pied de lion,
Pissenlit,
Rossolis,
Sapponaire,
Sauge,
Scordium,
Semences de carvi,
coriandre,
Thym.

On fait aussi la récolte des cantharides.

Juillet.

Dans le mois de juillet la nature végétale a moins de beauté que dans les deux mois précédens ; la végétation de beaucoup de plantes est déja sur son déclin, les feuilles sont moins vives, moins brillantes, et donnent leur dernière production, c'est-à-dire des graines. Les plantes aromatiques achèvent de pousser leurs fleurs : ce sont à-peu-près les seules que l'on puisse récolter si on a omis de le faire dans le mois précédent. On a encore cependant des feuilles de quelques autres plantes ; si l'année est tardive, on peut, sur la fin de ce mois, se procurer de petites noix vertes pour achever l'eau des trois noix. On récolte les substances suivantes :

Cassis, Mûres,
Cerises noires, Noix vertes,
Feuilles de cathaire, Semences d'aneth,
    chélidoine,   daucus,
    gratiole,   lupins,
    marum,   orobes,
    mille-feuilles,   pavots noirs,
    persicaire,   persil,
    reine des prés,   persil de Macédoine,
    ronce,   psyllium,
    sabine,   séséli de Marseille,
    sanicle,   séséli ordinaire,
    scrophulaire,   thlaspi,
    succon,   violette,
    violier, Sumac,
Framboises, Têtes de pavots blancs.

Août.

La maturité des plantes s'achève dans le mois d'août, la végétation s'est ralentie d'une manière remarquable : quelques plantes propres à sécher peuvent remplacer celles qu'on aurait négligé de ramasser dans le mois précédent. Le mois d'août n'offre pour ainsi dire que les derniers résultats des fruits et des graines. On récolte les substances suivantes :

Feuilles de bella dona, Semences de daucus,
    trifolium fibrinum,   concombre,
    turquette,   jusquiame,
Fleurs de grenade,   melons,
Fruit de concombre sauvage, Stramonium.
    cynorrhodon,

Si on a retardé à préparer les onguens populeum, martiatum, mondificatif, les baumes tranquilles, l'eau vulnéraire, il ne faut pas passer le mois d'août, parce que les plantes commencent à dépérir.

Septembre.

Le mois de septembre n'offre que des fruits et des semences. La campagne se dépouille de plus en plus de végétaux apparens : c'est le moment où il convient de fouiller la terre pour lui arracher les racines. Toutes celles que nous indiquons dans les mois de février, de mars et d'avril peuvent être récoltées dans ce mois et le suivant, plusieurs avec avantage.

On observe de prendre dans ce mois les racines à mesure que les tiges se fanent : c'est dans ce mois que le safran gâtinais commence à être envoyé à Paris ; on en reçoit jusqu'en janvier. Le climat de Paris offre dans le mois de septembre les substances suivantes :

Baies d'alkékenge,
    berbéris,
    nerprun,
    sureau,
    hièble,
Racines d'orphis,
    réglisse,
    valériane minor,
Semence de melon,

Semence de Capillaire,
Cétérach,
Adianthum,
Racines d'angélique,
    de colchique,
Semence d'ortie,
    potiron,
Scolopendre.

Octobre.

Dans le cours d'octobre, les végétaux n'ont plus la verdure dont la nature les avait parés dans les mois précédens, ils commencent à se faner, à jaunir ; avant cette époque le pharmacien doit avoir terminé sa récolte de plantes. Ce mois offre en place les fruits à pepins de toutes espèces, les raisins, les

noix, les noisettes, les marrons ; c'est le temps de
faire le sirop de pommes, les huiles de noix, de
noisettes, les amidons de chataîgne et de marrons
d'Inde, de pomme de terre ; on peut recueillir sur
la fin de ce mois les graines de palma-christi blanc,
qu'on a dû semer au printemps, pour en tirer l'huile.
On nous envoie des îles cette huile toute faite : il
vaut mieux la préparer soi-même, c'est le plus sûr ;
celle qu'on peut faire à Paris est douée de la même
vertu purgative à la même dose de deux onces.
Vers la mi-septembre, les chasses sont ouvertes ; on
peut jusqu'au milieu d'octobre, si la confiance le
suggère, se procurer les moëlles et les graisses des
bêtes fauves, mais pas plus tard, parce que c'est le
temps qu'elles entrent en rut. Les miels nouveaux,
récoltés en septembre aux environs de Paris, arrivent pendant ce mois jusqu'à la fin de janvier ; les
meilleurs nous viennent du Gâtinais ; depuis quelques années on y en prépare de très-blanc, et qui
diffère bien peu de celui qu'on fait venir de Mahon
et des environs de Narbonne. C'est aussi dans ce
mois jusqu'en janvier qu'arrive le safran Gâtinais,
qui mérite une préférence décidée sur deux autres
de même espèce, qu'on a introduit depuis quelques
années dans le commerce : ils sont connus sous les
noms de safran d'orange et de safran d'Avignon.
Ces safrans sont bien inférieurs en qualités à celui
du Gâtinais ; on peut dans ce mois d'octobre récolter les racines que nous indiquons dans les mois de
février, mars et avril, on a le choix ; on peut aussi
se procurer encore les baies et fruits désignés dans

mois précédens. Les grenades arrivent de Provence. Ceux qui ont confiance dans le bouillon de limaçon le prennent de préférence dans le mois d'octobre, parce qu'alors les limaçons sont mieux nourris, c'est vers la fin de ce mois qu'ils forment leurs opercules pour se mettre à l'abri des froids de l'hiver. Les bouillons de mou de veau ou de poulet, sont aussi adoucissans, aussi salutaires et moins dégoutans pour bien des malades. Dans ce mois on récolte beaucoup de graines ainsi que les substances suivantes :

Baies de genièvres,
Bois de genièvre,
Choux-rouges,
Coins,
Ecorce de garou,
Gui de chêne,
Limaçons,
Pommes de reinettes,
Racines d'angélique,
    calcitrape,
    chardon roland,
    consoude,
    cynoglosse,

Racine d'énula campana,
    garance,
    eupatoire,
    patience,
    polypode,
    pomme de terre,
    rapontic,
    rhubarbe,
Semences de coriandre,
    palma christi,
    pivoine,
Sumac.

Novembre.

Dans le mois de novembre la végétation est à sa fin ; les feuilles et les tiges des plantes se dessèchent et sont emportées par le vent, il ne faut pas attendre jusqu'à cette époque pour arracher de terre dans la campagne les racines. Rien alors n'indique leur place, l'hiver peut se manifester de bonne heure : la gelée et la neige en succédant à la verdure, rendent difficile et impraticable la récolte des racines qu'on aurait négligé de se procurer les mois précédens. On trouve encore des plantes antiscorbutiques, mais un bon pharmacien ne doit pas les employer dans les compositions officinales, il a dû se précautionner dans la bonne saison ; ces plantes ne doivent être récoltées dans cette saison que pour le service magistral.

Dans ce mois on a l'agaric ou champignon de chêne, qu'il faut préparer comme nous le dirons à son lieu ; on trouve encore des coings pendant la première quinzaine, et des baies de genièvre : il faut prendre garde au genièvre qu'on achète, ceux qui en font commerce sont sujets à mêler du vieux avec du nouveau ; le premier ne fournit presque point d'huile essentielle. Dans ce mois on peut récolter encore beaucoup de graines, on les nettoie, on les serre dans des boîtes ou dans des bouteilles, suivant leur nature.

Décembre.

Le mois de décembre présente un relâche à toutes récoltes des végétaux ; la campagne engourdie par la rigueur de la saison n'en n'offre guère à sa surface, les racines d'ailleurs qu'on pourrait se procurer sont pour l'ordinaire plus difficiles à trouver et plus difficiles à arracher de terre que dans les mois précédens. Mais un pharmacien intelligent, en variant ses travaux, sait les faire succéder les uns aux autres : il profite de l'espèce de vacance que la nature lui donne dans cette saison morte, pour s'occuper des opérations de chimie de toute espèce. Lorsque l'hiver est rigoureux, il profite du froid pour faire concentrer par la gelée, du vinaigre distillé ou non distillé, celui qui reste liquide pendant l'action d'un grand froid, et qu'on sépare de la glace, au même degré de froid qu'il a supporté, est utile pour beaucoup d'expériences de chimie.

Dans ce mois les mannes nouvelles commencent à Paris, et vers le milieu du mois le Portugal lui envoie des citrons et des oranges.

TROISIÈME PARTIE.

De la préparation des médicamens simples.

Préparer ou apprêter les médicamens simples, c'est les rendre plus propres aux usages de la médecine, plus faciles à être mêlés pour en former des médicamens composés. On se propose trois choses dans la préparation des médicamens simples, 1.º de les rendre plus durables, 2.º plus efficaces, 3.º plus faciles à prendre et moins dégoûtans.

La plupart des médicamens simples sont employés seuls en médecine ; mais ils servent aussi à faire des compositions, et presque tous ont besoin d'être préparés et arrangés avant d'être employés, par exemple, pour en séparer certaines substances nuisibles ou de peu de vertu. On aurait tort de considérer cette partie de la pharmacie comme indifférente : c'est d'elle que dépend en grande partie la vertu des médicamens composés ; les différentes manières de procéder à leur préparation, peuvent changer ou dénaturer les compositions dans lesquelles on les fait entrer.

Préparation des poumons de renard, des foies de loup, et d'autres parties molles des animaux.

On prend l'une ou l'autre partie molle des animaux: on en sépare toute la graisse avec grand soin ; on les coupe par morceaux ; on les lave ensuite avec du vin blanc à plusieurs reprises, pour les dégorger de tout le sang, du moins autant qu'il est possible : on les met dans un bain-marie sans eau, afin de les dessécher promptement à la chaleur de l'eau bouillante. Lorsqu'elles sont parfaitement séchées, on les casse par morceaux, et on les enferme dans des bouteilles bien bouchées, afin de les mieux conserver.

Vertus.

Dose.

On attribuait autrefois de grandes vertus à ces préparations. Les poumons de renard avaient la propriété de guérir les maladies de poitrine, l'asthme, la phthisie, etc. On donnait cette drogue en poudre, depuis vingt-quatre grains jusqu'à un gros.

Le foie de loup se donnait dans les coliques venteuses, à la même dose.

Ces préparations ne sont plus aujourd'hui d'usage; leurs vertus sont illusoires : ces drogues sont de l'ancienne pharmacie ; je n'en parle ici que parce qu'il y a encore quelques personnes qui ont beaucoup de confiance dans ces espèces de médicamens.

Préparation des Cloportes, de la Vipère, des Vers de terre, etc.

On choisit les *cloportes* des bois : on les lave et on les fait mourir dans du vin blanc ; on les fait sécher ensuite au soleil ou dans une étuve pour pouvoir les mettre en poudre.

On prépare de la même manière les vers de terre et plusieurs autres insectes à-peu-près de même nature.

Lorsqu'on prépare les vipères, on choisit d'abord celles qui sont bien vives et bien saines : on leur coupe la tête on leur ôte la peau et tous les viscères; on les fait sécher de la même manière que nous l'avons dit pour les cloportes.

On attribue à la *vipère* les vertus de purifier le sang, d'être sudorifique, de chasser les mauvaises humeurs par transpiration, de résister au venin, etc. On la donne en poudre à la dose de huit grains à un scrupule ; mais si l'on avait quelque confiance à ce remède, on peut sans danger le faire prendre jusqu'à une once et même davantage : il n'a pas plus de vertu que la poudre de cloportes.

Vertus.

Dose.

On attribue aux *cloportes* une vertu fondante et apéritive, propre à dissiper la jaunisse, pour exciter l'urine, pour les scrophules, pour les cancers, pour aider la respiration, étant pris en poudre. La dose est depuis un scrupule jusqu'à un gros. On les emploie récens et écrasés dans des bouillons apéritifs.

Les *vers de terre* passent pour être diurétiques et sudorifiques, bons pour la pierre, étant pris en poudre : on les emploie aussi à l'extérieur pour résoudre et fortifier les nerfs, pour la goutte sciatique, pour les rhumatismes.

Nous ne pouvons nous dispenser de dire que ces remèdes ont si peu de vertus qu'on peut les considérer comme n'en ayant point du tout, même les cloportes que l'on emploie tous les jours avec grande confiance.

Il y a encore un grand nombre d'autres préparations de substances à-peu-près semblables, que je passe sous silence, tant parce qu'elles ne sont plus d'usage en médecine, que parce qu'on les trouve décrites dans les anciennes pharmacopées ; je ne m'arrêterai qu'à celles qui sont efficaces et d'un usage fréquent dans la médecine.

Préparation des Mouches Cantharides.

La préparation des *cantharides* consiste à les faire mourir en les exposant à la vapeur du vinaigre, ou même en les plongeant dans le vinaigre, et à les faire sécher ensuite pour pouvoir les réduire en poudre.

Vertus. — Les *cantharides* sont corrosives ; elles excitent des vessies ou ampoules, étant appliquées sur la peau, et elles en font sortir beaucoup de sérosité : elles font la base de l'emplâtre vésicatoire dont nous parlerons dans son temps.

On ne doit jamais faire prendre les cantharides intérieurement, à quelque petite dose que ce soit, même celles qu'on a fait infuser dans du lait, à dessein de diminuer leur âcreté ; elles occasionnent ordinairement de grandes chaleurs d'estomac, des ardeurs d'urine et des inflammations considérables à la vessie, et causent des ulcères mortels. Il se trouve des gens assez imprudens pour prendre de la poudre de cantharides, afin de s'exciter à l'acte vénérien ; mais ils paient bien cher le plaisir qu'ils ont voulu se procurer.

Ustion des Médicamens.

Nous allons passer à d'autres préparations qui se

font par l'action du feu, dans l'intention de détruire et de volatiliser en partie ou en totalité certaines substances des mixtes. On nomme *ustion* ou *calcination* ce genre de préparation.

Ce que l'on entend par *ustion*, c'est la torréfaction ou le grillage des médicamens, ou leur réduction en charbon, ou leur réduction en cendres ou en oxides. Ces opérations étaient autrefois beaucoup en usage ; mais aujourd'hui on les a presque toutes supprimées de la pharmacie, et avec raison : on en a seulement conservé quelques-unes. Je ne me propose de parler ici que de celles qui sont en usage.

Torréfaction de la Rhubarbe.

On prend la quantité que l'on veut de rhubarbe réduite en poudre fine : on la met dans un plat neuf de terre vernissée ; on la fait rôtir à-peu-près comme le café que l'on fait griller ; on a soin de remuer la rhubarbe continuellement avec une spatule de fer ; de ne la tenir sur le feu que le temps nécessaire pour la faire changer de couleur, sans la réduire en charbon.

La rhubarbe perd entièrement sa vertu purgative par la torréfaction, et on croit qu'elle devient astringente ; mais il vaut mieux l'employer telle qu'elle est ; elle est certainement plus efficace.

Vertus.

Éponge calcinée.

On prend la quantité que l'on veut d'éponge fine:

on la lave pour en séparer seulement la poussière: on lui laisse les petits coquillages qu'elle renferme dans son intérieur, on la fait sécher ; on en remplit un creuset, qui doit être couvert de son couvercle, luté avec de la terre à four détrempée. On place ce creuset dans un fourneau ; on le fait rougir par degrés ; on cesse de faire du feu lorsque la matière ne laisse plus apercevoir de vapeurs qui sortent par les gerçures du lut. Lorsque le creuset est refroidi, on en tire l'éponge calcinée, qui doit être noire et dans l'état charbonneux : on la pulvérise, et l'on passe la poudre à travers un tamis de soie très serré.

On peut préparer de la même manière tous les charbons des végétaux et des animaux.

Vertus. L'éponge calcinée a la réputation d'être un remède infaillible pour guérir les goîtres ; mais c'est bien gratuitement : c'est une substance charbonneuse qui n'a pas plus de vertu que le charbon ordinaire ; et si quelquefois les remèdes, dans lesquels on l'a fait entrer, ont réellement produit de bons effets pour cette incommodité, c'est à ces seuls remèdes qu'on doit attribuer la guérison, et non à l'éponge calcinée.

Spodium ou *Ivoire calciné*.

On prend la quantité d'ivoire que l'on veut : on met cet ivoire dans un creuset non couvert : on place ce creuset dans un fourneau entre des charbons ardens, et on fait calciner l'ivoire jusqu'à ce qu'il soit parfaitement blanc à l'extérieur et dans l'intérieur.

On prépare de la même manière la corne de cerf, le crâne humain, etc.

L'ivoire calciné a la faculté d'absorber les aigreurs de l'estomac. La dose est depuis douze grains jusqu'à deux scrupules.

Vertus.

Dose.

REMARQUES.

Les substances osseuses sont toutes composées en grande partie de phosphate de chaux et d'un parenchyme mucilagineux qui sert de colle pour lier et donner de la consistance aux os : cette substance mucilagineuse se dissout dans l'eau et produit de la gelée, comme nous le dirons ailleurs.

La calcination qu'on fait éprouver aux substances osseuses a pour objet de détruire leur mucilage, afin d'avoir le sel seulement qui est très-blanc lorsque la calcination est bien faite. Cette calcination présente plusieurs difficultés, qui viennent de la nature de la substance et de la manière dont le parenchyme est mêlé et distribué avec cette même substance.

On considère la corne de cerf calcinée et broyée, comme un remède bon pour arrêter le cours de ventre et adoucir les aigreurs d'estomac. La dose est depuis douze grains jusqu'à deux scrupules.

Vertus.

Dose.

Alun calciné.

On met la quantité que l'on veut d'alun dans une terrine de terre non-vernissée : on place cette terrine sur un fourneau rempli de charbons ardens : aussitôt que l'alun s'échauffe, il entre dans une sorte de fusion que l'on nomme *liquéfaction aqueuse* ; parce qu'elle n'est due qu'à la grande quantité d'eau contenue dans ses cristaux, laquelle fait la moitié de leur poids. A mesure que l'alun se dessèche et qu'il perd l'eau de sa cristallisation, il se boursoufle considérablement : il devient rare, spongieux et parfaitement blanc : il cesse de bouillonner lorsqu'il est entièrement privé d'humidité : on le réduit en poudre fine, et on le serre dans une bouteille : c'est ce que l'on nomme *alun calciné*.

Vertus. L'alun calciné est employé à l'extérieur comme un fort bon escarotique pour consumer les chairs baveuses, les excroissances, et pour ouvrir les chancres.

Corne de Cerf préparée à l'eau.

On prend la quantité que l'on veut de *cornichons* ou extrémités des rameaux de cornes de cerf : on les fait bouillir dans l'eau pendant cinq à six heures : on leur ôte la matière spongieuse qui se trouve dans l'intérieur : on réitère l'ébullition encore une fois ou deux : on ratisse la surface pour ôter l'écorce grise et les petits nœuds qui s'y trouvent : on la fait sécher ; c'est ce que l'on nomme *corne de cerf préparée philosophiquement à l'eau*.

Vertus. On estime que la corne de cerf préparée à l'eau est propre contre l'épilepsie, la paralysie, l'apoplexie,
Dose. et les autres maladies du cerveau : la dose est depuis douze grains jusqu'à deux scrupules. Mais ces vertus sont absolument imaginaires ; elle n'a pas d'autres vertus que la corne de cerf calcinée dont nous avons parlé précédemment.

Remarques.

Le centre des cornichons de cornes de cerf est rempli d'une substance spongieuse qui est dure et difficile à être séparée ; mais lorsque ces mêmes cornichons ont bouilli dans l'eau pendant quelques heures, la partie spongieuse devient friable et facile à être enlevée. On se sert pour cela d'un tire-moëlle ou d'une petite sonde dont les épiciers font usage pour sonder les fromages. Il en est de même de l'écorce de ces mêmes cornichons ; elle s'enlève facilement avec un couteau, après qu'ils ont bouilli pendant dix ou douze heures dans l'eau.

Eau de Chaux.

Pour faire de l'eau de chaux on prend la quantité que l'on veut de chaux vive : on la met dans une terrine de grès ; on verse par-dessus une suffisante quantité d'eau, mais peu-à-peu : on remarque quelque temps après, et quelquefois sur-le-champ, que le mélange s'échauffe considérablement ; l'eau pénètre les parties de la chaux ; la chaleur qu'elle éprouve la réduit en vapeurs ; elle tend à se dissiper ; elle écarte les parties de la pierre calcinée avec une violence considérable qui excite un bruit qu'on peut entendre quelquefois à cinquante pieds de distance ; une partie de l'eau qui pénètre la chaux se dissipe en vapeurs par la chaleur excitée : cette chaleur est même si grande qu'elle met toutes les liqueurs en ébullition ;

à mesure que la chaux s'éteint, on ajoute de l'eau afin de la délayer : lorsque l'extinction de la chaux est entièrement faite, on filtre la liqueur, elle passe claire, limpide, sans couleur ; elle a une saveur âcre et amère ; c'est ce que l'on nomme *eau de chaux*.

Vertus.   L'eau de chaux est employée intérieurement pour guérir les ulcères des poumons : dans ce cas on la mêle avec du sirop violat. On la mêle dans le lait qu'on veut faire prendre pour empêcher qu'il ne s'aigrisse dans l'estomac. On a encore découvert à l'eau de chaux une vertu lithontriptique, c'est-à-dire, propre à dissoudre la pierre dans la vessie ; mais elle
Dose.   ne réussit pas toujours. La dose de l'eau de chaux est depuis une once jusqu'à quatre : elle occasionne ordinairement la soif.

Lorsqu'on prépare de l'eau de chaux, on emploie ordinairement beaucoup de chaux à proportion de la quantité d'eau. Quand on a séparé la première eau, on en repasse de nouvelle sur le marc, et on nomme cette dernière, *eau de chaux seconde*. On croit communément qu'elle est moins forte que la première; elle est cependant semblable, à moins qu'on n'ait employé une grande quantité d'eau à la première lotion. Il vaut beaucoup mieux affaiblir l'eau de chaux première, après qu'elle est faite, avec une égale quantité d'eau.

Lorsque l'eau de chaux est exposée au contact de l'air, il se forme à la surface une pellicule : c'est ce que l'on nomme *crème* ou *pellicule de chaux*. Cette matière n'est qu'un sous-carbonate calcaire.

On fait encore usage, dans la médecine, de l'eau

de chaux d'écailles d'huîtres. Voici la manière de la préparer :

Eau de Chaux d'écailles d'huîtres.

On prend des écailles d'huîtres : on les lave pour emporter toutes les matières étrangères et la matière mucilagineuse : on en met la quantité que l'on veut dans un creuset que l'on place dans un fourneau à vent ; on chauffe ce creuset par degrés, et on le tient obscurément rouge pendant environ douze heures, ou jusqu'à ce que les coquilles n'exhalent plus de vapeurs : alors on augmente le feu violemment, et on l'entretient en cet etat pendant environ deux ou trois heures. On ôte le creuset du feu, et lorsqu'il est refroidi, on verse ce qu'il contient dans une terrine de grès. On procède ensuite à la préparation de l'eau de chaux de la même manière que nous l'avons dit précédemment.

Si on a employé vingt-quatre livres de coquilles d'huîtres, on obtiendra treize livres de bonne chaux.

L'eau de chaux d'écailles d'huîtres a les mêmes vertus que l'eau de chaux ordinaire : elle mérite la préférence en ce que les coquilles d'huîtres ne peuvent jamais contenir de matières étrangères ; au lieu que les pierres calcaires avec lesquelles on fait la chaux ordinaire peuvent contenir des matières minérales étrangères à la chaux et à l'eau de chaux.

Vertus.

Soufre lavé.

On prend la quantité que l'on veut de soufre sublimé ; on y ajoute le double, ou à-peu-près, de son poids d'eau bouillante ; on fait bouillir le tout pendant environ un quart-d'heure ; on décante l'eau. qu'on jette comme inutile : on réitère la même opération jusqu'à ce que l'eau soit insipide, on fait ensuite sécher à une douce chaleur.

Vertus.

Dose.

Le soufre et les fleurs de soufre sont bons dans les maladies du poumon et de la poitrine. La dose est depuis douze grains jusqu'à un gros.

On mêle le soufre avec de la graisse, et on en forme un onguent qu'on emploie à l'extérieur, avec succès, pour guérir les dartres, la gale et la gratelle.

Le soufre ainsi purifié est d'un usage plus sûr dans la médecine que le soufre ordinaire.

Eponge préparée avec de la Cire.

On prend la quantité que l'on veut d'éponges fines coupées en morceaux plats : on les lave dans de l'eau en les maniant jusqu'à ce que l'on ait fait sortir toutes les petites pierres et les coquilles qu'elles contiennent ordinairement : on les fait bien sécher ; on les coupe ensuite avec des ciseaux, par tablettes de l'épaisseur de trois à quatre lignes. On fait fondre de la cire jaune ou blanche dans un vaisseau convenable : on y plonge les morceaux d'éponge, et on les y laisse un instant pour donner le temps à un petit reste d'humidité de se dissiper ; on met ensuite ces éponges bien imbibées de cire, entre des planches à la presse, afin de faire sortir une certaine quantité de la cire : on les laisse en presse jusqu'à ce qu'elles soient entièrement réfroidies.

Usage.

L'éponge préparée avec de la cire s'emploie à l'extérieur, et on l'introduit dans certaines plaies, lorsqu'il est nécessaire d'empêcher qu'elles ne se ferment, afin d'entretenir un écoulement de pus : on met un petit morceau dans la cavité des plaies; la chaleur ramollit la cire ; l'éponge reprend son élasticité, écarte les lèvres des plaies, et empêche leur réunion.

Remarques.

Si les éponges contiennent un peu d'humidité lorsqu'on les met à la presse, elles laissent aller toute la cire en les exprimant, et elles conservent toute leur élasticité, sans, pour ainsi dire, retenir de cire : lorsque cet inconvénient arrive, il faut les laisser sécher, ou les tenir dans la cire fondue et bien chaude, jusqu'à ce qu'il n'y reste plus d'humidité. Lorsqu'on exprime les éponges pour faire sortir le superflu de la cire, il faut le faire de manière qu'il en reste une certaine quantité, parce qu'il est possible, en les exprimant trop fort, de faire sortir toute la cire; elles reprendraient toute leur élasticité qu'on cherche à leur faire perdre par cette opération. Trois onces d'éponges fines, plongées dans une livre et demie de cire jaune fondue, doivent retenir environ sept onces de cire. Cependant la quantité peut varier à proportion qu'on exprime plus ou moins : le médicament n'en sera pas moins bien préparé.

Préparation du Fungus *de Chêne.*

Le *fungus, champignon* ou *agaric de chêne,* est

une excroissance spongieuse qui vient aux vieux arbres : on préfère celle qui vient sur les chênes; mais l'expérience a appris que celles qui viennent sur les autres arbres sont également bonnes pour l'usage qu'on en fait. Ce *fungus* est composé de deux substances ; l'une est molle, flexible et pliante comme de la peau; l'autre est dure et ligneuse : on en sépare cette dernière substance de la manière suivante.

Lorsque le *fungus* est parfaitement sec, on le coupe par morceaux de l'épaisseur de trois à quatre lignes, par le moyen d'une scie ou avec un bon couteau : on le bat sur un billot de bois avec une masse de fer pour que les fibres ligneuses se réduisent en poussière peu-à-peu; ensuite on le frotte de temps en temps entre les mains, afin de faciliter la sortie de la partie ligneuse : on continue la même opération jusqu'à ce que toutes les fibres ligneuses soient emportées, et que le *fungus* devienne aussi doux au toucher que la peau la plus douce.

Vertus. Le champignon de chêne, ainsi préparé, a la vertu singulière d'arrêter le sang, même des gros vaisseaux et des artères, pourvu qu'il soit appliqué immédiatement sur les ouvertures. Il paraît qu'il agit particulièrement par ses petites fibres qui chatouillent, qui irritent et picotent l'embouchure des vaisseaux ouverts, et les forcent à se contracter et à se fermer.

Les chirurgiens qui ont fait des essais sur différentes matières pour arrêter le sang, ont remarqué que la râclure de chapeau, et la laine cardée au point d'être presque réduite en poussière, produisent les mêmes effets que le fungus de chêne ; mais cette dernière substance est préférée, parce qu'il est facile de se la procurer. Ce remède est, sans contredit, un des meilleurs qu'on puisse employer pour arrêter le sang des plaies externes : il ne peut jamais avoir de suites fâcheuses, comme l'eau de Rabel, qui étant un acide très-actif, coagule le sang, peut occasionner et occasionne même souvent des embarras et des obstructions dans les vaisseaux.

Jusqu'à présent il paraît qu'on n'a point tenté de faire prendre ce *fungus* par la bouche pour les plaies internes : il y a lieu de présumer que, quoique réduit en poudre subtile, il produirait, en se gonflant dans l'estomac, tous les dangereux effets de l'éponge réduite en poudre.

C'est avec ces mêmes *fungus* ainsi préparés, qu'on fait l'*amadou*; on les plonge dans une décoction de poudre à canon; on les frotte, afin de les bien imprégner de cette poudre : on les fait sécher, et on les frotte de nouveau pour les adoucir et emporter le superflu de la poudre.

Purification du Mercure.

Ordinairement on purifie le mercure en le faisant passer à travers une peau de chamois, à dessein de séparer les substances métalliques avec lesquelles il peut être mêlé ; mais d'après ce que nous en avons dit précédemment (1), il est facile de sentir l'insuffisance de ce procédé : il faut de nécessité distiller ce

---

(1) A l'article de la falsification.

lui qui doit être employé à l'usage de la médecine, soit pour l'intérieur, soit pour l'extérieur : on le passe ensuite, à plusieurs reprises, à travers un linge très-serré pour séparer la poussière qu'il peut avoir ramassée, et jamais à travers une peau, parce que l'huile qui a servi à préparer la peau, se détache, se mêle avec le mercure et le salit continuellement: cet inconvénient n'arrive point en se servant d'un linge propre.

Vertus. Le mercure ou vif-argent, est employé pour tuer les vers des enfans : on le fait bouillir dans de l'eau, et on leur en fait boire la décoction : il faut observer de faire cette ébullition dans un vase de verre. On a remarqué de bons effets de cette eau mercurielle, quoiqu'il soit bien certain qu'il ne se dissout aucune portioncule de mercure.

Le mercure tue les poux, les puces et les autres petits insectes du corps : on le mêle avec de la graisse pour faire un onguent qu'on emploie à cet usage.

Le mercure est un spécifique dans les maladies vénériennes; on le donne aussi comme fondant : il est très-efficace dans la plupart des obstructions invétérées des glandes lymphatiques.

Le mercure coulant s'emploie rarement seul : on en fait une infinité de préparations qui ont chacune leurs vertus particulières. Voyez ma *Chimie expérimentale et raisonnée*.

Autrefois on faisait prendre le mercure cru à grande dose dans les coliques de *miserere*, afin que, par son poids, il fixât le mouvement convulsif des intestins; mais on a reconnu qu'il faisait toujours beaucoup de mal, et qu'il n'a jamais soulagé ni guéri de malade.

De la Pulvérisation.

La pulvérisation est une opération mécanique, par le moyen de laquelle on divise et on réduit en molécules très-déliées les substances quelconques.

On pulvérise les drogues simples, 1.° pour les rendre plus faciles à prendre, afin qu'étant plus divisées, elles produisent mieux leurs effets ; 2.° pour qu'elles puissent mieux se mêler avec d'autres substances, et afin d'en faire des médicamens composés.

Les substances qui sont du ressort de la pulvérisation, peuvent être considérées comme étant sous deux états différens ; et elles exigent, par rapport à cela des manipulations différentes pour parvenir à les pulvériser, ce qui nous oblige à diviser cette matière en deux articles : savoir, la pulvérisation par contusion et la porphyrisation.

La pulvérisation par contusion consiste à piler dans un mortier les corps qu'on veut pulvériser : toutes les substances du ressort de cette opération sont celles qui sont flexibles, pliantes, et dont les parties sont trop tenaces entre elles pour se subdiviser par le frottement lorsqu'elles sont déjà parvenues à un certain degré d'atténuation ; telles sont presque toutes les substances végétales et animales.

Les substances du ressort de la porphyrisation sont celles qui sont aigres, cassantes, qui ne ramollissent point ou très-peu dans l'eau, qui n'ont que peu ou point de flexibilité ; telles sont les substances terreuses, les substances métalliques, les coraux, les yeux d'écrevisses, etc

De la Pulvérisation par contusion.

Les poudres sont simples et composées : elles sont aussi magistrales et officinales. Nous ne parlerons pour le présent que des poudres simples ou des matières pulvérisées, chacune séparément, nous réservant à parler des poudres composées dans une autre occasion.

La plupart des substances destinées à être pulvérisées, dans le mortier, exigent une division préliminaire qui se fait par le moyen des râpes, des limes, des couteaux, des ciseaux ou des moulins à café.

Lors donc qu'on veut pulvériser une substance quelconque, on la prépare d'abord comme nous le dirons successivement : on la met ensuite dans un mortier de fer ou approprié à la substance qu'on veut pulvériser : on frappe dessus avec un pilon jusqu'à ce qu'elle soit suffisamment réduite en poudre, et on a soin de frapper de temps en temps contre les parois du mortier, afin de lui donner plusieurs vibrations qui fassent tomber la poudre attachée autour de ses parois : on passe la poudre au travers d'un tamis couvert ou découvert, et plus ou moins serré, suivant le degré de ténuité que l'on veut donner à cette poudre : on pile de nouveau ce qui reste sur le tamis ; on le passe comme la première fois, et on continue ainsi de suite jusqu'à ce que la substance soit entièrement pulvérisée ; on enferme la poudre dans des bouteilles très-sèches qu'on bouche bien.

Remarques.

Lorsqu'on pulvérise des substances âcres, comme l'aloës, la gomme gutte, l'euphorbe, les cantharides, la scammonée, il convient de couvrir le mortier avec une espèce de sac de peau de mouton qu'on assujettit avec une ficelle autour du mortier et autour du pilon au milieu de sa hauteur, afin d'être moins incommodé par les matières qui s'élèvent en pilant. Les unes, comme l'euphorbe, excitent à éternuer violemment et occasionnent souvent des hémorragies et des bouleversemens considérables dans la tête. Les autres, comme la gomme gutte, la scammonée, les cantharides, l'écorce de garou, produisent les mêmes effets sur les nerfs olfactifs et sur les yeux, avec un peu moins de violence, à la vérité; mais ces substances occasionnent dans la bouche, dans les yeux et dans la gorge des picotemens qui excitent une salivation très-abondante, et un écoulement d'eau par les yeux et par les narines; et assez souvent le vomissement s'en suit. L'écorce de garou est une des substances les plus dangereuses à pulvériser; elle excite l'éternuement, le crachement de sang, un érysipèle au visage, une ophtalmie considérable: il est donc nécessaire, lorsqu'on réduit cette substance en poudre ainsi que les précédentes, de se boucher les narines avec du coton imbibé d'huile d'amandes douces, et de se couvrir la bouche avec une serviette ou un mouchoir un peu moite, afin que l'air se filtre au travers avant que de le respirer. On se sert d'un tamis couvert pour passer toutes les substances qu'on veut réduire en poudre très-fine, afin de ne pas perdre la portion la mieux pulvérisée qui voltigerait dans l'air. On sent bien que cette précaution est encore plus nécessaire pour tamiser les substances âcres dont nous parlons, afin d'en être moins incommodé.

Les matières fortes et âcres, comme la gomme gutte, l'aloës, la coloquinte, demandent à être réduites en poudre, la plus fine qu'il soit possible, parce que, lorsqu'elles ne le sont pas, il est difficile de les distribuer également avec les autres drogues dans les médicamens composés ; elles occasionnent alors des tranchées et des coliques, sur-tout la coloquinte, qui est une substance spongieuse qui se gonfle beaucoup par l'humidité qu'elle trouve dans les premières voies. C'est par cette raison que les anciens recommandaient de piler la coloquinte avec un mucilage, afin de la réduire en une pâte qu'on faisait sécher et qu'on pilait de nouveau avec du mucilage ; on réitérait cette opération deux ou trois fois, pour diviser la coloquinte de plus en plus, afin qu'elles ne produisît pas les accidens qu'elle a coutume d'occasionner lorsqu'elle est mal pulvérisée. Mais ces opérations sont inutiles lorsqu'on fait passer la poudre au travers d'un tamis de soie bien serré.

Les poudres destinées à entrer dans les médicamens qui doivent être appliqués sur les yeux, doivent être très-fines ; lorsque ces poudres sont trop grossières, elles causent des douleurs aux tuniques des yeux en les picotant.

On pulvérise les substances différemment, selon qu'elles sont plus ou moins friables. Par exemple, on frappe de toutes ses forces sur les substances dures et ligneuses, tandis qu'on ne fait que triturer légèrement, c'est-à-dire, promener circulairement le pilon dans le fond du mortier lorsqu'on pulvérise les résines et les gommes-résines sèches et friables : telles sont l'aloës, l'euphorbe, l'opopanax, la gomme ammoniaque, la gomme de genièvre ou sandarac, le mastic, etc. Si l'on frappait avec violence sur ces substances en les pulvérisant, elles s'échaufferaient : la plupart se réduiraient en pâte, et elles s'attacheraient toutes au pilon et au fond du mortier au lieu de se pulvériser.

Lorsqu'on pulvérise quelque substance que ce soit, il s'en élève toujours une portion dans l'air, et qui est en pure perte. Les anciens pensaient que c'était la partie la plus subtile et la plus efficace de la drogue qui se dissipait ainsi; ils recommandaient, pour cette raison, d'ajouter quelque liqueur appropriée, en pulvérisant ces substances, pour empêcher cette dissipation, comme, par exemple, de l'eau de canelle lorsqu'on réduit de la canelle en poudre; mais c'est une erreur dans laquelle est tombé Silvius, et que quelques personnes ont adoptée. La portion qui se dissipe est exactement de même nature que celle qui reste dans le mortier. La pulvérisation n'a point la propriété de décomposer les corps ; ce n'est qu'une division mécanique ; chaque molécule de ce qui reste contient exactement, et dans les mêmes proportions, les mêmes principes que ce qui se dissipe.

Il y un inconvénient d'arroser ainsi les substances lorsqu'on les pulvérise ; l'eau qu'on ajoute ramollit la partie extractive, la sépare en quelque manière de ses cloisons et l'altère sensiblement; on est obligé de faire sécher la poudre après qu'elle est faite, si on veut qu'elle se conserve ; et l'humidité, en se dissipant, emporte avec elle une grande partie des principes les plus volatils. D'ailleurs, les substances qui ont été mouillées fournissent des poudres qui sont toujours plus colorées que celles qui ne l'ont point été.

Il vaut mieux supporter la perte et ne rien ajouter pendant la pulvérisation des substances, si on veut les avoir avec toutes leurs propriétés.

Les anciens recommandaient d'oindre le fond du mortier et le bout du pilon avec quelques gouttes d'huile d'amandes douces, ou d'ajouter des amandes douces ou amères en pulvérisant certaines drogues âcres ; mais c'est encore une très-mauvaise méthode, parce que l'huile de ces amandes rancit au bout d'un certain temps, et communique de mauvaises qualités aux poudres. Silvius condamne cette méthode; mais ce n'est que dans les poudres composées, comme nous le dirons dans son temps. Il recommande même d'employer, pour pulvériser la scammonée, de vieilles semences rances, parce qu'elles rendent mieux leur huile.

Examinons présentement les différentes manières de préparer les drogues qu'on veut pulvériser, et les phénomènes qu'elles présentent pendant leur pulvérisation.

Les bois, les grosses racines, comme celles de pareyrabrava ; les os, les cornes, comme celles de pied-d'élan ; les fruits durs, comme sont les fèves de Saint-Ignace, les noix vomiques, etc., doivent être râpés avant que d'être pilés, sans quoi on aurait beaucoup de peine à réduire ces substances en poudre. D'ailleurs, celles qui sont ligneuses forment de petites fibres qui se logent dans les pores du tamis, et passent même au travers de ceux qui sont le plus serrés. Les substances osseuses, les cornes ou les fruits durs que nous avons nommés, sont très-élastiques : ces matières sont difficiles à pulvériser, et l'on n'en vient à bout qu'à force coups de pilon.

Les racines fibreuses, comme sont celles de guimauve, de réglisse, d'énula-campana, doivent être mondées de leurs écorces : on les ratisse avec un couteau, et on les coupe par tranches très-minces avant que de les soumettre à la pulvérisation, sans quoi leurs poudres seraient remplies de petits filamens qui ressemblent à des poils, et qu'on aurait beaucoup de peine à séparer. Cette remarque est générale pour toutes les racines fibreuses.

Lorsque les racines sont petites, on les réduit en poudre, telles qu'elles sont, après les avoir nettoyées des matières étrangères. Il y a beaucoup de substances auxquelles il faut enlever quelques unes de leurs parties avant que de les pulvériser, comme les myrobolans citrins, desquels on sépare les noyaux, les racines d'ipécacuanha, dont on sépare les cœurs ligneux ; les follicules de séné, dont on doit séparer les semences ; et beaucoup d'autres.

On met les myrobolans, les uns après les autres, dans un mortier : on frappe légèrement dessus avec un pilon pour casser seulement l'écorce charnue : on la sépare à mesure et on la met à part : on rejette le noyau comme inutile : on continue ainsi de suite jusqu'à ce qu'on en ait suffisamment : alors on les réduit en poudre.

On fait la même chose aux racines d'ipécacuanha : on sépare exactement le cœur ligneux d'avec l'écorce résineuse qui se casse par petits morceaux, et on réduit cette écorce en poudre lorsqu'on en a une suffisante quantité ainsi préparée.

Plusieurs sont dans l'usage de piler la racine d'ipécacuanha, sans en avoir auparavant séparé le cœur ligneux, parce que cette préparation est longue et ennuyeuse. Ils disent que cette racine, ainsi que toutes les plantes, ne se réduit pas en poudre dans toute sa substance en même temps, mais successivement, et qu'ainsi l'écorce d'ipécacuanha, qui est très-sèche et très-friable, se pulvérise la première par préférence au cœur ligneux qui est plus dur; mais il est certain que cette dernière substance, qui a peu de vertu, se trouve pilée en grande partie conjointement avec l'écorce extérieure. Il est bien vrai que lorsqu'on pile une plante avec ses tiges, ce sont les feuilles qui se pulvérisent les premières, ensuite les côtes les plus délicates, et enfin les grosses tiges ligneuses; mais on n'en doit tirer aucune conséquence pour l'ipécacuanha, qui est un remède important pour la médecine : d'ailleurs ces séparations pendant la pulvérisation, ne sont jamais exactes, comme je viens de le faire remarquer.

Lorsqu'on réduit l'ipécacuanha en poudre, il faut apporter toutes les précautions dont nous avons parlé précédemment pour les substances âcres ; la poudre qui s'élève hors du mortier, produit les mêmes inconvéniens.

Avant que de piler les herbes, on doit en séparer les côtes et les tiges. ces parties sont ligneuses, et ont moins de qualité que les feuilles. Lorsqu'on a tiré une certaine quantité de poudre des feuilles, on doit jeter ce qui reste comme inutile : les fibres ligneuses des feuilles sont ordinairement les parties les plus difficiles à réduire en poudre, et elles ont moins de vertu que la substance qui s'est pulvérisée la première. Cette remarque ne doit pas être regardée comme générale pour toutes les substances qu'on réduit en poudre; car il y en a dont la portion qui se pulvérise la première est la moins bonne : ce sont celles qui sont ligneuses et qui abondent en même temps en principes gommeux et résineux dans lesquels réside toute leur vertu; tels sont le jalap, le quinquina, etc.

Lorsqu'on pulvérise ces substances, sur-tout le quinquina, c'est toujours la portion ligneuse et de peu de vertu qui se réduit en poudre la première. On sépare, par le moyen du tamis, cette première poudre pour ne l'employer qu'à faire de l'extrait : ce qui se pulvérise ensuite a infiniment plus de vertu ; et enfin la dernière portion, qui est plus difficile à pulvériser, est la meilleure de toutes. Ces diverses portions de quinquina diffèrent tellement entre elles, que la première poudre rend à peine, par l'ébullition dans l'eau, un demi-gros d'extrait sec par once, tandis que le résidu fournit jusqu'à deux gros d'extrait desséché au même point.

Les différences qu'on remarque entre les premières portions de poudre fournie par les plantes, et celles que fournissent le quinquina et le jalap, viennent de ce que ces dernières substances contiennent beaucoup de gomme et de résine, dans lesquelles, comme nous l'avons dit, réside toute leur vertu : ces substances sont flexibles et élastiques, parce qu'elles ne sont jamais dans un état de siccité aussi parfait que la partie ligneuse : elles sont plus difficiles à se réduire en poudre.

L'extérieur de l'écorce de quinquina est noir, chagriné; l'intérieur est purement ligneux, il est le plus souvent dans un état d'aubier. Ces deux portions des écorces du quinquina n'ont presque point de vertu : c'est le milieu qui contient la plus grande quantité de principes gommeux et résineux. Les superficies extérieures et intérieures des écorces de quinquina se réduisent en partie en poudre par le frottement qu'elles éprouvent pendant le transport, et fournissent une assez grande quantité de poussière grossière qu'on trouve au fond des ballots de quinquina. Cette poussière n'a presque point de vertu. Quelques personnes achèvent de la pulvériser, et la vendent pour du quinquina en poudre; mais il est facile de la distinguer de la poudre de bon quinquina, parce qu'elle est parsemée d'une grande quantité de petits points noirs, et qu'elle est remplie de fibres ligneuses qui ressemblent à des poils : d'ailleurs la saveur en est toujours moins amère.

Presque toutes les plantes et les fleurs minces et délicates sont sujettes à se ramollir à l'air : telles sont les sommités de la plupart des plantes, les fleurs de camomille, celles de sauge, de matricaire, de rose rouge, etc. On enferme ces parties délicates des végétaux entre deux papiers : on les fait sécher devant le feu, et on les pulvérise aussitôt qu'elles sont sèches, sans quoi elles se ramollissent de nouveau par l'humidité de l'air qu'elles attirent. Cette remarque est absolument nécessaire à faire pour le safran, qui contient beaucoup de principes extractifs, et qui se ramollit à l'air très-promptement. Quelques personnes sont dans l'usage de pulvériser le safran, en y ajoutant quelques gouttes d'huile d'amandes douces pour en exalter la couleur ; mais nous avons expliqué plus haut les raisons qui doivent faire proscrire cette méthode.

Il y a des fleurs qui, quoique très-sèches en apparence, conservent cependant un peu d'humidité, ou elles en attirent de l'air assez pour végéter dans des boîtes qui les renferment ; telles sont celles de pied-de-chat, de tussilage, etc., qui se réduisent en duvet au bout d'un certain temps. Lorsqu'elles sont dans cet état, on doit les rejeter et ne point les employer dans les poudres, parce que celles qu'elles fournissent sont pleines de duvet. On coupe celles qui sont en bon état, et on les fait sécher devant le feu avant que de les réduire en poudre.

Les semences sèches et farineuses, telles que celles d'atriplex, de coriandre, de lupins, de riz, etc., peuvent se réduire en poudre comme toutes les autres substances dont nous avons parlé jusqu'à présent. On doit avoir attention seulement de ne pas piler longtemps celles qui ont des écorces dures, et préférer la poudre qui passe la première, comme meilleure et contenant moins de son.

Les semences huileuses, telles que les pignons doux, les quatre semences froides, se réduisent en pâte lorsqu'elles sont seules ; et elles ne peuvent se pulvériser que lorsqu'elles sont mêlées avec des substances sèches qu'on réduit en poudre avec elles : elles doivent être mondées de leurs écorces. Dans l'article des poudres composées, nous exposerons les moyens de les mêler convenablement avec les autres ingrédiens.

A l'égard des semences huileuses qu'on veut réduire en poudre sans mélange d'autres médicamens, Silvius recommande de les couper menues, de les étendre sur du papier qui pompe bien l'huile, et de les mettre ensuite avec du sucre pour pouvoir les réduire en poudre plus facilement ; c'est ce qu'il faut observer, par exemple, à l'égard des quatre semences froides, des pignons doux, etc., parce que ces matières ne contiennent rien d'aromatique : il ne reste que le parenchyme de ces semences, privé de la plus grande partie de leur huile. Mais il n'en est pas de même des matières aromatiques huileuses, comme sont le girofle, la vanille qu'on fait entrer dans le chocolat, et la muscade ; il faut piler ces matières avec le sucre, sans imbiber leur huile auparavant, et l'on doit choisir pour cela un temps sec, sans quoi le sucre s'humecte, et le mélange est très-difficile à se réduire en poudre et ne passe point au travers du tamis.

Les gommes résines et les sucs gommeux extractifs tels que le galbanum, le bdellium, le sagapenum, l'assa-fœtida, l'opium, les sucs d'acacia et d'hypocistis, etc., doivent être séchés, ou au bain-marie ou devant le feu, lorsqu'on veut les réduire en poudre chacun séparément, parce que ces substances sont toujours molles et visqueuses : il faut aussi avoir attention de les pulvériser dans un temps sec et froid, comme celui des grandes gelées. Ces matières ne doivent être que triturées : les buchettes qui se trouvent mêlées parmi les gommes-résines ne se pulvérisent point ; elles restent sur le tamis : si l'on faisait agir le pilon avec violence, la chaleur qu'il occasionnerait les réduirait en masses qui s'attacheraient au fond du mortier, et elles ne pourraient se pulvériser. On ne doit réduire ces matières en poudre qu'à l'instant où elles doivent être employées, parce que, pour peu qu'on les conserve ainsi pulvérisées, elles se pelotonnent et se remettent en masse, à l'exception cependant de quelques gommes-résines, comme la myrrhe, la gomme de lierre, etc., qui ne se mettent point en masse aussi facilement que celles que nous avons nommées d'abord.

Lorsqu'on pulvérise les gommes simples, comme la gomme arabique, la gomme adragant, etc., on choisit un temps sec : on fait chauffer un peu le fond du mortier et le bout du pilon, afin de faire dissiper une petite quantité d'humidité. La gomme adragant qui est pliante, élastique, repousse le pilon qui la frappe, comme un ressort, et elle ne se réduit en poudre que par des coups de pilon multipliés. On doit mettre à part la première et la seconde poudres, parce qu'elles sont moins blanches que celle qui vient ensuite : elles sont remplies de petits points noirs par les impuretés qui étaient à la surface de la gomme, et qui se pulvérisent les premières : on peut les employer à beaucoup d'usages où la blancheur des gommes n'est pas nécessaire.

Presque toutes les résines pures, qui sont sèches et friables, se pulvérisent facilement ; telles sont le sandarac, le mastic en larmes, le benjoin, le tacamahaca, etc : on se contente de les triturer. Toutes ces résines sont électriques par frottement : l'effort du pilon, en les pulvérisant, suffit pour les électriser; c'est ce qui fait que la poussière qui s'élève en les pilant s'attache autour du mortier, et qu'elle s'y porte avec une sorte de précipitation, parce que le mortier n'est pas électrique par frottement. Le soufre, qui est également électrique par frottement, produit le même effet. On s'aperçoit de cette propriété des résines et du soufre, en grattant circulairement avec une spatule de fer : la poudre attachée aux parois du mortier, se porte ordinairement sur un endroit net des parois, plutôt que de tomber au fond.

Les parties des animaux qu'on réduit en poudre, doivent être séchées au bain-marie, comme le *castoreum*, le sang de bouquetin, les poumons de renard, etc. On sépare les membranes qui servent d'enveloppe.

Quelques personnes ont mis en usage les vessies de

quelques animaux pour les incontinences d'urine : je crois que c'est sans fondement qu'on leur attribue cette vertu. Quoi qu'il en soit, lorsqu'on veut les réduire en poudre, il faut les couper en lanières très-étroites, les diviser ensuite en parties très-menues, et les pulvériser tandis qu'elles sont sèches et chaudes, dans la crainte qu'elles ne se ramollissent à l'air.

Tout ce que nous venons de dire sur la pulvérisation par contusion, doit suffire pour bien entendre la manière de pulvériser les substances que nous n'avons point nommées : ainsi nous ne donnerons pas un plus grand nombre d'exemples afin d'éviter les redites.

Préparation des nids d'hirondelles.

On prend la quantité que l'on veut de nids d'hirondelles : on les pulvérise dans un mortier ; on en sépare la paille à mesure qu'elle se détache : on passe la poudre au travers d'un tamis de soie très-serré, et on la conserve dans une bouteille qui bouche bien. Cette matière est un mélange de terre que ces oiseaux ramassent de tous côtés, dont la plus grande partie est de nature argilleuse.

Les nids d'hirondelles sont d'usage dans la médecine : on les emploie en cataplasme pour l'esquinancie et pour les maux de gorge.

Vertus.

Manière de tamiser et de cribler.

Lorsque les substances qu'on pulvérise sont réduites en poudre jusqu'à un certain point, on est obligé de séparer de temps en temps ce qui est pulvérisé d'avec ce qui a échappé aux coups de pilon, car si l'on continuait de piler, on ferait voltiger dans l'air presque toute la substance qu'on réduit en poudre. On se sert pour cela d'un tamis de soie ou de crin, couvert ou non couvert, qu'on remue entre les mains : on le frappe sur une table lorsque la poudre est trop difficile à passer ; mais alors la poudre qu'on obtient est un peu grosse.

Quelquefois on repasse la poudre au travers du même tamis, en le secouant moins fort, afin de l'avoir plus fine : il reste le plus grossier sur le tamis. Il est difficile et presque impossible de faire passer au travers du même tamis la totalité d'une poudre qui y a déja passé en secouant fortement le tamis sur une table ou sur les bords du mortier.

On tamise aussi le mélange que l'on a fait de plusieurs poudres simples, afin de les mieux mêler pour former une poudre composée. Il faut alors se servir d'un tamis un peu plus gros que celui qui a servi à passer les différentes poudres, sans quoi le moins fin passant le dernier, la poudre se trouverait mal mêlée.

Les cribles sont des espèces de tamis de cuivre, de fer-blanc, de fil-de-fer, ou de peau de mouton, dont les trous sont beaucoup plus grands que ceux des tamis ordinaires. Ils servent pour séparer la poussière des drogues, ou les portions qui ont été brisées pendant le transport.

De la Porphyrisation.

La porphyrisation est une opération mécanique, par le moyen de laquelle on réduit les corps durs en molécules plus déliées que par la simple pulvérisation par contusion. Le nom de cette opération lui vient de la pierre de porphyre, sur laquelle ordinairement on divise les corps en les broyant. On emploie pour cela une seconde pierre de porphyre, ou toute autre pierre aussi dure, qu'on peut tenir commodément dans la main : cette dernière pierre, qu'on nomme la *molette*, est ordinairement figurée comme un pain de sucre ou à-peu-près. On fait agir la molette horizontalement sur la pierre de porphyre, afin que les corps qui se trouvent entre ces deux pierres se réduisent en poudre impalpable par le frottement qu'ils y éprouvent : on continue de faire agir la molette jusqu'à ce que les corps qui sont soumis à cette opération soient tellement divisés, que leurs molécules ne croquent plus sous les dents, ou du moins que très-peu, et que le frottement de la molette ne fasse plus de bruit (1).

On ajoute à la plupart des matières, en les broyant, de l'eau pure ou des liqueurs appropriées, afin de former des espèces de pâtes liquides ; ce qui donne plus de liberté pour faire agir la molette, et accélère la division des matières. On broie sans eau

---

(1) Voyez ce que nous disons sur le choix qu'on doit faire des pierres à broyer.

les substances qui peuvent s'altérer ou se décomposer par cet intermède, comme, par exemple, *la limaille de fer* qui se rouille par l'humidité, *les os des animaux*, les *mâchoires de brochets*, qui n'ont point été calcinés, et qui contiennent un parenchyme mucilagineux, qui se dissoudrait dans l'eau, et se séparerait par conséquent de la substance terreuse ; mais lorsque ces substances ont été privées de leur parenchyme par la calcination, on peut les broyer avec de l'eau.

Lorsque les matières que l'on a broyées à l'eau sont suffisamment porphyrisées, on en forme de petites masses de figure conique, qo'on nomme *trochisques* ; on partage ainsi les substances broyées afin qu'elles puissent sécher plus promptement, et pour éviter qu'elles ne se corrompent, comme cela arriverait à plusieurs si elles restaient en grandes masses, et qu'elles fussent long-temps à sécher, telles que les coquilles d'œufs, les yeux d'écrevisses, le corail, etc.

Pour former ces trochisques, on met la matière broyée, tandis qu'elle est encore en pâte claire, dans un entonnoir de fer-blanc, et, par le moyen d'un petit bâton, on la fait couler sur du papier très-peu collé, par petites portions qu'on arrange les unes à côté des autres, et elles prennent naturellement une figure conique ; on pose sur des tables de plâtre, bien sèches, les papiers garnis de ces trochisques, afin d'imbiber l'humidité plus promptement.

On forme encore ces trochisques d'une manière

plus prompte, à l'aide d'une petite palette de bois percée, par le bout opposé à celui qu'on tient dans la main, d'un trou dans lequel on assujettit l'entonnoir; tout près du bec de l'entonnoir et entre la main et lui, on pratique un petit pied d'un pouce plus long que le bec de l'entonnoir. Lorsqu'on veut se servir de cette machine, on garnit d'abord l'entonnoir de la matière qu'on veut trochisquer : on place l'entonnoir dans le trou de la machine : on arrange sur une table une feuille de papier : en frappant la machine sur son pied, il tombe un peu de la matière broyée, qui prend la forme d'un trochisque conique. Cette manière de trochisquer est très-commode et très-expéditive.

Les substances du ressort de la porphyrisation ont besoin d'être pulvérisées avant que de les y soumettre; au moyen de cette division préliminaire, elles sont plus commodes à broyer, et leur division extrême devient plus prompte. Mais plusieurs exigent encore quelques préparations avant même que de les réduire en poudre; c'est pourquoi il convient d'entrer dans ces détails.

Des substances qui n'ont besoin que d'être pulvérisées, et qu'on doit broyer sans eau.

Ces substances sont :

La corne de cerf calcinée,
Le crâne humain,
La limaille de fer;

Le spode ou ivoire calciné,
Les mâchoires de brochet,
Coraline de Corse ; etc., etc.

Ces matières et toutes celles qui sont de même nature, doivent être broyées sans eau; parce que, comme nous l'avons fait remarquer précédemment, les substances osseuses, calcinées, contiennent une petite quantité de matière saline qui peut avoir quelque efficacité pour l'usage auquel on les emploie; et les matières osseuses qui ne sont point calcinées, contiennent, comme nous le ferons observer, un mucilage adoucissant qui se séparerait si on les broyait avec de l'eau.

La *limaille de fer* doit être broyée à sec, à cause de la facilité avec laquelle le fer s'oxide : quelques personnes recommandent d'ajouter un peu d'eau en la broyant, afin de faciliter sa division, mais mal-à-propos.

Lorsque la limaille de fer est trop grosse, il convient, avant que de la broyer, de la pulvériser dans un mortier de fer avec un pilon de même métal, et de la passer au travers d'un tamis de soie très-serré; ce métal quoique ductile, est néanmoins pulvérisable par contusion. Si l'on ne prend pas cette précaution, la limaille s'arrondit par le frottement sous la molette, elle se réduit en petits globules qu'on a beaucoup de peine à broyer, sur-tout la limaille d'acier, parce qu'elle est beaucoup plus dure que celle de fer.

On ne devrait jamais employer pour l'usage intérieur la limaille de fer ou d'acier que vendent les serruriers et les couteliers, parce qu'ils emploient du cuivre pour braser ou souder le fer : ils liment ces deux métaux ensemble; aussi leur limaille contient-elle toujours du cuivre. Quelques personnes se contentent de séparer la limaille de fer d'avec celle de cuivre par le moyen de l'aimant ; mais il s'en faut de beaucoup que cette séparation se fasse exactement : les portions de cuivre adhérentes au fer sont enlevées par l'aimant à la faveur du fer. La limaille qu'on trouve toute faite, et qu'on peut employer sans danger, est celle des épingliers, qui ne font que de petits clous de fer, nommés *clous d'épingles* : mais il faut encore mieux n'employer que celle qu'on prépare soi-même avec du fer très-pur.

On a attribué au crâne humain la vertu de guérir l'épilepsie et les autres maladies du cerveau. La dose est depuis dix grains jusqu'à deux scrupules. Mais ces vertus sont absolument imaginaires : le crâne humain n'a pas plus de vertu que les os de pied de mouton réduits en poudre.

On entend par mâchoire de brochet, la mâchoire de cet animal et les osselets de la tête. On estime cette matière propre pour la pierre du rein et de la vessie, pour exciter l'urine, pour l'épilepsie, pour hâter l'accouchement, pour purifier le sang. La dose est depuis douze grains jusqu'à un gros. Les vertus de ces osselets sont aussi imaginaires que celles qu'on attribue au crâne humain.

La limaille de fer préparée est d'un très-grand remède dans la médecine : on l'emploie avec le plus grand succès comme tonique, et pour donner du ressort aux parties fibreuses : elle lève les obstructions bilieuses : elle convient par conséquent dans les pâles couleurs pour exciter les règles. La dose est depuis

Crâne humain.

Vertus.
Dose.

Mâchoire de brochet.
Vertus.

Dose.

Limaille de fer.

Vertus.
Dose.

deux jusqu'à vingt-quatre grains : le fer pris à petites doses, et long-temps continué, produit de très-bons effets.

Coraline de Corse ou *lémithocorthon* est une mousse marine qui croît sur les bords des rochers, et sur les sables ou graviers aux bords de la mer. Cette substance est mise en usage depuis quelques années pour tuer les vers et guérir les maladies vermineuses. Lorsqu'on nous apporte cette mousse, elle est moite, c'est-à-dire, un peu humide, parce qu'elle est imprégnée d'eau de mer; elle a une odeur de marécage très-forte, et elle est remplie de beaucoup de graviers de la nature des cailloux. Lorsqu'on veut la réduire en poudre, il convient de la faire sécher, et de la séparer de tout le sable et gravier dont elle est mêlée et de la pulvériser ensuite à l'ordinaire. On la passe après sur le porphyre pour la broyer sans eau, afin de réduire en poudre impalpable le peu de sable qui n'aurait pu se séparer : on serre la poudre très-sèche dans une bouteille qu'on bouche bien.

Vertus.
Dose.

Cette mousse est regardée comme un très-bon vermifuge ; on en fait prendre depuis six grains jusqu'à vingt-quatre aux enfans ; et on en donne par jour deux prises enveloppées dans de la bouillie, ou entre deux soupes : on la fait prendre jusqu'à un gros aux personnes adultes. On la fait prendre aussi en infusion ou en décoction ; alors on en fait bouillir un gros dans un verre d'eau, et on en prend deux prises semblables par jour, l'une le matin et l'autre le soir en se couchant. On en fait entrer un gros dans les portions purgatives : prise de cette manière, elle produit de très-bons effets. Lorsqu'on en fait usage en infusion, on se contente de la pulvériser grossièrement.

Des substances qu'on ne lave pas, et qu'il faut broyer avec de l'eau.

Ces substances sont :

La pierre calaminaire,	Les pierres précieuses,
La thutie,	Les os de sèches,
Le verre d'antimoine,	La pierre-ponce,
L'antimoine,	La terre cimolée,
La pierre hématite,	Les perles,
L'aimant,	La coraline.

Les anciennes pharmacopées recommandent de faire calciner la pierre calaminaire avant de la broyer ; mais Lemeri, dans sa pharmacopée, fait observer que cela est assez inutile, et en effet on se contente ordinairement de la broyer sans la faire calciner.

La pierre calaminaire est une mine de zinc : il y en a de différentes couleurs ; mais il n'y a que celle qui est rougeâtre qui soit d'usage dans la pharmacie ; sa couleur lui vient du fer qu'elle contient. La pierre calaminaire n'est usitée que pour l'extérieur : elle entre dans plusieurs onguens et emplâtres. Elle est astringente, propre pour dessécher et cicatriser. Vertus.

Thutie, connue aussi sous le nom de *cadmie des fourneaux*, et de *pompholix*. L'ancienne pharmacie recommandait de faire calciner cette matière avant de la broyer ; mais cela est inutile. La thutie est détersive, dessicative : elle s'emploie pour cicatriser les Vertus.

plaies et pour les hémorrhoïdes : on la dit aussi fort bonne pour les inflammations des paupières. La thutie ne s'emploie qu'a l'extérieur.

Vertus.

Le verre d'antimoine est un puissant émétique; on ne doit l'administrer qu'avec beaucoup de circonspection, parce que ses effets émétiques sont violens. La dose est depuis un quart de grain jusqu'à un grain.

Dose.

On donne le nom de *poudre de bellébát* au verre d'antimoine broyé.

L'antimoine est un métal : c'est la mine de ce métal qu'on nomme *sulfure d'antimoine*; il est composé de parties égales à-peu-près de métal et de soufre.

On le broie avec de l'eau jusqu'à ce qu'il soit réduit en poudre impalpable : quoiqu'il soit parfaitement broyé, il reste toujours parsemé d'une infinité de petits points brillans comme du mica très-fin. Cela vient de ce que l'antimoine lorsqu'il est parvenu à un certain degré de division, se broie difficilement. Le charbon qu'on broie à l'eau est dans le même cas : il reste toujours parsemé de points également brillans.

Vertus.

On fait prendre intérieurement l'antimoine broyé, comme fondant des humeurs visqueuses qui occasionnent les maladies de la peau. La dose est depuis un grain jusqu'à quatre. Donné à plus grande dose, comme de douze grains, il excite souvent des nausées et même le vomissement, principalement lorsqu'il se trouve des acides dans l'estomac.

Dose.

Pierre hématite, crayon rouge, ferest d'Espagne et sanguine, est une mine de fer cristallisée ordinairement en aiguilles. Cette mine est très riche en fer ; mais comme elle ne contient point de soufre, elle est de si difficile fusion qu'on ne l'exploite pas. Il y en a de deux espèces, l'une très-dure et l'autre fort tendre : on fait des crayons rouges avec cette dernière : l'une et l'autre sont d'usage en médecine.

On pulvérise la pierre hématite : on passe la poudre au travers d'un tamis de soie, et on la broie avec de l'eau.

La pierre hématite est fort astringente et dessicative. La dose est depuis six grains jusqu'à deux scrupules. On la fait entrer dans des bols et des opiats astringens. Vertus.
Dose.

La *terre cimolée* est le sédiment qu'on trouve au fond de l'eau dans l'auge des couteliers, au-dessus de laquelle ils repassent les couteaux : c'est un mélange d'acier rouillé et des portions de meules de grès qui s'usent ensemble en repassant les couteaux. On fait entrer cette substance dans les cataplasmes astringens. Elle a besoin d'être broyée sur le porphyre afin que les portions de pierre trop grossières dont elle est remplie ne blessent point les parties sur lesquelles on applique les cataplasmes. Cette terre ne se donne point intérieurement.

L'*aimant* est une mine de fer : il est estimé astringent, propre à arrêter le sang. On ne l'emploie qu'à l'extérieur. Vertus.

Os de sèches. On en sépare la partie osseuse qu'on rejette comme inutile : on n'emploie que la substance spongieuse et blanche qu'on enlève avec un couteau. Une livre de sèches rend huit onces de cette substance ou moëlle.

Vertus. Les os de sèches, pris intérieurement, sont absorbans, astringens, détersifs, apéritifs, dessicatifs, propres à exciter l'urine, à chasser la pierre et la gravelle. **Dose.** La dose est depuis douze grains jusqu'à un demi-gros.

La *coraline* est une plante pierreuse, qui doit être broyée comme les matières précédentes, après en avoir séparé les impuretés et les petits coquillages dont elle est remplie.

Vertus. La coraline préparée est propre pour tuer les vers, pour abattre les vapeurs, pour exciter les mois aux femmes, pour arrêter le cours de ventre. La dose est depuis six grains jusqu'à deux scrupules, et même un gros.

Pierres précieuses. Celles qui étaient d'usage dans l'ancienne pharmacie sont l'hyacinthe, l'émeraude, le saphir, le grenat et la cornaline. On leur attribuait des vertus cordiales; mais à présent on est revenu de cette erreur, et il est certain qu'elles ne peuvent avoir que des vertus pernicieuses. Comme elles ne sont nullement attaquables par nos humeurs, elles occasionnent des pesanteurs dans l'estomac. Lorsque ces pierres ne sont pas suffisamment broyées, leurs molécules grossières peuvent se nicher dans les parois de l'estomac et des intestins, et entamer ces parties comme le ferait du verre pilé.

Vertus. La *pierre ponce* est dessicative, détersive et légèrement astringente. On la fait entrer dans les opiats astringens qu'on donne à la fin des gonorrhées pour les arrêter.

Perles. On attribue aux perles des vertus cordiales

capables de résister au venin, de réparer les forces abattues, etc.; mais toutes ces grandes vertus sont absolument imaginaires : elles n'ont pas plus de vertu que le corail ou que les coquilles d'œufs; en effet, elles ont les mêmes propriétés ; elles sont propres à adoucir les acides de l'estomac, pour arrêter le cours du ventre, les hémorragies. La dose est depuis six grains jusqu'à un demi-gros.

Vertus.

Dose.

Des substances qu'on doit laver avant de les pulvériser, et qui se broient à l'au.

Ces substances sont :

Les nacres de perles,
Les coquilles de moules de mer,
Le corail rouge,
Les coquilles d'œufs,
Les écailles d'huîtres,
Les pierres d'écrevisses,
Le succin,
Le soufre,
Les pierres de carpes,
Les pierres de merlans.

On lave ces matières pour en séparer une sorte de mucilage qui se trouve à leur surface : ces matières sont, les nacres de perles, les coquilles de moules de mer, les écailles d'huîtres, les coquilles d'œufs, les pierres de carpes et les pierres de merlans : on les change d'eau de temps en temps jusqu'à ce qu'elle sorte claire : on sépare le plus exactement qu'il est possible, la membrane intérieure des coquilles d'œufs. On lave le corail rouge et les pierres d'écrevisses afin d'en séparer la poussière qui peut être adhérente à la surface. Le succin se lave afin d'en ôter la poussière, les petites pailles et les matières charbonneuses qui se trouvent parmi, et qui nagent sur l'eau, tandis que la plus grande partie du succin tombe au fond.

Lorsque ces matières sont nettoyées, on les met sur un tamis, on les fait sécher, on les pulvérise, et ensuite on les broie.

Nous avons indiqué précédemment la maniere de laver le soufre : souvent on broie le soufre sans l'avoir lavé : en général il blanchit considérablement à la porphyrisation : on le nomme alors *crême de soufre*. C'est, de toutes les préparations du soufre, celle qui mérite la préférence pour l'usage intérieur, parce qu'il est prodigieusement divisé.

Il y a encore une autre manière de préparer certaines substances terreuses que la nature nous fournit dans un état de division extrême auquel la porphyrisation n'ajouterait rien : ces substances sont ordinairement mêlées avec des matières sableuses et terreuses grossières, qu'il faut séparer. L'opération par laquelle on y parvient est le lavage de ces substances dans beaucoup d'eau. Les matières d'usage en médecine et en pharmacie, qui sont du ressort de cette opération, sont le bol d'Arménie, la terre sigillée et la craie, auxquelles on peut rapporter toutes celles que la nature fournit dans un état de division semblable. Nous en parlerons dans un instant.

Les nacres de perles, les coquilles de moules de mer, le corail rouge, les coquilles d'œufs, les écailles d'huîtres, les pierres d'écrevisses, les pierres de carpes et les pierres de merlans, sont des ma-

Vertus. tières absorbantes qui ont toutes les mêmes vertus

que les perles dont nous avons parlé précédemment : elles se donnent de la même manière et à la même dose : elles ne méritent l'une sur l'autre aucune préférence.

Le *succin* arrête le flux de ventre, les hémorragies, la gonorrhée : il résiste au venin. La dose est depuis dix grains jusqu'à une demi-dragme. *Vertus. Dose.*

On fait aussi brûler sur le feu, du succin, seulement concassé, pour en recevoir la fumée : elle modère la violence du rhume de cerveau et des catarrhes.

Le *soufre* est propre pour l'asthme, pour les ulcères de la poitrine et des poumons, pour la phthisie, pour résister à la pourriture, pour la gratelle, pour les dartres, pour discuter et résoudre les tumeurs : on s'en sert intérieurement et extérieurement. La dose pour l'intérieur est depuis quinze grains jusqu'à deux scupules. *Vertus.*

Lavage des terres, ou préparation des substances terreuses très-divisées par la nature.

Ces substances sont :

La craie,
La terre sigillée, ou terre argileuse de Lemnos,
Le bol d'Arménie,

On met l'une ou l'autre de ces substances dans une terrine avec beaucoup d'eau : on la laisse se détremper suffisamment ; ensuite on ajoute une grande quantité d'eau : on agite la liqueur, et lorsqu'elle est bien troublée, on la laisse déposer un moment les parties les plus grossières : on passe la liqueur trouble qui surnage, au travers d'un tamis de soie très-serré: on étend le mare, resté au fond de la terrine, dans une nouvelle quantité d'eau : on laisse déposer, et on décante au travers du même tamis la liqueur tandis qu'elle est trouble, on continue ainsi de suite jusqu'à ce que l'on voie que l'eau ne peut plus rester trouble qu'un instant : alors on rejette comme inutile la matière grossière qui se trouve au fond de la terrine : on laisse déposer toutes les liqueurs : on les décante, et lorsque la poudre fine est bien déposée, on réunit tous les sédimens en une seule terrine : on décante, autant que l'on peut, toute l'eau qui reste dans les sédimens : on met le mare égoutter sur un filtre ; et lorsqu'il est égoutté convenablement ou en forme des trochisques par le moyen d'un entonnoir de fer-blanc, comme nous l'avons dit précédemment.

Vertus.

Dose.

La *craie* qu'on emploie en médecine doit être choisie très-blanche et très-pure ; c'est ordinairement la craie de Champagne dont on se sert : elle est un fort bon absorbant, propre à détruire les aigreurs de l'estomac. La dose est depuis six grains jusqu'à un scrupule.

Vertus.

La *terre sigillée* est très-légèrement absorbante à proportion de la terre calcaire qu'elle contient : elle est aussi un peu astringente.

Vertus.

Dose.

Le *bol d'Arménie* est astringent, dessicatif, propre à arrêter le cours de ventre, les dysenteries, le crachement de sang. Ces vertus doivent être attribuées au fer dans l'état d'oxide que cette terre contient. La dose est depuis six grains jusqu'à un scrupule. On emploie aussi le bol à l'extérieur pour arrêter le sang, pour empêcher le cours des fluxions, pour fortifier, pour résoudre.

Les *argilles* sont très peu d'usage en médecine : on peut les employer à l'extérieur, comme le bol d'Arménie, mais on doit les considérer comme n'ayant que peu ou point de vertus médicinales.

Remarques.

Le bol d'Arménie et la terre sigillée dont on se servait anciennement, sont des terres argilleuses qui contiennent un peu de terre calcaire ; mais la terre sigillée qu'on trouve aujourd'hui dans le commerce est une marne : elle contient à-peu-près la moitié de son poids de terre calcaire. Cette terre nous venait autrefois de Lemnos, formée en petits pains orbiculaires, sur un côté desquels il y avait l'impression d'un cachet représentant la figure de Diane ; mais aujourd'hui on arrange dans différens endroits de l'Europe des terres de la même nature, auxquelles on donne également le nom de terre sigillée : c'est ce qui fait qu'on trouve dans le commerce, de la terre sigillée de plusieurs couleurs. Il y en a de très-blanche, de jaune fauve, de couleur de chair, etc.

Le bol nous venait autrefois d'Arménie ; mais présentement on le tire de Blois : il ne le cède en rien, pour les qualités, à celui qui nous venait d'Arménie. C'est une argille rouge, très-ferrugineuse, et qui contient moins de terre calcaire que la terre sigillée.

On se propose, par le lavage de ces terres, de séparer les sels et les matières grossières qui leur sont étrangères. Quelques personnes les emploient telles qu'elles sont, sans leur donner aucune préparation; d'autres se contentent de les broyer sur le porphyre sans les avoir lavées; mais ces deux manières sont également blamables.

Préparation de la litharge.

On met la quantité que l'on veut de litharge dans un mortier de fer avec un peu d'eau : on les triture ensemble pendant environ un quart-d'heure; ensuite on met une plus grande quantité d'eau dans le mortier, et on remue afin que la litharge qui est divisée puisse se soutenir dans l'eau. Lorsque les parties grossières se sont précipitées, on décante l'eau trouble : on triture de nouveau; on étend dans une nouvelle quantité d'eau la matière triturée, et on continue ainsi de suite jusqu'à ce que la litharge soit suffisamment divisée. Pour la séparer de l'eau, on procède de la même manière que nous l'avons dit pour la préparation des terres par le lavage. On serre la litharge, ainsi préparée et séchée, dans une boîte pour s'en servir dans le besoin. Cette préparation se fait afin d'avoir la litharge mieux divisée, et pour qu'elle puisse se dissoudre plus promptement dans les huiles et dans les graisses lorsqu'on fait les onguens et les emplâtres; mais cette préparation est assez inutile : il suffit de réduire la litharge en poudre fine, et de la passer au travers d'un tamis de soie très-serré. La litharge se dissout assez vîte, sans qu'il soit nécessaire de la diviser par le moyen dont nous venons de parler, qui est fort long.

La litharge ne s'emploie qu'à l'extérieur : elle est nuisible et pernicieuse, prise intérieurement : elle donne la maladie qu'on nomme colique des *peintres* ou de *Poitou :* elle provoque la paralysie des parties internes.

Vertus.

La litharge, appliquée extérieurement, est dessicative, détersive et répercussive : on l'emploie avec succès pour les maladies de la peau.

Préparation de la Céruse.

Les anciennes pharmacopées prescrivent de préparer la céruse de la même manière que la litharge, c'est-à-dire par le lavage : ce qui est non-seulement inutile, mais même propre à changer la nature de la céruse. Il est infiniment préférable, pour l'usage de la pharmacie, de la réduire en poudre de la manière suivante.

On prend un pain de blanc de céruse : on le frotte légèrement sur un tamis de crin qu'on a posé sur une feuille de papier. Par le frottement, la céruse se réduit en poudre qui passe au travers du tamis : on continue ainsi jusqu'à ce qu'on en ait suffisamment ; la céruse peut se pulvériser dans un mortier, comme les autres substances ; mais alors il n'est pas possible de la passer au travers d'un tamis serré, parce qu'elle se plaque sur le tamis, elle en bouche les passages, elle se pelotonne et se réduit en petites boules : ce qui est cause qu'on ne peut séparer les portions qui ont échappé à la pulvérisation.

<small>Vertus.</small> La céruse ne s'emploie jamais que pour l'extérieur; elle est aussi pernicieuse que la litharge. Ses usages à l'extérieur sont les mêmes que ceux de la litharge.

Æthiops martial.

On met dans un vase de verre la quantité que l'on veut de limaille de fer non oxidée ; on verse par-dessus de l'eau jusqu'à ce que la surface en soit couverte d'environ cinq à six pouces. On agite l'eau et la limaille plusieurs fois par jour avec une spatule de bois ou de fer : on continue cette opération pendant cinq ou six mois, ou jusqu'à ce que la limaille soit réduite en grande partie en une poudre noire qui reste suspendue quelques momens dans l'eau après qu'on l'a agitée ; alors on décante la liqueur tandis qu'elle est trouble, afin de séparer la poudre fine d'avec la limaille : on laisse déposer la poudre : on décante l'eau qu'on rejette comme inutile : on fait sécher promptement la poudre dans des vaisseaux clos, afin qu'elle ne s'oxide point. C'est ce que l'on nomme *æthiops martial*, à cause de sa couleur qui doit être très-noire (1)

---

(1) J'ai donné un procédé pour préparer un æthiops (*Voyez* Annales de Chimie, tome 51, pag. 333.)

On prend du sulfate de fer purifié, on le fait dissoudre dans huit parties d'eau distillée bouillante : on filtre.

On dissout d'autre part, une partie de carbonate de soude cristallisé dans huit à dix parties d'eau, et l'on filtre

Remarques.

Le but qu'on se propose, en faisant cette opération, est de diviser le fer le plus qu'il est possible, et de l'oxider. On s'est servi dans ces derniers temps, de la machine de l'Angelot pour abréger cette division du fer : cette machine est composée de deux meules de fer placées l'une sur l'autre, dans un baquet plein d'eau. La meule supérieure tourne horizontalement sur la meule inférieure qui est fixe, et broie dans l'eau la limaille de fer qui se trouve entre les deux meules.

Il est certain qu'au moyen de cette machine, on accélère considérablement la division du fer ; mais

---

On verse ensuite par partie le carbonate de soude dans la dissolution de sulfate de fer ; il se produit une légère effervescence due au dégagement d'une portion d'acide carbonique. La première partie du carbonate de soude, ajoutée à la liqueur, produit un précipité d'un verd clair ; la couleur des précipités successifs varie, prend diverses nuances ; et, en général, plus il y a de sulfate de fer de décomposé, plus le précipité acquiert une couleur foncée.

Il faut laver ensuite le précipité jusqu'à ce que l'eau de lavage n'altère ni l'alcool gallique, ni le muriate de baryte. On le fait ensuite sécher à une douce chaleur, et l'on ajoute, par once de cette substance, trois gros de vinaigre distillé, qui y produit une légère effervescence. On mêle exactement, et on introduit le tout promptement dans une cornue de grès, enduite d'un lut de terre jaune, ou dans une cornue de fer ; on la place dans un fourneau de réverbère, et comme on peut, par le premier procédé, se procurer suffisamment d'æthiops martial, il n'est pas nécessaire de faire la dépense d'une machine pour cette opération. Un troisième moyen par lequel on parvient à faire une grande quantité de cet æthiops sans beaucoup d'embarras et sans frais, mais qui est long, consiste à mettre beaucoup de limaille de fer dans une terrine de grès : on la recouvre d'eau d'environ un pouce ou deux : on place la terrine dans un endroit humide à l'abri de la poussière : on remet de l'eau dans la terrine à mesure qu'elle s'évapore : on ne remue point la matière ; on continue cette opération pendant environ une année. Au bout de ce temps, on laisse sécher la limaille dans la terrine sans la remuer. Lorsqu'on présume qu'il n'y a plus d'humi-

---

on y adapte une alonge et un récipient tubulé munis d'un tube recourbé qui plonge dans l'eau. Après avoir luté exactement toutes les jointures, on chauffe par degrés, de manière à donner un fort coup de feu vers la fin de l'opération ; elle doit durer, pour la quantité d'une demi-livre, tout au plus deux heures. Il passe une liqueur transparente qui a une odeur légèrement empyreumatique.

On trouve dans la cornue une matière volumineuse d'un très-beau noir, pulvérulente et très-douce au toucher.

Cet oxide noir contient environ un grain et demi de carbone par gros, provenant de la décomposition de l'acide acétique. Mais cet inconvénient ne peut nuire aux propriétés de cet æthiops. On jugera de l'avantage de ce procédé, par la beauté constante de l'oxide, et par la quantité que l'on en obtient dans un temps très-court.

dité, on enlève la surface qui est oxidée, on la met à part, et on trouve sous cette portion la limaille sèche qui est parfaitement noire. On pulvérise et on serre dans une bouteille qui bouche bien cette limaille sèche qui est de l'*œthiops martial*.

Le fer, qui ne peut s'oxider que par l'action combinée de l'air et de l'eau, ne s'oxide qu'à sa surface dans cette dernière opération, parce que cette surface a un contact immédiat avec l'air : l'intérieur de la masse dans lequel l'air ne pénètre point, ne s'oxide pas. Ce fer néanmoins se divise parfaitement sans aucune agitation, et se convertit en poudre très-noire, dissoluble en entier dans les acides. Ce sont là les qualités qu'on recherche dans cette préparation de fer.

Il est des médecins qui pensent que la plupart des préparations de fer qui n'ont point ces propriétés, sont absolument sans vertu : tels sont, par exemple, le safran de Mars préparé à la rosée, et celui qui a été précipité du sulfate de fer par l'alcali, et qu'on a laissé sécher à l'air libre, etc. On a reconnu néanmoins que ces préparations de fer ont une vertu tonique et propre à lever les obstructions, etc.

Safran de Mars apéritif.

On met la quantité que l'on veut de limaille de fer dans un vaisseau large et plat ; on l'arrose d'eau, on la remue de temps en temps, et sur-tout lorsque sa surface est bien oxidée. Lorsqu'elle s'est agglutinée en trop grosses masses, on la pulvérise, on l'expose de nouveau à l'air, en ajoutant une petite quantité d'eau, et on continue ainsi de suite jusqu'à ce qu'elle soit suffisamment oxidée ; alors on la pulvérise légèrement pour séparer, par le tamis, la poudre fine d'avec la portion de limaille de fer échappée à l'oxidation ; on la broie ensuite sur le porphyre, afin de mieux diviser le safran de Mars.

Pour préparer le safran de Mars astringent, on oxide du fer, au rouge à l'aide de feu, on lave ensuite, et on le porphyrise.

L'œthiops martial, la limaille de fer et les safrans de Mars ont à-peu-près les mêmes vertus.

Vertus.
Quoi qu'il en soit ; le fer passe pour être le tonique le plus efficace ; il augmente la circulation du sang ; il est astringent et apéritif, il provoque les mois aux femmes, et il a de plus la singulière propriété de modérer ces évacuations lorsqu'elles sont trop abondantes.

Dose.
La dose de ces préparations de fer dont nous parlons est depuis un grain jusqu'à un scrupule : le fer, ou ses préparations, pris à petite dose et long-temps continués, produisent toujours de meilleurs effets, que lorsqu'ils sont administrés d'une manière contraire.

L'œthiops martial est un oxide de fer noir.

Le *safran de Mars apéritif* est un oxide jaune de fer ; cet oxide est au second degré d'oxidation, et combiné en partie à de l'acide carbonique.

Le *safran de Mars astringent* est du fer oxidé au rouge par le moyen du feu ; il est au troisième degré.

Verre d'Antimoine préparé avec de la cire, ou Verre d'Antimoine ciré.

On prend quatre onces de verre d'antimoine (oxide d'antimoine sulfuré vitreux) réduit en poudre impalpable sur le porphyre : on le met dans une cuiller de fer avec une demi-once de cire jaune liquéfiée afin de le bien imbiber : on fait chauffer ce mélange à une chaleur modérée, mais capable cependant de faire évaporer toute la cire : on remue sans discontinuer jusqu'à ce que la matière ne fume plus il reste enfin une poudre noire charbonneuse : c'est ce que l'on nomme *verre d'antimoine ciré*.

Les proportions de cire et de verre d'antimoine sont, à la rigueur, assez indifférentes à observer ; cependant, si l'on mettait une trop grande quantité de cire, elle serait en pure perte. Ce qui reste, après l'évaporation de la cire, est la substance charbonneuse qui enveloppe les molécules du verre d'antimoine, et fait en quelque manière l'office d'un vernis ; ce qui diminue considérablement l'effet émétique de cette substance. Ce remède est usité dans les dysenteries, à la dose d'un demi-grain jusqu'à quatre, et même six grains : mais on ne doit l'employer qu'avec beaucoup de prudence, parce que, quoique les effets qu'il produit se fassent ordinairement par le bas, il excite souvent des vomissemens, comme le verre d'antimoine pur.

Vertus.
Dose.

Préparation de la Scammonée.

Les anciens ont pensé que la vertu purgative de la

scammonée était trop forte, et qu'elle avait besoin d'être corrigée; sur cela ils ont fait subir à cette gomme-résine plusieurs préparations, dans le dessein de l'adoucir. Mais Lemery remarque avec raison qu'elles ne servent qu'à l'altérer inutilement. Il recommande de choisir, comme meilleure, celle qui nous vient d'Alep, et de la réduire en poudre, sans lui faire subir aucune préparation. J'ajouterai seulement que, comme la scammonée a une odeur désagréable qui tire sur l'aigre, il convient, après qu'elle est pulvérisée, de l'exposer à l'air dans un endroit chaud pendant un certain temps, afin de lui faire perdre son odeur, du moins en grande partie.

Comme plusieurs personnes tiennent pour les anciennes préparations, je vais rapporter celles qui sont quelquefois d'usage.

1.º On enferme de la scammonée réduite en poudre dans une poire de coing, de laquelle on a vidé une grande partie de l'intérieur; on fait cuire le coing dans les cendres chaudes: on en sépare la scammonée, que l'on fait sécher; on la pulvérise, et on la serre dans une bouteille.

2.º On mêle ensemble deux parties de scammonée pulvérisée avec une partie de suc de coing; on fait évaporer toute l'humidité sur un feu très-doux, en agitant le mélange sans discontinuer. Lorsque la masse est suffisamment desséchée, on la pulvérise, et on l'enferme dans une bouteille. On a nommé ces deux préparations *diacridium cydoniatum*, ou *diagrède cydonié*.

3.º On fait infuser quatre gros de réglisse dans huit

onces d'eau chaude, on mêle cette infusion avec quatre onces de scammonée réduite en poudre; on fait dessécher ce mélange comme le précédent, et on pulvérise la masse. C'est ce que l'on nomme *diacricridium glycyrrhizatum*, ou *diagrède glycyrrhisé*. Ces deux dernières préparations s'humectent facilement à l'air, à cause des extraits qu'elles contiennent.

4.º On expose la scammonée pulvérisée sur une feuille de papier gris, au-dessus du soufre enflammé, pour lui en faire recevoir la vapeur, et on continue cette opération pendant environ un quart d'heure, ayant soin de remuer la scammonée avec une spatule d'ivoire. On nomme cette dernière préparation *diacridium sulphuratum* ou *diagrède sulfuré*.

La scammonée est un très-bon purgatif; elle évacue les humeurs bilieuses, âcres, séreuses, mélancoliques; elle convient dans l'hydropisie. La dose est depuis quatre grains jusqu'à un demi-gros. Ce purgatif ne doit jamais être donné dans les maladies inflammatoires, à cause de sa trop grande force.

Vertus.

Dose.

Des Pulpes.

On nomme *pulpe* la substance tendre et charnue des végétaux, qu'on peut réduire en une espèce de pâte molle, à-peu-près de la consistance d'une bouillie; telle est la chair de tous les fruits tendres, et celles des racines, etc. Nous allons donner, sur la manière d'obtenir les pulpes, quelques procédés qui seront applicables à toutes les substances de même espèce.

La plupart des substances dont on tire la pulpe demandent à être cuites auparavant dans l'eau : celles qui sont ligneuses ne peuvent fournir de pulpe, parce qu'il est difficile de les attendrir suffisamment ; la plupart des racines charnues et des plantes se ramollissent assez bien par l'ébullition pour être réduites en pulpes. Mais nous verrons à l'article des cataplasmes les inconvéniens qui résultent de cette méthode. Nous ne parlons ici de ces espèces de pulpes, que parce qu'il y a des cas où il convient de faire bouillir les végétaux dans l'eau afin d'emporter une partie des matières extractives ou salines qui seraient trop âcres.

On fait cuire les substances succulentes dans les cendres chaudes au lieu de les faire cuire dans de l'eau, pour que le suc se combine avec la partie mucilagineuse ; c'est ce qui se pratique sur-tout à l'égard des poires, des pommes, des oignons, des navets, etc. On doit faire cuire ainsi dans les cendres toutes les matières qui contiennent naturellement assez de suc pour les empêcher de se trop dessécher et de brûler. On peut néanmoins tirer la pulpe d'un grand nombre de végétaux sans les faire cuire auparavant ; mais leur pulpe n'est jamais aussi mucilagineuse.

Méthode pour tirer les Pulpes par coction dans l'eau, en prenant pour exemple la pulpe de pruneaux secs.

On prend la quantité que l'on veut de pruneaux

secs, on les fait cuire dans une suffisante quantité d'eau, ayant soin cependant qu'il reste peu de liqueur lorsqu'ils sont cuits. On les met dans un vaisseau convenable, on les écrase avec une spatule de de bois; on les met ensuite sur un tamis de crin, on frotte la chair de ces pruneaux sur ce tamis avec une spatule de bois suffisamment large pour forcer la pulpe à passer au travers; si la pulpe se trouve trop épaisse, on ajoute un peu de la décoction des pruneaux, et on sépare les noyaux à mesure qu'ils se présentent : on continue ainsi de suite jusqu'à ce que l'on ait fait passer toute la pulpe au travers du tamis; il reste enfin sur le tamis les noyaux et les peaux du fruit qu'on rejette comme inutiles. On repasse la pulpe de la même manière au travers d'un second tamis de crin, un peu plus serré que le premier, afin que la pulpe soit plus fine. Lorsqu'elle est un peu trop liquide, on la fait dessécher au bain-marie, jusqu'à ce qu'elle ait à-peu-près la consistance d'un opiat mou.

On prépare de la même manière la pulpe de tous les fruits récents, de toutes les plantes vertes ou sèches qui sont ligneuses, et de toutes les racines qu'on est obligé de faire cuire dans de l'eau : avec cette différence seulement, qu'il faut les piler dans un mortier de marbre, avec un pilon de bois, après qu'elles sont cuites, afin que leur pulpe puisse passer plus facilement au travers du tamis.

Méthode pour tirer les Pulpes par coction sans eau, en prenant pour exemple celles des oignons de lis.

On prend des oignons de lis, on les enterre dans de la cendre rouge, on les couvre d'un peu de brasier ardent; on les laisse pendant environ une demi-heure, ou jusqu'à ce qu'ils soient suffisamment cuits : alors on les ôte du feu, on sépare la cendre et les premières feuilles sèches qui sont brûlées : on pile les oignons dans un mortier de marbre, et on en tire la pulpe de la même manière que nous l'avons dit précédemment.

On prépare de même la pulpe des autres oignons, celle des poires, des pommes, des navets et des grosses racines qui sont très-succulentes. On peut aussi, si l'on veut, faire cuire ces substances dans le four d'un pâtissier, au lieu de les faire cuire dans les cendres chaudes : l'une ou l'autre méthode ne mérite aucune préférence.

Pour tirer la pulpe des plantes vertes, des fruits récens et des racines récentes, sans aucune coction, on se contente de les piler dans un mortier de marbre avec un pilon de bois, et on procède pour le reste de l'opération comme nous l'avons dit pour les autres pulpes. Cette dernière manière est usitée pour préparer les conserves ; mais lorsque nous en serons à cet article, nous ferons remarquer les inconvéniens auxquels sont exposées les conserves faites par cette méthode. Les végétaux réduits en pulpes sans avoir subi de cuisson, ont l'inconvénient de laisser échapper leur suc au moindre repos, parce que, sans cette cuisson, le suc est mal combiné avec la pulpe et la substance mucilagineuse.

Pulpe de Casse, ou Casse mondée.

On fend les bâtons de casse, en frappant légèrement sur une des sutures longitudinales avec un petit rouleau de bois : ils se séparent par ce moyen en deux moitiés de cylindre. On ratisse leur intérieur avec une spatule de fer pour arracher les cloisons et les faire sortir avec la pulpe et les noyaux : on la nomme en cet état *casse en noyaux*, et elle est souvent ordonnée sous ce nom dans les formules magistrales. Lorsque la casse est réduite sous cette forme, on en tire la pulpe en la frottant avec une spatule de bois, sur un tamis de crin, comme nous l'avons dit pour les autres pulpes : c'est ce que l'on nomme alors *casse mondée* ou *pulpe de casse*. De quatre onces de casse, on tire deux onces de casse en noyaux, lesquelles fournissent une once de pulpe.

La pulpe de casse est un remède magistral : on ne doit la préparer qu'à mesure qu'elle est prescrite, parce qu'elle ne peut se conserver qu'un jour tout au plus en été, et deux ou trois en hiver.

Prise intérieurement elle est purgative, à la dose d'une once ou d'une once et demie : elle est laxative prise à la dose d'un ou deux gros le soir en se couchant. La casse mondée excite ordinairement des

Vertus.
Dose.

flatuosités et des coliques venteuses qui sont considérables, sur-tout pour certains tempéramens.

J'ai eu occasion d'observer que cette propriété lui vient de la grande quantité d'air qu'elle contient, et qui se développe dans les premières voies. La casse, comme nous l'avons déjà dit à l'article de la sophistication, contient un suc sucré fermentescible. Ce fruit nous vient de très-loin : il est, pour ainsi dire, presque toujours dans un état de fermentation : il est difficile de l'avoir autrement dans ce pays-ci. Le parenchyme pulpeux de la casse n'est pas moins disposé à fermenter. On sait que les corps qui fermentent fournissent une très-grande quantité d'air qui est adhérent dans chaque molécule du corps fermentant. La casse mondée forme donc un médicament plein d'air, qui doit se dégager, et qui se dégage en effet dans l'estomac. Cette mauvaise qualité de la casse paraît résider particulièrement dans le parenchyme, qui est une substance sans vertus, et qui fait une très-petite partie de la casse mondée.

Le suc sucré, au contraire, forme un très-bon médicament, qui, lorsqu'il est séparé de sa fécule, n'a presque aucun des inconvéniens dont nous venons de parler. A l'article des extraits, nous donnerons la manière de faire cette préparation de casse, qui mérite la préférence sur toutes les autres.

Pulpe de Tamarins.

On prend la quantité que l'on veut de tamarins,

on les met dans un vaisseau de terre vernissé ou dans un vaisseau d'argent ; on les arrose avec un peu d'eau chaude, on les laisse macérer sur les cendres chaudes pendant environ une heure, ou jusqu'à ce qu'ils soient suffisamment ramollis : alors on en tire la pulpe, comme nous l'avons dit précédemment, et on la fait dessécher au bain-marie, de même que les autres, s'il est nécessaire.

Les tamarins contiennent quelquefois du cuivre ; on conçoit facilement combien un tel médicament doit être dangereux. Il faut avoir soin d'introduire dans sa masse une lame de fer bien décapée : s'il contient une petite quantité d'oxide de cuivre, la lame se couvrira bientôt d'une légère couche de ce métal. On peut aussi délayer dans beaucoup d'eau toute la pulpe et laisser déposer ; une grande partie de l'oxide de cuivre se précipite. En général, lorsqu'il présente ces phénomènes, il vaut mieux le rejeter.

La pulpe des tamarins a les mêmes vertus que les tamarins en substance : elle est un purgatif minoratif : elle rafraîchit et désaltère. La dose est depuis deux gros jusqu'à une once.

Vertus.

Dose.

Des Sucs.

Ce que nous entendons ici par sucs, sont des liqueurs que les végétaux tirent de la terre et que les animaux tirent des végétaux dont ils se nourrissent. Ces liqueurs sont élaborées dans les organes des végétaux et des animaux, et servent à l'accroissement des uns et des autres.

Ces substances sont très-composées, elles contiennent en même temps des sels, des huiles, des extraits ou savons naturels, des gommes, des résines, etc.

On peut néanmoins ranger les sucs, relativement à leurs propriétés les plus générales, sous trois classes principales, soit qu'ils soient tirés par incision ou sans incision, par expression ou sans expression; savoir :

1.º Les sucs aqueux, c'est-à-dire ceux où le principe aqueux est dominant;

2.º Les sucs huileux, les huiles même et les graisses des animaux, les baumes naturels et les résines pures qui ne sont que des baumes épaissis;

3.º Enfin, les sucs laiteux qui sont des émulsions naturelles. Ces derniers contiennent en même temps de la gomme et de la résine : ce sont eux qui nous fournissent les gommes-résines.

Les animaux fournissent d'autres liqueurs qu'on pourrait mettre au rang des sucs, comme le sang, etc.: mais comme ces liqueurs ne sont presque point d'usage en pharmacie, je réserve ce que j'ai à en dire pour un autre ouvrage.

Des Sucs aqueux des végétaux.

Manière de séparer ces sucs.

Les sucs aqueux sont tirés par des incisions qu'on fait aux végétaux, et aussi par expression après les avoir pilés. Ceux qu'on retire des végétaux de nos climats, sont les seuls qui nous occuperont dans cet article.

La plupart de ces sucs sont officinaux, et doivent se trouver tout préparés chez les apothicaires. Ceux qui ne peuvent se conserver un certain temps sans se gâter, sont magistraux : on ne doit les préparer qu'à mesure qu'ils sont prescrits.

Les sucs aqueux sont tirés des plantes entières, ou des parties de plantes seulement : les uns sont mucilagineux, les autres très-aqueux ; et enfin d'autres sont acides. La manière de les obtenir est générale pour tous ; mais par rapport à ces divers états, ils exigent quelques manipulations différentes pour les avoir parfaitement clairs, et pour les conserver avec toutes leurs propriétés. Nous donnerons la manière de les dépurer, après avoir exposé tout ce que l'on peut dire de plus général et de plus essentiel sur cette matière.

Lors donc qu'on veut tirer le suc d'une plante, on la prend récemment cueillie, on la nettoie des herbes étrangères, on la lave, on la laisse égoutter, on la coupe grossièrement, on la pile dans un mortier de marbre avec un pilon de bois jusqu'à ce qu'elle soit suffisamment écrasée ; on l'enferme ensuite dans un sac de toile, et on l'exprime par le moyen d'une presse : le suc n'étant point compressible, s'échappe peu-à-peu ; il emporte avec lui une portion du parenchyme le plus tendre de la plante qui le trouble et lui communique une couleur qui est particulière à chaque plante.

Toutes les plantes et les parties des plantes ne

rendent pas leur suc avec la même facilité ni en même quantité. Les plantes ligneuses, étant peu succulentes, n'en rendent que très-peu ou point du tout, comme l'euphraise, la sauge, le thym, la petite centaurée et plusieurs autres. Certains bois, certaines racines et certaines écorces n'en rendent point du tout, dans quelque état de maturité qu'on les prenne. Il faut ajouter un peu d'eau en pilant ces matières végétales, lorsqu'on veut en extraire le suc par expression.

Il y a des plantes très-succulentes, comme la bourrache, la buglosse, les chicorées, etc., qui néanmoins ne rendent leurs sucs que très-difficilement lorsqu'elles sont dans leur maturité, parce que ceux qu'elles fournissent étant très-visqueux et très-mucilagineux, crèvent les linges lorsqu'on les exprime, plutôt que de passer au travers : il faut de nécessité ajouter un peu d'eau à ces plantes en les pilant, afin de délayer leur mucilage, et même les laisser macérer quelques heures avant que de les exprimer. Mais ces plantes, dans leur jeunesse, sont beaucoup moins mucilagineuses ; elles rendent leur suc facilement sans qu'on soit obligé d'ajouter de l'eau en les pilant. Les plantes aromatiques, qui fournissent de semblables sucs mucilagineux, doivent être traitées de même, avec cette différence qu'il faut les soumettre à la presse immédiatement après qu'elles sont pilées : on ne doit jamais les laisser macérer. La principale vertu des sucs des plantes aromatiques réside dans leurs principes volatils : les mucilages qu'ils contiennent entrent en fermentation pendant qu'on fait macérer ces plantes pilées : ce mouvement intestin occasionne de la chaleur, et fait dissiper, du jour au lendemain, presque tous les principes volatils et aromatiques. Les parties extractives, dans les plantes vertes et dans les plantes les moins succulentes, sont dans un état de liquidité suffisante pour être délayées sur-le-champ par l'eau qu'on ajoute en les pilant : aussi j'ai constamment observé que les sucs obtenus des plantes aromatiques exprimés immédiatement après les avoir pilées, contenaient tout autant de principes extractifs que ceux de ces mêmes plantes macérées : ces sucs avaient de plus l'odeur et la saveur aromatiques des plantes.

Il n'en est pas de même des plantes inodores qui n'ont rien de volatil : on peut les laisser macérer du jour au lendemain, après les avoir pilées avec de l'eau : alors elles rendent leurs sucs plus facilement et en plus grande quantité.

La méthode pour tirer le suc des racines visqueuses, est la même que pour les plantes mucilagineuses, avec cette différence qu'on est quelquefois obligé de les râper à cause de leur viscosité ; on est contraint, par exemple, d'employer cette manœuvre pour les racines d'énula-campana et de consoude : ces racines sont très-mucilagineuses ; elles glissent sous le pilon, et il faut beaucoup de temps pour les piler.

Il y a un grand nombre d'autres végétaux qui fournissent des sucs suffisamment aqueux, sans qu'on soit obligé d'ajouter de l'eau en les pilant : tels sont le cerfeuil, la laitue, le pourpier, l'oseille, le cresson, le cochléaria, le beccabunga, l'ortie, les différentes joubarbes, la plupart des fruits, comme les melons, les concombres sauvages, les citrons, les oranges, les cerises, les groseilles, les berbéris, et une infinité d'autres.

Il règne un préjugé qu'il convient de détruire: on croit que le persil, son suc, son eau distillée, ont la propriété de faire casser les vases de verre; cela n'est pas.

Lorsqu'on veut tirer le suc des fruits, on ôte d'abord les écorces de ceux qui en ont de trop épaisses, comme celles des citrons, des melons, des oranges, etc. On ôte les rafles aux groseilles.

On ôte les noyaux, et on laisse les peaux aux cerises, aux prunes, aux pêches, aux abricots, etc., pour plusieurs raisons.

1.º C'est dans la peau des fruits que réside leur plus grande odeur : l'esprit recteur qu'elle contient se mêle avec les sucs et sert à les aromatiser.

2.º Les pelures de ces fruits sont très-minces, et ne peuvent apporter aucun obstacle à l'extraction de leurs sucs. Mais il n'en est pas de même des citrons, des oranges, des bergamottes, etc. : les écorces extérieures de ces fruits abondent tellement en huile essentielle, que si on les écrasait avec les fruits, les sucs qu'on obtiendrait en seraient trop chargés et seraient insupportables. Lors donc que les fruits nous sont ainsi disposés, on les écrase entre les mains, on les laisse macérer dans un endroit frais pendant un jour ou deux, si ce sont des fruits acides, et quelques heures seulement, si ce sont des fruits sucrés, comme les pêches, les abricots, à cause de la disposition qu'ils ont à fermenter et à se corrompre. On les soumet ensuite à la presse, après les avoir mêlés avec de la paille hachée grossièrement et qu'on a bien lavée : par ce moyen, le parenchyme mucilagineux se trouve mêlé avec une matière sèche et ne s'oppose point à l'extraction du suc.

Les fruits durs, tels que les pommes, les poires, les coings, demandent à être râpés comme les racines : ils rendent, au moyen de cette grande division, plus de suc que lorsqu'on les pile.

Lorsqu'on tire les sucs des fruits à dessein de les conserver, il convient de les prendre un peu avant leur parfaite maturité, parce que les sucs qu'ils fournissent sont un peu moins mucilagineux et moins disposés à fermenter ou à se corrompre que ceux des fruits parfaitement mûrs. Il est à propos aussi de séparer les semences ou pepins de ceux qui en ont, parce qu'ils abondent en mucilage qui se délaie en partie dans leurs sucs, s'oppose à leur dépuration et accélère leur défectuosité en les faisant fermenter plus promptement.

Voilà, en général, de quelle manière on peut obtenir les sucs aqueux des végétaux; mais ils ne sont ni clairs, ni transparens : ils sont mêlés de fécules ou fèces : ils ont tous besoin d'être dépurés ou clarifiés, pour qu'on en puisse faire usage dans la médecine, et il faut encore que la méthode que l'on emploie ne puisse rien altérer de leurs propriétés.

On peut réduire à deux moyens généraux les différentes méthodes par lesquelles on y parvient. La première consiste à faire coaguler les matières mucilagineuses étrangères par des intermèdes convenables : la deuxième consiste à laisser déposer les sucs qui peuvent se clarifier d'eux-mêmes par le repos et sans intermèdes.

Clarification des Sucs aqueux par intermèdes.

Les intermèdes qui servent à clarifier les sucs, sont le feu, les blancs d'œufs, l'esprit-de-vin et tous les acides ; on emploie l'un ou l'autre de ces moyens suivant l'usage auquel le suc est destiné.

Tous les sucs des plantes qui ne contiennent rien de volatil, comme sont ceux de bourrache, de buglosse, de chicorée, d'ortie, de pariétaire, etc., peuvent être clarifiés sur le feu avec des blancs d'œufs et à l'air libre.

On prend pour cela deux blancs d'œufs pour chaque pinte de suc qu'on veut clarifier : on les bat avec une poignée de brins d'osier dans le suc, qu'on met peu-à-peu jusqu'à ce qu'ils soient bien mêlés : on fait prendre au tout quelques bouillons, ou jusqu'à ce que le suc devienne parfaitement clair : les blancs d'œufs, en cuisant, ramassent et envelopent le parenchyme de la plante, qui était dispersé dans le suc, et le font venir à la surface en forme d'écume blanche ou verte; alors on filtre le suc au travers d'un morceau de drap, ou du papier gris. Sylvius fait mention qu'on se servait autrefois de plusieurs filtres placés les uns au-dessus des autres, dans lesquels on faisait passer successivement les sucs ou autres liqueurs qu'on vou-

lait filtrer : mais ces manipulations ne sont plus d'u-
sage.

Les sucs des plantes aromatiques, comme sont
ceux de sauge, de mélisse, de marjolaine, ainsi que
ceux des plantes anti-scorbutiques, et généralement
ceux de toutes les plantes qui ont de l'odeur, comme
le cerfeuil, etc., doivent être clarifiés dans des
vaisseaux clos, afin de leur conserver leurs principes aromatiques et volatils dans lesquels réside toute
leur vertu. Ces derniers sucs sont magistraux : les médecins les ordonnent souvent, et dans la crainte où
ils sont que l'apothicaire ne clarifie ces sucs à l'air
libre comme les précédens, ils recommandent ordinairement de ne les point dépurer : ils sont alors
très-dégoûtans à prendre. Mais par la méthode que
je vais rapporter, on les débarrasse de tout ce qu'ils
ont de dégoûtant sans leur faire perdre la moindre
chose de leurs principes volatils. Prenons pour exemple la clarification du suc de cerfeuil.

*Clarification des Sucs aqueux qui contiennent quel-
ques principes volatils, celui de cerfeuil pour
exemple.*

On remplit environ les trois-quarts d'un matras
de verre mince de suc de cerfeuil récemment exprimé : on bouche l'ouverture avec du parchemin mouillé qu'on assujettit avec du fil : on échauffe le matras en le plongeant dans de l'eau presque bouillante :
on le retire de temps en temps pour l'échauffer par
degrés ; à mesure que la liqueur s'échauffe, le pa-

renchyme mucilagineux et résineux se coagule et reste en grumeaux dans le suc : lorsqu'il est bien séparé, on fait réfroidir le matras et ce qu'il contient, en le plongeant par degrés dans de l'eau froide: lorsque le suc est entièrement refroidi, on le filtre à travers le papier gris ; il passe promptement lorsque la partie mucilagineuse a été suffisamment coagulée par la chaleur. Il est bien essentiel de ne filtrer ces sucs que lorsqu'ils sont entièrement réfroidis, sans quoi la chaleur qu'ils ont immédiatement après leur dépuration est assez forte pour faire dissiper une grande partie de leurs principes volatils. Ces sucs, ainsi clarifiés, conservent le goût et l'odeur des plantes, et sont infiniment plus efficaces que lorsqu'on les clarifie suivant l'ancien usage, comme font encore la plupart de ceux qui, sans connaissances, se mêlent de préparer les drogues de pharmacie.

Jusqu'à présent nous n'avons mis en jeu que deux intermèdes pour la clarification des sucs aqueux des végétaux ; savoir la chaleur et les blancs d'œufs : il y a des cas, et lorsque le médecin le requiert, où l'on emploie, concurremment avec eux, la crême de tartre, les sucs acides végétaux, et même les acides minéraux ; toutes ces substances acides accélèrent considérablement leur dépuration. Par exemple, dans le sirop anti-scorbutique, les sucs des plantes anti-scorbutiques se trouvent clarifiés sur-le-champ par les sucs acides d'oranges amères ou de bigarades. L'esprit-de-vin, l'eau-de-vie, les eaux spiritueuses composées, produisent les mêmes effets : ces mélanges sont magistraux et ne se font qu'à mesure qu'ils sont prescrits : plusieurs font la base des ratafiats et des liqueurs de table, dont nous parlerons dans une autre occasion.

Lorsqu'on mêle le suc de joubarbe bien filtré avec son pareil volume d'esprit-de vin, le mélange devient blanc et laiteux sur-le-champ ; mais peu de temps après, la partie blanche se précipite sous la forme à-peu-près du lait caillé : la liqueur surnageante devient claire et transparente.. Je pense que la partie blanche est une matière gommeuse que l'esprit-de-vin fait précipiter. Tous les sucs mêlés avec de l'esprit-de-vin, laissent précipiter une quantité plus ou moins grande de fécule, qui varie seulement par la couleur.

Clarification des Sucs aqueux sans intermèdes.

Il y a plusieurs plantes qui fournissent des sucs si peu mucilagineux, qu'ils se clarifient d'eux-mêmes et sur-le-champ ; tels sont les sucs de joubarbe, de concombre sauvage, et plusieurs autres : il suffit de les filtrer immédiatement après qu'ils sont exprimés.

Les sucs acides des végétaux, comme ceux de citron, de groseille, de berbéris, de cerise, etc., n'ont besoin d'aucune préparation pour leur clarification : il suffit de les enfermer dans des bouteilles, et de les exposer dans un endroit chaud et sec, pendant trois ou quatre jours : ils laissent déposer leur fécule ; lorsqu'ils sont parfaitement clairs, on les filtre, comme les précédens, à travers un papier gris. Lorsque ces sucs ont été séparés des fruits un peu trop mûrs, ils sont un peu plus long-temps à s'éclaircir, à raison d'une plus grande quantité de mucilage qu'ils contiennent : dans ce cas il convient de les mêler avec un peu d'eau, pour accélérer leur clarification (1).

Manière de conserver les Sucs aqueux officinaux.

Les sucs qui se conservent le mieux sont ceux qui sont acides et qui contiennent beaucoup de substances salines ; mais il faut, avant que de les mettre en réserve, avoir grand soin qu'ils soient parfaitement clairs et débarrassés exactement de toute leur lie par le moyen des filtrations, sans quoi ils ne tarderaient pas à se gâter par le mouvement de la fermen-

---

(1) De tous les procédés pour dépurer les sucs magistraux, la filtration à froid est certainement celle qui mérite, à tous égards, la préférence. Ce procédé, à la vérité, est plus long que les autres ; mais cet inconvénient est bien racheté par l'avantage inappréciable de conserver les sucs dans leur état naturel, et parconséquent de ne rien changer à leurs propriétés.

Il y a cependant des sucs qui sont si épais et si visqueux, qu'il serait impossible d'en obtenir la dépuration par la seule filtration à froid. Tels sont, par exemple, ceux de chiendent, d'ortie, de bourrache, de buglosse, etc. Mais on y remédie, soit en associant le suc de ces plantes à celui d'autres plantes moins épais, soit en le mêlant à des fluides qui, en diminuant sa viscosité, lui permettent de passer à travers le filtre, sans qu'on soit obligé d'employer les secours de la chaleur et celui du blanc-d'œuf.

tation que cette fécule y occasionnerait. On les enferme dans des bouteilles de verre, et on recouvre leur surface, d'un ou de deux travers de doigt, d'huile grasse, comme l'huile d'olives ou d'amandes douces : on bouche ensuite les bouteilles avec des bouchons de liège : on conserve ces sucs à la cave ou dans un endroit frais.

Plusieurs personnes préfèrent l'huile d'amandes douces, parce qu'elle n'est sujette à se figer que par un froid de dix degrés au-dessous de la congélation, et que, restant toujours fluide à la cave, elle est propre à empêcher l'entrée de l'air qui occasionne la défectuosité de ces sucs ; au lieu que l'huile d'olives, lorsqu'elle est bonne, se fige à un froid de dix degrés au-dessus du terme de la glace. Il paraît néammoins que l'huile d'olive mérite la préférence à tous égards : 1.° elle ne rancit pas aussi facilement que l'huile d'amandes douces : cette dernière, en se rancissant, communique aux sucs une odeur et une saveur très-désagréables : 2.° il paraît que l'huile d'olives, quoique figée, bouche suffisamment pour conserver les sucs dépurés : 3.° elle ne rancit jamais dans l'intervalle de temps que doivent durer les sucs, et elle ne leur communique par conséquent rien d'étranger.

Des Sels tirés des Sucs aqueux des végétaux.

Ce sont des matières salines qui conservent un certain nombre des propriétés des substances d'où on les a tirées.

La plupart des sucs dépurés dont nous venons de parler, tiennent des sels en dissolution : on les a nommés *sels essentiels des végétaux*. Plusieurs fournissent aussi des sels sulfuriques à base terreuse et à base d'alcali fixe, du nitre, du sel marin, etc. Mais ces derniers sels ne sont pas les vrais sels essentiels de végétaux.

En général, pour obtenir les sels essentiels des végétaux, on prend le suc dépuré : on fait évaporer à une douce chaleur la moitié ou les trois-quarts de l'humidité, ou jusqu'à ce que la liqueur restante ait à-peu-près la consistance d'un sirop clair : on porte le vaisseau dans un endroit frais et à l'abri de la poussière : dans l'espace de quelques semaines il se forme dans la liqueur une quantité de cristaux : on décante la liqueur de dessus le sel qu'on met égoutter sur du papier gris : on fait évaporer ensuite une certaine quantité de la liqueur décantée, et on la laisse cristalliser de nouveau ; on continue ainsi de suite jusqu'à ce qu'elle refuse de fournir du sel.

Remarques.

Il est difficile de déterminer au juste le degré d'évaporation nécessaire aux sucs dépurés pour en obtenir les sels essentiels ; cela dépend de la quantité qu'ils en contiennent, et cette quantité varie dans une même plante par une infinité de circonstances, telles que son âge, la saison où elle a été cueillie, le terrain qui l'a nourrie, etc., comme nous le verrons dans un instant. Lorsque les sucs dépurés sont évaporés au point convenable, on remarque, quelque temps après, que la matière mucilagineuse s'en sépare par un mouvement de fermentation, elle vient nager à la surface de la liqueur : elle y forme une pellicule ou couenne qui a une consistance qui ressemble quelquefois à de la peau. Cette pellicule se moisit toujours ; mais les parties salines ne souffrent aucune altération de cette moisissure du suc, sur-tout lorsqu'on ne lui donne pas le temps de faire un plus grand progrès. C'est principalement dans cet état que les sucs fournissent leurs sels essentiels. On sépare la pellicule moisie et la liqueur d'avec le sel : on met ce dernier égoutter sur du papier gris, et on fait évaporer une partie de la liqueur qui fournit plus facilement ses sels que la première fois : il reste enfin une liqueur qu'on peut comparer aux eaux mères des autres sels, et qui ne peut plus fournir de sel à cause de la grande quantité de parties extractives qui réduit les sels dans un état savonneux. C'est cette combinaison de parties salines, extractives, huileuses et gommeuses, qui forme ce que l'on nomme *extrait des plantes*, dont nous parlerons dans une autre occasion.

On trouve dans les plantes tous les sels minéraux aussi parfaits que ceux qu'on fait en combinant les acides minéraux avec leurs différentes bases : l'absinthe et l'hièble par exemple, fournissent du sel marin et du tartre vitriolé ; le tamarin donne du sel de Glauber ; la bourrache, la buglosse, la pariétaire, du nitre, du sel marin, et du tartre vitriolé lorsque ces plantes sont dans leur parfaite maturité.

Le grand soleil, appelé *corona solis*, est peut-être, de tous les végétaux, celui qui fournit la plus grande quantité de nitre. Ce sel se cristallise en petits cristaux dans la moëlle de cette plante pendant qu'on la fait sécher, et l'on en sépare une partie en la secouant seulement ; il en reste néanmoins une si grande quantité, que la moëlle brûle, lorsqu'elle est bien sèche, comme une mèche d'artifice. Cette plante fournit aussi beaucoup d'alcali libre tout formé, sans qu'il soit nécessaire de la brûler, comme cela se pratique à l'égard des autres végétaux dont on veut avoir des sels fixes.

Les sels d'une base qu'on doit regarder comme sels essentiels, sont ceux qui ont effectivement plusieurs propriétés des plantes d'où on les a tirés, comme la saveur ou l'odeur, et qui contiennent d'ailleurs des principes huileux. Ces sels sont susceptibles de se cristalliser d'une infinité de manières. Ils sont en général composés d'acide, d'huile, et peuvent être comparés au tartre. Chacun de ces principes a des propriétés différentes suivant l'espèce de végétal, et leurs proportions varient aussi dans chaque espèce de sel : les uns sont âcres, les autres acides, d'autres amers, etc. Plusieurs de ces sels se ressemblent parfaitement, tant par le goût que par leurs autres propriétés.

Sel essentiel d'Oseille. (Sur-oxalate de Potasse.)

On trouve dans le commerce un sel acide qui vient de l'étranger, et qu'on vend sous le nom de *sel essentiel d'oseille*, ce sel est tiré du suc de la plante nommée *oxalis acetosella* ou *alleluia*, et cultivée avec soin dans la Suisse et dans plusieurs endroits de l'Allemagne (1).

---

(1) Pour l'extraire, on exprime le suc de l'oseille, on le filtre, on l'étend avec de l'eau, on évapore jusqu'à consistance de sirop clair ; on le recouvre d'huile pour empêcher la fermentation, et on l'abandonne à la cave pendant six mois. Il se dépose des cristaux qu'on redissout pour les obtenir blancs.

On suit un autre procédé dans la Forêt-Noire. On broie dans un mortier de pierre, avec un pilon de bois mu par l'eau, le *Rumex acetosa* de Linné. On porte le suc et le mare dans de grandes cuves où on le laisse reposer, en y ajoutant de l'eau pendant quelques jours ; on exprime le tout dans un pressoir semblable à celui du raisin ; on pile une seconde fois le mare dans le mortier, après y avoir mêlé de nouvelle eau, et on l'exprime une seconde fois. On chauffe légèrement, et on verse dans quelques cuves tous ces sucs recueillis ; on y ajoute de l'eau où l'on a délayé de l'argille fine, dont on met à-peu-près un centième du suc ; on l'agite et on le laisse reposer : on décante la liqueur ; on filtre celle que tient le mare dans des étoffes de laine. On porte le suc ainsi clarifié dans de grandes chaudières de cuivre étamé, on le fait bouillir légèrement et évaporer jusqu'à ce qu'il soit couvert d'une pellicule à sa surface ; on le verse alors dans des termes de grès qu'on place dans des endroits frais, où on le laisse tranquille pendant un mois ; on décante alors la liqueur, et on trouve sur les parois des vases un sel irrégulier grisâtre ; on évapore une seconde et une troisième fois la liqueur, en y ajoutant un peu d'argille. La der-

Des Fécules.

On nomme fécules, les *féces* ou la lie qui se dépose pendant la dépuration des sucs exprimés des végétaux; on donne le même nom aux écumes qui se forment pendant la clarification des mêmes sucs, parce que ces écumes se seraient également déposées sous forme de féces ou de lie, si on les eût gardées sans les clarifier. Mais les substances que les végétaux fournissent par expression sont si différentes entre elles, qu'il est essentiel de distinguer les dépôts qu'ils donnent. Les fécules séparées des sucs dont il est parlé dans l'article précédent, sont des mélanges

---

nière eau-mère contient du muriate de potasse : elle est encore aigre et paraît contenir un autre acide; on purifie le sel en le faisant dissoudre dans suffisante quantité d'eau et en le faisant cristalliser. On obtient des prismes ou des rhombes.

La saveur de ce sel est aigre, piquante et un peu acerbe. Il n'a ni amertume ni âcreté : il rougit fortement les couleurs bleues végétales. Il se dissout dans environ six parties d'eau froide et deux parties d'eau bouillante.

Ce sel est employé pour enlever les taches d'encre en dissolvant le gallate de fer. En médecine, on le regarde comme rafraîchissant : on peut en faire une espèce de limonade; la dose est depuis six grains jusqu'à vingt-quatre dans un verre d'eau, auquel on ajoute un peu de sucre. Il sert aussi à constater la présence de la chaux dans les eaux; il forme avec elle un sel insoluble. L'oxalate d'ammoniaque est cependant préférable.

de matières résineuses ou de gommes-résines mêlées d'une petite partie des plantes brisées. Nous ferons voir, à l'article des graisses et des huiles colorées, que la plupart des matières qui se séparent sous forme d'écume pendant la clarification des sucs des plantes inodores et des plantes aromatiques, contiennent une substance résineuse très-abondante, dissoluble dans les huiles et dans l'esprit-de-vin, et point dans l'eau. Nous croyons devoir conserver le nom de *fécules* aux dépôts ou lies non nourrissantes, que fournissent un grand nombre de sucs végétaux, pour qu'elles ne puissent être confondues avec un autre genre de fécule nourrissante, connue jusqu'ici sous le nom d'*amidon*, et improprement désignée par celui de farine, comme nous allons le dire.

Les amidons, de quelques substances végétales qu'on les retire, sont identiques. L'amidon se présente toujours sous forme de farine, et on lui a reconnu des propriétés nutritives au même degré : c'est pour cette raison qu'on lui a aussi donné le nom de farine ; mais comme l'amidon est nécessairement privé, par le lavage, de plusieurs substances, telles que le gluten, la matière extractive muqueuse, etc. que la farine contient, nous croyons qu'il est plus exact de désigner par le nom d'amidon seulement, la substance farineuse privée de toutes ces substances, et de conserver le nom de farine au produit des graines farineuses, auquel on a laissé ces parties.

De l'Amidon tiré de beaucoup de végétaux.

L'*amidon* est la matière farineuse tirée de beaucoup de substances végétales, et privée de toutes parties étrangères par un grand lavage dans l'eau. L'amidon est indissoluble dans l'eau froide, dissoluble en entier dans l'eau bouillante, et s'y réduit en colle ou mucilage. Le blé est la graine farineuse dont on tire de temps immémorial l'amidon. On a cru pendant bien du temps que ce végétal était le seul qui pût en donner, du moins on ne regardait pas comme amidon différens produits de même nature tirés d'autres végétaux. Ces produits dont la pharmacie est en possession depuis plusieurs siècles, sont connus sous le nom de *fécules de bryone*, *d'iris nostras*, *d'arum*, etc.; ce sont de véritables amidons qui ont les propriétés générales de celui du froment. On peut en faire d'excellente poudre à poudrer les cheveux, comme avec l'amidon de froment. Parmentier s'est occupé en habile chimiste et en bon citoyen, de la recherche de la matière nutritive, et l'a reconnue dans un très-grand nombre de végétaux; il a consigné son travail dans un excellent ouvrage qui a pour titre : *Recherches sur les végétaux nourrissans*, etc. Il nous apprend que la matière nutritive amilacée se trouve en grande quantité dans beaucoup de végétaux, et même dans des végétaux mal-sains, dangereux et vénéneux: telles sont les racines d'arum, de renoncule, de bryone, de colchique, etc. Il nous fait voir que l'amidon qu'on en retire est aussi salubre que celui de froment : la substance dangereuse est dans la partie extractive qu'on sépare par le lavage. Il a tiré de l'amidon également bon pour la nourriture, des marrons d'Inde, des glands de chêne, etc. : amidon qui n'avait nullement la saveur âcre de ces substances ; il en a formé du pain salubre et nourrissant. Le travail de Parmentier offre des ressources infinies pour la nourriture des pauvres dans des temps de disette. Il serait à souhaiter qu'il réduisît son ouvrage en formules faciles à être exécutées par les gens de la campagne. La râpe est la machine la plus avantageuse pour diviser les racines dont on veut tirer l'amidon ou farine ; mais cette machine simple demande à être disposée commodément. Le moulin dont je vais donner la description est commode en ce qu'il est peu volumineux et point dispendieux. Cependant, pour n'induire personne en erreur, je dois prévenir que j'ai balancé pour savoir si je supprimerais la planche et la description de ce moulin, parce qu'il ne remplit pas encore assez complètement l'objet qu'on se propose ; j'ai pris le parti de le laisser, dans l'intention de le perfectionner, ou parce qu'il peut donner des idées à d'autres qui peuvent s'occuper du même objet.

Description du moulin propre à diviser les substances dont on veut tirer l'amidon.

La figure 1.ere, planche 2, est une râpe de tôle de Suède cylindrique, d'environ sept pouces de diamètre et huit pouces de haut. La bavure des trous est en dedans. Cette râpe est soutenue par les trois pieds A, A, A, de six à sept pouces de hauteur, en petit fer plat, solidement attachés à la râpe cylindrique avec des clous rivés : le bas de chaque pied est coudé d'environ un pouce et percé d'un trou pour recevoir une vis, comme elle est représentée aux trois pieds de la figure 4, A, un pouce au-dessous de l'extrémité du trépied : on attache une étoile à trois branches de petit fer plat, rivée à tenon, pour maintenir l'écartement des pieds; le milieu de l'étoile est percé en B d'un trou quarré, pour servir de point d'appui à un axe ou arbre de fer dont nous allons parler. Le dessus de cette râpe est surmonté d'une trémie de tôle C, C, fig. 4, de dix pouces de diamètre et de cinq pouces de hauteur.

Dans l'intérieur de cette râpe est une seconde râpe de même tôle, de figure conique, dont la pointe est un peu tronquée, la bavure des trous doit être en dehors; *voyez* figure 2. Ce cône doit être placé dans l'intérieur de la première râpe, la base en bas. A la partie supérieure B, B, B, on attache avec des rivures une crapaudine pour renforcer cette partie; elle est percée d'un trou quarré pour le passage de l'axe.

La base de ce cône doit être garnie d'une étoile à trois branches C, C, C, figure 3, en petit fer plat. Dans le milieu on pratique un trou quarré pour le passage de l'axe.

Toute cette machine est surmontée d'un triangle de petit fer plat G, G, G, figure 6, percé dans le mi-

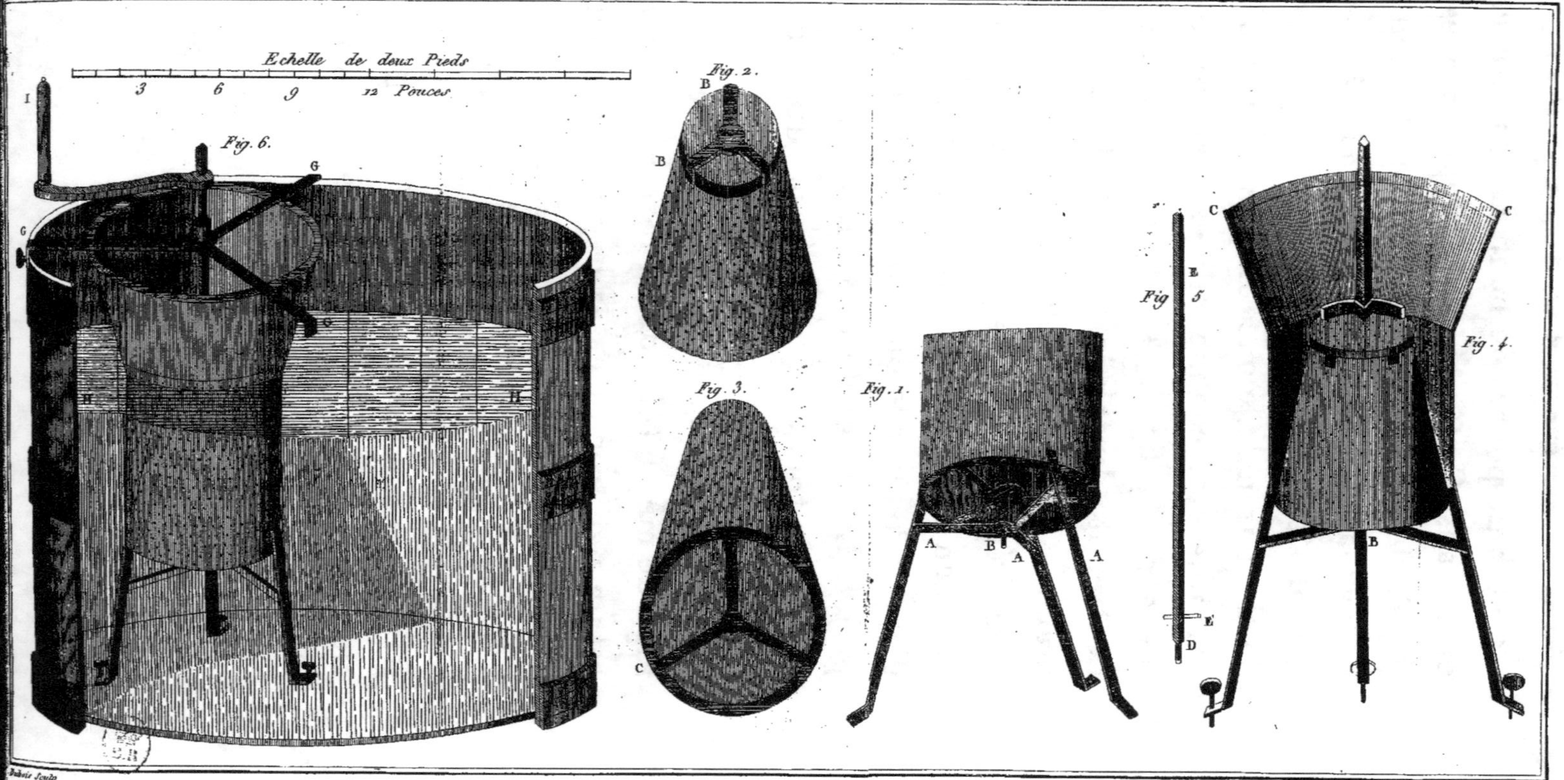

Ph. de Bemmé. Tome 1. Page 240.

Echelle de deux Pieds

Fig. 1. Fig. 2. Fig. 3. Fig. 4. Fig. 5. Fig. 6.

ÉLÉMENS DE PHARMACIE. 241

lieu d'un trou rond pour le passage de l'axe et pour qu'il puisse tourner : chaque branche du triangle est repliée par son extrémité et assujettie par trois vis sur les bords de la baignoire G, G, G.

L'axe ou l'arbre est une tige de fer, figure 5, de seize pouces de long et de sept lignes d'équarrissage, ronde en D et en F, pour pouvoir tourner dans les deux points d'appui, et quarrée par son extrémité supérieure pour recevoir une manivelle I, figure 6, de neuf pouces de longueur, avec laquelle on fait tourner la râpe conique. Au bas de l'arbre, figure 5, on a pratiqué en E, un trou pour recevoir une goupille, afin de fixer la tige pour qu'elle ne puisse pas être enlevée lorsqu'elle est placée dans l'intérieur du moulin.

La figure 6, représente le moulin placé dans sa baignoire, et fixé avec des vis sur un fond de planche, afin qu'il ne puisse vaciller lorsqu'on fait agir la manivelle ; il se trouve fixé à la partie supérieure en G, G, G, comme nous l'avons dit ci-dessus.

Nous prendrons pour exemple de la préparation des amidons tirés des végétaux, celui de pommes-de-terre.

Amidon de Pommes-de-terre.

On prend la quantité que l'on veut de pommes-de-terre, on les fait tremper dans un baquet plein d'eau pendant environ une heure, on les monde de leurs filets et de leurs tiges, on les frotte une à une avec une brosse pour les nettoyer de la terre renfermée dans leurs sinuosités, on les jette à mesure dans un autre baquet rempli d'eau ; on coupe par morceaux gros comme un œuf, les pommes-de-terre trop grosses, on les met à mesure dans le moulin plongé dans sa cuve avec de l'eau jusqu'à la hauteur de H, H, figure 6, et on fait agir la manivelle : à mesure que les pommes-de-terre sont râpées, elles passent par le bas du moulin ; on les enlève de temps en temps avec une cuiller de bois, et on les met dans un baquet avec de l'eau.

Lorsque les pommes-de-terre sont râpées, on réunit toute la pulpe dans un même baquet, on la délaie dans une grande quantité d'eau très-claire : on met la matière dans un tamis de crin au-dessus d'un autre baquet ; la farine passe à la faveur de l'eau ; on verse de l'eau sur le tamis pour laver la pulpe jusqu'à ce qu'elle sorte claire, et on jette la pulpe comme inutile : on lave de la même manière toute la pomme-de-terre qu'on a râpée.

La liqueur qui a passé au travers du tamis de crin est trouble, d'une couleur de feuilles mortes, à raison de la matière extractive qu'elle tient en dissolution ; elle laisse déposer la farine dans l'espace de cinq ou six heures : alors on décante la liqueur et on la jette comme inutile : on verse sur l'amidon resté au fond du baquet une grande quantité d'eau ; on délaie l'amidon pour le laver, et on laisse reposer le mélange jusqu'au lendemain ; l'amidon occupe le fond du baquet. Après avoir rejeté l'eau comme la première fois, on le relave de la même manière encore une fois dans de nouvelle eau ; et tandis que l'amidon est bien délayé, on passe la liqueur trouble au travers d'un tamis de soie un peu serré, au-dessus d'un baquet bien propre : le peu de parenchyme qui avait passé avec l'amidon au travers du tamis de crin, reste sur celui de soie : on laisse reposer la liqueur jusqu'à ce que l'amidon soit bien déposé. Si l'eau qui le surnage est parfaitement claire sans la plus légère apparence de couleur, le lavage est fini, sinon il faut laver l'amidon encore une fois.

Lorsque l'amidon est suffisamment lavé et déposé on décante l'eau, on enlève l'amidon du baquet avec une cuiller de bois : on le met sur des clisses d'osier garnies de papier gris, et on le fait sécher à l'abri de la poussière. Enfin, lorsqu'il est suffisamment sec, on le fait passer au travers d'un tamis de soie pour faire disparaître les grumeaux : on les conserve dans des bouteilles bouchées de papier seulement.

Remarques.

L'amidon de pommes-de-terre du commerce est sujet à craquer sous les dents, à raison du sable renfermé dans les sinuosités de ces racines qui ont été mal lavées. L'amidon de pommes-de-terre doit être parfaitement blanc : pour l'obtenir ainsi, il faut qu'il soit complètement séparé de la matière extractive par un lavage suffisant, et de tout parenchyme de la racine ; c'est à quoi l'on parvient en le faisant passer au travers d'un tamis de soie pendant le dernier lavage : il faut aussi avoir attention que les vaisseaux soient très-propres, ceux de grès ou de fayence seraient les plus convenables, mais il est difficile de s'en servir dans un travail en grand : on est contraint de faire usage de ceux de bois : il faut, autant qu'on peut, n'employer que des baquets de bois blanc, ceux de chêne communiquent toujours un peu de couleur.

L'eau, dans laquelle le moulin est plongé pendant le râpage, empêche que cette machine ne s'engorge : mais pour plus de facilité il convient d'enlever de temps en temps l'amas de racines râpées. La pulpe qui reste sur le tamis de crin au premier lavage est privée d'amidon, mais elle est bien nourrissante : on peut la faire cuire dans de l'eau et la donner aux animaux, comme cochons et vaches. Cet objet est d'autant plus important, dans un travail en grand, qu'il y a environ les sept-huitièmes de cette pulpe qui tomberaient en pure perte.

La première séparation qu'on fait au tamis de crin, de la grosse masse de pulpe d'avec l'amidon, est nécessaire pour pouvoir laver plus commodément l'amidon ; mais s'il passe un peu de pulpe, elle se dépose la dernière à la surface de l'amidon, et lui communique une couleur sale qui ne doit pas inquiéter. Comme cette pulpe est plus grossière que l'amidon, elle se sépare facilement en faisant passer, comme nous l'avons dit, au travers d'un tamis de soie un peu serré, l'amidon délayé dans l'eau au dernier lavage. On ne séparerait pas cette pulpe avec la même exactitude si, étant séchée avec l'amidon, on voulait la passer, dans cet état sec, au travers du même tamis, parce que cette substance pulpeuse, privée de toutes parties extractives, se réduirait en poudre facilement et passerait avec l'amidon.

On prépare de la même manière tous les autres amidons, comme ceux de racines de bryone, d'arum, glaïeul, etc.

Un grand nombre de racines communes dans la campagne, et qui croissent sans culture, telles que celles que nous venons de nommer, pourraient servir à faire de l'amidon, et ensuite de la poudre à poudrer les cheveux, qui ne céderait en rien à celle faite avec l'amidon de froment : elle ménagerait une grande quantité de grains qu'on pourrait employer plus utilement à la nourriture des bestiaux. J'ai fait examiner, il y a environ vingt ans, de l'amidon tiré des racines de bryone : la poudre qui en est résultée, ne s'est pas trouvée inférieure en blancheur et en finesse à celle provenue de l'amidon de froment.

Les différens amidons bien lavés sont sans vertus médicinales : ils ne se dissolvent que dans l'eau bouillante, la chaleur animale n'est pas assez forte pour les dissoudre : les malades qui en font usage rendent l'amidon tel qu'ils l'ont pris; mais lorsque cette substance est réduite en gelée, elle devient nourrissante, pectorale, adoucissante. *Vertus.*

Amidon de froment.

On fait deux espèces d'amidon, le fin et le commun. Le fin est fait avec des recoupettes et des gruaux; il sert pour l'intérieur, et à poudrer les cheveux. L'amidon commun se fait avec du blé gâté et moulu : il est employé à faire de la colle pour les cartonniers, les relieurs, les afficheurs, etc.

L'amidon ne peut se faire sans eau sure; lorsqu'on n'en a pas, on la prépare de la manière suivante.

On délaie dans un seau d'eau chaude deux livres de levain de boulanger, on laisse tranquille ce mélange pendant deux jours, au bout duquel temps on ajoute quelques seaux d'eau chaude : on laisse reposer le mélange encore deux jours ; pendant cet intervalle, le mélange s'aigrit et l'eau sure se trouve faite.

Pour préparer l'amidon, on met dans une demi-queue de Bourgogne, bien propre et défoncée par un bout, un seau d'eau sure, et on y ajoute de l'eau de rivière jusqu'au bondon : on achève d'emplir le tonneau avec parties égales de recoupettes et de gruaux de boulanger, lorsqu'on veut faire de l'amidon fin ; et au contraire, on le remplit de blé gâté, moulu grossièrement, quand on ne veut avoir que de l'amidon commun. On laisse macérer ce mélange pendant environ deux jours en été, et pendant environ quinze jours en hiver, en observant que la matière ne gèle point.

On reconnaît que la macération a été suffisamment continuée lorsque la matière se précipite, que la liqueur surnageante est claire, et qu'il s'est rassemblé à sa surface une sorte d'écume qu'on nomme *eau grasse*. On jette l'eau et l'écume comme inutiles; ensuite on dispose au-dessus d'un tonneau propre un sac de toile de crin de dix-huit pouces de haut et d'autant de diamètre : on verse dans ce sac trois eaux de la matière ci-dessus, et deux seaux d'eau claire : on remue pour faire passer environ deux seaux de liqueur qui se trouve blanche et comme laiteuse : alors on remet dans le sac encore deux seaux d'eau claire : on remue de nouveau pour faire passer deux seaux de liqueurs ; on réitère cette manœuvre une troisième fois afin de bien laver le son, qui sert à nourrir les bestiaux. On remet de nouvelle matière dans le sac ; on la lave comme la précédente, jusqu'à ce qu'il ne reste plus d'amidon : on laisse reposer les liqueurs deux ou trois jours ; pendant ce temps il se forme au fond du tonneau un dépôt : avec une sébile on décante la liqueur ; elle forme une très-bonne eau sure, qui s'emploie avec succès en place de celle dont nous avons parlé plus haut. On remplit les tonneaux d'eau fraîche : on délaie le dépôt avec une pelle de bois, on laisse reposer la matière pendant deux jours ; elle dépose successivement trois sédimens qui s'arrangent distinctement l'un sur l'autre.

Au bout de deux jours, on décante l'eau jusqu'à ce que l'on soit parvenu au dépôt, et on jette cette eau comme inutile : on enlève la première couche de ce dépôt qu'on nomme *premier blanc, gros* ou *noir* : il sert dans l'économie domestique à engraisser les cochons. On lave la surface de la matière restante avec le plus grand soin, afin de ne laisser aucune trace de ce dépôt ou premier blanc.

Sous cette première couche on en trouve une autre plus belle, plus blanche : on la nomme *second blanc*. On l'enlève, on le délaie dans de l'eau fraîche pour le laver; on le laisse déposer et on le fait sécher à part : cela forme de l'amidon commun.

Enfin on trouve sous ces deux couches de dépôt, une troisième couche de quatre pouces d'épaisseur ou environ d'amidon fin : la quantité qu'on en obtient varie suivant la qualité des recoupettes et des gruaux employés. Les blés gâtés fournissent davantage d'amidon; mais celui qu'on en tire est toujours commun et n'a jamais la blancheur de l'amidon fait avec des recoupettes et des gruaux de bon blé. On délaie cet amidon fin dans une suffisante quantité d'eau fraîche, bien claire, afin de le laver : on fait passer au travers d'un tamis de soie la liqueur trouble qu'il faut laisser reposer pendant deux jours : on jette l'eau surnageante comme inutile : on lave la surface de l'amidon pour le nettoyer d'un dépôt moins blanc qu'on met avec l'amidon commun.

Lorsque l'amidon est bien rincé ou lavé, on l'enlève des tonneaux : on le met dans des paniers d'osier garnis de toile, sans être attachée; ces paniers ont un pied de large, dix-huit pouces de long sur dix pouces de haut. Le lendemain on ôte l'amidon des paniers et des toiles : on le pose sur des plâtres; on le divise en quinze ou seize parties avec les doigts et sans instrumens : on le laisse sécher suffisamment. Lorsqu'il est assez sec et qu'il peut se laisser manier, on le met ressuer au grand air en le posant horizontalement sur des tablettes. Lorsqu'il est suffisamment ressué, on ratisse la surface des morceaux; ce qu'on en sépare se met avec l'amidon commun : on écrase les morceaux propres, on achève de les faire sécher dans une étuve, sur des clisses d'osier garnies et couvertes de toile. Il faut avoir soin de le remuer souvent, parce qu'il est sujet à devenir vert par le défaut d'air. Lorsqu'il est sec, il est commerçable.

L'amidon, réduit en poudre, sert pour rouler des pilules, pour aider à former des pastilles, et pour empêcher que la pâte de guimauve ne s'attache à la table sur laquelle on la coule, etc.

Remarques.

L'amidon ne se travaille que dans des eaux sures, c'est-à-dire acides : or, on sait que le propre des acides est de coaguler et de précipiter les matières mucilagineuses : ainsi la matière farineuse, pendant qu'elle se convertit en amidon, ne peut point se dissoudre dans l'eau, parce que cet eau est froide et acidule : il ne se dissout dans l'eau que la matière extractive du grain, tandis que l'amidon reste suspendu.

D'après tout ce que nous venons de dire, il est visible qu'on peut faire de l'amidon avec toutes sortes de graines farineuses ; il suffit de les traiter de la même manière que l'amidon fait avec du blé. Je pense bien que toutes ces expériences ont été faites par les amidonniers ; mais les résultats ne sont pas connus ; il serait cependant très-intéressant de les connaître. D'un autre côté, si l'usage a prévalu d'employer du blé pour faire de l'amidon, c'est peut-être parce que celui qu'il fournit est plus beau et plus abondant.

Matière glutineuse séparée de la farine de froment.

Plusieurs matières farineuses contiennent une substance glutineuse animalisée, qui n'a encore été que peu examinée. Kesselmeier paraît être le premier qui l'ait fait connaître dans la farine de froment.

Il a réduit en pâte trois livres de farine de froment bien blutée et purgée de son : il y a ajouté de l'eau à plusieurs reprises, et l'a décantée chaque fois, jusqu'à ce qu'elle n'eût plus de couleur blanche; ayant ainsi ôté de la farine tout ce que l'eau pouvait lui enlever, il lui est resté une livre d'une substance très-tenace, d'un blanc grisâtre, d'une odeur spermatique et sans goût, qui ne se dissout point dans la bouche, qui s'attache un peu aux dents, mais qui se colle fortement aux mains sèches. Kesselmeier a donné à cette substance le nom de *matière glutineuse* ou gluten.

Il a réuni les eaux blanches et les a laissé déposer ; il a recueilli une autre substance très-blanche qu'il désigne sous le nom de *substance amidonnée*, pour la distinguer de la première.

Des Sucs huileux, ou *des Huiles*.

Après avoir examiné les sucs aqueux et tout ce qu'on peut en tirer, ce serait l'occasion de parler des extraits qu'on prépare avec plusieurs de ces sucs dépurés ; mais nous renvoyons cet article à celui de la mixtion, parce qu'on fait beaucoup d'extraits avec des décoctions de végétaux, sur lesquels nous n'avons encore rien dit. Nous allons examiner les autres espèces de sucs tirés des végétaux et des animaux.

On entend par huiles, des sucs onctueux, gras et inflammables, qu'on obtient des végétaux et des animaux. Les huiles diffèrent des sucs aqueux par plusieurs propriétés générales : 1.º par leur inflammabilité ; 2.º par leur non miscibilité avec l'eau et avec toutes les liqueurs aqueuses. Outre ces propriétés générales, les huiles et les substances huileuses en ont encore de particulières, par lesquelles elles diffèrent les unes des autres.

Entre ces propriétés particulières, il y en a quelques-unes qui sont communes à plusieurs ; ce qui donne lieu de les diviser en plusieurs sections.

1.º *Les huiles grasses proprement dites.* Ces huiles sont fluides ou solides : elles ne peuvent s'élever et se volatiliser par la chaleur sans s'altérer et se décomposer ; elles ne peuvent s'enflammer tant qu'elles sont seules et froides. Les huiles fluides de cette classe sont l'huile d'olives, l'huile d'amandes douces, l'huile de semences de pavots, etc. Les huiles concrètes sont le suif, la plupart des graisses animales qui sont toujours figées, le beurre de cacao, l'huile épaisse de muscade, etc.

2.º *Les huiles essentielles.* Ces huiles sont la plupart très-fluides ; quelques-unes sont susceptibles de se cristalliser par un froid modéré. Il y a aussi des huiles essentielles épaisses, comme sont les baumes naturels.

Des Huiles grasses, fluides, exprimées de plusieurs végétaux.

Les substances végétales qui fournissent ainsi leurs huiles, sont les semences que nous avons nommées *huileuses* ou *émulsives*; telles que les semences de melons, de concombres, de pavots, de chenevis, de lin; certaines semences de la classe des plantes ombellifères, comme celles d'anis, de cumin, de fenouil, etc.; les amandes douces et amères, les amandes de noyaux de pêches, d'abricots, de prunes, etc. Nous allons prendre pour exemple l'huile qu'on tire des amandes douces.

Huile d'Amandes douces.

On prend la quantité que l'on veut d'amandes douces nouvelles et suffisamment séchées à l'air: on les frotte dans un linge neuf et rude pour en emporter la poussière jaune rougeâtre qui se trouve à leur surface; on les pile dans un mortier de marbre avec un pilon de bois jusqu'à ce qu'elles soient réduites en pâte, et qu'en les exprimant un peu entre les doigts, on voie l'huile sortir. Alors on forme avec cette pâte une espèce de boule aplatie, ou de gâteau, et on l'enferme dans un morceau de toile de coutil, en lui laissant occuper le moins d'espace possible, et on la soumet à la presse. L'huile, comme les autres liquides, n'étant pas compressible, passe à travers les mailles de la toile à mesure qu'on exprime: on la reçoit dans un vase convenable. Lorsque l'huile cesse de couler, on cesse d'exprimer. Il reste dans le linge le parenchyme de la graine qui contenait l'huile renfermée entre ses cloisons.

Si l'on a employé une livre d'amandes douces, on tire ordinairement cinq onces et demie d'huile ; mais si le coutil est déjà imbibé d'huile d'une opération précédente, on en tire davantage.

Les amandes amères fournissent autant d'huile que les amandes douces : elle a une saveur amère assez agréable.

L'huile d'amandes douces adoucit les âcretés de la trachée-artère et de la poitrine : elle excite l'urine : elle appaise les douleurs de la colique néphrétique, en faisant couler la pierre, le sable ou les glaires du rein à la vessie : elle appaise les tranchées des femmes en couches, celles des petits enfans; elle tue leurs vers. La dose est depuis deux gros jusqu'à quatre onces. On s'en sert aussi extérieurement pour ramollir et pour adoucir. *Vertus. Dose.*

REMARQUES.

La méthode que nous venons de prescrire pour tirer l'huile des amandes douces, est générale pour toutes les semences qui peuvent ainsi fournir leur huile. Nous remarquerons seulement que les huiles qu'on tire par cette méthode des semences des plantes ombellifères ne doivent pas être considérées comme des huiles grasses : elles contiennent une très-grande quantité d'huile essentielle qu'on peut séparer par la distillation ; aussi ne fait-on jamais usage de ce procédé pour tirer les huiles de ces semences, à cause de la dissipation qui se fait des parties les plus volatiles.

Ceux qui préparent l'huile d'amandes douces en grand, sont dans l'usage de les dépouiller de leurs écorces : ils les mettent tremper dans de l'eau très-chaude ; leurs enveloppes se gonflent et se détachent facilement : ils transportent les amandes dans une étuve pour les faire sécher : ils les réduisent en poudre en les faisant passer dans un moulin semblable à ceux dont on se sert pour moudre le café, à l'exception qu'il est beaucoup plus gros et plus grand ; ensuite ils en tirent l'huile par le moyen de la presse, comme nous l'avons dit précédemment. Mais l'infusion dans l'eau chaude qu'on fait éprouver aux amandes douces, altère considérablement l'huile qu'on en tire : la chaleur qu'elle a éprouvée la dispose à rancir plus promptement. Ces opérations sont faites pour deux raisons : la première, qui est la principale, est de pouvoir vendre plus avantageusement aux parfumeurs les pains de pâte d'amande dont on a séparé l'huile ; la seconde, afin d'éviter que l'huile d'amandes douces ait de la couleur, parce que, lorsqu'on laisse l'écorce aux amandes, l'huile qui en sort se colore toujours un peu en prenant une légère teinture de la poussière rougeâtre qui reste à leur surface. C'est aussi pour qu'elle soit moins colorée, que nous avons prescrit de frotter les amandes dans un linge rude avant que de les piler ; mais cette couleur n'altère pas à beaucoup près les propriétés de cette huile autant que la chaleur qu'on lui fait éprouver dans l'étuve, après avoir dépouillé les amandes de leurs écorces.

Les huiles grasses, lorsqu'elles sont nouvellement exprimées, sont toujours un peu troubles, à raison d'une certaine quantité de mucilage dans l'état de liquidité, qui a été entraîné avec elles pendant l'expression; mais peu de jours après, ce mucilage se sépare des huiles, il se dépose au fond des bouteilles, et les huiles deviennent claires et transparentes: elles sont d'autant plus claires qu'elles sont plus vieilles.

L'huile d'amandes douces que préparent certaines personnes, est souvent faite avec des amandes de toute espèce, et à différens degrés de vétusté. C'est pour elles un moyen de se débarrasser des amandes qui ne sont plus commerçables. Plusieurs même sont dans l'usage de mêler l'huile d'amandes douces avec une plus ou moins grande quantité d'huile d'œillets qui est celle de semence de pavot blanc.

Cette tromperie est difficile à reconnaître au coup-d'œil, et comme on la croyait pernicieuse, les commis de la ci-devant Ferme générale étaient autorisés à faire mêler une certaine quantité d'essence de térébenthine dans toutes les huiles d'œillets qui entraient à Paris, afin qu'elles ne pussent être employées pour l'usage intérieur; mais comme on a reconnu depuis, que cette huile est aussi salubre que celle d'olives, on en permet à présent l'entrée: de temps immémorial, des provinces entières ne font usage que de cette huile d'œillets. Au reste, on reconnaît le mélange de cette huile avec celle d'olives, par la propriété qu'elles ont de se figer à des degrés de froid différens ; il suffit d'exposer à la glace l'huile d'olives que l'on soupçonne altérée : l'huile d'olives se fige et l'huile d'œillets reste fluide et surnage; c'est ce moyen que les gardes épiciers employaient lorsqu'ils faisaient la visite chez leurs confrères,

L'huile d'olives se prépare à-peu-près de la même manière que celle dont nous venons de parler. On cueille les olives lorsqu'elles sont suffisamment mûres : on les fait sécher, afin de priver d'humidité le mucilage qu'elles contiennent abondamment, et de détruire l'adhérence de l'huile avec ce mucilage : on les écrase et on les soumet à la presse en les arrosant avec un peu d'eau chaude, afin de donner plus de fluidité à l'huile : on la laisse reposer ensuite pour en séparer l'eau et le mucilage qui ont pu passer avec elle.

Huile de Pepins de raisins.

Il y a en France beaucoup de substances végétales dont on peut tirer de l'huile. Les pepins de raisins sont absolument perdus. Cependant en Piémont, en plusieurs endroits de l'Italie, dans le Levant, on tire jusqu'à huit livres d'huile par chaque cent livres de cette graine. *Cette huile*, dit la Feuille du Cultivateur (n.º 127, Décembre 1791), *est excellente à manger ; ses qualités surpassent de beaucoup celle de noix ; sa lumière est beaucoup plus claire, et peut être comparée à celle de l'huile d'olives, etc.*

Voici la manière de la tirer :

On pulvérise cent livres de cette graine qu'on a fait sécher avec soin : on mêle la poudre avec environ trente livres d'eau, dans une marmite de fer : on fait chauffer ce mélange jusqu'à vingt degrés en le remuant toujours : on le met dans un sac fait de jonc qu'on soumet à la presse; l'huile sort avec l'eau employée, elle surnage; on la sépare et on la met éclaircir dans un vase à part.

Toutes les huiles liquides des végétaux et des animaux sont sujettes à se figer par le froid, les unes plus facilement que les autres : l'huile d'olives, par exemple, se fige si elle éprouve pendant quelques jours un froid de dix degrés au-dessus de la congélation, au lieu que lorsqu'on lui fait éprouver ce même degré de froid subitement, elle ne fait que s'épaissir sans se figer. L'huile d'amandes douces, au contraire, ne se fige que par un froid de dix degrés au-dessous de la congélation, encore faut-il qu'il continue plusieurs jours de suite. On ne peut attribuer ces différences qu'à la nature et aux proportions des principes qui entrent dans la composition de ces huiles. Il y a lieu de présumer que le figement des huiles n'est rien autre chose qu'une cristallisation de ces mêmes huiles; mais quelle qu'en soit la cause, on peut tirer de ces propriétés des huiles fluides des végétaux, un principe qui est fondé sur l'expérience, et relatif à leur décomposition spontanée, c'est-à-dire, à la plus ou moins grande facilité qu'elles ont à rancir. J'ai remarqué que celles qui se figent facilement, comme l'huile d'olives, sont infiniment plus long-temps sans se rancir que la plupart des autres huiles qui restent toujours fluides ; et enfin, l'huile de ben, qui est presque toujours figée dans notre climat, ne rancit qu'au bout d'un long espace de temps.

Huile de Ben.

On prend la quantité que l'on veut de noix de ben les plus récentes et les plus grosses : on les casse une à une avec un petit marteau : on sépare exactement les coquilles qu'on jette comme inutiles : on met à part les amandes ; on les pile dans un mortier de marbre avec un pilon de bois jusqu'à ce qu'elles soient réduites en pâte : on en forme une boule qu'on met dans un petit sac de toile de coutil ; on ferme l'ouverture avec une ficelle qu'on serre bien : on met le sac à la presse, et on l'exprime par degrés : l'huile sort peu-à-peu, on la reçoit dans une bouteille. Lorsqu'il ne coule plus rien, on desserre la presse, on ôte le marc du sac, on le réduit en poudre dans un mortier de marbre, et on remet cette poudre dans le même sac pour l'exprimer de nouveau : on en tire encore un peu d'huile qu'on met avec la première : on vide le sac, on jette comme inutile ce qu'il contient.

On prépare l'huile de noisettes, l'huile de noix, etc., de la même manière.

Vertus. L'huile de ben ne s'emploie qu'à l'extérieur ; elle est détersive, adoucissante, propre pour ôter les démangeaisons de la peau et pour adoucir : on la fait entrer dans des pommades adoucissantes, et pour embellir la peau. On en met dans le tabac d'Espagne pour l'humecter. Les parfumeurs s'en servent pour tirer l'odeur de certaines fleurs, telles que celles de jasmin, de tubéreuse, etc.

Remarques.

Le ben fournit une huile très-douce qui est presque toujours figée; elle n'est fluide qu'à une température de douze ou quinze degrés au-dessus de la glace: elle se conserve plusieurs années avant que de devenir rance; à mesure qu'elle vieillit, elle se fige plus difficilement. Lorsqu'elle coule de la presse, elle est d'autant plus épaisse, que la température est froide: on peut, dans les temps de gelée, l'exprimer sans inconvéniens entre des plaques de fer chauffées dans de l'eau bouillante; mais il ne faut pas lui appliquer un plus grand degré de chaleur, l'huile serait plus disposée à se rancir.

Les horlogers se servent de l'huile de ben, mais la consistance qu'elle prend en se figeant gêne les mouvemens; on desirerait donc qu'elle ne fût pas sujette à se figer. Solomé, notre confrère, a reconnu que l'huile de ben qui coule la dernière pendant l'expression, avait cette propriété et n'était pas plus sujette à se rancir que la première.

Huit livres de ben nouveau fournissent trois livres de coquilles et cinq livres d'amandes: ces amandes rendent ordinairement une livre treize onces d'huile.

Huile de semences de Jusquiame par expression.

Plusieurs personnes pensent que la semence de

jusquiâme fournit de l'huile par la simple expression; j'en ai soumis quatre livres bien pilées à une bonne presse sans avoir pu en tirer une seule goutte, quoique la semence pilée parût grasse au toucher. Cependant, comme on désirait en avoir à cause des vertus qu'on lui attribue pour soulager les douleurs hémorroïdales, j'ai été obligé de piler avec cette quantité de semences une livre d'amandes douces nouvelles; l'huile que j'ai obtenue pesait six onces. Elle s'est trouvée avoir les effets qu'on en attendait; elle a beaucoup soulagé le malade, et depuis elle a été employée avec le même succès. La manière de s'en servir est d'appliquer sur les hémorroïdes un linge fin et vieux, bien imbibé de cette huile.

Vertus.

Huile de semences de Chénevis.

On pile dans un mortier de marbre trois livres de graine de chénevis jusqu'à ce qu'elle soit réduite en pâte : on l'enferme ensuite dans un petit sac de coutil, et on la met à la presse; il sort une huile d'une légère couleur jaune, et qui n'a point de mauvaise odeur : on en obtient huit onces et demie. Si l'on a eu la curiosité de peser le sac avant l'expression, et qu'on le pèse après, on remarquera qu'il en restera une demi-once d'imbibée, pourvu qu'on ait fait choix d'un sac qui ne soit pas plus grand qu'il ne faut.

Vertus.
Dose.

L'huile de semences de chénevis est adoucissante : on la fait entrer dans des lavemens, depuis une once jusqu'à trois, pour appaiser les coliques et les ardeurs de Vénus.

Huile de Noix.

Des provinces entières font usage de l'huile de noix en place d'huile d'olives. Cette huile, prise en lavement, est estimée bonne pour soulager les coliques des peintres et celles qui sont occasionnées par des oxides ou des préparations de plomb qu'on a avalées par négligence, ou par remède, comme l'ordonnent beaucoup de gens qui, sans connaissance, pratiquent la médecine. *Vertus.*

La dose est depuis une once jusqu'à quatre, mêlées avec du vin. *Dose.*

Des Huiles épaisses des végétaux.

Beurre de Cacao.

On prend la quantité que l'on veut de cacao des Iles : on le met dans une marmite de fer, on le rôtit jusqu'à ce que l'écorce ligneuse puisse se détacher facilement : on l'écrase légèrement sur une table avec un rouleau de bois pour détacher toutes les écorces : on les secoue dans un van pour séparer les écorces d'avec les amandes cassées. Alors on les pile dans un mortier de fer avec un pilon de même métal, qu'on a bien fait chauffer auparavant, jusqu'à ce qu'elles soient réduites en pâte molle : on broie ensuite cette pâte sur une pierre chauffée, de la même manière qu'on broie le chocolat. Lorsque le cacao est bien broyé, on le fait bouillir pendant environ une demi-heure dans une grande quantité d'eau : on laisse réfroidir le tout, et on ramasse avec une cuiller ou avec un écumoire le beurre de cacao qui est figé à la surface de la liqueur : on fait encore bouillir le marc deux fois, ayant soin de laisser refroidir et de ramasser chaque fois le beurre de cacao qui se trouve figé. On fait fondre ensuite ce beurre de cacao au bain-marie : on le laisse se figer, et on l'enlève pour en séparer l'humidité, après quoi on le fait fondre et on le coule dans une bouteille longue et étroite, qu'on tient dans l'eau bouillante, afin que l'huile, en restant quelque temps fluide, puisse se dépurer. On la laisse se figer, on casse la bouteille, on sépare le beurre d'avec les *féces*, et on le purifie une seconde et une troisième fois de la même manière, jusqu'à ce qu'il soit net et qu'il ne contienne plus de parenchyme de l'amande de cacao. On sépare à chaque purification les *féces* qui se sont précipitées. On peut, pour accélérer la purification du beurre, le passer au travers d'un linge fin et serré, immédiatement après qu'on l'a séparé de son humidité.

Le cacao des Iles est celui qui rend le plus de beurre : la quantité qu'il donne est d'autant plus grande, qu'il est plus nouveau ; le beurre qu'on en retire est également bon. Le cacao des Iles est âcre quand il est nouveau ; mais le beurre ne l'est pas : une livre et demie de cacao nouveau rend sept onces deux gros de beurre non purifié, et six onces et demie lorsqu'il l'est.

Vertus. Le beurre de cacao est adoucissant, incrassant, propre pour les maladies de la poitrine, pour la toux sèche. On le fait prendre en bols, seul ou mêlé avec du blanc de baleine et du kermès, suivant que le cas le requiert.

Le beurre de cacao s'emploie aussi à l'extérieur pour adoucir et ramollir la peau.

On fait encore avec le beurre de cacao des suppositoires qui conviennent particulièrement pour adoucir les douleurs hémorroïdales; on introduit aussi ces suppositoires dans la matrice, pour adoucir les douleurs occasionnées par l'âcreté des ulcères.

Remarques.

On peut obtenir le beurre de cacao de beaucoup de manières différentes; mais celle que nous venons de proposer est préférable, parce qu'elle n'altère en rien les qualités de cette huile; au lieu que par la plupart des autres méthodes dont nous allons parler, on lui fait toujours éprouver des degrés de chaleur qui l'altèrent, si ce n'est cependant la méthode suivante, qui est aussi bonne que la précédente. On pulvérise grossièrement le cacao, au lieu de le réduire en pâte : on le met dans un sac de toile de coutil, et on le plonge dans de l'eau qu'on entretient bouillante, jusqu'à ce que le cacao soit échauffé également : alors on met le sac à la presse entre des plaques de fer chauffées à la chaleur de l'eau bouillante : l'eau qui est entrée dans le sac sort avec l'huile, qui n'a pas le temps de se figer : on exprime jusqu'à ce qu'il ne sorte plus rien du sac. On fait bouillir le sac avec son marc encore une fois, et on l'exprime de nouveau pour retirer ce qui peut être resté de beurre de cacao. On le purifie ensuite, comme nous l'avons dit précédemment. Lorsqu'on emploie cette seconde méthode, il ne faut pas que le cacao soit broyé, parce qu'il boucherait les pores du linge et empêcherait qu'on ne pût l'exprimer, et aussi à cause d'un mucilage assez considérable qui se délaie; ce qui oblige d'exprimer doucement, sans quoi on ferait crever le sac.

Un troisième moyen qu'on emploie pour obtenir l'huile de cacao, consiste à le soumettre à la presse entre des plaques chauffées, immédiatement après qu'on l'a réduit en pâte dans un mortier de fer chauffé. Ce moyen est moins long que les précédens; mais le beurre qu'on obtient est un peu moins blanc.

Il y a des fabricans de chocolat qui tirent une certaine quantité de beurre du cacao avec lequel ils doivent former du chocolat : ils mettent la pâte, avant qu'elle soit broyée, sur une pierre inclinée et chauffée : par ce moyen, le beurre coule doucement, et il se trouve presque tout purifié : mais cette quantité de beurre séparé du cacao est aux dépens de la bonté du chocolat. Ils remplacent l'huile qu'ils en ont séparée par d'autres substances dont nous parlerons ailleurs. Ils falsifient ensuite ce beurre en le mêlant avec une certaine quantité de suif de mouton ou de la graisse de veau récemment préparée et qui n'a point d'odeur.

Le beurre de cacao a une consistance un peu plus ferme que celle du suif de mouton; mais il se liquéfie plus facilement que lui dans les mains : pour peu qu'elles soient chaudes, il graisse à-peu-près aussi facilement que le beurre ordinaire.

Cette substance est sujette à se rancir comme toutes les autres huiles et graisses : lorsqu'elle est dans cet état, on ne doit jamais l'employer en médecine. Ce beurre, quoique très-rance, ne perd rien de sa consistance, mais il acquiert beaucoup de blancheur. J'en ai fait des bougies moulées, comme on fait les chandelles avec le suif : cette espèce de bougie était aussi belle que celle de cire : elle était un peu plus sonnante ; la lumière qu'elle répandait était nette, pure et tranquille comme celle de la cire. Une de ces bougies, pesant une once, a duré aussi long-temps qu'une chandelle de suif qui pesait une once et demie : l'une et l'autre avaient la même quantité de brins de coton pour mèche, et elles étaient aussi de la même grosseur ; la chandelle de suif était seulement plus longue ; la durée de l'une et de l'autre a été de quatre heures ; d'où il résulte qu'on peut faire de très-belle et de très-bonne bougie avec le beurre de cacao ; ce qui peut être d'un grand secours dans les disettes de cire : du moins les gens des pays où vient le cacao pourraient l'employer à cet usage. Cette espèce de bougie serait toujours beaucoup plus chère ici que celle de cire ; mais cette observation peut avoir son application pour d'autres fruits qui fournissent des huiles aussi solides ; comme les anacardes et plusieurs autres dont on ne fait aucun usage, et qu'on pourrait cultiver dans ce dessein.

Huile épaisse de noix Muscades.

On prend la quantité que l'on veut de bonnes muscades, on les pile dans un mortier de fer un peu chauffé, jusqu'à ce qu'elles soient réduites en pâte: on les enferme dans un morceau de toile de coutil, et on les soumet à la presse entre des plaques de fer un peu chauffées; l'huile qui coule se fige en réfroidissant; on la ramasse et on la fait fondre à la chaleur du bain-marie pour la réduire en masse afin qu'elle se conserve mieux : c'est ce qu'on nomme *huile épaisse de muscades;* elle a une consistance à-peu-près semblable à celle du suif de bœuf.

Vertus. L'huile de muscade est fort stomacale, appliquée
Dose. extérieurement ou donnée intérieurement. La dose est depuis quatre grains jusqu'à dix dans un bouillon, ou dans une autre liqueur convenable. On la fait entrer dans des pommades et linimens, comme fortifiante et nervale.

REMARQUES.

Les muscades contiennent deux sortes d'huiles bien distinctes l'une de l'autre. La première est une huile essentielle fluide qui se volatilise au degré de chaleur de l'eau bouillante, et qui a beaucoup d'odeur. La seconde est une huile épaisse comme le beurre de cacao, et qui, à proprement parler, n'a point d'odeur; mais elle en conserve toujours un peu, même après qu'on en a séparé, par la distillation, l'eau, l'huile essentielle qu'elle contient, parce que cette séparation ne peut pas se faire bien exactement. Quelques personnes recommandent d'échauffer les muscades à la vapeur de l'eau bouillante, après qu'elles sont pilées ; mais j'ai remarqué qu'il était plus commode, et plus sûr de les piler dans un mortier chauffé modérément, afin de ne point faire dissiper l'huile essentielle qui est la plus efficace.

L'huile de muscades, de laquelle on a séparé l'huile essentielle, est plus épaisse : ceux qui la préparent en grand, la mêlent avec un peu de sain-doux pour lui donner à-peu-près la consistance qu'elle doit avoir ; mais cette fraude est facile à reconnaître, en ce que cette huile de muscades, ainsi altérée et falsifiée, a moins d'odeur.

Huile de Laurier.

On prend la quantité que l'on veut de baies de laurier récentes et dans leur parfaite maturité : on les pile dans un mortier de marbre avec un pilon de bois : on les fait bouillir dans une suffisante quantité d'eau pendant environ une demi-heure, mais dans un vaisseau suffisamment clos, pour qu'il ne se fasse que peu ou point d'évaporation. On passe la liqueur tandis qu'elle est bouillante, avec forte expression ; on la laisse refroidir : on ramasse à sa surface une huile verte, odorante, et qui est d'une consistance de beurre. On pile le marc : on le fait bouillir de nouveau, et on en tire encore de l'huile en exprimant le marc, et en laissant refroidir la liqueur : on mêle cette huile avec la première ; c'est ce que l'on nomme *huile de laurier.*

Vertus. L'huile de laurier raréfie, ouvre, amollit et fortifie les nerfs : on s'en sert à l'extérieur pour la paralysie, pour la faiblesse des nerfs, pour résoudre les tumeurs, pour les catarres, pour la goutte sciatique, pour la colique venteuse : on en frotte chaudement les parties : on en mêle aussi dans les lavemens, depuis deux gros jusqu'à six : on peut même en faire prendre quelques gouttes par la bouche.

Dose.

Remarques.

L'huile de laurier est à-peu-près dans le même cas que l'huile de muscades dont nous venons de parler; elle contient une petite quantité d'huile essentielle qui peut s'élever au degré de chaleur de l'eau bouillante : c'est pourquoi il est bon de ne point la laisser se dissiper pendant la décoction des baies. On doit même faire cette décoction dans un alambic, afin de recueillir la portion qui s'élève pour la mêler ensuite avec celle qui surnage la décoction. La meilleure huile de laurier est contenue dans l'écorce des baies, suivant la remarque de Lémery. Ceux qui veulent l'avoir parfaite ne pilent point les baies, afin que l'huile des noyaux ne se mêle point avec elle. On ne tire ordinairement qu'une petite quantité d'huile. On nous envoie cette huile toute préparée du Languedoc, d'Italie, et d'autres pays chauds où il croît beaucoup de lauriers ; mais la plus grande quantité d'huile de laurier qu'on emploie dans la pharmacie n'a point été préparée comme nous venons de le dire : on la prépare avec des feuilles et des baies de laurier et du sain-doux, comme nous le dirons à l'article des onguens.

De la préparation des Graisses des animaux, en prenant celle de porc pour exemple.

On prend la quantité que l'on veut de graisse de porc que l'on nomme *panne* : on en sépare la membrane adipeuse qui est à la surface : on coupe la graisse par morceaux : on la pétrit dans de l'eau très-pure, en la maniant entre les mains, afin de délayer dans l'eau le sang caillé qui se trouve dans les petits vaisseaux : on change l'eau de temps en temps, ce que l'on continue jusqu'à ce que la dernière eau en sorte sans couleur : alors on tire la graisse de l'eau : on la fait fondre à une douce chaleur, et on la laisse sur le feu jusqu'à ce que, de blanche et laiteuse qu'elle est d'abord, elle devienne parfaitement claire et transparente, et qu'en en jetant quelques gouttes dans le feu elle ne pétille plus : c'est à ces signes qu'on reconnaît que la graisse fondue ne contient plus d'humidité ; alors on la coule, en la passant à travers un linge bien serré, sans l'exprimer. On fait refondre les portions de graisse qui ne sont pas liquéfiées à la première opération, en y ajoutant un peu d'eau ; et lorsque cette graisse est fondue comme la précédente, et qu'elle est devenue bien claire, on la coule de la même manière. On continue ainsi jusqu'à ce que toute la graisse soit fondue, et qu'il ne reste plus que les membranes adipeuses, séchées et rôties, qu'on exprime fortement à la dernière opération. On met à part cette dernière portion de graisse, parce qu'elle est colorée par les membranes qui ont été rôties : elle est aussi bonne que la première ; mais on ne l'emploie que dans les préparations où la couleur est indifférente. On verse la graisse, tandis qu'elle est encore chaude et liquide, dans des pots de faïence, afin qu'en se figeant dans ces vases, elle ne laisse aucune ouverture autour d'elle, par où l'air puisse pénétrer son intérieur, ce qui la ferait rancir et jaunir plus promptement.

Si l'on emploie cent livres de panne, on retire ordinairement quatre-vingt-douze livres de graisse fondue.

Vertus.

La graisse de porc ainsi préparée est amollissante, anodine, résolutive, adoucissante, étant appliquée à l'extérieur : donnée à la dose d'une once en lavement, elle est un grand adoucissant dans les coliques, les ténesmes, etc.

Dose.

Remarques.

La graisse de porc fait la base de la plupart des onguents dont nous parlerons à l'article des médicaments externes composés. Cette substance, quoique tirée des animaux, n'est nullement animalisée ; elle a conservé dans le corps de l'animal tous les caractères des huiles végétales. On peut dire la même chose du suif et de la moëlle, qui n'en diffèrent en aucune manière de ce côté-là. Toutes ces graisses ne diffèrent les unes des autres que par la consistance qui est plus ou moins ferme, ce qui vient vraisemblablement des différentes proportions de leurs principes, ou de la manière dont ces mêmes principes sont combinés.

La plupart des graisses, quoique toujours figées, se rancissent néanmoins plus promptement que plusieurs huiles végétales, comme celles d'olives et de ben qui se figent facilement, ce qui semblerait contredire ce que nous avons avancé précédemment; mais il paraît qu'on peut attribuer ces différences à l'élaboration que ces substances huileuses ont subie dans le corps de l'animal, et à l'arrangement des principes, qui est différent. On reconnaît leur altération par l'odeur rance qu'elles acquièrent en fort peu de temps, sur-tout lorsqu'en les préparant on n'a pas fait dissiper entièrement toute l'humidité. C'est pour cette raison que nous avons recommandé de ne couler la graisse que lorsqu'elle en est entièrement privée, et de la laisser se figer dans les pots où l'on veut la conserver, afin qu'en remplissant exactement toute la capacité, l'air ne puisse pénétrer dans son intérieur. Mais malgré toutes ces précautions, la graisse de porc, comme toutes les autres, rancit toujours au bout de deux années, quelque bien préparée qu'elle soit, ce qui n'arrive pas aux huiles auxquelles nous les comparons.

L'eau qu'on mêle en faisant fondre les graisses, est destinée à empêcher qu'elles ne roussissent pendant leur liquéfaction : cela forme une espèce de bain-marie. Lorsque celle de porc a été préparée comme il convient, elle est très-ferme et parfaitement blanche, à l'exception de la dernière portion qui est toujours un peu rousse.

On ne doit jamais employer dans les préparations de pharmacie, la graisse ou sain-doux tout préparé que vendent les charcutiers; c'est un amas de graisses de toute espèce : elle est ordinairement mêlée de la graisse salée qui sort pendant la cuite du petit-salé: elle a l'odeur de graisse de rôti. Ils y mêlent d'ailleurs la plus grande quantité d'eau qu'ils peuvent, en l'agitant dans l'eau, afin de la blanchir après qu'elle est fondue.

On peut préparer de la même manière que nous l'avons dit toutes les graisses des autres animaux. Cependant on ne lave pas ordinairement celles qui sont rares et chères, comme celle de vipère, à moins qu'on n'en ait une grande quantité; ainsi on se contente, pour l'ordinaire, de les liquéfier à une douce chaleur, pour les priver de toute humidité : on les passe ensuite à travers un linge en les exprimant suffisamment.

Toutes les graisses ne sont pas d'une consistance semblable : les unes en ont beaucoup, comme celle de mouton : les autres restent presque toujours fluides, comme celle de plusieurs poissons ; d'autres ne se figent qu'en partie, comme celle de vipères : ce qui pourrait faire soupçonner d'abord, si l'on n'avait point de pareils exemples dans la plupart des huiles fluides végétales dont nous venons de parler, que cette dernière serait sous deux états différens.

Huile d'œufs.

On fait durcir des œufs : on en sépare ensuite les

jaunes : on les met dans une poêle de fer ou dans un poêlon d'argent : on les fait dessécher sur un feu doux, en les remuant sans discontinuer, et les écrasant pour les diviser et les émietter. Lorsqu'ils sont bien secs, on augmente un peu la chaleur, en prenant garde de ne point les faire roussir : ils se gonflent prodigieusement et se liquéfient beaucoup : lorsqu'on les a tenus sur le feu pendant quelques minutes en cet état, on les met promptement dans un sac de toile forte, et on les soumet à la presse entre des plaques de fer chauffées dans de l'eau bouillante. Il sort une huile d'un jaune doré, d'une odeur agréable et d'une saveur très-douce; c'est ce que l'on nomme *huile d'œufs*. De cinquante jaune d'œufs on tire ordinairement cinq onces d'huile.

Cette huile est très-adoucissante pour la peau, pour effacer les cicatrices, pour empêcher les cavités de la petite-vérole de paraître, pour les crevasses du sein et des mains, et pour la brûlure.

Vertus.

Remarques.

Les jaunes d'œufs, immédiatement après qu'ils sont cuits, contiennent beaucoup d'humidité : elle tient la matière mucilagineuse dans un degré de consistance convenable pour empêcher l'huile de se séparer; mais à mesure qu'elle se dissipe, l'huile sort de ses cellules, et on l'obtient facilement. On doit bien prendre garde de rôtir et de brûler les jaunes d'œufs en les desséchant, sans quoi l'huile qu'on tirerait serait rousse et de mauvaise odeur.

Quelques personnes falsifient cette huile en y mêlant de l'huile grasse colorée avec de la racine de curcuma.

Des Sucs résineux des Résines et Baumes naturels.

Si je place ici les résines et les baumes naturels à la suite des huiles grasses des végétaux et des graisses des animaux, ce n'est pas que je pense que ces substances leur soient entièrement semblables; au contraire, je sais qu'elles en diffèrent essentiellement. Mais comme elles leur ressemblent beaucoup par un certain nombre de propriétés communes, j'ai cru devoir les placer à leur suite. J'ai déjà fait connaître précédemment une partie des propriétés générales de ces substances, et en quoi elles diffèrent des huiles et des graisses proprement dites; mais il reste encore un grand nombre d'autres propriétés à examiner par lesquelles elles en diffèrent. Cet examen nous entraînerait dans des détails chimiques qui seraient trop longs et déplacés dans un ouvrage comme celui-ci; ainsi je me bornerai à rapporter seulement les préparations qu'on fait de ces substances, et qui sont du ressort de la pharmacie proprement dite.

Lotion de la Térenthine, ou Térébenthine lavée.

La lotion de la térébenthine se fait moins pour en séparer les impuretés que pour la durcir. On prend la quantité que l'on veut de térébenthine bien claire: on l'agite dans l'eau avec un bistortier de bois ou avec une spatule d'ivoire, ayant soin de changer l'eau de temps en temps. La partie huileuse la plus subtile ou l'huile essentielle s'évapore en partie, tandis qu'une portion se dissout dans l'eau sans troubler sansiblement sa transparence. On s'aperçoit de la portion qui est dissoute dans l'eau par l'odeur et la saveur qu'acquiert cette même eau. La térébenthine devient blanchâtre par l'interposition d'une petite quantité d'eau et d'air qui se mêle avec elle ; mais elle s'en sépare par le repos : quelques jours après, la térébenthine redevient presque aussi claire et aussi transparente qu'elle était auparavant.

Le but qu'on se propose dans cette opération, est de durcir un peu la térébenthine pour la rendre plus facile à prendre en pilules ; mais elle est néanmoins encore trop fluide. On est obligé, pour remplir cette intention, d'avoir recours à une opération que l'on nomme *coction de la térébenthine*, par laquelle on fait dissiper une plus grande quantité de son huile essentielle.

Coction de la Térébenthine, ou Térébenthine cuite.

On met la quantité que l'on veut de térébenthine dans une bassine d'argent, ou, à son défaut, dans une terrine vernissée, avec trois ou quatre fois son poids d'eau: on fait bouillir le tout jusqu'à ce que la térébenthine ait acquis une consistance assez ferme pour pouvoir en former des pilules ; ce que l'on reconnaît en faisant réfroidir de temps en temps un peu de cette térébenthine dans de l'eau froide.

Les pilules de térébenthine sont sujettes à se ramollir et à se former en une seule masse, quelque temps après qu'elles ont été formées. Plusieurs personnes, pour prévenir cet inconvénient, sont dans l'usage de mêler la térébenthine, après qu'elle est cuite et séparée de l'eau, avec des poudres appropriées, comme celles de réglisse, de guimauve et d'amidon, et quelquefois des poudres purgatives, lorsque le cas le requiert.

Vertus. La térébenthine lavée ou cuite est apéritive, propre pour la pierre, pour la gravelle, pour les gonorrhées, pour les ulcères du rein, de la vessie et *Dose.* de la matrice. La dose est depuis un scrupule jusqu'à une dragme.

L'urine de ceux qui ont pris de la térébenthine sent la violette ; et même l'urine des peintres et des vernisseurs qui emploient beaucoup d'essence de térébenthine, a fort souvent cette odeur : cela vient de celle qui se réduit en vapeurs, et qu'ils respirent avec l'air. La térébenthine occasionne à certaines personnes qui en font usage, des maux de tête considérables ; lorsque ces accidens arrivent, on leur en fait prendre de moindres doses, ou on leur en fait discontinuer l'usage, et on a recours à d'autres remèdes.

Purification du Styrax liquide.

La purification du styrax liquide consiste à le débarrasser des impuretés qui lui sont ordinairement mêlées.

On prend la quantité que l'on veut de styrax liquide : on le liquéfie un peu par le moyen d'une douce chaleur ; on le passe ensuite au travers d'un tamis de crin médiocrement serré, en le frottant légèrement avec une spatule de bois : on le serre dans un pot de faïence avec un peu d'eau, afin qu'il ne se dessèche point à la surface.

Le styrax liquide ne s'emploie que pour l'extérieur. Il est incisif, atténuant, émollient et fort résolutif. Il est vulnéraire, nerval, et résiste à la gangrène : il fortifie le cerveau par son odeur.

Vertus.

Fleurs de Benjoin. (Acide benzoïque.)

On met deux livres de benjoin concassé dans une terrine vernissée, peu profonde et très-évasée : on la couvre d'une seconde terrine de grès : on lute les jointures des deux terrines avec du papier imbu de colle de farine ou d'amidon : on place les vaisseaux sur un fourneau suffisamment large, pour que la terrine entre presque entièrement dans le fourneau : on donne à la terrine un degré de chaleur un peu supérieur à celui de l'eau bouillante : on l'entretient en cet état pendant environ deux heures ; on laisse ensuite refroidir les vaisseaux entièrement : on les délute avec précaution, afin de les agiter le moins qu'il est possible : on enlève la terrine supérieure : on sépare avec la barbe d'une plume les fleurs de benjoin qui se sont sublimées. On réitère la sublimation jusqu'à ce que le marc ne fournisse plus de fleurs.

Les fleurs de benjoin ont une odeur forte, piquante, mais agréable : elles excitent à tousser quand on les remue et qu'il en entre dans la gorge : leur saveur est acide, pénétrante. On estime ces fleurs bonnes pour l'asthme, pour abattre les vapeurs, pour les palpitations, pour résister au venin. La dose est depuis deux grains jusqu'à cinq : on les fait entrer dans des bols, pilules ou opiats, afin qu'étant enveloppées, elles ne picotent point la gorge.

Vertus.

Dose.

REMARQUES.

Afin qu'il ne se dissipe point de fleurs de benjoin, pendant la sublimation, on use les bords de l'une et de l'autre terrines en les frottant sur un porphyre avec du sable et de l'eau, jusqu'à ce que les bords se joignent exactement. Au moyen de cette précaution, le lut de colle d'amidon étendu sur du papier suffit pour achever de fermer les jointures.

Le degré de chaleur que nous avons prescrit est suffisant pour ramollir et liquéfier en grande partie le benjoin ; ce qui est absolument nécessaire pour la sublimation des fleurs : il ne se sublime rien, si cette résine ne souffre point ce léger ramollissement. Lorsque l'on a continué le feu pendant le temps que nous avons prescrit, il convient de le cesser, parce que les fleurs qui viennent les dernières sont toujours moins belles, sur-tout lorsque le feu a été trop fort sur la fin de l'opération. Celles qu'on retire à la seconde et à la troisième sublimation, sont encore moins belles : elles sont imprégnées d'une portion d'huile essentielle qui provient d'un commencement de décomposition de cette résine. On peut les avoir aussi belles que les premières, en les mêlant avec vingt ou trente fois leur pesant de sable blanc lavé, et en les faisant sublimer une seconde fois.

Entre les différens appareils qu'on peut employer pour obtenir cette substance, j'ai reconnu que celui que j'ai prescrit est le meilleur et le plus commode. On se sert ordinairement d'un pot de terre plus ou moins grand, dans lequel on met le benjoin concassé : on le recouvre d'un grand cornet de papier ou de carton, fait comme un pain de sucre, pour recevoir les fleurs à mesure qu'elles se subliment : ces cornets sont fort poreux : ils imbibent une prodigieuse quantité de fleurs, et on ne peut les retirer qu'en déchiquetant ces cornets qu'on mêle avec beaucoup de sable, pour procéder ensuite à la sublimation. Mais on peut éviter cette opération, en employant un vaisseau sublimatoire qui ne se laisse point pénétrer. Quelques personnes ont substitué de grands cornets de terre cuite à ceux de carton ; mais ils sont toujours moins commodes, parce qu'ils ne présentent pas une surface suffisamment large : d'ailleurs le degré de chaleur qu'on est obligé de donner pour faire élever ces fleurs dans cette espèce de chapiteau, qui est très-haut, est capable de décomposer le benjoin, et de faire passer avec les fleurs une certaine quantité d'huile qui altère leur blancheur, comme cela arrive presque toujours. Lorsque l'opération est bien conduite, on remarque qu'il ne s'est élevé de fleurs que jusqu'au milieu de la hauteur de ce cône ; le reste de sa hauteur devient par conséquent inutile.

Trois livres de benjoin ordinaire, sublimé jusqu'à six fois, ont fourni trois onces six gros et demi de fleurs ; le feu a été ménagé dans les premières sublimations, et poussé un peu plus fort dans les dernières.

Ce qui reste dans la terrine, après la sublimation des fleurs de benjoin, est rare, spongieux, d'une couleur brune noirâtre, et d'une odeur presque aussi agréable qu'auparavant. Cette matière contient une grande quantité d'acide benzoïque, mais qu'on ne peut obtenir qu'en décomposant ce benjoin dans une cornue. Nous ne suivrons pas plus loin cette analyse, parce qu'elle nous entraînerait dans des détails chimiques qui nous éloigneraient trop de notre objet.

Les fleurs de benjoin, nouvellement sublimées, sont d'un blanc brillant argentin ; mais elles perdent leur beauté, et deviennent d'une couleur brune, au bout de quelque temps, à raison d'une substance huileuse rectifiée qui les accompagne pendant leur sublimation. Cette huile se décompose avec la plus grande facilité par le contact de l'air, et devient presque noire. C'est elle qui donne aux fleurs la couleur brune dont nous parlons. On a cherché à remédier à cet inconvénient, en sublimant ces fleurs plusieurs fois de suite, et en les mettant avec du sable pour absorber cette huile. Ces moyens sont longs et occasionnent beaucoup de déchet ; je n'en ai pas trouvé de meilleur que celui de les purifier par dissolution dans l'eau, filtration et cristallisation de la manière suivante.

J'ai fait dissoudre vingt-cinq onces de fleurs de benjoin, qui avaient besoin d'être purifiées, dans une suffisante quantité d'eau : j'ai filtré la liqueur : elle a passé fort claire, légèrement rousse : elle a fourni par le réfroidissement beaucoup de fleurs de benjoin cristallisées en aiguilles, d'un blanc brillant et argentin, comme si elles eussent été sublimées. La liqueur, remise à évaporer, s'est troublée à raison de l'huile que les fleurs contenaient, et qui s'est décomposée. J'ai filtré cette liqueur : elle a fourni de nouveaux cristaux; mais ils étaient en petites écailles, semblables à ceux de sel sédatif sublimé, et de couleur brune.

Les fleurs de benjoin sont peu dissolubles dans l'eau; dix livres et demie d'eau bouillante n'en peuvent dissoudre que quatre onces : elles se cristallisent par le réfroidissement, parce que l'eau froide n'en peut tenir autant en dissolution que l'eau bouillante. Les fleurs de benjoin, purifiées par ce procédé, sont dépouillées de toute leur huile surabondante : elles sont fort belles et ne changent plus à l'air. Vingt-cinq onces de fleurs de benjoin ordinaire m'ont rendu vingt-une onces de fleurs de benjoin cristallisées et très-belles. L'eau qu'on emploie pour cette purification ne sert que d'intermède et comme de dissolvant à cette matière saline ; il n'en entre point dans la composition des cristaux.

Des Sucs laiteux et Gommes-résines.

Les sucs laiteux sont ainsi nommés, parce qu'ils ressemblent au lait des animaux, ou aux émulsions. Toutes ces liqueurs se ressemblent par plusieurs propriétés générales ; mais aussi elles diffèrent considérablement par leurs propriétés particulières : elles sont toutes composées de substances huileuses, résineuses, gommeuses et extractives.

La substance résineuse se trouve unie et dissoute en quelque sorte dans le principe aqueux de ces mêmes sucs par l'intermède des matières gommeuses, mucilagineuses, extractives et salines, de la même manière que le beurre, dans le lait des animaux, se trouve uni à l'eau par les sels et par la partie fromageuse ; ainsi que l'huile, dans les émulsions, se trouve unie à l'eau par l'intermède des mucilages, etc. Il y a un grand nombre de végétaux qui fournissent un suc laiteux : ceux de ce pays-ci sont les tithymales et les chicorées qui le donnent blanc, la chélidoine qui le donne jaune, etc. Mais on n'en fait aucun usage, parcequ'ils sont remplacés par ceux qui nous viennent des pays étrangers, et qui sont plus efficaces. Ordinairement on nous les envoie tout desséchés, apparemment pour la commodité du transport, ou parce qu'on ne pourrait les employer dans leur état de liquidité. Ces sucs desséchés portent le nom de *gommes-résines* ; tels sont la myrrhe, la scammonée, le galbanum, le sagapenum, l'opoponax, l'euphorbe, la gomme ammoniaque, l'oliban, etc.

Ces sucs sont tirés par incision ou sans incision : on les fait ensuite épaissir au soleil ou sur le feu : les uns sont secs et friables immédiatement après, ou peu de temps après qu'on les a fait dessécher, et sont faciles à réduire en poudre, comme la scammonée, la myrrhe, l'opoponax, la gomme de lierre et plusieurs autres ; les autres conservent pendant longtemps une sorte de mollesse, qui est cause qu'on ne peut les pulvériser et les mêler commodément dans les compositions. Les uns et les autres sont mêlés d'écorces d'arbres, de petites portions de bois, de pailles et d'autres impuretés. On a imaginé de purifier ceux qu'on ne peut réduire en poudre, en les dissolvant dans différentes liqueurs, afin de les débarrasser des substances étrangères. A l'égard des gommes-résines qui sont sèches et friables, on les purifie facilement par la pulvérisation, comme nous le dirons bientôt. Je dois avertir encore que je n'entrerai dans les détails chimiques de ces substances, que lorsque ces détails auront un rapport direct à la pharmacie.

Purification des Gommes-résines qu'on veut réduire en poudre : prenons pour exemple le Galbanum.

On prend la quantité que l'on veut de galbanum : on le met dans deux ou trois fois son poids de vinaigre : on le fait dissoudre par le moyen d'une douce chaleur : on passe le tout au travers d'un linge, en exprimant fortement : on remet le marc avec de nouveau vinaigre ; on le fait chauffer comme la première fois, afin de dissoudre ce qui a pu échapper à la première colature, on passe avec expression, on mêle les liqueurs, et on les fait épaissir à une douce chaleur, jusqu'à ce que la masse qui en résulte ait une consistance emplastique.

On purifie de la même manière toutes les gommes-résines qui sont trop molles, et qui ne peuvent se réduire en poudre.

Remarques.

On a toujours pensé que le vinaigre était le dissolvant des gommes-résines ; mais il ne les dissout pas mieux que l'eau. Le signe d'une dissolution complette est la limpidité et la transparence parfaites de la liqueur : or, ces dissolutions, soit dans l'eau, soit dans le vinaigre, sont blanchâtres, laiteuses, à raison de la substance résineuse qui n'était pas parfaitement séchée, et qui reste divisée et suspendue dans la liqueur à la faveur de la substance gommeuse : cette substance est la seule qui soit véritablement dissoute. La portion de résine qui se trouve plus desséchée, passe au travers du linge lorsqu'on exprime la décoction : elle est sous la forme d'une résine liquéfiée par la chaleur ; cette résine est d'une consistance à-peu-près semblable à celle de la térébenthine : on pourrait même la séparer en grande partie s'il était nécessaire.

Lorsqu'on emploie une trop grande quantité de vinaigre ou d'eau pour dissoudre les gommes-résines, et qu'on fait bouillir la liqueur long-temps, la gomme-résine subit un endurcissement ou une coction, comme il arrive à la térébenthine qu'on fait cuire dans de l'eau. La substance résineuse alors n'a plus assez de fluidité pour rester unie avec la partie gommeuse ; elle se sépare de la liqueur, elle se précipite, elle s'attache au fond du vaisseau, et y brûle lorsqu'on n'a pas soin de remuer continuellement la liqueur avec une spatule de bois.

Presque toutes les pharmacopées prescrivent de purifier ainsi les gommes-résines par le vinaigre, surtout lorsqu'elles sont destinées à être employées dans les médicamens externes; mais Lemery n'approuve pas cette méthode, à cause de la dissipation qui se fait des parties les plus volatiles de ces substances. Il recommande de choisir les plus belles larmes de ces gommes, et de les faire sécher entre deux papiers, au soleil ou devant le feu, et de les réduire ensuite en poudre. Cette méthode ne peut être que très-approuvée, et mérite la préférence à tous égards, parce que, ces gommes ainsi séchées, peuvent être employées indistinctement pour l'intérieur comme pour l'extérieur. Les substances végétales qui se trouvent dans l'intérieur de ces gommes choisies sont en si petite quantité, qu'elles ne peuvent rien changer à leurs vertus; ce n'est d'ailleurs, la plupart du temps, que de légers fragmens du bois de l'arbre ou de son écorce. Il s'en faut de beaucoup que les gommes-résines perdent pendant l'exsiccation au soleil, ou devant le feu, autant de principes qu'il s'en dissipe pendant la purification. Cependant si les gommes-résines se trouvaient si molles qu'on ne pût absolument les réduire en poudre, on peut, pour l'usage intérieur, les purifier par le moyen de l'eau, ou d'autres véhicules appropriés à l'usage auquel on les destine.

Méthode pour préparer les différentes espèces de Petit-Lait : prenons pour exemple celui de vache.

On prend une pinte de lait de vache, ou deux livres environ : on le met dans une bassine d'argent ou dans un vaisseau de terre vernissée : on le place sur les cendres chaudes ; on y ajoute quinze à dix-huit grains de présure qu'on a délayée auparavant dans trois ou quatre cuillerées d'eau : on la mêle avec une spatule. A mesure que le lait s'échauffe, il se caille : la sérosité, qui est le petit-lait, se sépare des autres substances qui forment la partie blanche. Lorsque le petit-lait est bien chaud, et que la partie caseuse est bien séparée, on le passe au travers d'une étamine, et on laisse égoutter le caillé. Ce petit-lait est toujours blanchâtre, à raison d'une portion de caillé échappée à la coagulation : on la sépare par la clarification de la manière suivante.

Clarification du Petit-Lait.

On met un blanc d'œuf dans une bassine d'argent : on le fouette en y ajoutant un verre de petit-lait et douze ou quinze grains de crême de tartre : on met ensuite le reste du petit-lait, et on fait jeter au tout quelques bouillons. Le blanc d'œuf, en cuisant, se coagule et enveloppe la partie caseuse, qui se trouve elle-même coagulée par la crême de tartre. Lorsque le petit-lait est parfaitement clair, on le filtre en le faisant passer au travers d'un papier gris qu'on arange sur un entonnoir de verre : il passe alors parfaitement clair, et il doit avoir une couleur verdâtre.

Remarques.

Le lait de tous les animaux est composé des mêmes substances, c'est-à-dire, de beurre, de fromage, de sérosité ou de petit-lait, et de sel. Mais ces substances ne se trouvent pas toujours dans les mêmes proportions : le petit-lait de chèvre, par exemple, contient une plus grande quantité de substance saline que celui de vache : il a aussi une saveur sucrée très-agréable, qui est même très-forte. Quoi qu'il en soit, la méthode que nous venons de prescrire, pour obtenir la sérosité du lait de vache, est générale pour le lait de tous les animaux.

Tous les acides, soit végétaux, soit minéraux, ont la propriété de cailler le lait; mais il y a beaucoup d'autres substances qui n'ont aucune propriété acide, et qui néanmoins caillent le lait aussi bien : tels sont les fleurs de presque tous les chardons, la membrane intérieure du gésier des volailles : les matières qu'elle renferme ont encore la même propriété. Mais on emploie par préférence les fleurs de l'artichaut, nommées *chardonnettes*. Cette substance végétale est très-propre pour préparer le petit-lait, lorsque le médecin qui l'ordonne, trouve que les acides pourraient être contraires au malade.

La méthode de cailler le lait avec la chardonnette est fort simple. On prend vingt-quatre ou trente grains pesant de ces fleurs, qu'on fait infuser pendant un quart-d'heure dans deux onces d'eau bouillante : on passe ensuite cette infusion avec forte expression, et on la mêle avec environ deux livres de lait : on procède ensuite, pour le reste de l'opération, de la même manière que nous l'avons dit dans le premier procédé. On clarifie ce petit-lait avec deux ou trois blancs-d'œufs, sans ajouter de crême de tartre, et on le filtre comme nous l'avons dit précédemment. La présure est la substance qu'on emploie ordinairement pour préparer le petit-lait ; à moins que le médecin ne prescrive autre chose à sa place. La présure est la portion de lait caillé qui se trouve dans l'estomac des veaux qui n'ont pas encore mangé. Les bouchers séparent ce caillé ; ils le mêlent avec du sel marin pour pouvoir le conserver : ils en forment des espèces de gâteaux d'environ un pouce d'épais ; ils mettent ensuite sécher au soleil ou devant le feu.

Quelques personnes préparent le petit-lait avec du vinaigre ; mais cette méthode ne doit pas être approuvée. Le petit-lait, ainsi préparé, conserve toujours une odeur de vinaigre plus ou moins forte.

D'autres emploient de l'alun en place de crême de tartre pour le clarifier ; mais cette méthode doit être rejetée.

Vertus. Le petit-lait est d'un grand usage dans la médecine : il ne doit pas être considéré comme un médicament de peu de vertu : c'est un liquide qui contient beaucoup de substances salines, en dissolution, comme nous allons le voir.

Le petit-lait est rafraîchissant et ordinairement laratif : il convient dans les fièvres ardentes et putrides, parce qu'il est un excellent anti-putride : il est nourrissant : il convient encore dans les cas où il faut mettre en mouvement quelques humeurs qui se sont fixées à la peau, et en général dans toutes les maladies cutanées : il est un peu anti-scorbutique. Le petit-lait a l'inconvénient de donner beaucoup de vents, et de relâcher considérablement les fibres de l'estomac. La dose est depuis un demi-setier jusqu'à deux pintes par jour, pris par verrées de cinq à six onces, et de deux en deux heures, ou de trois en trois heures.

Dose.

Sel essentiel de Lait, ou Sucre de Lait.

On prend la quantité que l'on veut de petit-lait clarifié : on en fait évaporer environ les trois-quarts : en cet état, il fournit, du jour au lendemain, une grande quantité de cristaux : on les sépare ; on fait évaporer de nouveau la liqueur restante, et on obtient des cristaux à-peu-près semblables aux précédens. On jette comme inutile la liqueur qui reste après cette seconde cristallisation. On fait égoutter le sel sur du papier gris, et lorsqu'il est parfaitement séché par imbibition, on le fait dissoudre dans de l'eau : on filtre la liqueur, et on laisse cristalliser le sel. On continue les évaporations et les cristallisations jusqu'à ce que la liqueur refuse de fournir des cristaux.

On fait maintenant très-peu d'usage de ce sel ; les anciens l'avaient recommandé pour la goutte et pour prévenir la pulmonie : on le fait prendre dans du thé,

Vertus.

dans de la tisane ou du bouillon, depuis douze grains jusqu'à un gros ; mais ce sel serait plus efficace si on le faisait prendre en plus grande quantité, comme à la dose de quatre gros jusqu'à une once.

Dose.

REMARQUES.

Les deux premières levées de cristaux, qu'on obtient du petit-lait, forment à proprement parler, le sel essentiel de lait. Ce sel a une saveur farineuse légèrement sucrée : c'est ce qui fait qu'on le nomme aussi *sucre de lait*. Nous avons recommandé de purifier le sel de lait, afin de le débarrasser d'une certaine quantité de matière extractive qui jaunit les cristaux.

Je n'entrerai dans aucun détail sur les propriétés chimiques des différens sels qu'on tire du petit-lait ; je réserve ce que j'ai à en dire pour la *Chimie expérimentale* que j'ai annoncée.

Il me suffit de faire remarquer, quant à présent, que deux livres de petit-lait contiennent à-peu-près six à sept gros de matières salines de nature bien différente les unes des autres.

Quelques personnes donnent en place de petit-lait la dissolution de deux ou trois gros de sel de lait dans une pinte d'eau. Mais d'après ce que nous venons d'exposer, il est facile de s'apercevoir de la différence d'un pareil prétendu petit-lait : il n'en a ni la couleur ni la saveur ; il ne contient pas les mêmes substances salines ni dans les mêmes proportions.

QUATRIÈME PARTIE.

De la mixtion des Médicamens.

Après avoir examiné les trois premières parties de la Pharmacie, et avoir établi des règles générales pour conserver et disposer les médicamens simples à être mélangés, nous allons passer à notre quatrième partie qui a pour objet la mixtion ou le mélange des médicamens simples.

Le but qu'on se propose dans le mélange des médicamens simples, est de réunir les vertus de plusieurs substances, afin que les composés puissent remplir en même temps plusieurs indications. Mais cet assortiment n'est pas aussi facile à bien faire qu'on pourrait se l'imaginer d'abord. Cette partie de la pharmacie est également utile aux médecins et aux apothicaires.

Elle exige de la part du médecin beaucoup de connaissances sur la nature des principes qui composent les substances qu'il a dessein d'employer, afin de prévoir et d'éviter les décompositions et les nouvelles combinaisons résultantes du mélange de plusieurs drogues qui ont de l'action les unes sur les autres. Ces combinaisons sont encore très-peu connues : elles peuvent avoir, et ont en effet assez souvent des propriétés différentes de celles des substances prises séparément.

L'apothicaire, de son côté, doit avoir des connaissances suffisantes dans la matière médicale, pour être en état de rectifier les erreurs qui peuvent se glisser à propos dans les ordonnances des médecins, tant sur les doses des drogues, que sur les noms qui sont quelquefois employés les uns pour les autres ; mais il doit faire ces changemens avec beaucoup de prudence, et en avertir même le médecin auparavant, autant que cela est possible, sur-tout lorsque ces erreurs tombent sur des remèdes actifs. L'apothicaire doit savoir encore choisir la meilleure méthode de faire des mélanges, entre toutes celles qu'on peut pratiquer. Cela lui est d'autant plus nécessaire, que les médecins mettent souvent au bas des formules, *fiat secundùm artem*, ou même simplement par abrégé, *f. s. art.*, au lieu d'un *modus* détaillé, laissant à l'apothicaire la liberté de faire pour le mieux.

La plupart des auteurs qui ont traité de la pharmacie, ont divisé les médicamens en *internes*, ou médicamens faits pour être pris intérieurement, et en *externes*, ou médicamens pour l'usage extérieur; mais nous croyons cette division absolument défectueuse, parce que, parmi les médicamens externes, il y en a dont les substances sont les mêmes que celles des médicamens internes. Plusieurs emplâtres et plusieurs onguens, par exemple, ne diffèrent des électuaires que par les excipients, qui sont graisseux dans les premiers, et sucrés dans les autres. Il y a d'ailleurs certains onguens dans lesquels même l'excipient n'est point graisseux : telle est la composition à laquelle on a donné le nom d'*onguent ægyptiac*, et beaucoup d'autres qu'on fait tous les jours. Au reste, presque tous les médicamens internes peuvent être employés à l'extérieur, et ils le sont continuellement.

On distingue les médicamens composés, en magistraux et en officinaux.

Les remèdes *magistraux* sont ceux que les médecins prescrivent à mesure qu'ils sont nécessaires. La plupart sont de nature à ne durer qu'un certain temps.

Les médicamens *officinaux* sont ceux que les apothicaires ont coutume de tenir toujours prêts, pour y avoir recours dans l'occasion. Ils sont faits pour durer un certain temps ; plusieurs même doivent se conserver pendant une année entière, parce qu'on ne peut, le plus souvent, se procurer les drogues simples qui les composent, qu'une fois l'année. Il convient par conséquent d'éviter de faire entrer dans ces espèces de médicamens composés, des drogues faciles à se gâter, sur-tout lorsqu'elles ne se trouvent pas mêlées avec des substances capables d'empêcher leur défectuosité. L'apothicaire doit examiner souvent ses compositions officinales, et tâcher de reconnaître les drogues simples qui les font corrompre, afin d'en substituer d'autres de même vertu, et qui n'aient pas les mêmes inconvéniens. Mais toutes ces réformes doivent se faire de manière qu'elles n'apportent aucun changement aux vertus reconnues à ces mêmes médicamens, et ce doit être toujours de concert avec le médecin qui les ordonne.

Il est encore essentiel de connaître l'odeur et la

saveur des drogues simples qu'on veut faire entrer dans les compositions, afin d'éviter d'employer celles qui en ont de désagréables, et de leur en substituer d'autres qui le soient moins.

Nous avons fait observer précédemment que les végétaux sont susceptibles de recevoir des changemens dans la quantité de leurs principes, et qu'ils contiennent plus de substance résineuse dans les années sèches que dans les années pluvieuses. C'est à ces variétés qu'on doit rapporter celles qu'on remarque dans la couleur et dans l'odeur de certains médicamens qui ne sont pas exactement semblables toutes les années : tels que le *populeum*, le *martiatum*, le mondificatif d'ache, etc., qui sont d'un beau verd, et qui ont une odeur plus forte lorsqu'on les a préparés avec des plantes cueillies dans une année sèche ; au lieu que ces mêmes compositions sont d'un verd pâle et d'une odeur plus faible, étant préparées avec des plantes préparées dans les années pluvieuses, même en faisant entrer ces plantes dans des proportions plus grandes. Un médecin doit être en garde sur les couleurs qu'on a données à ces compositions par des matières étrangères, et quelquefois dangereuses, comme nous le dirons à l'article des huiles et graisses colorées.

Les médicamens composés, magistraux et officinaux, sont plus ou moins composés. Nous commencerons par les plus simples. La manière de prescrire les uns et les autres se nomme *formule*; et elle est assujettie à des règles générales.

Des Formules (1).

La formule est la manière de prescrire à l'apothicaire les médicamens qu'il doit préparer . c'est une partie de la thérapeutique, qui enseigne le choix des remèdes appropriés au sexe, au tempérament, à l'âge et à l'état du malade.

Les formules sont *magistrales* ou *officinales*.

Les formules *magistrales* contiennent les remèdes que le médecin prescrit à mesure qu'ils sont nécessaires.

Les formules *officinales* prescrivent la manière de préparer les médicamens composés, que les apothicaires doivent avoir toujours prêts dans leurs officines.

Dans toutes les formules il y a quatre choses à considérer :

1.º La *base* ; 2.º l'*adjuvant* ou *auxiliaire*, qui, le plus souvent est stimulant ; 3.º le *correctif* ; 4.º l'*excipient* (2).

---

(1) Ce que je vais dire est extrait du traité de l'*Art de faire des formules*, par Gaubius, médecin Hollandais.

(2) M. Lœuillart-d'Avrigny, docteur en médecine, écarte des anciennes formules ce que l'on nommait l'*Adjuvant* ou l'auxiliaire et encore le *Déterminant*, puisqu'il n'est pas de substance qui possède la propriété de diriger l'effet d'un remède vers telle ou telle partie, si l'on entend par-là l'action spécifique que certaines substances exercent sur quelques organes, et il ne con-

Les anciens admettaient une cinquième partie, qu'ils nommaient *déterminant* ou *dirigeant*. Par exemple, lorsqu'ils avaient dessein de purger les sérosités de la tête, ils prescrivaient dans la formule un remède céphalique, parce qu'ils pensaient qu'il avait la propriété de porter l'action des purgatifs vers cette partie du corps, etc; mais à présent on n'a plus d'égard à ce dernier membre de la formule.

Examinons présentement ses quatre autres parties.

La *base* est la partie la plus essentielle de la formule; elle doit toujours être placée à la tête; elle doit prédominer sur toutes les autres drogues, non pas en mesure ni en poids, mais relativement à ses propriétés actives.

La base peut être simple ou composée; elle devient composée, lorsqu'on réunit plusieurs drogues qui

---

serve que la *base*, qui n'est que le remède lui-même, et l'*excipient*, c'est-à-dire, ce qui lui sert de véhicule, comme l'eau, les poudres inertes, etc., suivant la circonstance; il joint ensuite à ces deux substances un *intermède*, nécessaire pour l'union d'une base et d'un excipient qui ne pourraient s'unir sans cela; comme l'eau et l'huile qu'on ne parvient à mélanger qu'à l'aide d'un mucilage; et enfin un *correctif*, qui sert à procurer un mélange, un goût agréable, ou du moins à masquer une saveur trop repoussante. C'est à ce petit nombre de préceptes que se réduit l'art de formuler, et M. d'Avrigny les a fort bien appliqués aux substances nombreuses qui composent le domaine de la matière médicale. (Voyez *l'Art de Formuler*, etc., par M. d'Avrigny, chez Crochard et Gabon.)

ont les mêmes vertus, et à-peu-près aux mêmes doses. Par exemple, dans un apozème fébrifuge, où l'on fait entrer le quinquina, c'est lui qui forme la base; alors cette base est simple, parce que les autres drogues avec lesquelles on peut l'associer, n'ont pas une vertu fébrifuge aussi marquée que celle du quinquina. La base devient composée, lorsqu'en place de quinquina on réunit plusieurs substances fébrifuges qui sont à-peu-près de force égale; telles sont la gentiane, le chamædrys, le chamæpitis, et autres amers semblables, qui étaient les fébrifuges qu'on employait en Europe avant que le quinquina fût connu.

On doit éviter, autant qu'il est possible, de compliquer la base ; les remèdes en deviennent moins dégoûtans et plus faciles à prendre.

L'*adjuvant* ou *auxiliaire* se nomme aussi *stimulant,* lorsqu'on l'emploie dans les formules des médicamens peu actifs.

L'adjuvant doit avoir la même vertu que la base ; il agit ordinairement en augmentant son activité : souvent on le fait entrer dans la formule, pour diminuer le volume de la base du remède dont le malade est dégoûté.

Par exemple, lorsqu'un malade hydropique est las de prendre du jalap en boisson ou en bol, on peut, au lieu de lui en faire prendre un gros, comme il faisait ci-devant, ne lui en donner qu'un demi-gros, en le mêlant avec douze ou quinze grains de scammonée, qui est un hydragogue plus actif que le jalap.

Le *correctif* peut s'employer dans deux vues difrentes ; 1.º pour diminuer l'activité de la base, comme, par exemple, lorsqu'on mêle un alcali fixe avec des résines. Cet alcali se combine avec ces substances ; il les réduit dans un état savonneux, et en diminue considérablement l'activité : les substances résineuses deviennent plus dissolubles, moins sujettes à s'attacher aux intestins, et elles n'occasionnent point de coliques, comme elles font souvent lorsqu'on les fait prendre seules. Mais cette espèce de correctif n'est point exacte, parce que l'alkali détruit une partie de la vertu du médicament, au point que quinze grains de jalap, mêlés avec quelques grains de sel alcali, purgent moins que huit grains de ce même jalap : il n'y a que la portion de jalap qui n'a point été décomposée par l'alcali, qui soit véritablement purgative.

2.º Le correctif s'emploie aussi, et même le plus souvent, pour masquer la saveur et l'odeur désagréables de certaines drogues, et aussi pour fortifier le tissu des viscères, et pour les mettre en état de résister à l'activité des remèdes qui peuvent occasionner des irritations : c'est dans cette intention, par exemple, qu'on joint aux autres médicamens, des aromates, des huileux, des mucilagineux, le sucre, le miel, etc. On choisit la substance la plus appropriée, et qui n'est pas contraire à l'effet du remède.

L'*excipient* est ce qui donne la forme ou la consistance au médicament : il doit être approprié à la base, à la maladie, au tempérament, etc.

L'excipient peut porter encore le nom de *mens-*

true, de *véhicule* ou d'*intermède*, suivant les circonstances.

Les excipients sont l'eau, le vin, l'eau-de-vie, l'esprit-de-vin, le vinaigre, etc. Les excipients d'intermède sont le jaune d'œuf, les mucilages, etc., par lesquels on parvient à unir l'huile à l'eau.

Voici un exemple de formule qui, quoique simple, contient les différens membres dont nous venons de parler.

Potion purgative.

℞ Casse en bâton, ℥ iv...................... *Base.*
Séné, ʒ ij............................... *Auxiliaire.*
Racines de grande scrophulaire, ʒ j........ *Correctif.*
Eau, *q. s*, ... *Excipient.*

Faites suivant l'art, pour qu'il reste quatre onces de liqueur.

REMARQUES.

La casse est la base de cette formule : le séné y est ajouté pour augmenter la force de la potion : la racine de grande scrophulaire est employée pour détruire en grande partie l'odeur et la saveur nauséabondes du séné : enfin l'eau est l'excipient qui se charge de toutes les parties extractives qu'elles peut dissoudre. On peut, si l'on veut, ajouter à la potion, après l'avoir exprimée au travers d'une étamine, quelques aromates pour lui donner une odeur agréable, comme de l'esprit de citron, de l'eau de canelle, ou de l'eau de fleurs d'oranger, etc.

Règles générales qu'on doit observer pour formuler exactement.

On doit écrire lisiblement et distinctement, mettre les noms de chaque drogue les uns au-dessous des autres, et toujours à la ligne, et ne jamais placer plusieurs drogues dans la même ligne. On ne doit point mettre les noms propres des substances par abréviations, mais seulement les épithètes, lorsqu'on le juge à propos. La base de la formule doit toujours être placée en tête, et un peu distante du récipé, mais sur la même ligne. Si la base est composée, on met toutes les substances qui la composent les unes au-dessous des autres. Au-dessous de la base on place l'adjuvant ou l'auxiliaire, ensuite le correctif, et enfin l'excipient, dont il faut prescrire la quantité qui doit être employée, et celle qui doit rester, si c'est une décoction. Au bout de chaque ligne ou phrase, on met le caractère qui désigne le poids de chaque substance. Le *modus faciendi*, ou la façon de préparer les médicamens, doit faire un alinéa. Enfin, le *signetur* ou la façon de prescrire comment le malade fera usage du remède, doit former encore un alinéa. L'un et l'autre doivent être placés au bas de la formule, et précisément au-dessous du récipé; en un mot, la formule doit toujours être méthodique, afin d'éviter les quiproquos.

Le *signetur* est l'étiquette du remède que l'apothicaire doit mettre sur l'écriteau de la bouteille ou sur l'enveloppe du remède.

L'esprit d'ordre et de méthode doit toujours présider à la confection des médicamens composés. Lorsque l'apothicaire se propose de faire une composition officinale dans laquelle entre un certain nombre de drogues, il doit auparavant les peser toutes, et les mettre séparément sur des assiettes ou dans des carrelets de papier, et dans le même ordre qu'elles sont désignées par la formule, afin de pouvoir vérifier s'il n'a rien oublié : c'est ce que l'on nomme *dispensation*. Les mêmes attentions doivent être observées lorsqu'on prépare un médicament magistral un peu composé. L'apothicaire rangera sur le comptoir, suivant l'ordre prescrit par la formule, toutes les bouteilles contenant les médicamens qu'il va employer : c'est une très-bonne pratique pour ne pas commettre d'erreur.

De quelques Médicamens simples qu'on emploie ordinairement ensemble, et connus collectivement sous une seule dénomination.

Les cinq racines apéritives sont celles de petit-houx, d'asperges, de fenouil, de persil et d'ache. Plusieurs autres racines sont aussi apéritives, et autant en usage que celles dont nous venons de parler, comme celles de chiendent, d'arrête-bœuf, d'éryngium ou chardon-roland, de guimauve, de fraisier. Mais l'usage a fixé ce nom aux cinq racines que nous avons nommées d'abord.

Les cinq capillaires sont l'adianthum noir et l'adianthum blanc, connu aussi sous le nom de capillaire de Montpellier ; le polytric, le cétérach, ou à sa place la scolopendre et le *ruta muraria.*

Les trois fleurs cordiales sont celles de buglosse, de bourrache et de violette. Les vertus cordiales qu'on attribue à ces fleurs, sont absolument gratuites: elles ne sont que béchiques, rafraîchissantes et diurétiques. On devrait plutôt nommer fleurs cordiales, celles qui le sont effectivement, comme celles de sauge, de lavande, de romarin, d'hysope, et plusieurs autres.

Les quatre fleurs carminatives sont celles de camomille romaine, de mélilot, de matricaire, d'aneth.

Les herbes émollientes ordinaires sont les feuilles de mauve, de guimauve, de branche ursine, de violette, de mercuriale, de pariétaire, de bette, d'atriplex, de séneçon, les oignons de lis, et plusieurs autres.

Les quatre grandes semences froides, qu'on nomme aussi *majeures*, sont celles de courge, de citrouille, de melon et de concombre. Ces semences ne sont pas à beaucoup près aussi rafraîchissantes qu'on le croit communément : elles ont à-peu-près les mêmes vertus que les amandes douces. Les semences de melon et de concombre se ressemblent parfaitement, et il est difficile de les distinguer : on les donne ordinairement l'une pour l'autre dans le commerce. Les semences de courge et de citrouille sont encore données l'une pour l'autre ; de sorte que dans le commerce on ne connaît que deux espèces de semences, savoir les grosses, qui sont celles de citrouille ou de potiron, et les petites, qui sont celles de concombre et de melon, dont on ne fait aucune distinction.

Les quatre petites semences froides, qu'on nomme aussi *mineures*, sont celles de laitue, de pourpier, d'endive et de chicorée.

Les quatre grandes semences chaudes sont celles d'anis, de fenouil, de cumin et de carvi : on les nomme aussi *semences carminatives*.

Les quatre petites semences chaudes sont celles d'ache, de persil, d'ammi et de daucus.

Les cinq fragmens précieux sont l'hyacinthe, l'émeraude, le saphir, le grenat et la cornaline : ces pierres sont de nature vitrifiable, et ne devraient jamais être employées en médecine.

Les quatre eaux cordiales sont celles d'endive, de chicorée, de buglosse et de scabieuse : mais ces eaux n'ont pas plus de vertu cordiale que l'eau commune ; nous en dirons les raisons à l'article des eaux simples distillées. Celles qu'on peut considérer comme ayant véritablement la vertu cordiale, sont les eaux distillées de plusieurs plantes aromatiques, telles que l'eau de fleur d'orange, celles de romarin, de sauge, de marjolaine, etc.

Les quatre eaux anti-pleurétiques sont celles de scabieuse, de chardon bénit, de pissenlit et de coquelicot : ces eaux ont passé pendant long-temps pour être sudorifiques : mais elles ne le sont pas plus que l'eau de rivière. Les eaux aromatiques peuvent être regardées à plus juste titre comme des eaux anti-pleurétiques.

Les trois huiles stomachiques sont celles d'absinthe, de coing et de mastic, qu'on applique extérieurement sur le creux de l'estomac ; mais elles n'ont pas à beaucoup près autant de vertu qu'on leur en suppose : il vaut mieux, lorsque le cas le requiert, avoir recours aux remèdes internes, beaucoup plus efficaces.

Les trois onguens chauds sont l'onguent d'Agrippa, l'onguent d'althéa et l'onguent nerval.

Les quatre onguens froids sont l'album rhasis, le populéum, le cérat de Galien, et l'onguent rosat.

Les quatre farines résolutives sont celles d'orge, de fèves, d'orobe et de lupin : on y joint souvent celles de froment, de lentilles, de lin et de fenugrec. Nous croyons devoir observer, en finissant cet article, que l'usage d'ordonner les médicamens collectivement sous les dénominations dont nous venons de parler, est presqu'entièrement aboli dans la pratique actuelle de la Médecine.

Des Espèces.

On nomme *espèces* la réunion de plusieurs simples coupés menus, dont on prend l'infusion : on ne les emploie jamais pour faire des décoctions : ces sortes de médicamens sont magistraux et officinaux :

Espèces vulnéraires ou Herbes vulnéraires, connues sous le nom de vulnéraires de Suisse et de Faltranc.

♃ Véronique, ... ℥ iv.
Sanicle,
Bugle,   } āā .... ℥ ij.
Hypericum............................. ℥ iv.

ÉLÉMENS DE PHARMACIE.

Pervenche,
Lierre terrestre,
Chardon bénit,
Scordium,
Aigremoine,
Bétoine,
Mille-feuilles,
Scolopendre,
} aã............. ℥ ij.

Fleurs de pied-de-chat,
tussilage.
} aã............. ℥ iv.

Coupez et incisez selon l'art.

On met une pincée de ces espèces dans un verre d'eau bouillante : on les laisse infuser pendant dix à douze minutes ; on prend cette infusion en forme de thé avec du sucre.

Ces espèces sont vulnéraires, détersives, cordiales, stomachiques, propres pour prévenir les dépôts sanguins qui arrivent ordinairement à la suite des coups ou des chutes (mais il faut toujours avoir recours à la saignée). Ces espèces se prennent en infusion comme du thé. La dose est d'une petite pincée pour chaque tasse d'eau bouillante.

Vertus.

Dose.

Espèces toniques.

℞ Feuilles de mélisse................... ℥ vj.
Sommités de gallium-luteum............. ℥ ix.
Fleurs de bétoine,
  de tilleul,
} aã............. ℥ ij.

Racines de valériane major,
bardane,
patience sauvage,
réglise,
guimauve,
polypode,
Feuilles de scolopendre, } ãa .... ℥ iij.

Coupez et incisez suivant l'art.

On fait usage de ces espèces comme des précédentes.

Elles sont très-propres pour donner du ton aux fibres : elles y sont céphaliques, vulnéraires, hystériques, cordiales et légèrement sudorifiques. On les fait prendre comme les précédentes et à la même dose.

Dose.

Espèces pectorales.

♃ Capillaire de Canada...................... ℥ iv.
Feuilles de scolopendre.................. ℥ ij.
Feuille de tussilage,
pied de chat,
millepertuis, } ãa .... ℥ i ß.

Coupez et incisez suivant l'art.

On prend l'infusion de ces espèces, comme les précédentes, de la même manière et à la même dose.

Ces espèces conviennent dans la toux : elles sont adoucissantes et légèrement vulnéraires.

Vertus.

REMARQUES.

Les espèces qui sont des collections d'herbes et autres substances choisies et toutes préparées pour les infusions, sont très-commodes pour le malade. On peut en faire de plusieurs sortes, et qui soient capables de remplir les indications les plus ordinaires. Celles que nous venons de donner peuvent servir d'exemple pour toutes celles qu'on voudrait préparer. Il serait bon que ces sortes de remèdes devinssent officinaux à Paris, comme ils le sont en Allemagne; les malades ne seraient pas exposés à être trompés par les herboristes.

Outre les substances dont sont composées les espèces que nous avons données pour modèles, on peut y faire entrer des semences, des gommes, des résines sèches, des matières animales, comme la corne de cerf, le castoreum, etc.; mais jamais des matières liquides ou des substances réduites en poudre fine.

Lorsqu'on prépare les espèces, on doit avoir attention de couper d'abord séparément toutes les substances qui les composent, et au même degré de ténuité. Sans cette précaution, le malade fait usage des ingrédiens inégalement, parce que les matières moins divisées sont celles qui se présentent d'abord sous les doigts de la personne qui veut faire l'infusion, et il ne reste sur la fin que les substances qui sont plus menues. C'est par cette raison que les poudres ne peuvent faire partie des espèces.

Lorsque les racines qu'on y fait entrer sont grosses, on les coupe par tranches, et ces tranches en trois ou quatre morceaux, suivant la largeur de leur diamètre. Les larges feuilles des plantes doivent être coupées aussi menues que le sont les plus petites feuilles des autres plantes, ou que le sont les semences.

On concasse les gommes et les résines qui ne peuvent être coupées : mais on doit observer de ne jamais faire entrer dans les espèces aucunes substances concassées, sinon celles qui ne peuvent absolument se couper, comme les gommes et les résines, parce que les matières que l'on concasse prennent une forme à-peu-près ronde, qui empêche que les doigts ne puissent les saisir dans les mêmes proportions que les autres drogues.

Lorsqu'on a ainsi disposé toutes ces matières, on les secoue sur un tamis de crin, chacune séparément, pour en ôter la poudre. Ensuite on pèse les quantités de chaque substance : on les mêle exactement; on serre le mélange dans des boîtes ou dans des bouteilles, sur-tout lorsqu'on a fait entrer dans les espèces des matières odorantes qui sont susceptibles de perdre leur odeur.

Voici la recette d'une sorte d'espèces que l'on nomme pot-pourri.

Pot-pourri.

♃ *Feuilles*
absinthe major,
basilic major,
calamaut de monta.,
coq. de jardins,
laurier franc,
marjolaine,
matricaire,
mélilot,
menthe de jardin,
mentestrum,
romarin,
rhue,
sauge,
serpolet,
tanésie,
thym,
hysope,
origan,
abrotanum,
dictame de Crète.
} aã ℥ viij.

Fleurs.
camomille romaine...... ℥ viij.
lavande,
roses de provius, } aã ℔ ij.
stéchas arabique....... ℥ viij.

Semences
anis,
coriandre,
cumin,
fenouil,
baies de genièvre.
} aã ℥ viij.

Ecorces
oranges,
citrons,
canelle blanche,
cascarille,
sassafras.
} aã ℔ j.

Bois de Rhodes....... ℥ viij.

Racines
augélique,
calamus aromaticus,
souchet long,
enula campana,
galanga minor,
impératoire,
iris de Florence,
Meum,
gingembre,
nard indique,
nard celtique.
} aã ℥ viij.

Toutes ces substances doivent être employées sèches, on coupe menu avec des ciseaux les feuilles et les fleurs qui en ont besoin : on concasse légèrement les semences, les écorces et les racines : on râpe le bois de Rhodes : on mêle toutes ces substances ensemble, et on ajoute :

Muriate d'ammoniaque..................... ℥ ij.
carbonate de potasse..................... ℥ iv.
carbonate de soude....................... ℥ iij.

Lorsque le mélange est exact, on le met dans un grand pot de grès ou de faïence, et on ajoute huit onces d'eau qu'on met par aspersion ; on bouche le pot très-exactement, et on le conserve dans un endroit à l'abri du soleil.

Remarques.

On donne à ce mélange le nom de pot-pourri, parce qu'il est composé de beaucoup de substances dont toutes les odeurs particulières se combinent tellement qu'il est impossible d'en distinguer une seule quelque temps après qu'il est fait : l'état de moiteur dans lequel on le tient, à l'aide des sels et de l'eau, facilite le développement et la combinaison des odeurs; le sel ammoniac subit une décomposition lente; l'alcali volatil qui se dégage donne du montant à l'odeur commune.

On peut, suivant son goût, ajouter à ce mélange d'autres substances aromatiques, telles que des fleurs d'oranges, de la canelle, des girofles, des muscades, de la vanille, etc., etc. ; mais on n'y fait jamais entrer des résines, comme le benjoin, le storax calamite, etc., parce que les autres substances développent des odeurs résineuses, comme si l'on en eût employé.

On conserve ce mélange dans un grand pot de faïence qu'on bouche exactement, soit avec un couvercle d'étain fait exprès, soit avec une rondelle de liège. Quelques mois après qu'il est fait, il prend une couleur de feuille morte, presque uniforme. On se sert de pot-pourri pour répandre une bonne odeur dans les appartemens.

On en met dans de petits pots, dont le couvercle doit être percé de trous pour que l'odeur puisse se répandre. Lorsqu'il est desséché et qu'il a perdu son odeur, on a recours à celui renfermé dans le grand vase ; celui du grand vase se conserve environ une dixaine d'années si on a soin de le tenir toujours bien bouché.

Des Infusions.

Après avoir parlé des espèces qui sont du ressort de l'infusion, l'ordre exige que nous donnions les règles qu'on observe en faisant infuser les médicamens.

L'infusion a pour but d'extraire, par le moyen d'un menstrue, les substances les plus dissolubles et les plus délicates des mixtes.

Ces médicamens sont liquides ; ils se préparent à froid, ou à l'aide d'une douce chaleur ; mais jamais par ébullition, afin de ne point les charger de substances étrangères à l'infusion. Les principaux véhicules des infusions sont l'eau, le vin, le vinaigre, l'eau-de-vie, l'esprit de vin, etc. On choisit celle de ces liqueurs qui remplit le mieux les intentions qu'on se propose. A l'article des *médicamens externes*, nous parlerons des infusions qui se font dans l'huile.

L'objet de l'infusion est de transférer dans le menstrue la vertu des matières qu'on fait infuser. Comme toutes les substances ne sont point de même nature, qu'il y en a de résineuses, de gommeuses et d'extractives, on fait les infusions dans différentes liqueurs : nous ne parlerons pour le présent que de celles qui se font dans l'eau. Les espèces dont nous venons de rendre compte, toutes les plantes et les parties des plantes délicates, comme sont le capillaire, le chamœdris, le scordium, les fleurs de camomille, le safran, les fleurs des plantes inodores, telles que celles de mauve, de guimauve, etc., doivent être infusées comme le thé. On verse un poisson d'eau bouillante sur une pincée des substances qu'on veut mettre infuser; on couvre le vaisseau ; on fait durer l'infusion jusqu'à ce que la liqueur soit à demi refroidie, ou que les matières qui infusent soient précipitées au fond du vaisseau. Ces sortes d'infusions se font le plus souvent chez les malades, et elles servent de boisson ordinaire : il faut qu'elles soient légères, peu chargées de parties extractives ; mais elles doivent contenir tous les principes volatils des substances qu'on a soumises à l'infusion. Il est difficile de régler les proportions de l'eau sur celles des plantes qu'on fait infuser; cela dépend de la quantité des principes dont on veut que les infusions soient chargées. Il suffit de déterminer la quantité qu'on veut qu'il en reste, parce que d'ailleurs les plantes s'imbibent d'une plus ou moins grande quantité d'eau qu'elles retiennent. Les infusions doivent être parfaitement claires et transparentes. Lorsqu'on les passe pour en séparer les herbes, on ne doit point exprimer le marc, du moins que très-légèrement, sans quoi une portion du parenchyme, le plus délicat des herbes, passe avec la liqueur, trouble les infusions, et les rend plus dégoûtantes à prendre, sans qu'elles soient plus efficaces. On peut renfermer dans un nouet de linge les substances qu'on fait infuser; par ce moyen on s'évite la peine de passer les infusions : mais il faut observer que le nouet ne soit qu'au quart rempli, afin qu'il se trouve un espace suffisant pour le renflement des ingrédiens.

Lorsque les substances sont grosses, dures et ligneuses, comme les bois, les écorces et certaines racines, on les coupe ou on les concasse, ayant soin d'en séparer la poudre qui s'est formée pendant leur division. On fait infuser ces matières beaucoup plus long-temps : souvent cette infusion est préliminaire; elle se fait pour amollir celles qu'on doit soumettre à la décoction. Lorsque les ingrédiens contiennent des principes volatils et aromatiques, on doit les faire infuser dans des vaisseaux parfaitement clos : souvent on sépare, par le moyen de la distillation, une portion de liqueur qui se trouve chargée de tous les principes volatils, comme nous le dirons à l'article des sirops aromatiques.

Des Décoctions.

L'objet de la décoction est le même que celui de l'infusion, c'est-à-dire, qu'on se propose dans cette opération de dissoudre et d'extraire les substances actives des corps dans un véhicule approprié à l'intention qu'on veut remplir. La décoction proprement dite diffère de l'infusion, en ce qu'elle est plus chargée des principes extractifs, et de peu ou point des parties volatiles des substances. Les décoctions diffèrent encore des infusions, en ce qu'elles se font à l'air libre, c'est-à-dire, dans un vaisseau non clos, et qu'on les fait bouillir.

Les matières qui sont du ressort de la décoction, sont les végétaux, les animaux et souvent quelques matières minérales, comme l'antimoine et le mercure.

Les liqueurs qui servent d'excipient pour les décoctions, sont les mêmes que pour l'infusion, à l'exception des liqueurs spititueuses rectifiées, qui n'y sont jamais employées à cause de leur volatilité.

La quantité de véhicule qu'on emploie dans les décoctions ne peut se déterminer avec exactitude : il faut la proportionner au volume qui doit rester, et à la durée de l'ébullition ; l'ébullition elle-même doit être d'autant plus longue, que les matières qu'on y soumet sont plus dures et plus compactes, comme, par exemple, la squine, le gaïac, la salsepareille, le buis, etc. Souvent la décoction doit être précédée par l'infusion, pour les raisons que nous avons dites précédemment.

On doit éviter avec grand soin de faire bouillir les substances aromatiques, et celles qui contiennent des principes volatils, tels que le cerfeuil, les plantes anti-scorbutiques, etc., parce que c'est dans ces principes volatils que réside la plus grande vertu de ces ingrédiens. Lorsqu'on en fait entrer dans les décoctions, il faut les mettre à part dans un vaisseau clos, verser dessus la décoction des autres, tandis qu'elle est chaude, et ne passer la liqueur que lors-

qu'elle est réfroidie. On nomme alors ces médicamens *infusions-décoctions*.

Règles générales qu'on doit observer en faisant une décoction composée de substances de différente nature.

On commence par faire bouillir, 1.º les matières dures et sèches, telles que l'orge, les râclures d'ivoire et de corne de cerf, les bois, les racines sèches, ligneuses ; 2.º les racines récentes, comme celles de chicorée, de patience sauvage, etc., mondées de leur cœur ligneux, si elles en ont, et coupées par morceaux : on les fait bouillir seulement huit ou dix minutes : 3.º les fruits coupés et mondés de leurs noyaux, les écorces ; 4.º les herbes inodores hachées grossièrement, et d'abord celles qui sont sèches, ensuite celles qui sont récentes ; 5º. les semences non odorantes concassées. On verse alors cette décoction bouillante dans un vaisseau qui bouche bien, et dans lequel on a mis les plantes aromatiques, anti-scorbutiques, et toutes les espèces de capillaires coupées grossièrement ; les semences odorantes qu'on a concassées, la canelle, le santal citrin, le sassafras, la réglisse, etc. On couvre le vaisseau ; et lorsque la décoction est entièrement refroidie, on la passe avec expression : on la laisse déposer, afin de séparer les *fèces* qui ont passé avec la liqueur au travers du linge.

Remarques.

Une décoction, telle que celle dont nous venons de parler, serait beaucoup trop chargée de drogues; mais elle n'est donnée ici que comme un exemple, pour faire remarquer l'ordre qu'on doit observer dans les décoctions beaucoup moins composées, et dans lesquelles cependant on emploie des substances de différente nature.

Lorsqu'on fait entrer dans les décoctions des matières animales qui ne contiennent rien de volatil, comme du veau, un poulet, des vipères, etc., on doit les mettre au commencement de la décoction, afin qu'elles aient le temps de cuire. Lorsque ce sont des écrevisses, ou toute autre matière animale facile à cuire, et qui fournisse en cuisant quelques principes volatils, on les met, après les avoir concassées, avec les substances de l'infusion.

En général, on ne doit pas faire bouillir trop long-temps les substances qu'on soumet à la décoction; parce que les principes que fournissent les végétaux pendant leur infusion, ou par une légère décoction, sont différens et plus efficaces que ceux qu'on obtient par une forte ébullition.

Dans le premier cas, l'eau est chargée de matières extractives et salines de ces mêmes végétaux. Dans le deuxième, les végétaux fournissent des mucilages considérables ou des substances âcres : le parenchyme des végétaux se divise de plus en plus : il se dissout en quelque sorte dans l'eau. Ces derniers principes se combinent d'une manière singulière par le mouvement de l'ébullition et par la chaleur avec les substances qui s'étaient d'abord délayées dans l'eau : ils embarrassent ou détruisent leurs vertus. C'est ce que Silvius a très-bien remarqué. Il recommande, pour cette raison, de faire bouillir long-temps les drogues âcres et piquantes, afin de leur faire perdre une partie de leur vertu trop active, et donne pour exemple la décoction de la coloquinte, qui est beaucoup moins purgative que son infusion.

La décoction des mirobolans est laxative, lorsque ces fruits n'ont bouilli qu'un instant ; et elle est astringente lorsqu'on les a fait bouillir long-temps. Il en est de même de la rhubarbe.

J'ai remarqué la même chose à l'égard du séné et de ses follicules : ils fournissent par infusion ou par une légère ébullition tous leurs principes extractifs et purgatifs ; et par une forte ébullition, ces subtances rendent un mucilage fort épais, très-dégoûtant pour le malade ; ce mucilage embarrasse ou détruit tellement la vertu purgative, que ces fortes décoctions ne purgent presque point.

Lorsqu'on fait entrer des racines bulbeuses dans les décoctions, on doit les mettre un peu de temps avant les fleurs ; il suffit qu'elles prennent quelques bouillons.

Toutes les espèces de capillaires, quoique plantes ligneuses, ne doivent point bouillir, ou du moins que quelques minutes, parce qu'ils fournissent facilement leurs substances dans les infusions et qu'ils donnent une odeur agréable qui se dissiperait pendant l'ébullition.

Il n'y a pas une fleur qui doive bouillir, les unes à cause de la délicatesse de leur tissu, les autres parce qu'elles perdraient leur odeur en bouillant. C'est pourquoi l'on prépare par infusion les huiles des fleurs qui ont de l'odeur, comme nous le dirons en son lieu.

Il en est de même des semences des plantes ombellifères, telles que l'anis, le fenouil, le cumin, l'aneth, etc., que l'on ne doit point faire bouillir, parce que ces substances contiennent beaucoup d'huiles essentielles odorantes qui se dissiperaient entièrement. On verse la décoction bouillante sur ces semences pour les faire infuser seulement.

La réglisse a une saveur sucrée très-agréable; elle fournit, par infusion à froid ou à chaud, une boisson douce et qui n'a point d'amertume; mais lorsqu'on la fait bouillir, elle forme une décoction âcre et amère, sur-tout quand la réglisse est déjà un peu vieille. *Voyez ce qui est dit à l'extrait de réglisse.*

Lorsque dans les décoctions, on fait entrer des sucs sucrés, comme le miel, la manne, le sucre, etc., ou des substances qui en contiennent, comme la casse, etc., on ne doit les mettre que sur la fin, et lorsque les décoctions sont passées : on passe la décoction de nouveau, s'il est nécessaire. Il en est de même pour les gommes-résines, telles que la scammonée : ces substances doivent être réduites en poudre, et il ne faut les délayer dans les décoctions que lorsqu'elles sont presque entièrement réfroidies, sans quoi la partie résineuse se ramollirait, se grumelerait, et ne se trouverait plus distribuée également dans le médicament.

On clarifie les décoctions avec quelques blancs d'œufs, de la même manière que nous l'avons dit à l'article des sucs dépurés, lorsqu'on veut qu'elles soient moins dégoûtantes : cela doit se faire avant que de les verser sur les aromates. Faisons présentement l'application de ce que nous venons d'avancer, à une tisane moins composée.

Tisane anti-scorbutique.

♃ Racines de raifort sauvage...................... ℥ ß
Feuilles récentes de cochléaria, } āā .... ℥ j.
          cresson d'eau,
Eau bouillante.................................... ℔ j.

Faites selon l'art.

REMARQUES.

Après avoir nettoyé les herbes et les racines de raifort, on coupe les herbes en trois ou quatre portions, et les racines par tranches : on les met dans une petite cucurbite d'étain : on verse par-dessus l'eau bouillante : on bouche exactement le vaisseau, et lorsque le tout est réfroidi, on passe la liqueur au travers d'une étamine sans exprimer le marc. Cette tisane se trouve fournie abondamment des principes âcres et volatils des substances anti-scorbutiques ; mais elle est peu chargée de principes extractifs : si l'on veut qu'elle le soit davantage, on peut employer la décoction de ces mêmes substances en place d'eau ; alors on la verse sur une pareille quantité des mêmes ingrédiens qu'on fait infuser dans cette décoction.

On peut édulcorer cette tisane, soit avec du sucre, soit avec quelque sirop approprié.

Vertus. — Cette tisane est un excellent anti-scorbutique; on la fait prendre le matin à jeun, depuis un verre jusqu'à une pinte par jour, à proportion que les affections scorbutiques sont plus fortes.

Dose.

Des Vins médicinaux.

On nomme vin médicinal, du vin ordinaire devenu médicament par les drogues qu'on y a ajoutées.

On prépare les vins médicinaux de deux manières différentes, par la fermentation, et par l'infusion.

Ceux préparés par la fermentation se font en mélant des ingrédiens avec le suc des raisins nouvellement exprimé, et qu'on fait fermenter ensemble; mais la fermentation, dont le propre est de changer la nature du moût, change aussi celle des drogues qu'on y soumet, au point que les purgatifs les plus violens conservent à peine quelques propriétés laxatives après leur fermentation. Les sucs amers des végétaux, comme celui de l'absinthe, perdent considérablement de leur saveur en fermentant avec le moût, comme je l'ai éprouvé plusieurs fois. La résine des sucs gommeux-résineux qu'on soumet à la fermentation, se sépare et fait partie de la lie, après s'être décomposée presque entièrement. Il semble que la nature, en faisant fermenter des corps de nature différente, tende à les amener tous au même état, et à les réduire à n'avoir que les mêmes propriétés. Comme la Médecine ne peut retirer que peu ou même point de secours des vins médicamenteux faits par fermentation, nous ne nous y arrêterons pas davantage, et nous allons examiner ceux préparés par infusion.

Des Vins médicinaux faits par infusion.

Vin de Quinquina.

♃ Quinquina concassé........................ ℥ ij.
Vin rouge de Bourgogne..................... ℔ ij.

On met le tout dans une bouteille bien bouchée, que l'on tient dans un endroit frais pendant douze ou quinze jours, ayant soin de l'agiter deux ou trois fois par jour, au bout desquels on filtre le vin au travers d'un papier gris. on le conserve à la cave dans des bouteilles entièrement pleines.

Le vin de quinquina convient à ceux qui ont l'estomac débile, et qui digèrent mal : il donne du ton aux fibres et il est un excellent anti-putride. Il excite l'appétit. La dose est d'un verre de deux à trois onces qu'on boit à l'heure du dîner, en se mettant à table : on prend une pareille dose le soir à l'heure du souper.

Vertus.

Dose,

Ce remède ne convient pas à ceux qui sont dans le cas d'appréhender la chaleur du vin : il faut leur donner en place du quinquina en poudre, depuis six grains jusqu'à un scrupule, ou du quinquina infusé pendant cinq ou six heures dans de l'eau en place de vin : on prend cette infusion à la même dose que le vin : on la fait ordinairement avec de l'eau bouillante, comme le thé.

REMARQUES.

On peut de la même manière préparer tous les vins médicinaux par infusion.

Ceux faits pour l'usage intérieur doivent être préparés à froid et exposés dans un endroit frais, à l'abri du soleil. Il convient que le vaisseau dans lequel on prépare l'infusion soit exactement bouché, parce que le vin contient un principe spiritueux qui se dissiperait : il acquerrait une qualité aigre, qui serait désagréable, et ne remplirait plus l'objet qu'on se propose.

Cependant nous remarquerons que le quinquina a la propriété d'empêcher le vin de s'aigrir, et même celle de diminuer sensiblement l'acidité du vinaigre.

Quelques pharmacopées prescrivent de faire digérer les vins dans des vaisseaux à une douce chaleur, sous prétexte d'en extraire plus de principes. J'ai remarqué que la chaleur, en agissant sur le vin, en dérange sensiblement les principes, l'aigrit ou le dispose à la fermentation acide, et que d'ailleurs il ne se trouve pas plus chargé de principes extractifs, que par une infusion à froid suffisamment longue, c'est-à-dire, de six ou huit jours. Cette observation néanmoins ne doit s'entendre que pour les vins officinaux qui doivent se conserver un certain temps. Il n'en est pas de même de ceux qu'on prescrit à mesure du besoin : on a recours à la chaleur du bain-marie, parce que le malade ne peut attendre la longueur d'une infusion à froid.

On ne doit jamais faire entrer dans la composition des vins officinaux, que des substances sèches, du moins très-peu de celles qui sont récentes, à cause de l'humidité qu'elles fournissent, qui affoiblit le vin et le fait gâter promptement. Il n'en est pas de même des vins magistraux : comme ils ne sont faits que pour durer peu de temps, on peut y faire entrer des substances récentes.

Les plantes anti-scorbutiques doivent être employées récentes pour les raisons que nous avons dites ailleurs. L'humidité qu'elles fournissent au vin n'a pas la propriété de le faire gâter aussi promptement que la plupart des sucs des autres végétaux. Les vins anti-scorbutiques sont officinaux, et doivent être préparés par infusion à froid.

On emploie le vin blanc, le vin rouge, les vins de liqueur, pour la préparation des vins médicinaux. Le vin de quinquina se fait avec du vin rouge. Il perd sa couleur au bout d'un certain temps : il y a lieu de présumer que c'est le principe astringent du quinquina qui précipite la partie colorante du vin. La noix de galle, et les matières astringentes semblables, ont la même propriété : elles ôtent pareillement l'acidité aux vins qui se sont aigris : elles ont aussi la propriété d'empêcher les vins de tourner au gras.

Vin émétique.

℞ Foie d'antimoine en poudre................ ℥ iv.
Vin blanc ordinaire....................... ℔ ij.

On met ces deux substances dans une bouteille qui

bouche bien, et on l'agite trois ou quatre fois par jour : on laisse ce vin en infusion à froid pendant huit à dix jours avant de l'employer, et on le conserve sur son marc.

Vertus. Le vin émétique convient dans l'apoplexie, la paralysie, et dans les maladies où il y a stupeur et engourdissement.

Dose. On le donne depuis deux gros jusqu'à quatre onces dans des lavemens : ce médicament ne doit jamais être administré par la bouche.

Remarques.

Ce vin émétique est décrit dans toutes les pharmacopées : les doses de foie d'antimoine varient suivant les auteurs : celles que nous adoptons ici sont celles prescrites dans la pharmacopée de Paris. Nous remarquerons que les effets de ce vin émétique sont sujets à varier considérablement.

1.º Ils varient par la nature du foie d'antimoine ou du safran, des métaux qui ne diffèrent pas beaucoup l'un de l'autre, et qui se préparent ou sans nitre ou avec du nitre.

2.º Le vin blanc, qui n'est jamais d'une acidité égale, dissout plus de safran des métaux lorsqu'il est plus acide.

3.º Enfin cette préparation d'antimoine se dissout encore dans des proportions différentes dans le même vin blanc, suivant qu'elle est plus ou moins pulvérisée.

C'est vraisemblablement pour toutes ces raisons,

qu'on a retranché, dans l'ancien Codex de Paris, le vin émétique préparé avec le vin d'Espagne, et destiné à être pris par la bouche : on l'ordonnait parfaitement clair et même filtré : on a conservé seulement celui qu'on prépare avec du vin blanc ordinaire, et qui n'est employé que dans les lavemens âcres et très-actifs. Les effets de ce vin sont plus violens lorsqu'on l'emploie trouble, que lorsqu'il est parfaitement clair. On le fait entrer dans les lavemens sous ces deux états. C'est au médecin qui l'ordonne à avoir une attention singulière à ne pas oublier de marquer sur sa formule l'état sous lequel il veut qu'on l'emploie, afin de ne pas mettre l'apothicaire dans le cas d'agir contre l'intention du médecin.

Il vaudrait beaucoup mieux, lorsque le médecin ordonne du vin émétique, le préparer sur-le-champ, en ajoutant dans le vin blanc la quantité d'émétique prescrite. Les effets de ce vin seraient beaucoup plus sûrs.

Laudanum liquide de Sydenham.

Opium...	℥ ij.
Safran...	℥ j.
Canelle, ⎱ ãã...............................	ʒ j.
Girofle, ⎰	
Vin d'Espagne...............................	℔ j.

On coupe menu l'opium et le safran : on concasse les girofles et la canelle : on met toutes ces substances dans un matras avec le vin d'Espagne : on bouche le vaisseau avec de la vessie mouillée qu'on assujettit avec du fil : on fait digérer ce mélange au soleil pendant douze ou quinze jours, ou au bain de sable à une chaleur équivalente à celle du soleil : on agite le matras plusieurs fois par jour. Au bout de ce temps, on passe avec forte expression : on met la liqueur dans un flacon, on la laisse déposer, on la tire par inclination, ou bien on la filtre au travers du papier gris. On conserve cette teinture dans une bouteille qui bouche bien. Le vin d'Espagne est un vin de liqueur qui n'est pas susceptible de s'altérer par la chaleur de la digestion, comme les vins d'ordinaire : il n'est pas non plus susceptible de s'aigrir avec la même facilité.

Vertus. On donne le laudanum liquide dans les coliques violentes, les dévoiemens, les dysenteries, les superpurgations, et généralement dans toutes les douleurs excessives. Il est un très-grand calmant, et provoque le sommeil. On le fait entrer dans les lavemens adoucissans, depuis quatre gouttes jusqu'à un gros et demi. On le fait entrer aussi dans des potions adoucissantes et dans des potions cordiales, depuis

Dose. quatre gouttes jusqu'à vingt, pour une prise.

Opium de Rousseau.

⁊ Miel blanc..................................... ℥ xij.
Eau chaude .... ℔ iij.

On fait dissoudre le miel dans l'eau : on laisse fermenter ce mélange pendant quelques jours d'une autre part,

⁊ Opium.. ℥ iv.
Eau .... ℥ xij.

On fait dissoudre l'opium dans l'eau : on met cette dissolution avec la liqueur ci-dessus dans un matras, et on laisse fermenter ce mélange pendant environ un mois ; alors on filtre la liqueur, et on la fait évaporer à l'air libre, jusqu'à ce qu'elle soit réduite à dix onces. En cet état elle donne 27 degrés au pèse-liqueur des sels : on lui ajoute quatre onces et demie d'esprit-de-vin à 34 degrés : ce mélange donne au pèse-liqueur des sels, 11 degrés un quart.

Cette liqueur doit se préparer dans un matras à col un peu étroit : si on la prépare dans un vaisseau de large ouverture, elle est sujette à se moisir à la surface. Il ne faut pas la remuer pendant la fermentation, crainte de l'arrêter. En général ce mélange fermente mal et difficilement.

Cette recette dont on fait quelque usage en médecine, est tirée des secrets et remèdes de l'abbé Rousseau, ouvrage *in*-12, imprimé en 1718, p. 98.

Sans rien changer ni aux doses ni à la nature du remède, j'ai rectifié la manipulation pour empêcher le médicament de pourrir pendant sa préparation, ce qui lui arrivait toujours.

On donne cette préparation d'opium dans les mêmes circonstances que le laudanum liquide, pour calmer et provoquer le sommeil. La dose est depuis une goutte jusqu'à dix.

Vertus.

Dose.

Vin d'Absinthe.

♃ Absinthe major sèche,
   Absinthe minor sèche, } ãa .... ℥ ij.
   Vin blanc............................... ℔ iv.

On coupe menu les deux absinthes : on les met dans un matras : on verse par dessus le vin blanc : on bouche l'ouverture avec un bouchon de liège : on place le vaisseau dans un endroit à l'abri du feu et du soleil, et on laisse le tout en infusion pendant deux fois vingt-quatre heures, ou jusqu'à ce que les plantes soient parfaitement pénétrées. On coule la liqueur avec expression : on la filtre et on la conserve à la cave dans des bouteilles entièrement pleines et bien bouchées.

Vertus.

Dose.

Le vin d'absinthe est tonique, vermifuge, propre à provoquer les règles : il fortifie l'estomac et excite l'appétit. La dose est depuis deux onces jusqu'à six, prises le matin à jeun.

Vin scillitique.

♃ Scille sèche .... ℥ j.
Vin d'Espagne .... ℔ j.

On coupe menu la scille : on la met dans un matras : on verse par-dessus le vin d'Espagne : on fait infuser ce mélange à froid pendant trois ou quatre jours, ou jusqu'à ce que la scille soit gonflée et bien pénétrée. On coule l'infusion au travers d'un linge avec expression. On filtre le vin et on le conserve dans des bouteilles.

Vertus.

Dose.

Le vin de scille est diurétique, incisif, atténuant, propre à évacuer les phlegmes : on le donne avec succès dans les asthmes phlegmoneux. La dose est depuis une once jusqu'à trois, le matin à jeun, et le soir en se couchant.

Vin d'énula-campana.

℞ Racines sèches d'énula-campana concassées..... ℥ j.
Vin blanc .... ℔ ij.

On fait infuser ce mélange à froid dans un matras clos pendant quelques jours : on filtre la liqueur, et on la conserve dans une bouteille qu'on bouche bien.

Le vin d'énula-campana est détersif, vulnéraire, atténuant, légèrement sudorifique, propre pour l'asthme : il fortifie l'estomac et aide la digestion. La dose est depuis une demi-once jusqu'à trois onces.

Vertus.

Dose.

Vin martial, ou chalybé.

℞ Limaille de fer non oxidée................. ℥ ij.
Vin blanc...................................... ℔ ij.

On met ces deux substances dans une bouteille qu'on bouche bien ; on tient le vaisseau dans un endroit frais, on l'agite plusieurs fois par jour ; au bout de huit jours on filtre la liqueur, et on la conserve dans une bouteille.

Le vin martial est apéritif, provoque les règles : il convient dans les pâles couleurs et dans les obstructions. La dose est depuis deux gros jusqu'à deux onces dans une tasse d'infusion d'armoise, ou toute autre liqueur appropriée.

Vertus.

Dose.

Remarques.

Le vin contient un acide qui agit avec efficacité sur le fer : il en dissout beaucoup, et forme une teinture à-peu-près semblable à la teinture de mars tartarisée. Ce vin en a le goût et presque la couleur. On prépare assez souvent ce médicament avec du vin d'Espagne : il est tout aussi bon. Cependant comme le vin d'Espagne contient moins d'acide que le vin blanc ordinaire, il se charge d'une moindre quantité de fer. La limaille de fer qu'on emploie doit être non-oxidée, et réduite en poudre fine, afin que, présentant plus de surface, elle puisse mieux être attaquée par le vin.

Des Teintures, des Elixirs, des Baumes spiritueux et des Quintessences.

Les teintures, les élixirs, les quintessences et les baumes spiritueux, ne sont qu'une seule et même chose, malgré la différence de leurs dénominations. Ces préparations sont toujours des teintures de subtances végétales, animales et minérales, faites par le moyen de l'eau-de-vie ou de l'esprit-de-vin. Ces teintures sont simples ou composées, ce qui nous oblige à en faire deux articles séparés. Afin de ne rien changer dans les noms, nous conserverons les dénominations particulières sous lesquelles plusieurs de ces médicamens sont connus, comme baume du commandeur, quintessence d'absinthe, etc.

Des Teintures spiritueuses simples.

Les teintures spiritueuses simples sont celles qui ne sont faites qu'avec une seule susbtance, qu'on fait infuser dans l'eau-de-vie ou dans l'esprit-de-vin.

On les désigne dans les formules sous le nom de *teinture* ou *tinctura* : les Allemands les désignent sous celui d'*essence* ou *essentia*. Ainsi il est bon de faire observer que, par cette dernière dénomination, les Allemands n'entendent point l'huile essentielle des végétaux, qui n'est pas la même chose, et qu'ils ont soin de désigner sous le nom d'*huile essentielle* ou *oleum essentiale*.

Il n'y a presque point de substances dans le règne végétal et dans le règne animal, qui ne se laissent sensiblement attaquer par l'esprit-de-vin, et qui ne forment avec lui des teintures ou des dissolutions plus ou moins chargées de principes, dont les uns sont résineux, huileux et analogues à la portion spiritueuse et inflammable de la liqueur ; les autres, quoique peu analogues à la partie inflammable de l'esprit-de-vin, se dissolvent et restent en dissolution dans ce véhicule, à la faveur du principe aqueux qu'il contient. Ces dernières substances sont les parties extractives des végétaux, et les extraits tout préparés. L'esprit-de-vin dissout à la vérité une moindre quantité de ces matières en comparaison des principes huileux et résineux ; mais néanmoins il s'en charge toujours en quantité très-sensible, même lorsqu'il est parfaitement rectifié. Les gommes simples sont même susceptibles d'être attaquées sensiblement par la partie aqueuse de l'esprit-de-vin. Si elles ne lui communiquent aucune couleur, c'est parce qu'elles sont elles-mêmes sans couleur. On s'aperçoit de la portion des gommes dissoute dans l'esprit-de-vin, en le faisant évaporer : il reste, après son évaporation, une petite quantité de matière mucilagineuse, qui est la gomme qui s'est dissoute à la faveur du principe aqueux de l'esprit-de-vin. Ainsi, comme on voit, on peut faire presque autant de teintures simples, qu'il y a de corps dans ces deux règnes. Plusieurs substances minérales sont attaquées aussi par l'esprit-de-vin, comme, par exemple, le fer et le cuivre : peut-être que si l'on examinait toutes les substances de ce règne, on en trouverait beaucoup d'autres qui fourniraient quelques principes dans l'esprit-de vin.

Teinture d'absinthe.

♃ Sommités d'absinthe sèches.................. ℥ ß.
Esprit-de-vin rectifié....................... ℥ iij.

On incise menu les sommités d'absinthe : on les met dans un matras : on verse par-dessus l'esprit-de-vin : on bouche le vaisseau avec de la vessie mouillée qu'on assujettit avec du gros fil : on fait digérer cette teinture pendant deux ou trois jours au bain de sable, par le moyen d'une douce chaleur, ayant soin de faire un trou d'épingle à la vessie, pour faciliter la sortie de l'air raréfié et la condensation es vapeurs de l'esprit-de-vin qui pourrait faire casser le vaisseau sans cette légère ouverture.

On prépare de la même manière toutes les teintures simples.

La teinture d'absinthe est stomachique, chasse les vents, convient aux estomacs froids et bilieux chez lesquels la chaleur manque, dans les maladies vermineuses : elle convient aussi dans les pâles couleurs, et pour exciter les règles. La dose est depuis dix gouttes jusqu'à un gros, prise dans une tasse de thé ou de tisane : on réitère cette dose plusieurs fois par jour.

Vertus.

Dose.

REMARQUES.

Les infusions dans l'eau-de-vie ou dans l'esprit-de-vin peuvent se faire indifféremment à froid, ou par la digestion à une douce chaleur. Quand on les prépare à froid, il faut continuer l'infusion pendant douze ou quinze jours : et quelquefois davantage, à proportion que la substance fournit plus difficilement sa teinture dans l'esprit-de-vin. Il convient encore que le vaisseau soit parfaitement bouché, parce qu'il n'y a pas de raréfaction à craindre lorsqu'on opère à froid.

L'eau-de-vie et l'esprit-de-vin sont des liqueurs beaucoup moins composées que le vin : elles sont privées de matières extractives : leurs principes ne sont pas susceptibles de se déranger par la chaleur d'une digestion, comme cela arrive au vin. C'est pourquoi on peut les faire chauffer jusqu'à bouillir légèrement : cela est même nécessaire pour certaines teintures.

L'esprit-de-vin est le dissolvant des parties huileuses et résineuses de presque tous les corps qu'on lui présente : mais il dissout en même-temps un peu des autres principes, comme nous l'avons déjà fait remarquer ; ce qui est cause que cette liqueur inflammable n'est pas un menstrue qui puisse servir à séparer exactement les substances résineuses pures : aussi il faut avoir recours à d'autres menstrues si l'on veut ajouter quelque exactitude à l'analyse végétale et animale : j'ai déjà commencé cette analyse ; nous en parlerons à l'article des résines.

Presque toutes les teintures faites par l'esprit-de-vin, blanchissent et deviennent laiteuses lorsqu'on les mêle avec de l'eau : c'est une séparation de la substance résineuse. L'esprit de-vin s'unit à l'eau, et devient hors d'état de tenir la résine en dissolution : elle se précipite et on la ramasse, comme nous le dirons en parlant des extraits résineux. Ces mélanges sont d'autant plus blancs, que l'esprit-de-vin était plus chargé de substances huileuses et résineuses.

La plupart de ces teintures sont employées par gouttes dans les potions magistrales ; et elles présentent, dans ces mélanges, des phénomènes auxquels on doit avoir beaucoup d'égard dans la pratique de la médecine.

J'ai remarqué que toutes les teintures faites avec des substances résineuses liquides, telles que le baume de la Mecque, le baume du Canada, le baume du Pérou liquide, qui se dissolvent en entier dans l'esprit de-vin ; j'ai remarqué, dis-je, que toutes ces teintures, lorsqu'on vient à les mêler dans les potions aqueuses, forment des pellicules à leur surface, les troublent lorsqu'on les agite, et qu'une partie de la substance résineuse s'attache aux parois des fioles, tandis que l'autre portion reste en grumeaux dispersés dans la liqueur. Le castor et les gommes-résines mollasses, telles que le galbanum, le sagapenum, la gomme ammoniac, l'assa-fœtida, ne se dissolvent pas en entier dans l'esprit-de-vin ; il n'y a que leur résine et une portion de la substance gommeuse qui s'y dissolvent. Les teintures de ces matières sont plus ou moins colorées ; elles produisent dans les potions les mêmes effets que les teintures précédentes, mais seulement à raison de leur résine ; car leur portion gommeuse, qui était dissoute dans l'esprit-de-vin, reste parfaitement unie à l'eau des potions. Par conséquent ceux qui font usage de ces potions prennent inégalement les particules résineuses qui y sont contenues et jamais en totalité. Le moyen de remédier à cet inconvénient, du moins en grande partie, est de triturer ces teintures dans un mortier, avec les poudres qu'en fait entrer dans les potions, ou avec un peu de sucre, ou avec le sirop qui est prescrit.

Les substances résineuses, sèches et friables, telles que le benjoin, le mastic en larmes, etc, se dissolvent entièrement dans l'esprit-de-vin, et forment des teintures qui ne se réduisent pas en grumeaux, lorsqu'on les mêle dans les potions aqueuses : la substance résineuse se précipite, à la vérité ; mais elle demeure suspendue en poudre dans les potions.

Ces potions doivent être données froides, parce que si on les faisait chauffer, la résine se grumèlerait.

La teinture du succin est ordinairement d'une légère couleur ambrée. La substance que l'esprit-de-vin dissout, se mêle parfaitement bien dans les potions : elle s'y divise à la manière d'une poudre mieux qu'aucune des précédentes. Lorsqu'on prépare cette teinture, il faut employer du succin broyé sur le porphyre, afin de faciliter la dissolution ; et même, malgré cette division, l'esprit-de-vin n'en dissout qu'une petite quantité, et assez difficilement.

On peut attribuer cette propriété du succin, à ce que ses principes sont tellement combinés, que la gomme défend la résine de l'action de l'esprit-de-vin, et que réciproquement la résine défend la gomme de l'action de l'eau, puisque si l'on sépare par la distillation ou par la torréfaction les substances qui se dégagent les premières, le succin qui reste se dissout entièrement dans l'esprit-de-vin. Quoiqu'il en soit, je ne sache pas qu'on ait encore examiné si la portion de succin, dans son état naturel, qui se dissout dans l'esprit-de-vin, diffère en quelque chose de celle qui reste après la préparation de la teinture : cet examen pourrait répandre quelques lumières sur la nature et les propriétés du succin.

Les teintures de la plupart des plantes et de leurs parties sont, en général, plus chargées de substances extractives que de principes résineux. Lorsqu'on les mêle dans les potions aqueuses, elles blanchissent beaucoup moins que les précédentes, et la substance résineuse ne se grumèle jamais. Les bois résineux, comme le gaïac, le buis, etc., peuvent être exceptés de cette règle ; ils contiennent beaucoup de résine, leurs teintures deviennent très-laiteuses lorsqu'on les mêle avec de l'eau ; mais leur résine ne se rassemble pas en grumeaux dans les potions aqueuses.

Il y a des matières végétales qui paroissent ne point contenir de substance résineuse, parce que les teintures qu'elles fournissent dans l'esprit-de-vin ne blanchissent jamais lorsqu'on les mêle avec de l'eau : telles sont celles de polypode, de scordium, de chardon-bénit, de squine, de cochenille, etc. Toutes ces teintures se mêlent parfaitement bien dans les potions aqueuses, sans qu'il y ait aucune séparation ; elles contiennent néanmoins de la résine.

Plusieurs de ces teintures déposent dans les bouteilles, par le séjour des substances dont l'esprit-de-vin s'était en quelque sorte supersaturé : telles sont la teinture de safran et celle de cochenille. On a regardé ces dépôts comme de pure gomme ; mais les phénomènes qu'ils présentent dans l'eau, indiquent qu'ils contiennent un peu de résine : ces dépôts se dissolvent mal dans l'eau ; ils en troublent la transparence.

L'esprit-de-vin est un menstrue qui se charge facilement des huiles essentielles, ou de l'odeur de plusieurs fleurs qu'on ne peut obtenir par la distillation, parce qu'elles sont trop fugaces, comme celles de tubéreuse. On met les fleurs récentes dans une bouteille avec une suffisante quantité d'esprit-de-vin : on les laisse digérer à froid pendant quatre ou cinq jours et même davantage, on passe avec expression ;

on filtre la teinture, ou on la fait distiller à une chaleur modérée au bain-marie : c'est ce que l'on nomme *esprit de tubéreuse*. Il y a ici une remarque bien singulière à faire sur les fleurs de jasmin, traitées avec de l'esprit-de-vin parfaitement rectifié ; c'est que ces fleurs perdent, dans moins de douze heures, toute leur odeur, même dans une bouteille parfaitement bouchée, sans pouvoir la recouvrer ; tandis que ces même fleurs infusées dans de l'huile ou dans de l'eau-de-vie ordinaire, y laissent leur odeur agréable.

On peut, au lieu d'esprit-de-vin, employer des eaux spiritueuses composées, pour préparer les teintures des drogues simples, comme l'eau de mélisse composée, l'eau impériale de Bellegarde, etc. ; la médecine peut tirer de grands avantages de ces mélanges.

On emploie encore dans la médecine la teinture de myrrhe et celle d'ambre gris, qu'on prépare avec de l'eau de Rabel, en place d'esprit-de-vin.

Il résulte de tout ce que nous avons dit sur les teintures, que l'esprit-de-vin est bien le dissolvant des substances huileuses et résineuses des corps qu'on lui présente ; mais il se charge, par l'intermède de son phlegme, d'une certaine quantité de parties gommeuses et extractives de ces mêmes corps. Nous verrons à l'article des *extraits*, que l'eau, quoique le dissolvant de ces dernières substances, se charge néanmoins, même à froid, d'une assez grande quantité de principes résineux qu'elle tient dans une parfaite dissolution, puisque la plupart des infusions ou décoctions sont parfaitement claires et transparentes. Il est facile d'apercevoir présentement que l'esprit-de-vin et l'eau sont des menstrues qui ne peuvent séparer les gommes et les résines des matières qu'on leur présente, assez exactement pour les avoir dans toute leur pureté, et pour qu'on puisse les examiner chacune en particulier. Il y a déja long-temps que je m'étais aperçu de ces difficultés. Dans les différentes tentatives que j'ai faites pour perfectionner ce point d'analyse par les menstrues, j'ai reconnu que l'éther, parfaitement rectifié, avait la propriété de ne dissoudre que les substances résineuses des corps, sans toucher en aucune manière aux autres principes. J'ai publié le canevas des expériences que j'ai faites sur cette matière dans ma dissertation sur l'éther.

Teinture de Safran.

℞ Safran gatinais . . . . ʒ j. ß.
Esprit-de-vin . . . . ʒ x.

On met le safran dans un petit matras : on verse par-dessus l'esprit-de-vin : on bouche le vaisseau et on le met en digestion au soleil pendant plusieurs jours, ou à une douce chaleur au bain de sable. On coule et on exprime le marc : on filtre la liqueur au travers d'un papier joseph, et on la conserve dans une bouteille qu'on bouche bien.

Teinture de Myrrhe.

℞ Myrrhe concassée . . . . ʒ iij.
Esprit-de-vin . . . . ℔ j.

On prépare cette teinture comme la précédente.

Si au lieu d'esprit-de-vin, on emploie de l'eau de Rabel, on aura ce que l'on nomme teinture de *myrrhe à l'eau de Rabel*.

Teinture d'Ambre gris faite avec de l'eau de Rabel.

♃ Ambre gris.................................... ℥ j.
Eau de Rabel................................... ℥ vj.

On pulvérise grossièrement l'ambre gris, on le met dans un matras : on verse l'eau de Rabel par-dessus : on fait digérer ce mélange au bain de sable un peu chaud : on filtre ensuite la liqueur.

L'eau de Rabel est un mélange de quatre parties d'acide sulfurique sur douze d'esprit-de-vin, qu'on fait digérer à une douce chaleur au bain de sable pendant trois ou quatre jours.

Vertus. L'eau de Rabel est astringente ; on la donne dans les gonorrhées pour exciter l'urine.

La teinture d'ambre gris, faite avec cette liqueur, a les mêmes vertus ; elle a de plus la propriété de donner du ton aux fibres de l'estomac.

Dose. La dose de l'une et de l'autre est depuis deux gouttes jusqu'à dix ou douze dans un verre d'eau ou de tisane. On ne doit jamais faire prendre l'eau de Rabel seule, à cause de son acidité.

Des Teintures spiritueuses composées.

Les teintures spiritueuses composées se font par

la digestion à froid ou à la chaleur du soleil, ou à l'aide d'une chaleur modérée, comme les teintures simples; mais la manière de les préparer est assujettie à des lois générales, à-peu-près semblables à celles que nous avons établies en parlant des décoctions composées. On commence par mettre dans l'esprit de-vin les matières dures, ligneuses, les fleurs, même celles qui sont les plus délicates : on a égard dans cet ordre à n'employer d'abord que les matières qui fournissent peu de substance dans l'esprit-de-vin; ensuite on ajoute successivement celles qui donnent le plus de principes, et on finit par les matières qui se dissolvent en entier.

Elixir de Spinâ ou Baume de vie de le Lièvre.

℞ Agaric,
Racine de Zédoire, } ãa .... ℨ ij.
Myrrhe,

Aloës succotrin,
Thériaque, } ãa .... ℨ j.

Rhubarbe............................. ℨ vj.
Racine de gentiane.................... ℨ ß.
Safran gâtinais....................... ℨ ij.
Eau-de-vie........................... ℔ ij.
Sucre................................ ℨ iv.

On coupe l'agaric, la rhubarbe et le safran : on concasse les racines de zédoire, l'aloës et la gentiane : on met toutes ces substances dans un matras avec la thériaque et l'eau-de-vie : on fait digérer ce mélange au bain de sable pendant plusieurs jours, ayant soin d'agiter le vaisseau de temps en temps ; alors on y ajoute le sucre ; lorsqu'il est dissous, on passe la liqueur avec expression : on la laisse déposer pendant quelques jours, et on la tire par inclination lorsqu'elle est parfaitement éclaircie.

Le sucre qu'on fait entrer dans ce mélange est destiné à corriger la trop grande amertume de l'aloës.

Vertus.
Dose.

Ce baume est stomachique, vermifuge, légèrement purgatif. La dose est depuis une cuillerée à café jusqu'à trois. Les personnes sujette aux hémorrhoïdes ne doivent faire usage de ce baume qu'avec beaucoup de modération, parce que l'aloës, qui en fait la base, est sujet à les exciter. Ce baume convient à l'extérieur, dans les plaies récentes, comme vulnéraire, détersif, et pour empêcher la suppuration.

Remarques.

Ce baume est décrit dans la seconde et troisième éditions du Code pharmaceutique, augmenté par David Spinâ, auteur de ce remède, sous le nom d'*élixir anti-pestilentiel*. On a changé seulement la dose de plusieurs drogues : on a supprimé un gros de myrrhe, qu'on a remplacé par deux gros de fleurs de soufre, qui sont fort inutiles dans cette composition : nous supprimons dans cette recette la fleur de soufre, et nous rétablissons la myrrhe. Ce baume est encore décrit dans la pharmacopée de Brandebourg, sous le nom d'élixir préservatif contre la peste, et on ajoute à la recette de Spinâ un gros de camphre.

J'ai publié la recette de ce baume dans la première édition de cet ouvrage : celui qui passoit pour en être l'auteur, le préparoit tel que je viens de le décrire; mais depuis qu'il a vu son secret imprimé, il a jugé à propos d'y faire des changemens considérables, qui non seulement le dénaturent, mais en changent, **pour ainsi dire**, les propriétés. Lorsqu'on mêle ce baume avec de l'eau, la partie spiritueuse se mêle à l'eau, et la substance résineuse de l'aloës et des autres ingrédients se précipite. L'auteur vouloit faire croire que ce précipité est une matière impure, qui ne doit pas se trouver dans ce baume lorsqu'il est bien fait. On pouvoit répondre que ce baume, jusqu'à l'instant où j'en ai publié la recette, était donc mal préparé, puisqu'il se troublait lorsqu'on le mêlait avec de l'eau ; mais c'est précisément le contraire : on le préparait bien dans ce temps-là , et aujourd'hui on le prépare mal. Quoiqu'il en soit, voici comme on fait ce baume quand on veut qu'il ne se trouble point avec l'eau : on supprime les fleurs de soufre : on fait bouillir dans une suffisante quantité d'eau toutes les autres substances, à l'exception du sucre et de l'eau-de-vie : on passe la décoction avec expression : on fait rebouillir le marc dans une suffisante quantité d'eau : on passe de nouveau : on fait bouillir le marc encore une fois ou deux : on mêle toutes les liqueurs : on les fait évaporer jusqu'à trois demi-setiers ou une pinte environ. Alors on ajoute le sucre, et lorsqu'il est dissous , on filtre la liqueur au travers d'une chausse de drap, à plusieurs reprises : on met la liqueur dans une bouteille , et on ajoute l'eau-de-vie : on laisse reposer le mélange, et on le tire au clair par inclination, trois ou quatre mois après, ou bien lorsqu'il est suffisamment éclairci. Dans toutes ces ébullitions, la substance résineuse des ingrédiens se décompose : elle devient hors-d'état de pouvoir se dissoudre dans l'eau-de-vie : il ne reste enfin dans le baume que les matières purement extractives : c'est ce qui fait que lorsqu'on le mêle avec de l'eau, il n'en peut troubler la transparence : le mélange reste parfaitement clair et limpide ; mais aussi il est visible que ce baume ainsi préparé, est moins bon que lorsqu'il est fait par le procédé que nous avons indiqué en premier lieu.

L'auteur avait encore imaginé de déguiser son baume par quelques gouttes d'huile d'olives ou d'amandes douces, qu'il mettait dans chaque bouteille, comme pour faire croire que cette matière huileuse était celle des ingrédiens ; mais on peut être assuré que c'est une huile absolument étrangère à ce baume.

Essence carminative de WEDELIUS.

♃ Racines de Zedoire............................ ℥ j.

Carline,
Calamus aromaticus,   } ãã.............. ℥ ß.
Galanga,

Fleurs de Camomille romaine,
Semences d'Anis,   } ãã............... ℥ ij.
Carvi,

Girofles,
Baies de laurier,   } ãã .... ℥ j. ß.

Macis... ℥ j.
Ecorces d'oranges sèches........................ ℥ ij.
Esprit de citron..................................... ℔ j.
Esprit de nitre...................................... ℥ v.

On concasse ce qui doit l'être : on met toutes les substances dans un matras : on verse par-dessus l'esprit de citron et l'esprit de nitre : on bouche le matras, et on laisse infuser les matières pendant seize jours ; ensuite on coule avec expression : on filtre la liqueur, et on la conserve dans une bouteille qu'on bouche bien.

Cette teinture est stomachique, carminative et emménagogue. La dose est depuis un demi-gros jusqu'à un gros.

Vertus.
Dose.

Elixir de vie de MATHIOLLE.

℞ Racines de Galanga minor,
      Gingembre, } ãã............ ℥ ß.
      Zédoire,

Calamus aromaticus,
Feuilles de Marjolaine,
      Menthe,
      Thym,
      Serpolet, } ãã............ ℥ ij.
      Sauge,
      Romarin,
Fleurs de Roses rouges,

Semences d'Anis,
      Fenouil, } ãã............ ℥ j.

Canelle.................................... ℥ j.

Girofle,
Noix muscades, } ãã............ ℥ ß.
Macis,

Cubèbe,
Bois d'aloës,
Santal citrin, } ãã............ ʒ ij.
Cardamum minor,

Ecorces récentes de citrons................ ℥ j. ß.
Esprit-de-vin à 30 degrés................. ℔ vj.

On coupe menu et on concasse ce qu'il convient de concasser : on met toutes les substances dans le bain-marie d'un alambic avec de l'esprit-de-vin, et on procède à la distillation au bain-marie pour faire distiller cinq livres de liqueur que l'on conserve dans une bouteille qu'on bouche bien.

Vertus. Cet élixir pris intérieurement, convient dans l'épilepsie. Il est cordial, vulnéraire ; la dose est depuis *Dose.* un gros jusqu'à quatre. On en frotte aussi les tempes et le dessous du nez.

Elixir pour les dents, de l'abbé ANCELOT.

♃ Esprit de romarin .... ℥ viij.
Racine de pyrètre .... ℥ j.

On met ces deux substances dans un matras, on les laisse en infusion pendant quelques jours, et on filtre la liqueur.

Vertus. On se rince la bouche avec une cuillerée de cet élixir qu'on a mêlée avec deux fois autant d'eau. Il est propre pour provoquer un peu de salive, et pour dégager les gencives de petits amas d'humeurs qui pourraient occasionner quelques légères douleurs de dents.

Essence céphalique ou bonferme.

♃ Noix muscades,
Girofles, } ãã .... ℥ ß.

Fleurs de grenades,
Canelle, } ãã .... ʒ iij.

Eau-de-vie .... ℥ viij.

On concasse toutes ces substances : on les met dans un matras avec de l'eau-de-vie : on fait digérer le mélange au bain de sable pendant huit ou dix jours. Alors on le passe avec forte expression : on filtre la liqueur au travers d'un papier gris, et on la conserve dans une bouteille bien bouchée.

Cette essence s'emploie pour les maux de tête, et pour les coups à la tête : on en met un peu dans le creux de la main, qu'on respire par le nez : elle occasionne souvent l'évacuation du sang caillé lorsqu'il s'en trouve à la proximité des narines. On lui a donné le nom de *bonferme*, parce que, lorsqu'on l'emploie, il faut la respirer le plus fort qu'il est possible. *Vertus.*

Gouttes amères.

℞ Fèves de Saint-Ignace .... ℔ j.
Huile de tartre *par défaillance*............... ʒ ij.
Cristaux de suie........................... ℈ j.
Esprit-de-vin................................. ℔ ij.

On râpe grossièrement les fèves de S. Ignace : on les met dans un matras avec les autres ingrédiens : on fait digérer ce mélange à une chaleur douce au bain de sable pendant huit ou quinze jours : on passe avec expression : on filtre la liqueur, et on la conserve dans une bouteille.

Cette teinture est un puissant remède pour appaiser les coliques d'estomac. La dose est depuis une goutte jusqu'à six ou huit, tout au plus, dans un verre d'eau, ou de quelque infusion légère de plantes stomachiques : une seule goutte communi- *Vertus.* *Dose.*

que à un verre d'eau, une saveur amère très-considérable.

Remarques.

Quelques personnes font d'abord une distillation de l'esprit-de-vin avec des feuilles de chardon bénit, de centaurée, de fumeterre et d'absinthe : elles l'emploient pour la préparation de cette teinture en place d'esprit-de-vin ordinaire. Mais de toutes ces plantes, il n'y a que l'absinthe qui fournisse quelque substance qui s'élève avec l'esprit-de-vin pendant la distillation.

On peut employer en place de fèves de S.-Ignace une pareille quantité de noix vomiques râpées grossièrement : il paraît qu'elles ont les mêmes vertus, et qu'elles produisent les mêmes effets. Ces substances sont de violens purgatifs chauds et amers, qui opèrent de bons effets lorsqu'ils sont administrés en petites doses, comme nous l'avons indiqué. Quand on prend une trop grande dose de cette teinture à-la-fois, elle agite tout le genre nerveux d'une manière singulière, jusqu'à donner des convulsions; ainsi il faut être en garde sur cet effet qui pourrait devenir dangereux.

L'alcali fixe qu'on fait entrer dans cette teinture, est pour modérer la trop grande activité de ce remède : la suie de cheminée produit à-peu-près le même effet que l'alcali fixe.

Elixir thériacal.

℞ Eau de mélisse composée................... ℔ j.
Esprit volatil huileux arom., ⎱ ãã............. ℥ ij ß
Thériaque, ⎰

Sucre.. ℥ j.
Lilium de Paracelse, ⎱ ãã............. ℥ j ß.
Eau de canelle orgée, ⎰

On met toutes ces substances ensemble dans un matras : on les fait digérer à la chaleur du soleil pendant cinq à six jours, ayant soin d'agiter le vaisseau plusieurs fois par jour ; alors on laisse déposer le mélange, et on décante la liqueur que l'on conserve dans une bouteille qui bouche bien.

On ne doit pas filtrer cet élixir, parce que l'alcali de l'esprit huileux se dissiperait en pure perte, et c'est dans lui que réside la plus grande vertu.

Cet élixir est sudorifique, propre pour résister à la malignité des humeurs : il convient dans la petite vérole, le pourpre, et dans tous les cas où il est nécessaire de ranimer et d'exciter la transpiration : il convient encore aux femmes dans les coliques d'estomac occasionnées par le dérangement des règles. La dose est depuis dix gouttes jusqu'à trente, dans du bouillon, dans un peu de vin, ou dans une portion cordiale.

Vertus.

Dose.

Elixir anti-asthmatique de BOERHAAVE.

♃ Racines d'Asarum...................... gr. xviij.
Calamus aromaticus,
Enula-campana,   } aā............. ʒ j.
Iris de Florence..................... ʒ ß.
Réglisse............................ ʒ j ß.
Semences d'anis.................... ʒ ß.
Camphre............................ gr. vj.
Esprit-de-vin rectifié.................. ℥ viij.

On concasse toutes ces substances : on les met dans un matras : on les fait digérer avec l'esprit-de-vin pendant quatre ou cinq jours, au bout duquel temps on passe avec expression : on filtre la liqueur et on la conserve dans une bouteille qu'on bouche bien.

Vertus.   Cet élixir convient dans les dispositions asthmatiques et pour l'asthme même, pour adoucir l'âcreté des humeurs pituiteuses qui excitent la toux. La dose est depuis deux gouttes jusqu'à trente, dans une tasse de thé ou de tisane appropriée.

Dose.

Teinture de corail.

♃ Corail rouge pulvérisé, } aā............. ℔ ij.
Suc de berbéris,
Esprit-de-vin rectifié.................. ℥ xij.

On met le corail rouge dans un grand matras : on verse par-dessus le suc de berbéris : on fait digérer ce mélange au bain de sable jusqu'à ce que le suc de berbéris soit entièrement saturé de corail : on agite le matras de temps en temps : on met ensuite le mélange dans un vase de verre ou de grès : on fait évaporer l'humidité jusqu'à ce que la matière restante ait la consistance d'extrait ; alors on met cet extrait dans un matras : on verse par-dessus l'esprit-de-vin : on fait digérer ce nouveau mélange jusqu'à ce que l'esprit-de-vin ait acquis une belle couleur rouge : on filtre la teinture au travers d'un papier gris, et on la garde dans une bouteille.

On estime la teinture de corail, cordiale, propre pour purifier le sang : elle est un peu astringente et diurétique. La dose est depuis dix gouttes jusqu'à un gros.

<small>Vertus.</small>
<small>Dose.</small>

REMARQUES.

Le suc de berbéris contient un acide végétal qui dissout le corail avec vive effervescence ; c'est pourquoi il convient de faire choix d'un vaisseau suffisamment grand, sans quoi la matière passerait par-dessus les bords, sur-tout si on employait du corail réduit en poudre subtile, parce qu'alors la dissolution se ferait encore avec plus de rapidité. Il résulte de ce mélange un sel végétal à basse terreuse qui est susceptible de former des cristaux : on épaissit la matière jusqu'à consistance d'extrait, afin de ne point affaiblir l'esprit-de-vin ; mais la teinture qu'il tire de ce mélange est celle que fournit la matière extractive du suc de berbéris. Le corail ne fournit aucune teinture dans l'esprit-de-vin, soit avant, soit après sa combinaison avec le suc de berbéris.

L'esprit-de-vin tient néanmoins en dissolution une petite quantité de ce sel à base terreuse.

On peut, après que la teinture est faite, dissoudre dans de l'eau le marc qui reste, le filtrer et le mettre cristalliser : on obtiendra des cristaux.

Teinture de corail anodine d'HELVÉTIUS.

♃ Poudre de corail anodine d'Helvétius......... ℥ iv.
Esprit-de-vin .... ℔ j ß.

On met ces deux substances dans un matras : on fait digérer ce mélange au soleil ou au bain de sable à une chaleur douce pendant trois ou quatre jours; on filtre ensuite la liqueur, et on la conserve dans une bouteille qu'on bouche bien. On obtient ordinairement vingt onces de teinture.

Vertus. Cette teinture est calmante ; elle appaise les douleurs occasionnées par les cours de ventre et la dysenterie : elle convient aussi dans les coliques d'estomac. *Dose.* La dose est depuis vingt gouttes jusqu'à un demi-gros : on la fait prendre aussi dans des lavemens.

Eau-de-vie allemande.

♃ Jalap...................................... ℥ viij.
Scammonée............................... ℥ ij.
Racines de turbith......................... ℥ j.
Eau-de-vie................................ pint. n.º iij.

On concasse le jalap, la scammonée et le turbith; on les met dans un matras, et on verse l'eau-de-vie

On pulvérise grossièrement toutes les substances qui peuvent se pulvériser : on les met dans un matras avec quatre onces d'esprit-de-vin, afin d'en imbiber les poudres ; alors on ajoute l'acide sulfurique : on fait digérer ce mélange pendant quelques heures, et on met ensuite le reste de l'esprit-de-vin. On fait digérer de nouveau pendant cinq à six jours : on laisse déposer la teinture : on la décante, et on la conserve dans une bouteille qui bouche bien.

On estime cet élixir propre pour fortifier l'estomac et le cerveau : on s'en sert dans l'épilepsie et dans les autres maladies du cerveau. La dose est depuis deux gouttes jusqu'à quarante. Cet élixir ne doit jamais se donner seul, à cause de sa saveur acide, qui incommoderait beaucoup, mais toujours étendu dans une suffisante quantité de véhicule aqueux approprié.

Vertus.

Dose.

Remarques.

L'acide sulfurique qu'on fait entrer dans cette teinture attaque les principes huileux des substances, et les réduit dans un état charbonneux. L'esprit-de-vin qu'on met d'abord est destiné à modérer la trop grande action de cet acide sur les ingrédiens. Quelques pharmacopées recommandent de faire digérer ce premier mélange pendant deux ou trois jours ; mais j'ai remarqué que ce temps était trop long : les substances souffrent trop d'altération de la part de l'acide : il suffit de les laisser digérer, même à froid, l'espace de deux ou trois heures, et d'ajouter ensuite la totalité de l'esprit-de-vin.

Minsicht, auteur de ce remède, recommande d'employer l'acide sulfurique tiré du vitriol de cuivre; mais nous croyons qu'il est plus prudent d'employer de l'acide sulfurique ordinaire.

Teinture d'absinthe composée, ou Quintessence d'absinthe.

♃ Feuilles d'absinthe major, } ãã .... ℥ iij.
       minor, }
Sommités de petite centaurée .... ℥ ij.
Girofle .... ℥ ß.
Canelle .... ℥ j.
Sucre .... ℥ ij.
Esprit-de-vin .... ℥ v.

On coupe menu les feuilles et sommités des plantes : on concasse le girofle, la canelle et le sucre: on met toutes ces substances dans un matras, et on les fait digérer avec l'esprit-de-vin pendant trois ou quatre jours : on passe avec expression : on filtre la teinture au travers d'un papier gris, et on la conserve dans une bouteille.

Vertus. Cette quintessence est stomachique, facilite la digestion, diminue les aigreurs, chasse les vents: elle convient dans les langueurs, gonflemens d'estomac et les maux de cœur : elle excite les règles;

Dose, tue et chasse les vers des enfants. La dose est depuis dix gouttes jusqu'à une cuillerée à café.

par-dessus : on laisse infuser ce mélange à froid, ou à une douce chaleur pendant cinq ou six jours : on passe avec expression, et on filtre la liqueur que l'on conserve dans une bouteille.

Les Allemands font beaucoup d'usage de cette liqueur pour se purger, dans les cas de goutte, de rhumatisme et de douleurs dans les articulations. La dose est depuis une once jusqu'à deux.

Vertus.

Dose.

Elixir viscéral tempérant d'HOFFMANN.

♃ Extrait d'absinthe,
   chardon bénit,
   centaurée minor, } ãa .... ℥ j.
   gentiane,
Écorces d'oranges amères .... ℥ iv.
Vin de Hongrie .... ℔ ij.

On met dans un matras les extraits avec les écorces récentes d'oranges amères mondées de la partie blanche : on verse par-dessus le vin de Hongrie, ou, à son défaut, de bon vin de Malaga : on laisse infuser ce mélange pendant cinq ou six jours à froid, ou à une chaleur bien douce, en ayant soin de l'agiter plusieurs fois par jour : on le filtre et on conserve la liqueur dans une bouteille.

Cet élixir est un amer stomachique qui provoque l'appétit et qui donne du ton à l'estomac. La dose est d'un gros jusqu'à deux, pris dans une tasse de thé ou de bouillon.

Vertus.

Dose.

Elixir stomachique de STOUGTHON.

℞ Sommités de gr. absinthe sèche,
    chamædris,
    Racines de gentiane,
    Ecorces d'oranges amères, } ãa .... ℥ vj.
    cascarille .... ℥ ß.
    Rhubarbe .... ℥ j.
    Aloès............................... ℥ j.
    Esprit-de-vin rectifié. .... ℔ ij.

On prépare cette teinture de la même manière que nous l'avons dit pour les autres.

Vertus. Cet élixir est un très-bon stomachique chaud, propre pour augmenter la chaleur de l'estomac, et pour chasser les vers. La dose est depuis dix gouttes jus-
Dose. qu'à une demi-cuillerée dans une tasse de thé, d'eau, ou de tisane appropriée.

Elixir de vitriol de MINSICHT.

℞ Racines de galanga,
   Calamus aromaticus, } ãa .... ℥ ß.
   Fleurs de camomille romaine,
   Sommités fleuries de sauge,
     absinthe,
     menthe crépue, } ãa .... ℥ j.
   Girofle,
   Canelle,
   Cubèbres,
   Noix muscades,
   Gingembre, } ãa .... ℥ j ß.
   Bois d'aloès,
   Ecorces de citron, } ãa .... ℥ ß.
   Sucre blanc .... ℥ j ß.
   Acide sulfurique................... ℥ iv.
   Esprit-de-vin...................... ℔ j.

dans le scorbut : elles excitent un peu la sueur et concilient le sommeil. La dose est depuis dix gouttes jusqu'à un demi-gros.

<small>Dose.</small>

Gouttes céphaliques d'Angleterre.

♃ Esprit volatil de soie crue rectifié............ ℥ iv.
Huile essentielle de lavande................ ℥ j.
Esprit-de-vin rectifié...................... ℥ iv.

On met toutes ces substances dans un alambic de verre : on les fait digérer pendant vingt-quatre heures ; ensuite on distille à une douce chaleur, ou au bain-marie ; on cesse la distillation lorsqu'on voit paraître des globules d'huile.

L'alcali volatil, pendant la digestion, se combine en grande partie avec l'huile essentielle de lavande; mais la portion d'huile la moins fluide ne s'élève que sur la fin de la distillation du sel volatil et de l'esprit-de-vin : on jette comme inutile ce qui reste dans l'alambic. On doit employer, pour cette distillation, un chapiteau dont le bec soit de très-large ouverture, sans quoi il pourroit se boucher par l'abondance du sel, et ferait crever les vaisseaux.

Les gouttes céphaliques d'Angleterre sont propres pour l'épilepsie, pour l'apoplexie, et généralement pour toutes les maladies du cerveau : elles conviennent dans les vapeurs hystériques, et poussent beaucoup par la transpiration; elles conviennent encore dans le scorbut et dans les affections scorbutiques. La dose est depuis douze gouttes jusqu'à un demi-gros, dans une liqueur appropriée.

<small>Vertus.</small>

<small>Dose.</small>

REMARQUES.

Les gouttes céphaliques d'Angleterre ont été publiées, pour la première fois, par Tournefort ; elles se trouvent insérées dans le volume de l'Académie des sciences, pour l'année 1700, page 79. Tournefort dit que la recette lui a été communiquée par Lister, médecin de Londres, et de la Société royale: ces gouttes alors se préparaient avec de l'esprit volatil de soie rectifié, et l'huile essentielle de canelle, ou une autre huile essentielle sans esprit-de-vin. Mais Tournefort ne parle point des doses qu'il convient d'employer pour préparer ce remède : d'ailleurs l'esprit de soie rectifié ne peut dissoudre qu'une très-petite quantité d'huile essentielle; c'est pour cette raison que, dans la plupart des dispensaires, après avoir dosé l'esprit de soie crue, et l'huile essentielle qu'on a spécifié devoir être celle de lavande, on a ajouté une petite quantité d'esprit-de-vin pour faciliter l'union de l'huile essentielle à l'alcali volatil : néanmoins il s'en sépare toujours une partie qui vient surnager ; c'est pourquoi, lorsqu'on emploie ce remède, il convient d'agiter la bouteille pour distribuer autant d'huile respectivement à l'esprit de soie. Ces gouttes d'Angleterre, qu'on nomme *céphaliques*, ont donné l'idée de faire une composition de même espèce, dans laquelle on fait entrer de l'opium : on a donné à cette dernière le nom de *gouttes anodines d'Angleterre* ; elles sont encore connues sous le nom de gouttes anodines de Talbot

Elixir odontalgique de la FAUDIGNÈRE.

⨒ Girofle.................................... ℨ ß.
Gaïac...................................... ℨ iv.
Pyrètre.................................... ℨ i.
Huile essentielle de romarin .... gutt. x.
      bergamotte............. gutt. iv.
Noix muscade.............................. ℨ j.
Eau-de-vie à 26 degrés..................... ℥ iij.

On concasse ce qui doit l'être : on met toutes ces substances dans un matras avec l'eau-de-vie, et on laisse infuser à froid pendant sept ou huit jours ; ensuite on filtre la liqueur et on la met dans des bouteilles de grandeur double de celles qui servent à l'eau de mélisse.

Cet élixir est très-aromatique ; il fortifie les gencives et raffermit les dents : on en met une cuillerée à café dans un verre d'eau, et on se rince la bouche tous les matins avec cette liqueur.

Elixir de propriété de PARACELSE.

⨒ Teinture de myrrhe .... ℥ iv.
  safran,   ⎱ aã .... ℥ iij.
  aloës,   ⎰

On mêle ces trois teintures, et on les conserve dans une bouteille. Si on soumet ce mélange à la distillation au bain-marie, on obtient une liqueur spiritueuse, claire, sans couleur, que l'on nomme *élixir de propriété blanc*. On ramasse la matière qui reste dans l'alambic, ot on la met à part : c'est ce que l'on nomme *extrait d'elixir de propriété*.

En ajoutant douze gouttes d'acide sulfurique au mélange des trois teintures, on forme ce que l'on nomme *élixir de propriété acide*.

Vertus. Cet élixir fortifie le cœur et l'estomac : il aide à la digestion, il purifie le sang, il excite l'insensible transpiration ; il provoque les règles, diminue la

Dose. cause des vapeurs hystériques. La dose est depuis six gouttes jusqu'à un demi-gros.

Gouttes anodines d'Angleterre, ou *Gouttes de* Talbot.

℞ Ecorces de sassafras,
Racines d'asarum, } aã .... ʒ j.
Sel volatil de corne de cerf rectifié............. ʒ j.
Bois d'aloës.................................. ʒ ß.
Opium....................................... ʒ iij.
Esprit-de-vin .... ℔ j.

On concasse les substances qui ont besoin de l'être : on les met dans un matras avec l'esprit-de-vin : on bouche le vaisseau exactement, et on fait digérer ce mélange à froid pendant trente ou quarante jours, ou au bain de sable pendant cinq à six jours, au bout duquel temps on filtre la liqueur dans un flacon de cristal bouché de même matière.

Vertus. Les gouttes anodines d'Angleterre sont employées dans le cas où il est nécessaire de calmer et de ranimer en même temps, dans l'épilepsie, dans le délire, le vertige et les vapeurs : elles conviennent étroit, et le faire casser avec danger : on débouche de temps en temps le petit trou du ballon pour faciliter l'évacuation et la condensation des vapeurs trop dilatées.

L'esprit volatil huileux est presque sans couleur en distillant ; mais il devient rouge-brun foncé quelque temps après qu'il est fait : il n'est nullement altéré pour cela ; il est tout aussi bon qu'il était, avant que d'avoir acquis cette couleur. Cet effet vient de l'action de l'alcali volatil sur les substances huileuses essentielles dont l'esprit-de-vin est chargé.

Le sel volatil prend aussi, en vieillissant, un peu de couleur, mais infiniment moins que l'esprit aromatique huileux.

Teinture d'or, ou Or potable d'Helvétius.

♃ Or pur... ʒ ß.
Eau régale (acide nitro-muriatique) .... ʒ ij.

On met l'or, qu'on a réduit en lames minces, dans un matras avec l'acide ; on place le vaisseau sur un bain de sable : lorsque la dissolution est faite, on ajoute,

Huile essentielle de romarin .... ʒ j.

On agite le mélange, et aussitôt l'or quitte son dissolvant pour s'unir à l'huile essentielle qui devient d'une belle couleur jaune : on décante cette huile qui surnage la liqueur acide : on la met dans un matras, et l'on verse par-dessus,

Esprit-de-vin rectifié........................... ʒ xv.

On fait digérer ce mélange pendant quelques heures au bain de sable, et on conserve cette teinture dans un flacon de cristal, bouché aussi de cristal.

<small>Vertus.</small>

On attribue à ce remède la propriété d'augmenter le ressort des parties solides : on le croit propre dans la léthargie, dans l'apoplexie séreuse. La dose est depuis six gouttes jusqu'à vingt. Nous dirons dans un instant le cas qu'on doit faire de ces préparations aurifères.

<small>Dose.</small>

REMARQUES.

On peut, au lieu d'huile essentielle de romarin, employer celle qu'on voudra, ou les différentes liqueurs éthérées ; elles séparent toutes, l'or de son dissolvant. On peut, par conséquent, produire au d'espèces d'or potable qu'on connaît d'huiles essentielles : il peut se faire cependant qu'il y ait quelques huiles essentielles qui n'aient point cette propriété ; mais on ne les connaît pas encore. La plupart de ces teintures d'or sont d'une couleur jaune-orangée : elles sont très-peu acides : elles laissent précipiter, quelque temps après qu'elles sont faites, une grande partie de l'or sous le brillant métallique.

Les fameuses gouttes du général de la Motte sont un or potable préparé sans huile essentielle et sans acide muriatique. Ce n'est rien autre chose qu'une dissolution d'or faite par l'acide nitrique, et digérée pendant long-temps, afin d'adoucir par l'huile de l'esprit-de-vin, la vertu corrosive de l'acide. Voici comme elles se font :

Ce sont celles dont nous avons parlé dans l'article précédent.

Esprit volatil, huileux et aromatique de Silvius.

♃ Ecorce récente de citrons,
 oranges, } ãã .... ℥ vj.

Vanille,
Macis, } ãã .... ℨ ij.

Girofle.................................. ℨ ß.
Canelle.................................. ℨ j.
Sel ammoniac............................ ℨ iv.

On concasse toutes ces substances : on les met dans une cornue de verre, et l'on verse par-dessus,

Eau de canelle simple,
Esprit-de-vin rectifié, } ãã .... ℥ iv.

On fait digérer ce mélange pendant quelques jours, en l'agitant de temps en temps : alors on ajoute dans la cornue,

Sel de tartre................................ ℥ viij.

On lute exactement à la cornue un ballon percé d'un petit trou : on distille au bain-marie : il se sublime du sel volatil concret, et il passe de la liqueur spiritueuse, l'un et l'autre chargés de la partie aromatique des substances. On les met dans des flacons séparément. On tire sept onces six gros de liqueur, qui sont *l'esprit volatil huileux aromatique*, et une once quatre gros de sel concret qu'on nomme *sel volatil huileux et aromatique de Silvius.*

Vertus. Le sel et l'esprit volatil huileux et aromatique sont cordiaux, céphaliques, propres pour la paralysie, pour le scorbut, ils sont sudorifiques; ils conviennent dans les fièvres malignes, la petite-vérole, et dans tous les cas où il est nécessaire d'exciter la transpiration : ils provoquent les mois aux femmes, et ils appaisent les vapeurs hystériques. La dose pour l'esprit est depuis six gouttes jusqu'à trente, et pour le sel, depuis deux grains jusqu'à vingt-quatre dans un véhicule convenable.

Dose.

Remarques.

Le produit de cette opération est un carbonate d'ammoniaque mêlé d'esprit-de-vin, et chargé de substances aromatiques des matières soumises à la distillation. Ce carbonate est le produit de la décomposition du sel ammoniaque par le sel de tartre (sous-carbonate de potasse). Si l'on supprime de cette recette l'eau de canelle, on obtient beaucoup plus de sel volatil concret. Plusieurs pharmacopées prescrivent moitié moins de sel de tartre; mais j'ai remarqué qu'il en falloit huit onces pour décomposer entièrement les quatre onces de sel ammoniaque qui entrent dans cette recette.

On doit faire cette opération dans une cornue de large ouverture, parce que le sel volatil qui se sublime dans le commencement de l'opération pourrait s'engager dans le col de ce vaisseau s'il était

Remarques.

Les fleurs d'hypéricum et les racines d'angélique fournissent moins de substance dans l'esprit-de-vin que les autres drogues. La myrrhe, l'oliban et l'aloës sont des gommes-résines qui ne se dissolvent qu'en partie dans ce menstrue. Enfin le storax calamite, le benjoin et le baume du Pérou, sont des résines pures, qui se dissolvent en entier dans l'esprit-de-vin. Si l'on mettait toutes ces matières en même-temps, l'esprit-de-vin se saturerait d'abord des résines, et serait hors d'état de pouvoir agir sur l'hypéricum et sur les autres substances que nous avons placées à la tête de la formule, et il se dissoudrait une moindre quantité de gommes-résines.

On donne ordinairement le baume du commandeur, préparé sans ambre gris, à cause de son odeur, qui, quoique très-douce, incommode cependant la plupart de ceux qui en font usage. Mais comme les médecins prescrivent quelquefois celui qui en contient, les apothicaires doivent en avoir des deux façons. L'odeur de l'ambre gris n'est pas absolument forte. Mais pour satisfaire au préjugé contraire, quelques personnes emploient à sa place le musc, dont l'odeur est beaucoup plus forte et absolument différente, et que ceux qui ne les connaissent pas bien confondent ordinairement.

Lorsqu'on fait entrer dans les teintures composées, des baumes liquides, comme le baume de la Mecque, la térébenthine, etc., on doit toujours les mettre sur la fin, en même temps que les résines sèches. Il en est de même des huiles essentielles; mais on ajoute ces dernières lorsque les teintures sont séparées de leur marc.

On peut, au lieu d'esprit-de-vin, employer des eaux spiritueuses composées pour préparer les teintures composées, comme nous l'avons dit à l'égard des teintures simples.

Il y a des substances végétales auxquelles il faut ajouter des matières salines, acides ou alcalines, pour extraire ou pour exalter la couleur qu'elles peuvent fournir dans l'esprit-de-vin, parce que la substance résineuse qu'elles contiennent se trouve en quelque manière défendue de l'action de l'esprit-de-vin, par la substance gommeuse. La teinture de gomme-laque, dans laquelle entre en même temps un esprit-de-vin chargé des principes d'autres substances, nous servira d'exemple de teinture de ce genre. Nous en parlerons dans un instant.

Teinture pour l'eau de LUCE.

♃ Huile de succin rectifiée sur de la chaux....... ℥ iv.
Baume de Judée............................ ℥ ij.
Savon noir ....,................. ℥ ij.
Esprit-de-vin très-rectifié................. ℥ xij.

On met toutes ces substances dans un flacon bouché de cristal : on secoue le flacon de temps en temps pour faciliter le mélange et la dissolution du savon. Alors on laisse éclaircir le mélange, on le filtre, ou on se contente de le décanter dans un autre flacon.

Gouttes d'or du général DE LA MOTTE.

On fait dissoudre un gros d'or dans quatre onces d'acide nitro-muriatique : on le précipite par un carbonate alcalin : on lave le précipité : on le fait dissoudre ensuite dans deux onces d'acide nitrique ; on mêle cette dissolution avec trente-deux onces d'esprit-de-vin : on fait digérer ce mélange dans un matras, pendant quelques mois, à la chaleur du soleil ; alors on soumet le mélange à la distillation pour tirer environ quatre onces de liqueur spiritueuse qu'on met à part. Elle se vend sous le nom de gouttes d'or *blanches* ; mais cette dénomination est absolument impropre, puisque cette liqueur ne contient aucune portion d'or en dissolution. D'ailleurs ce métal est trop fixe pour s'élever pendant la distillation de l'esprit-de-vin. On distribue ce qui reste dans la cornue par petits flacons de deux gros ; c'est ce que l'on nomme *gouttes d'or du général De la Motte*.

Baume du commandeur de PERMES.

♃ Racines sèches d'angélique de Bohême concassées. ℥ ß.
Fleurs sèches d'hypéricum.................... ℥ j.
Esprit-de-vin rectifié ....: .... ℔ ij ℥ iv.

On fait digérer dans un matras pendant cinq à six jours au bain de sable à une chaleur modérée ; ensuite on passe l'infusion avec forte expression : on met la teinture dans un matras, et on ajoute les substances suivantes qu'on a concassées,

Myrrhe,
Oliban,
Aloës, } aa............... ℥ ß.

On fait digérer comme dessus; ensuite on ajoute les substances suivantes qu'on a également concassées,

    Storax calamite............................ ℥ ij.
    Benjoin en larmes......................... ℥ iij.
    Baume du Pérou en coques................ ʒ j.
    Ambre gris, si l'on veut.................. gr. iv.

On fait digérer de nouveau pendant un jour, ou jusqu'à ce que ces substances soient entièrement dissoutes. Alors on laisse déposer la teinture : on la verse par inclination, et on la filtre au travers d'un papier gris. On conserve cette teinture dans une bouteille qui bouche bien : c'est ce que l'on nomme *baume du commandeur de Permes.*

Vertus.   Ce baume sert pour l'intérieur et pour l'extérieur. Pris intérieurement, il est vulnéraire, cordial, stomachique : il excite les règles, il convient dans la petite vérole et les fièvres malignes; mais c'est lorsqu'il est nécessaire de provoquer la sueur. La dose *Dose.*   est depuis dix gouttes jusqu'à quarante.

Pour l'extérieur, il convient dans les plaies nouvelles et simples : il consolide en empêchant la suppuration : il guérit communément en fort peu de temps.

Eau de Luce.

On met dans un flacon environ une once d'esprit volatil de sel ammoniac fait par de la chaux éteinte à l'air : on verse sur cette liqueur environ vingt à trente gouttes de la teinture ci-dessus, ou jusqu'à ce que le mélange devienne d'un beau blanc de lait.

L'eau de luce est employée avec succès lorsqu'on se trouve mal, dans les défaillances, dans l'apoplexie, etc. On en fait respirer la vapeur au malade : on en fait aussi prendre par la bouche à la dose de quelques gouttes dans un verre d'eau. On ne doit jamais la faire prendre pure, à cause de son âcreté : elle produit, lorsqu'on la fait boire pure, les plus fâcheux accidens. On l'emploie aussi à l'extérieur dans la paralysie : elle donne beaucoup d'activité : elle est un très-grand résolutif. On en porte sur soi un petit flacon pour y avoir recours dans l'occasion.

Vertus.

REMARQUES.

L'eau de luce est un savon liquide : l'alcali volatil tient l'huile dans un état de demi-dissolution : l'eau de luce, pour être belle, doit être blanche comme du lait écrêmé, pas trop épaisse, et la partie blanche ne doit point se séparer. Cette perfection dépend de l'huile de succin dont il faut, pour ainsi dire, changer la nature, et aussi du degré de force de l'esprit volatil du sel ammoniac.

Pour préparer l'huile de succin convenablement,

il faut d'abord mêler l'huile fétide de succin ordinaire avec assez de chaux éteinte à l'air, pour en former des boulettes qu'on roule dans de la même chaux ; distiller ce mélange dans une cornue de grès à l'ordinaire ; rectifier ensuite cette huile par deux distillations successives dans des cornues de verre à une douce chaleur ; c'est la seconde huile qui passe dans cette rectification, dont on doit faire usage : elle doit être d'une couleur ambrée, mais pas trop colorée ni trop épaisse. L'huile fétide de succin est chargée de beaucoup de sel acide qui lui donne une odeur forte et désagréable ; sa distillation avec de la chaux la débarasse de ce sel. L'huile prend un caractère en partie alcalin qui lui donne la propriété de mieux se combiner avec l'alcali volatil. L'huile de succin ainsi préparée, a infiniment moins d'odeur que celle qui a été rectifiée sans chaux. La première huile qui passe au commencement de cette rectification est une portion qui a échappé à l'action de la chaux, et qui s'est élevée au premier degré de chaleur. Cette première huile conserve encore tout son caractère acide, elle est plus blanche, plus fluide et plus légère que la seconde ; mais elle ne réussit pas si bien pour la préparation de l'eau de luce.

L'esprit volatil de sel ammoniac doit être dégagé de ce sel par l'intermède de la chaux éteinte à l'air : si la chaux est trop nouvellement éteinte, l'alcali volatil qu'on obtient a souvent la propriété de dissoudre la teinture, et de former un mélange sans couleur blanche : il faut dans ce cas ajouter à l'esprit volatil une très-petite quantité d'eau, ou le garder un certain temps. Sans qu'il perde rien de sa force ni de son poids, il devient propre à faire de l'eau de luce au bout de cinq à six mois. L'esprit volatil trop fort fait mal l'eau de luce. Celui qui réussit le mieux ne donne que dix à onze degrés à mon pèse-liqueur pour l'esprit-de-vin.

Teinture de Gomme laque.

℞ Gomme-laque en grain........................... ℥ j.
   Alun calciné .... ℥ j.
   Esprit ardent de cochléaria.................... ℥ viij.

On triture ensemble la gomme-laque et l'alun qu'on a auparavant pulvérisés séparément : on expose le mélange pendant vingt-quatre heures dans un endroit humide, afin que l'alun, en attirant un peu l'humidité de l'air, puisse agir sur la gomme-laque. On met ce mélange dans un matras : on verse par-dessus l'esprit de cochléaria : on fait digérer le tout au bain de sable pendant un jour ou deux, ou jusqu'à ce que la teinture ait une belle couleur rouge; alors on la filtre au travers d'un papier gris, et on la conserve dans une bouteille qui bouche bien.

La teinture de gomme-laque est employée pour raffermir et fortifier les gencives, pour dissiper les affections scorbutiques : on en met une cuillerée à café dans un petit verre d'eau, et on se lave la bouche avec. Cette teinture prise intérieurement, est vulnéraire, légèrement astringente. La dose est depuis quinze gouttes jusqu'à un demi-gros.

Vertus.

Dose.

Remarques.

Les dispensaires qui donnent la préparation de cette teinture ne prescrivent point de laisser macérer d'abord le mélange de la gomme-laque et de l'alun: mais j'ai remarqué que par cette manipulation, l'alun calciné, en attirant l'humidité de l'air, agit considérablement sur la gomme laque ; il la dispose à fournir une teinture plus chargée, et en beaucoup moins de temps, ce qui n'est pas indifférent, à cause de la volatilité des principes de l'esprit de cochléaria. D'ailleurs, lorsque l'esprit de cochléaria est très-rectifié, il ne dissout qu'une si petite quantité d'alun, qu'il est incapable d'agir sur cette gomme-résine ; l'esprit-de-vin ou l'esprit de cochléaria n'en tire qu'une teinture qui n'est pas plus colorée que lorsqu'on n'a pas employé d'alun. Cette teinture perd sa couleur au bout d'un certain temps ; elle devient couleur de paille : la matière colorante rouge s'attache aux parois de la bouteille.

Avant que de passer à une autre matière, nous allons parler de deux préparations qu'on regarde communément comme des teintures, mais qui n'en sont point, et qui doivent leur couleur à la décomposition de l'esprit-de-vin, qui est l'excipient. Ces deux préparations sont le *lilium de Paracelse*, et celle qu'on nomme *teinture de sel de tartre*.

Teinture du sel de Tartre.

On fait fondre, dans un creuset, la quantité que l'on veut de sel fixe de tartre : on le coule dans un mortier de fer bien sec, et un peu chauffé : on le pulvérise promptement : on l'introduit dans un matras bien sec et un peu chaud ; on verse sur le sel, tandis qu'il est encore chaud ; de l'esprit-de-vin très-rectifié, jusqu'à ce qu'il surnage le sel de trois ou quatre travers de doigt : on bouche le matras avec un parchemin mouillé : on place le vaisseau sur un bain de sable chaud, et on le laisse digérer jusqu'à ce que l'esprit de-vin ait acquis une couleur rouge-orangée bien foncée ; alors on filtre l'esprit-de-vin coloré, et on le conserve dans une bouteille qui bouche bien : c'est ce que l'on nomme *teinture de sel de tartre*.

Voyez le lilium pour les vertus et dose de cette teinture.

Lilium de PARACELSE, ou *Teinture des métaux*.

♃ Régule d'antimoine martial,
            cuivreux,
            d'étain,   ãã............ ℥ iv.

Nitre,
Tartre,   ãã............ ℔ j ℥ ij.

On pulvérise les trois régules : on les mêle avec le nitre et le tartre qu'on a pulvérisés : on projette le mélange dans un creuset que l'on a fait rougir.

Lorsque toute la matière est entrée dans le creuset, on la pousse à la fonte : on la coule dans un mortier de fer qu'on a fait chauffer auparavant : on pulvérise grossièrement la masse. Lorsqu'elle est suffisamment réfroidie, on la met dans un matras : on verse par-dessus, tandis qu'elle est encore chaude, de l'esprit-de-vin très-rectifié, jusqu'à ce qu'il en surnage environ trois ou quatre travers de doigt : on fait digérer ce mélange au bain de sable pendant plusieurs jours, ou jusqu'à ce que l'esprit-de-vin ait acquis une couleur rouge bien foncée.

Vertus. Les teintures de sel de tartre et de lilium se donnent comme cordiaux, propres à exciter la sueur, pour diviser les glaires de l'estomac et adoucir les aigres. La
Dose. dose est depuis dix gouttes jusqu'à trente, dans un véhicule convenable, et jamais pur, à cause de l'acrimonie de ces teintures.

Dans cette opération, les métaux s'oxident par l'oxigène de l'acide nitrique. Il y a formation d'acide carbonique provenant de la décomposition du tartre; cet acide s'unit aux oxides, et l'alcali rendu caustique agit sur l'alcool; le *lilium* prend alors une couleur plus foncée.

Dans la préparation de la teinture du sel de tartre, et dans celle du *lilium*, l'action de la potasse caustique à chaud sur l'alcool tend à enlever du carbone à celui-ci. Ce sont en général des remèdes très-âcres et très-stimulans.

Remarques.

La teinture de sel de tartre et le lilium de Paracelse ne sont qu'un seul et même médicament, à proprement parler. Le lilium diffère seulement de la teinture de sel de tartre, en ce que ce dernier médicament est un peu plus coloré.

Teinture de Mars tartarisée.

C'est un sel déliquescent à base métallique, ou la combinaison de la crême de tartre avec le fer.

On mêle ensemble six onces de limaille de fer, et une livre de crême de tartre pulvérisée; on met ce mélange dans une marmite de fer avec une suffisante quantité d'eau de rivière, pour en former une pâte molle; on la conserve en cet état pendant vingt-quatre heures, ensuite on l'étend dans douze ou quinze livres d'eau : on la fait bouillir pendant deux heures, en l'agitant souvent : on ajoute de l'eau bouillante à mesure que celle de la marmite s'évapore. Lorsque l'ébullition est finie, on filtre la liqueur au travers d'un papier gris, et on la fait évaporer jusqu'à consistance de sirop liquide. On ajoute à cette teinture une once d'esprit-de-vin, afin de pouvoir la conserver sans qu'elle soit sujette à se moisir.

La teinture de Mars convient dans les obstructions au foie et au mésentère, dans la jaunisse, les pâles couleurs, et pour exciter les règles. La dose est depuis cinq à six gouttes jusqu'à un gros, dans du bouillon ou dans de la tisane appropriée.

Vertus.

Dose.

Teinture de Mars de Ludovic.

On fait bouillir ensemble, dans une ou deux livres d'eau de rivière, du sulfate de fer calciné en blancheur, et de la crème de tartre pulvérisée, de chacun quatre onces : on fait évaporer toute l'humidité jusqu'à ce qu'il reste une masse sèche et pulvérulente, ayant soin de remuer la matière avec une spatule de fer, afin qu'elle ne s'attache point, et qu'elle ne brûle point au fond du vaisseau. Alors on met cette poudre bien sèche dans un matras : on met par-dessus de l'esprit-de-vin rectifié jusqu'à ce que la matière en soit surnagée d'environ quatre doigts. On place le matras sur un bain de sable, et on fait digérer le mélange pendant cinq ou six jours, ou jusqu'à ce que l'esprit de-vin ait acquis une couleur jaune; ensuite on décante la liqueur ; on la filtre : on dessèche le marc de nouveau : on verse de nouvel esprit-de-vin : on fait digérer comme dessus : on mêle les teintures ensemble, et on les conserve dans une bouteille qui bouche bien.

Vertus. Cette teinture est tonique : elle fortifie, elle excite l'appétit, elle convient à la suite des maladies d'obstructions, mais prise à petite dose et long-temps *Dose.* continuée. La dose ordinaire est depuis cinquante gouttes jusqu'à quatre-vingt.

Des Teintures faites par de l'Ether sulfurique.

Les teintures qu'on prépare avec l'éther sulfurique

sont d'un usage peu fréquent, parce que leurs propriétés ne sont pas encore bien connues. On n'emploie, quant à présent, que celle de succin et celle de castor. La manière de les préparer est la même que pour celle que l'on fait par l'esprit-de-vin, avec cette différence seulement, qu'on ne doit avoir recours à aucune chaleur pour les préparer, parce que l'éther est très-volatil, et que d'ailleurs il dissout promptement, et même à froid, les substances sur lesquelles il a de l'action. On peut employer plusieurs drogues pour en tirer la teinture, et faire des teintures composées; ce sont de nouveaux médicamens qu'on peut introduire dans la médecine, et dont je crois qu'on peut attendre de bons effets.

L'éther parfaitement rectifié, et qui n'a point été mêlé avec de l'eau, est le dissolvant des huiles et résines : il ne touche en aucune manière aux autres principes, soit gommeux, soit extractifs ou savonneux. Mais lorsqu'il est mal rectifié, et qu'il contient de l'acide sulfureux, ou de l'eau surabondante à son essence, alors il agit comme l'esprit-de-vin sur la plupart des corps qu'on lui présente; c'est-à-dire, qu'il se charge de quelques substances des mixtes qui lui donnent de la couleur, comme, par exemple, le safran gâtinais et la cochenille, desquels il tire une teinture très-chargée lorsqu'il est mal rectifié; tandis qu'au contraire il n'en tire presque rien lorsqu'il l'est parfaitement.

Ce serait ici qu'il conviendrait de parler des résines qu'on prépare avec de l'éther; mais nous renvoyons à l'article des extraits résineux préparés avec l'esprit-de-vin, ce que nous avons à dire sur cette matière, afin de mieux comparer les résultats de l'une et de l'autre opération.

Des Extraits.

On nomme extraits les substances qu'on a séparées des corps par un menstrue convenable, et qu'on a rassemblées sous un petit volume par l'évaporation d'une partie ou de la totalité du véhicule.

Il paroît que les extraits ont été faits pour pouvoir conserver plus facilement les substances utiles des mixtes. Les matières dont on tire les extraits, sont du règne végétal et du règne animal. Le règne minéral ne fournit aucun extrait qui soit d'usage dans la pharmacie. Ce n'est pas qu'on ne puisse en tirer de quelques substances de ce règne; c'est seulement parce que leurs propriétés ne sont pas connues, ou que celles qui sont connues ne sont pas convenables aux différentes vues que l'on se propose dans l'art de guérir.

D'après notre définition, il est facile de s'apercevoir qu'il doit y avoir plusieurs espèces d'extraits. En effet, ils diffèrent entre eux par les principes qui les constituent, ce qui oblige d'employer différents menstrues pour les préparer. On peut, par rapport à certaines propriétés communes à plusieurs, en distinguer de quatre espèces différentes, savoir :

Les extraits gommeux ou mucilagineux,
gommeux et résineux,
savonneux,
résineux, ou les résines proprement dites.

Les extraits gommeux ou mucilagineux sont ceux qui ressemblent à de la colle, et qui se réduisent en gelée en se réfroidissant, comme sont ceux qu'on retire de la graine de lin, de la semence de psyllium, de la semence de coing, de la gomme arabique, de la gomme adragant, de la râclure d'ivoire ou de corne de cerf, etc. Ces extraits se préparent avec de l'eau.

Les extraits gommeux-résineux sont ceux qu'on tire de la plupart des végétaux qui fournissent en même temps dans l'eau de la gomme et de la résine ; tels sont ceux de jalap, de cascarille, de quinquina, de baies de genièvre, etc.

Les extraits savonneux sont ceux qui, outre les principes des extraits gommeux-résineux, contiennent encore des sels essentiels qui divisent et atténuent la substance résineuse, et la mettent hors d'état de se séparer d'avec la substance gommeuse ; tels sont, par exemple, les extraits de chardon-bénit, de fumeterre, de cresson, de bourrache, de buglosse, de chicorée sauvage, etc. La plupart des extraits de ce genre laissent cristalliser des sels essentiels qui leur donnent un coup-d'œil grumelé.

Enfin, *les extraits résineux purs* sont les résines proprement dites, qu'on sépare des substances par le moyen de l'esprit-de-vin et de l'éther.

Ces derniers extraits ne sont point dissolubles dans l'eau, au lieu que tous les autres le sont en totalité ou en partie.

L'eau, le vin, l'esprit-de-vin sont donc les véhicules qu'on emploie ordinairement pour préparer les extraits le plus en usage. Les extraits qu'on peut préparer avec l'éther ne sont point usités en médecine. On peut encore, suivant les cas, faire les extraits avec des liqueurs plus composées, telles que les eaux simples, distillées des plantes aromatiques, les eaux spiritueuses simples et composées, etc. La médecine peut tirer beaucoup d'avantages de ces préparations.

Des Extraits dont l'eau est le véhicule.

Ces extraits sont préparés, ou avec les sucs dépurés des végétaux, ou avec les infusions, ou avec les décoctions des végétaux ou des animaux : ils portent différens noms qui viennent, ou de leurs propriétés, ou des substances d'où ils sont tirés, comme *rob, sapa, defrutum, extrait* ou *gelée*. Toutes ces dénominations ont été données par les anciens, et ne signifient qu'une seule et même chose : aussi on les confond ordinairement ; cependant on a conservé le nom de *rob*, à la plupart des extraits des sucs des fruits, comme à ceux de sureau, d'hièble, de berbéris, de mûres, et plusieurs autres.

On entend par *rob* ou *robub*, le suc dépuré d'un fruit quelconque qui n'a point fermenté, et qu'on a épaissi en consistance de miel. La plupart des robs étaient autrefois mêlés avec du miel, comme on le remarque dans toutes les anciennes pharmacopées ; mais à présent on le retranche de toutes ces préparations.

Par *sapa*, on entend seulement le moût ou le suc

des raisins, cuit à la même consistance. On voit, par cette définition, que le sapa est un rob; celui du raisin est vulgairement connu sous le nom de *raisiné*.

Par *defrutum*, on entend le même suc de raisins, duquel on fait évaporer les deux tiers de l'humidité. Ce *defrutum*, mis à fermenter, fait ce que l'on nomme *vin cuit*.

Par *extraits*, on entend les sucs dépurés, les infusions, les décoctions des plantes, des racines, etc. qu'on a fait épaissir en consistance de pâte plus ou moins épaisse.

Enfin, on entend par *gelée*, les extraits mucilagineux, les mucilages, les colles, etc. : telles sont celles qu'on tire des substances mucilagineuses, et des matières animales. Comme on ajoute du sucre à ces gelées pour les rendre agréables, nous renvoyons à l'article des conserves ce que nous devons en dire.

Les extraits peuvent être simples ou composés; mais nous ne parlerons que des premiers. Ce que nous en dirons suffira pour entendre la préparation de ceux qu'on voudrait faire avec plusieurs substances ensemble.

Les extraits sont ou mous ou parfaitement secs. De la Garaye a donné à ces derniers le nom de *sels essentiels*, mais improprement; le nom d'*extraits secs* est celui qui leur convient : nous en parlerons à la suite des premiers.

Des Extraits mous faits avec les sucs des végétaux.

Robs de baies de sureau.

On prend la quantité que l'on veut de baies de sureau, un peu avant leur parfaite maturité : on les écrase entre les mains : on les laisse macérer pendant vingt-quatre heures ; on les enferme dans un linge fort : on les exprime en les soumettant à la presse. Il sort un suc rouge tirant sur le noir : on le clarifie. Pour cela, on met le suc dans une bassine avec quelques blancs d'œufs qu'on a fouettés parmi : on lui fait prendre quelques bouillons. Lorsque ce suc est parfaitement clarifié, on le passe au travers d'un blanchet, on le fait épaissir sur le feu jusqu'à ce qu'il ait acquis la consistance d'une bouillie un peu épaisse : on le serre dans un pot pour le conserver.

Si l'on emploie trente livres de baies de sureau, on obtient dans les années pluvieuses, depuis quatre livres jusqu'à cinq livres de rob, et dans les années sèches, on n'en tire que depuis deux livres jusqu'à deux livres et demie. Ces différences viennent de ce que, dans les années sèches, les baies contiennent moins de suc et d'extrait. Cette remarque est générale pour tous les robs, et pour tous les extraits qu'on prépare avec les sucs des végétaux.

Vertus.

Dose.

Le rob de sureau est tonique, légèrement diaphorétique et astringent : il convient dans les dysenteries. La dose est depuis un scrupule jusqu'à un gros.

De la même manière on prépare les *robes d'hièble*, *de nerprun*, *de berbéris*, *de raisins*, *de cerises*, *de groseille*, etc.

Rob d'hièble. On le regarde comme ayant les mêmes vertus que celui de sureau, et il se donne à la même dose. — Vertus. Dose.

Les gens de campagne qui nous vendent les baies de sureau et d'hièble, donnent les unes pour les autres : cette tromperie heureusement est de peu de conséquence, parce que les vertus de ces fruits sont les mêmes ; néanmoins il est bon de savoir les distinguer. Les baies d'hièble rougissent les doigts en les écrasant ; celles de sureau ne donnent qu'une couleur de feuille morte.

Rob de nerprun. Cent livres de baies de nerprun rendent cinquante livres de suc, qui fournissent six livres de rob.

Le rob de nerprun est un purgatif hydragogue : il convient dans l'hydropisie, la paralysie et les rhumatismes. La dose est depuis un scrupule jusqu'à un gros et demi. — Vertus. Dose.

Rob de berberis. Il est cordial et astringent, il est bon dans certains cours de ventre : il est désaltérant dans les soifs ardentes, et il excite l'appétit. — Vertus.

Rob de cerises. Trente livres de cerises rouges ordinaires, prises au mois de juillet 1769, m'ont rendu trois livres huit onces de rob.

Le rob de cerises est rafraîchissant, apéritif : il tient le ventre libre. La dose est depuis un jusqu'à quatre gros, pris à la pointe du couteau. — Vertus. Dose.

Rob de groseilles. Sept livres de groseilles rouges,

pesées avec leurs rafles, m'ont fourni six livres de fruit qui m'ont rendu neuf onces de rob.

Vertus. Le rob de groseilles est légèrement astringent, rafraîchissant, propre pour absorber les humeurs alcalescentes. **Dose.** La dose est depuis un gros jusqu'à quatre.

Raisiné. Trente livres de raisins noirs récents m'ont rendu dix-neuf livres de suc rougeâtre d'une saveur douce, sucrée, assez agréable. Ce suc s'est éclairci au premier bouillon : évaporé en consistance d'extrait, il a produit trois livres de rob. Dans le *raisiné* qu'on fait pour servir d'aliment, on ajoute du suc de poires, de pommes, de la canelle, du girofle, etc.

Dix livres de *raisins de Damas secs*, bouillis dans une suffisante quantité d'eau, et évaporés en consistance d'extrait, ont fourni six onces d'extrait d'une bonne consistance.

Vertus. Le raisiné, ou sapa, est quelquefois employé pour déterger les petits chancres qui naissent dans la bouche : on le fait entrer dans des gargarismes, **Dose.** depuis un gros jusqu'à une once, sur quatre onces de liqueur.

REMARQUES.

Il est bien essentiel que les sucs avec lesquels on prépare les robs, soient très-clairs avant que de les soumettre à l'évaporation, clarifiés au blanc d'œuf et filtrés : s'ils se troublent, comme cela arrive quelquefois, il faut les clarifier et les filtrer de nouveau, sans quoi ils sont grumeleux, ne se conservent pas, gônflent et fermentent dans les pots pour peu qu'il fasse chaud : s'ils sont grumeleux après qu'ils sont faits, il faut les dissoudre dans de l'eau, les clarifier au blanc d'œuf, et les filtrer de nouveau au blanchet.

Extrait de Bourrache.

On prend la quantité qu'on veut de bourrache : on la lave, on la pile dans un mortier de marbre avec un pilon de bois : on délaie la plante pilée dans une suffisante quantité d'eau : on l'exprime dans une toile forte sous la presse pour en tirer le suc : on clarifie ce suc avec quelques blancs d'œufs, comme nous l'avons dit précédemment : on le fait évaporer au bain-marie jusqu'à consistance d'extrait. On le serre dans un pot pour l'usage.

Si l'on a employé quarante livres de bourrache, on tire ordinairement près de huit onces d'extrait d'une consistance propre à former des pilules.

Au mois de juillet 1769, deux cents quatre-vingt-dix livres de bourrache m'ont rendu sept livres cinq onces quatre gros d'extrait de même consistance.

Au mois d'août 1772, trois cents quatorze livres de bourrache m'ont fourni douze livres deux onces d'extrait semblable.

Au mois de mai 1774, cent quatre-vingt livres de même plante m'ont rendu trois livres six onces d'extrait un peu ferme.

L'extrait de bourrache adoucit les âcretés du sang et des autres humeurs : il purifie le sang et lâche un peu le ventre : il est aussi un peu apéritif. La dose est depuis douze grains jusqu'à un gros.

Vertus.

Dose.

On prépare de la même manière les extraits de *buglosse*, de *chicorée sauvage*, de *grande ciguë*, de *cochléaria*, de *concombre sauvage*, de *cresson*, d'*ortie*, etc.

Vertus.

Extrait de buglosse. Il a les même vertus que celui de bourrache, et se donne à la même dose.

Extrait de chicorée sauvage. Cent quarante livres de chicorée sauvage, cueillie le 30 juin 1769, m'ont produit quatre livres quatorze onces d'extrait. Deux cents cinquante livres de même plante, cueillie le 2 juin 1771, m'ont fourni neuf livres d'extrait.

Vertus.

Il est apéritif, détersif, propre pour lever les obstructions, pour purifier le sang : on l'emploie aussi avec succès dans les maladies du foie : il lâche un

Dose.

peu le ventre. La dose est depuis six grains jusqu'à un demi-gros.

Extrait de ciguë. Quatre cents quatre-vingt livres de grande ciguë en fleur, cueillie au commencement du mois de juin 1767, et traitée comme les extraits précédens, ont rendu vingt et une livres douze onces d'extrait, sans poudre et sans fécule. Nous parlerons dans un instant de cet extrait préparé suivant cette méthode.

Cinq cents soixante-six livres de grande ciguë, cueillie au mois d'avril 1768, m'ont rendu vingt-trois livres d'extrait, sans poudre ni fécule.

Six cents soixante trois livres de même plante, cueillie à la fin d'août même année, m'ont fourni trente et une livre sept onces d'extrait semblable.

Au mois de mai 1769, deux cents trente livres de même ciguë en grosses tiges et presque en fleurs, cueillie par un temps sec, m'ont rendu huit livres huit onces de semblable extrait.

Au mois d'octobre, même année, quatre-vingt-quatorze livres de même ciguë m'ont fourni sept livres d'extrait, sans poudre et sans fécule.

Trois cents vingt livres de même plante, cueillie le 15 mai 1770, m'ont rendu vingt et une livre deux onces d'extrait.

Le deux novembre 1772, cinquante-cinq livres de ciguë m'ont fourni quatre livres d'extrait.

Au mois de mai 1773, trois cents livres de même plante m'ont rendu seize livres onze onces de pareil extrait.

Cent huit livres de ciguë, cueillie le 18 juin 1774, m'ont rendu cinq livres huit onces d'extrait.

On emploie cet extrait contre les cancers et contre les tumeurs squirreuses. La dose est depuis un grain jusqu'à quatre; ce que l'on répète deux ou trois fois par jour.

Vertus.

Dose.

Extrait de cochléaria. Il est regardé comme anti-scorbutique, propre pour les maladies de la rate, pour pousser un peu les urines, pour atténuer la pierre. Il est bien vrai que la plante possède toutes ces propriétés : mais la longue ébullition qu'on a fait éprouver au suc pour le réduire en extrait, a fait dissiper tous les principes volatils dans lesquels réside toute sa vertu. Cependant cet extrait n'est pas sans effet : il contient du soufre qui ternit beaucoup les bassines d'argent, pendant qu'on fait évaporer la liqueur. On le fait prendre à la dose de douze grains jusqu'à un demi-gros.

Vertus.

Dose.

Extrait de cresson. Cent livres de cresson d'eau,

traité comme les plantes précédentes, ont fourni un suc vert, qui est clarifié. Ce suc, évaporé au bain-marie, a rendu dix-sept onces d'extrait. Il contient du souffre qui ternit l'argent.

Vertus. L'extrait de cresson est incisif, apéritif, propre pour la pierre du rein, pour lever les obstructions, pour exciter les mois aux femmes, pour le scorbut, et pour les maladies de la rate. La dose est depuis *Dose.* douze grains jusqu'à un demi-gros.

Extrait d'ortie. Cent livres d'ortie grièche rendent soixante livres de suc : ce suc, clarifié et évaporé au bain-marie, jusqu'à consistance convenable, fournit neuf livres d'extrait.

Vertus. L'extrait d'ortie grièche est incisif, détersif, apéritif et astringent ; on l'emploie dans les crachemens de sang qui proviennent de la rupture de quelques petits vaisseaux, occasionnée par des efforts. *Dose.* La dose est depuis un scrupule jusqu'à un gros. Il arrête aussi les saignemens de nez, en introduisant dans les narines une compresse imbibée de cet extrait délayé dans un peu d'eau.

Extrait de concombre sauvage. Deux cents trente-quatre livres de fruits de concombre sauvage rendent un suc aqueux, qui se clarifie de lui-même par le repos : ce suc, filtré et évaporé au bain-marie, fournit six livres huit onces d'extrait, qu'on nomme *elaterium*.

Vertus. L'extrait de concombre sauvage est un purgatif *Dose.* violent qu'on ordonne dans l'hydropisie. La dose est depuis un grain jusqu'à six.

Nous finirons cet article des extraits qu'on fait

avec les sucs des végétaux, par ceux qu'on prépare suivant la méthode de Storck, médecin de la cour de Vienne ; ces extraits sont faits avec le sucs des plantes non dépurés.

Extrait de ciguë, préparé suivant la méthode de STORCK.

On prend la quantité que l'on veut de grande ciguë lorsqu'elle commence à fleurir : on la pile dans un mortier de marbre avec un pilon de bois : on soumet la plante à la presse pour en tirer le suc : on le passe au travers d'un blanchet, et on le fait épaissir sur un feu modéré jusqu'à consistance d'extrait épais, ayant soin de le remuer sans discontinuer, de crainte qu'il ne s'attache et ne brûle au fond du vaisseau. Alors on mêle cet extrait avec une suffisante quantité de poudre de ciguë, pour former une masse de pilules de consistance convenable : c'est le *remède de Storck* contre les cancers et les humeurs squirreuses.

Douze livres de ciguë rendent sept livres quatre onces de suc très-vert : ce suc, épaissi en consistance d'extrait, m'a produit neuf onces et demi d'extrait féculent, d'un assez beau vert, mais qui est devenu brun quelques jours après. Cet extrait a absorbé une once de poudre de ciguë, pour lui donner la consistance pilulaire.

On fait usage de cet extrait comme de celui qui est préparé sans poudre et à la même dose. Il y a des médecins qui donnent la préférence au premier.

Le procédé que nous venons de rapporter pour

préparer l'extrait de ciguë, est celui qu'a publié Storck, qui a renouvelé l'usage de ce remède. Il recommande de le préparer dans le mois de mai ou juin, avec le suc exprimé, et non dépuré, de la grande ciguë récente, lorsque les fleurs commencent à s'épanouir ; et point avec la décoction de cette plante récente ou séchée.

En suivant le procédé de l'auteur, cet extrait se trouve chargé d'une grande quantité de substance, à laquelle on a donné le nom de *fécule*, et dont la nature a été jusqu'ici méconnue des artistes. C'est par cette raison que quelques personnes ont en quelque sorte reproché à Storck que son procédé n'était pas tout-à-fait selon les règles de l'art. Storck, en répondant aux objections qu'on lui a faites à ce sujet, s'est contenté de dire qu'il avait remarqué de meilleurs effets de l'extrait de ciguë, préparé avec le suc qui contient sa fécule, que de celui qui en a été séparé.

L'*aconit*, le *stramonium*, la *jusquiame* et la *belladona*, sont des plantes dangereuses, par rapport aux mauvais effets qu'elles produisent ; cependant Storck, que nous avons déja cité, a mis en usage les extraits de ces plantes, dont il dit avoir observé de très-bons effets dans plusieurs maladies. Il recommande de préparer les extraits avec le suc de ces plantes, sans avertir si l'on doit ou si l'on ne doit pas les clarifier avant que d'en former les extraits. Cependant d'après ce qu'en dit Storck, nous croyons devoir interpréter, qu'ils doivent être faits avec les sucs non clarifiés de ces plantes, de la même manière qu'il recommande de préparer l'extrait de ciguë.

Extrait d'aconit. Il paraît que cet extrait agit avec beaucoup d'efficacité, pris même à petite dose. Afin d'être plus maître de ses effets, l'auteur recommande de mêler *deux grains de cet extrait avec deux gros de sucre en poudre*, et de former une poudre qu'il fait prendre depuis six grains jusqu'à un gros et demi. Stork recommande cette poudre, comme un excellent remède, qui a la vertu de fondre et de dissoudre les humeurs âcres arrêtées dans les plus petits vaisseaux, autour des tendons et des os qu'elles obstruent par leur épaississement, et qui occasionnent de fortes douleurs dans les articulations. Il a pareillement observé que cette poudre produit un bon effet dans les rhumatismes d'humeurs squirreuses. Elle procure, sur-tout dans les commencemens qu'on en fait usage, des évacuations, comme le ferait un purgatif moyen.

Dose.

Vertus.

Extrait de stramonium. Deux cents vingt-cinq livres de stramonium m'ont rendu cinq livres d'extrait préparé avec le suc non clarifié de cette plante. Storck recommande l'extrait de stramonium dans les maladies de nerfs, et dans les fortes convulsions, dans la folie, dans l'épilepsie. La dose est depuis un demi-grain jusqu'à deux grains, deux fois par jour.

Vertus.

Dose.

Extrait de jusquiame. Cinquante livres de feuilles de jusquiame pilées avec un peu d'eau, parce que ces feuilles ne sont pas assez succulentes, ont fourni un suc trouble qui, évaporé au bain-marie, a rendu deux livres dix onces d'extrait propre à former des pilules.

Vertus.

Dose.

Au mois d'août 1772, quatre-vingt-cinq livres de jusquiame m'ont rendu quatre livres dix onces d'extrait.

<small>Vertus.</small> Stork a fait usage d'extrait de jusquiame dans les convulsions de ventre et de nerfs. Il observe qu'il excite quelquefois une anxiété et une sueur froide, mais de peu de durée. La dose est depuis un grain <small>Vertus.</small> jusqu'à trois. On prend trois doses semblables par jour.

Extrait de belladona. La belladona est une plante narcotique, qui cause ordinairement le délire; quelquefois un sommeil accompagné de convulsions violentes : néanmoins Stork dit avoir observé de très-bons effets de l'usage de cette plante et de son extrait dans les cancers : apparemment que les succès ne se sont pas soutenus; du moins on ne fait plus guères d'usage de cet extrait. Quinze livres de bella-dona m'ont rendu dix-sept onces et demie d'extrait.

L'eau contenue dans les sucs dont nous venons de parler est le véhicule des parties extractives. Toutes les substances avec lesquelles on fait des extraits ne sont pas dans le même cas ; ou elles sont sèches, ou, si elles sont récentes, elles ne contiennent pas assez d'humidité pour en séparer les parties extractives, c'est pourquoi il faut avoir recours à la décoction de ces mêmes substances dans l'eau : ce sont ces extraits que nous allons examiner d'abord.

Des *Extraits mous* que l'on prépare par décoction dans l'eau.

Extrait de Séné.

On prend la quantité que l'on veut de séné : on le fait bouillir pendant un quart d'heure dans environ vingt ou trente fois son poids d'eau de rivière : on coule la décoction avec forte expression : on fait bouillir le marc une seconde fois dans une moindre quantité d'eau : on passe de nouveau avec expression : on mêle les liqueurs : on les clarifie par le moyen d'un ou de plusieurs blancs-d'œufs : on passe les liqueurs au travers d'un blanchet, et on les fait évaporer au bain-marie jusqu'à consistance d'extrait propre à former des pilules. Si l'on a employé quatre livres de séné, on tire deux livres d'extrait.

L'extrait de séné est un très-bon purgatif : il purge à-peu-près comme le séné en substance. On le fait entrer dans des bols et des pilules purgatives, depuis deux grains jusqu'à un scrupule pour une prise.

Vertus.

Dose.

Si l'on a employé douze onces de séné, on obtient six onces d'extrait d'une consistance propre à former des pilules.

REMARQUES.

Après que le séné a fourni, par une infusion ou une décoction modérée, tout ce qu'il contient d'extractif, si l'on continue de le faire bouillir, il rend une très-grande quantité de mucilage ; c'est pourquoi il convient de prendre garde, quand on prépare cet extrait, de faire bouillir trop fort et trop longtemps les feuilles de séné, afin qu'il ne se trouve point chargé de cette matière mucilagineuse qui, non-seulement n'est point purgative, mais qui diminue et amortit la vertu purgative de l'extrait de séné.

De la même manière on prépare les extraits

d'Absinthe,	Chardon bénit,
Armoise,	Coloquinte,
Aristoloche ronde,	Chamædris,
Centaurée minor,	Chamæpitis,
Enula-campana,	Polypode,
Fumeterre,	Rhubarbe,
Gaïac,	Safran,
Gentiane,	Scordium,
Hellébore noire,	Trifolium fibrinum,
Houblon,	Valériane,
Mahaleb,	Vincetoxicum, etc.
Millefeuille,	

Vertus.   *Extrait d'absinthe.* Cet extrait convient dans les maladies de l'estomac, dans les suppressions des règles, dans les maladies vermineuses : il est chaud, et donne du ton à l'estomac. La dose est depuis douze
Dose.   grains jusqu'à un gros.

Extrait d'armoise. Cent trente-six livres d'armoise bien en vigueur m'ont rendu dix livres onze onces d'extrait d'une bonne consistance L'extrait
Vertus.   d'armoise est vulnéraire, détersif, apéritif, hystérique : il excite les règles et abat les vapeurs ; on le

fait entrer dans les opiats emménagogues. La dose *Dose.*
est depuis douze grains jusqu'à un demi-gros.

Extrait d'aristoloche ronde. Une livre d'aristoloche ronde, concassée et bouillie à deux reprises dans une suffisante quantité d'eau, a fourni une décoction qui, mise à évaporer au bain-marie, a rendu onze onces et demi d'extrait un peu mucilagineux.

L'extrait d'aristoloche a la vertu des amers aromatiques; il augmente le ton des solides, il est un fort bon emménagogue : il est vulnéraire, détersif, tue les vers : il convient encore dans l'asthme humide. La dose est depuis six grains jusqu'à un demi-gros. On le donne rarement seul. On le fait entrer dans des bols et dans des opiats. *Vertus.* *Dose.*

Extrait de petite centaurée. Cent cinquante livres de cette plante rendent quinze à seize livres d'extrait. L'extrait de petite centaurée est fébrifuge, stomachique, vermifuge. La dose est depuis douze grains jusqu'à un demi-gros. *Vertus.* *Dose.*

Extrait de chardon-bénit. Cent soixante et dix livres de chardon bénit sec ont rendu trente et une livres d'extrait. Cet extrait est un amer stomachique qui convient pour faire couler la bile : le chardon bénit passait autrefois pour être diaphorétique, sudorifique et cordial ; mais on sait aujourd'hui que c'est gratuitement qu'on lui a attribué ces vertus. La dose de cet extrait est depuis vingt-quatre grains jusqu'à un gros. *Vertus.* *Dose.*

Extrait de coquelicot. Deux livres de fleurs sèches de coquelicot m'ont rendu une livre d'extrait, ce qui est considérable : c'est pour cette raison que ces fleurs sont fort difficiles à être maintenues bien sèches : elles attirent facilement l'humidité de l'air.

Extrait de coloquinte. Lorsqu'on prépare cet extrait, on doit en séparer la graine exactement et n'employer que la chair, parce que la graine n'est ni amère ni purgative, et qu'elle fournit un mucilage considérable. Le 26 février 1769, j'ai préparé cet extrait comme il suit :

J'ai fait bouillir trois fois de suite, dans une suffisante quantité d'eau, chaque fois, une livre de coloquinte mondée de toutes ses graines : j'ai réuni les liqueurs et les ai filtrées : je les ai ensuite réduites à trois pintes. La liqueur a laissé séparer un mucilage très-abondant, et en se réfroidissant, elle formait une gelée qui avait peu de consistance ; comme j'étais certain que cette gelée était due à de la résine qui commençait à se séparer j'ai continué l'évaporation de la liqueur jusqu'à ce que l'extrait fût formé. J'ai obtenu un extrait fort grumelé : alors je l'ai fait dissoudre dans quatre pintes d'eau froide, et j'ai filtré la liqueur : la résine est restée sur le filtre : la liqueur était claire : je l'ai réduite en extrait par évaporation, il s'en est trouvé cinq onces quatre gros et demi : il était grumeleux, parce qu'il contenait encore beaucoup de résine. Pour la séparer complètement, j'ai été obligé de dessécher cet extrait au bain-marie, jusqu'à pouvoir le réduire en poudre. En cet état, il avoit, étant chaud, l'apparence d'une résine. Je l'ai fait dissoudre de nouveau dans quatre pintes d'eau, et j'ai encore filtré la liqueur : elle a passé très-claire : il est resté beaucoup de résine sur le filtre : j'ai fait évaporer la liqueur jusqu'à consistance d'extrait : j'ai obtenu quatre onces et demie d'extrait gommeux-savonneux.

Nous verrons, à l'article des résines, que la coloquinte contient beaucoup de résine.

L'extrait de coloquinte est un purgatif violent : il évacue l'humeur pituiteuse : il convient dans l'hydropisie. On ne le donne jamais seul : on le fait entrer dans des bols et opiats. La dose est depuis un grain jusqu'à douze grains. L'extrait de coloquinte, qui a été préparé par une forte ébullition, est moins purgatif que la poudre de ce fruit : pris à la même dose, il est plus doux, et n'occasionne point de tranchées. *Vertus. Dose.*

Extrait de chamædrys. Trente livres de chamædrys récent ont donné trois livres deux onces d'extrait.

L'extrait de chamædrys est un amer stomachique : il est incisif, légèrement tonique et diaphorétique. La dose est depuis un scrupule jusqu'à un gros. *Vertus. Dose.*

Extrait de fumeterre. Cent huit livres de fumeterre ont rendu trois livres douze onces d'extrait. Il convient dans l'inertie de la bile, et dans plusieurs cas d'obstructions, dans les maladies de la peau, les affections dartreuses, dans le scorbut. La dose est depuis un scrupule jusqu'à un demi-gros. *Vertus. Dose.*

Extrait de garance. Cinq livres de garance sèche et concassée m'ont rendu deux livres d'extrait.

Extrait de galanga minor. Six livres de racine de petit galanga m'ont rendu deux livres quatre onces d'extrait.

Extrait de gentiane. Pour faire cet extrait, on ne

se sert que de la racine : elle tient le premier rang parmi les amers. Cinquante livres de gentiane nouvelle, sèche et concassée, prise au mois de Juin 1765, m'ont fourni vingt-huit livres d'extrait.

Vertus. L'extrait de gentiane est stomachique, donne du ton aux fibres de l'estomac et au canal intestinal : il est vermifuge, fébrifuge. La dose est depuis douze grains jusqu'à un demi-gros.

Dose.

Extrait d'hellébore noir. Douze livres de racines d'hellébore noir, m'ont rendu trois livres treize onces d'extrait.

Vertus. L'extrait d'hellébore noir est un purgatif violent : il convient dans la cachexie, l'hydropisie, dans la mélancolie hypocondriaque. La dose est depuis un grain jusqu'à douze grains.

Dose.

Extrait de houblon. On emploie les feuilles et les fleurs de houblon pour le préparer. Quatre-vingt livres de houblon en fleurs m'ont rendu sept livres sept onces d'extrait d'une bonne consistance. Cet extrait est propre pour les maladies d'obstructions au foie et à la rate : il pousse par les urines, et il excite les mois aux femmes. La dose est depuis un scrupule jusqu'à un demi-gros.

Vertus.

Dose.

Extrait de nicotiane. Vingt-cinq livres de nicotiane, ou tabac, récente et presque en fleurs, prise au mois de juillet 1773, m'ont rendu onze onces d'extrait d'une bonne consistance.

Extrait de polypode. Douze livres de racine de polypode de chêne ont rendu trois livres treize onces et demie d'extrait, le 25 avril 1765.

Vertus. *Extrait de rhubarbe.* Cinquante livres de rhubarbe ont fourni vingt-cinq livres d'extrait. Dans une semblable opération, j'ai tiré d'une pareille quantité de rhubarbe, vingt-sept livres d'extrait d'une consistance à-peu-près égale.

L'extrait de rhubarbe est un amer chaud : il est stomachique et donne du ton aux fibres de l'estomac et des intestins ; il purge doucement en fortifiant : on l'emploie dans les diarrhées, les dysenteries et les maladies vermineuses. La dose est depuis douze grains jusqu'à un demi-gros. *Vertus. Dose.*

Extrait de safran. Une livre de safran gâtinais a rendu treize onces et demie d'extrait. Après que le marc eût été épuisé par différens lavages dans l'eau, je l'ai exprimé et fait sécher : il s'en est trouvé trois onces demi-gros. Il résulte de cette expérience, que le safran contient une très-grande quantité d'extrait. Les quatre gros et demi d'augmentation que nous trouvons sur le poids total, proviennent de la quantité d'eau qui reste unie à cet extrait. C'est à cette prodigieuse quantité d'extrait qu'on doit attribuer la propriété qu'a le safran d'être comme toujours humide, et de tacher les doigts lorsqu'on le touche.

L'extrait de safran est anodin, anti-spasmodique, carminatif, cordial, stomachique et emménagogue. La dose est depuis quatre grains jusqu'à un scrupule. *Vertus. Dose.*

Extrait de scabieuse. Quatre-vingt-onze livres de scabieuses, prises le 16 mai 1775, m'ont rendu sept livres d'extrait. Cet extrait est légèrement sudorifique, propre pour l'asthme et pour les maladies de la peau, à la dose depuis six grains jusqu'à un scrupule. *Vertus. Dose.*

Vertus.

Dose.

Extrait de scordium. Cet extrait est un stomachique amer : il est légèrement sudorifique ; il est tonique, vulnéraire, anti-putride. La dose est depuis douze grains jusqu'à deux scrupules.

Extraits de têtes de pavots blancs. Trois livres de têtes de pavots blancs séparés de leurs graines m'ont rendu treize onces trois gros d'extrait très-mucilagineux.

Vertus.

Cet extrait est assoupissant, mais n'a pas à beaucoup près les vertus calmantes de l'opium préparé par digestion.

Extrait de trifolium fibrinum. Soixante et dix livres de trifolium fibrinum ont rendu cinq livres neuf onces quatre gros d'extrait.

Vertus.

L'extrait de trifolium fibrinum est désopilatif : il convient dans la jaunisse : il pousse par les urines : il diminue les douleurs néphrétiques. On lui attribue aussi d'être anti-scorbutique. La dose est depuis douze grains jusqu'à deux scrupules.

Dose.

Extrait de valériane. C'est la racine de petite valériane des bois qu'on doit employer pour faire cet extrait. Douze livres de cette racine sèche ont rendu quatre livres onze onces d'extrait. Cet extrait est un anti-spasmodique : il convient dans l'épilepsie : il excite les mois aux femmes : il est bon pour les vapeurs hystériques. La dose est depuis douze grains jusqu'à deux scrupules.

Vertus.

Dose.

Extrait de vincetoxicum. Quarante livres de racines de vincetoxicum sèches, ont rendu douze livres d'extrait.

Trente livres de racines de vincetoxicum récentes,

prises au mois d'octobre 1763, m'ont rendu deux livres trois onces d'extrait.

L'extrait de vincetoxicum est amer, légèrement sudorifique. Il lève les obstructions et excite les mois aux femmes. La dose est depuis douze grains jusqu'à un demi-gros. — *Vertus. Dose.*

Extrait de chamæpitis. Soixante et dix livres de chamæpitis ont rendu sept livres et demie d'extrait d'une bonne consistance.

Cet extrait est incisif, apéritif, arthritique, vulnéraire, propre pour donner du ton aux fibres de l'estomac, et pour tuer les vers. La dose est depuis douze grains jusqu'à deux scrupules. — *Vertus. Dose.*

Extrait de mille-feuilles. Soixante et douze livres de mille-feuilles, prises le 22 septembre 1763, ont rendu quatre livres d'extrait.

L'extrait de mille-feuilles est détersif, vulnéraire, astringent, propre pour arrêter le cours de ventre. La dose est depuis douze grains jusqu'à deux scrupules. — *Vertus. Dose.*

Extrait de gaïac. Six livres de gaïac râpé ont fourni trois onces d'extrait gommo-résineux : cette petite quantité d'extrait donné par le gaïac fait voir que ce bois est plus résineux qu'extractif ; et en effet il fournit beaucoup de résine.

L'extrait de gaïac est sudorique, apéritif, dessicatif ; bon pour la goutte sciatique, pour les rhumatismes. La dose est depuis douze grains jusqu'à demi-gros. — *Vertus. Dose.*

Extrait de semences de mahaleb. Deux livres de

semences de mahaleb ont fourni trois onces six gros d'extrait.

Cette semence est celle du bois de Sainte-Lucie, qui est le cerisier sauvage. Cet extrait n'est d'aucun usage en médecine.

Extrait de racines d'enula-campana. Douze livres de racines d'enula-campana récentes ont rendu vingt-neuf onces d'extrait d'une assez bonne consistance.

Vertus. Cet extrait est légèrement diaphorétique : il divise la lymphe épaissie dans les bronches et dans les autres parties de la poitrine : il ouvre les conduits sécrétoires de l'urine, et divise les humeurs épaisses et visqueuses qui peuvent s'y rassembler : il est bon

Dose. pour l'asthme. La dose de cet extrait est depuis huit grains jusqu'à un demi-gros.

Extrait de racines de zédoaire. Quatre livres de racines de zédoaire m'ont rendu une livre deux onces d'extrait.

Extrait de Genièvre.

On prend la quantité qu'on veut de baies de genièvre récentes : on les met, sans les concasser, dans une bassine, avec une suffisante quantité d'eau, on les fait bouillir pendant environ une petite demi-heure : on passe la liqueur au travers d'un linge sans exprimer. On refait bouillir le marc dans une pareille quantité d'eau et pendant le même temps on passe de nouveau la liqueur au travers d'un linge sans exprimer et tandis que les liqueurs sont chaudes, on les filtre au travers d'un blanchet : on mêle et on les fait évaporer à une douce chaleur, jusqu'à la réduction d'environ les trois-quarts : alors on place le vaisseau au bain-marie pour achever de faire évaporer la liqueur, jusqu'à ce qu'elle soit réduite en consistance de miel fort épais : c'est l'extrait de genièvre : on le serre dans un pot de faïence pour le conserver.

Si l'on a employé cinquante livres de genièvre, on obtient ordinairement huit livres huit onces d'extrait. Cependant cette quantité est variable par toutes sortes de circonstances. En 1773, cent quarante-quatre livres de baies de genièvre m'ont rendu trente-six livres et demie d'extrait de même consistance.

En 1774, deux cents cinquante-sept livres, ou deux septiers de genièvre m'ont fourni quatre-vingt livres d'extrait, et une livre six onces huit gros d'huile essentielle.

Au mois d'octobre 1777, un setier de genièvre récent, pesant cent soixante livres, m'a rendu quarante-une livre d'extrait.

L'extrait de genièvre est très-aromatique, légèrement amer ; il est chaud, carminatif, stomachique, et propre à donner du ton aux fibres de l'estomac et des intestins. La dose est depuis un scrupule jusqu'à deux gros. *Vertus.* *Dose.*

REMARQUES.

Les baies de genièvre contiennent une matière extractive sucrée, capable d'éprouver la fermentation spiritueuse. Ces baies contiennent beaucoup de résine et d'huile essentielle. Pendant les décoctions, cette huile se dissipe en pure perte ; on peut, si l'on veut, la recueillir, en faisant la décoction de genièvre dans un alambic, et procédant à la distillation : l'extrait qu'on obtient ensuite de la décoction, aura les mêmes qualités que le précédent.

Plusieurs pharmacopées recommandent de piler ou de concasser le genièvre avant de le soumettre à la décoction, sous prétexte d'en tirer une plus grande quantité d'extrait ; mais alors celui qu'on obtient est âcre, fort amer et moins bon : l'extrait de genièvre, ainsi préparé, contient une bien plus grande quantité de résine, et il est infiniment plus sujet à se grumeler pendant la garde : cette résine est absolument différente de la nature de l'extrait, et elle a en général des propriétés communes avec la térébenthine. J'ai préparé de l'extrait de genièvre par la seule infusion des baies dans de l'eau froide ; il s'est trouvé infiniment plus agréable et plus délicat que l'extrait de genièvre bien préparé à l'ordinaire.

Nous avons recommandé de ne point exprimer le marc, quand on passe la décoction de genièvre, parce qu'on s'exposerait à faire passer beaucoup de résine.

De quelque manière qu'on s'y prenne pour faire la décoction de genièvre, elle est toujours trouble, et cela provient d'une certaine quantité de résine, qui est à-demi dissoute dans l'eau : c'est pour cette raison que nous avons recommandé de la filtrer, tandis qu'elle est chaude, au travers d'un blanchet : si on veut la passer froide, la matière résineuse adhère au blanchet, bouche les pores, et la liqueur ne peut se filtrer. Il convient de faire évaporer doucement la décoction de genièvre, et d'achever la cuite de cet extrait au bain-marie. Une trop forte ébullition, ou une trop forte chaleur, cuit la résine et la met hors d'état de pouvoir rester long-temps unie à la matière extractive; néanmoins cette résine se sépare toujours au bout de quelques années, même lorsque cet extrait a été bien préparé, et c'est toujours en grumeaux qu'elle se réunit : dans ce cas, on le nomme *extrait grumelé*. Quelques personnes ajoutent du sucre ou du miel à l'extrait de genièvre afin de le rendre plus agréable. Ces additions changent un peu la nature du remède : mais elles satisfont le goût.

Il y a un autre genre de matières végétales, dont les parties extractives sont dans un état de liquidité suffisant pour se délayer dans l'eau, sans qu'on soit obligé de les soumettre à la presse, ou de les faire bouillir, comme nous avons vu que cela était nécessaire à l'égard des autres extraits, et qui, d'ailleurs fournissent, en bouillant, une grande quantité de mucilage inutile à ces extraits. Ces substances sont la casse et les tamarins. Comme ces extraits se préparent d'une autre manière que ceux dont nous avons fait mention, nous croyons devoir en parler ici.

Extrait de Casse.

On prend la quantité que l'on veut de casse en bâtons : on la lave pour en nettoyer l'extérieur : on la concasse dans un mortier de marbre avec un pilon de bois : on délaie cette casse dans une suffisante quantité d'eau froide, ou tiède seulement, si l'on opère en hiver : on agite avec une spatule de bois, pour faciliter la dissolution du suc extractif. Lorsque l'eau est suffisamment chargée, on passe le tout au travers d'un gros tamis de crin : on agite la masse sur le tamis, afin de faire passer toute la pulpe : on continue à laver les bois jusqu'à ce que l'eau sorte claire : lorsqu'ils sont suffisamment lavés, on les jette comme inutiles.

On mêle ensemble toutes les liqueurs, et on les fait passer au travers d'un blanchet : l'extrait, dissous dans l'eau, se filtre tandis que la pulpe reste sur le blanchet. On lave cette pulpe avec de l'eau tiède, afin d'emporter toutes les parties extractives : on la laisse égoutter : on mêle toutes les liqueurs : on les fait évaporer jusqu'à consistance d'extrait, de la manière que nous avons dit précédemment : c'est ce que l'on nomme *extrait de casse*.

On retire ordinairement près de quatre onces d'extrait sur chaque livre de casse, et d'une consistance semblable à celle de la pulpe ordinaire. Si l'on fait sécher la pulpe après l'avoir lavée suffisamment, on trouve qu'elle ne pèse que trois gros : elle devient très-dure en séchant, ne se délaie que difficilement dans l'eau, et ne fournit rien par la décoction dans l'eau ni dans l'esprit-de-vin : c'est une substance végétale épuisée qui n'a aucune saveur.

Cet extrait contient tous les principes efficaces de la casse : il se dissout entièrement dans l'eau ; il n'épaissit pas les potions purgatives, et n'a pas non plus l'inconvénient d'exciter des vents, comme la pulpe de casse.

L'extrait de casse purge sans échauffer : c'est un très-bon purgatif minoratif, qui convient mieux que la casse en bâtons dans tous les cas où il est nécessaire d'en faire usage. Il se donne au poids d'une once comme la pulpe ; il purge, comme elle, à cette dose, sans occasionner ni vents ni tranchées, *Vertus.*

Dose.

Remarques.

Lorsqu'on prépare cet extrait, il convient de faire choix de la casse la plus récente : celle qui a fermenté et qui a été raccommodée, comme nous l'avons dit à l'article de la falsification, fournit un extrait qui n'est presque point purgatif, parce que la fermentation a changé la nature des principes de la casse.

Quelques personnes préparent cet extrait en faisant bouillir la casse dans de l'eau à plusieurs reprises, après l'avoir concassée ; mais cette méthode doit être rejetée. Les bâtons de casse, en bouillant, fournissent un extrait d'une saveur âcre et styptique : les pepins de cette même casse donnent de leur côté une très-grande quantité d'extrait mucilagineux. Or, par l'ébullition de la casse en entier, ces matières extractives, étrangères à l'extrait sucré de casse, s'y trouvent mêlées, et en augmentent le volume et le poids considérablement : la vertu purgative de la casse doit par conséquent diminuer dans la même proportion, puisque ces matières ne sont nullement purgatives. Je puis encore citer un exemple de substances qui, quoique tirées d'un purgatif très-violent, ne purgent cependant point du tout : ce sont les amandes de pepins de coloquinte, dont nous avons parlé à l'article de l'extrait de ce fruit : elles ne sont ni amères ni purgatives, quoique la chair possède éminemment ces propriétés : lorsqu'on veut s'en assurer, il faut prendre garde que les doigts, qui deviennent amers en touchant l'extérieur des pepins, ne posent sur l'amande huileuse de ce fruit; ce qui lui communiquerait de l'amertume.

Extrait de Tamarins.

On prépare cet extrait de la même manière que celui de casse : il est très-mucilagineux : le sel essentiel se sépare pendant l'évaporation de la liqueur; c'est par cette raison qu'on préfère la pulpe, faite comme nous l'avons dit précédemment.

Afin de donner le plus de connaissances qu'il nous est possible sur les extraits, nous croyons qu'il est à propos de rapporter ici ceux qu'on prépare avec des sucs épaissis, tels que l'opium, l'aloës et le cachou, qui sont eux-mêmes de véritables extraits préparés chez les étrangers, mais qu'on purifie pour l'usage de la médecine. Ces opérations nous donneront occasion de faire plusieurs remarques intéressantes pour la médecine et pour la pharmacie.

De l'Opium.

L'opium est un extrait gommo résineux, qu'on

à préparé avec le suc exprimé des feuilles, des tiges et des têtes de pavots blancs. On nous l'envoie en pains orbiculaires de différentes grosseurs qu'on enveloppe dans des feuilles de pavots, pour qu'ils ne s'humectent point, et afin que les morceaux ne se réunissent point en masse pendant le transport.

Le meilleur opium est celui qui nous venait autrefois de Thèbes, et qui se trouve prescrit dans les formules, sous le nom d'*opium thebaïcum*; mais il en vient présentement d'aussi bon de plusieurs autres endroits, comme d'Egypte et de Turquie. On doit le choisir compact, pesant, le plus net qu'il est possible, visqueux, d'une couleur tirant sur le roux, d'une odeur virulente et nauséabonde, d'un goût amer et un peu âcre.

Cet extrait est mêlé d'une grande quantité de matières étrangères, comme de feuilles, de tiges brisées, de sable et de petits cailloux. Peut-être est-ce pour en augmenter le poids, qu'on le mêle ainsi avec des substances étrangères : peut-être aussi est-ce pour qu'il puisse se transporter plus facilement, et pour que les morceaux conservent leur forme. Quoi qu'il en soit, on le purifie pour l'usage de la médecine.

Extrait ordinaire d'Opium, ou Laudanum opiatum.

On prend la quantité qu'on veut d'opium : on le coupe par tranches ; on le fait liquéfier au bain-marie dans la plus petite quantité d'eau qu'il est possible : on coule la liqueur avec forte expression, et on la fait toujours épaissir au bain-marie jusqu'à consistance d'extrait. Si l'on a employé dix livres d'opium, on obtient huit livres deux onces d'extrait d'une consistance propre à former des pilules.

Vertus. L'extrait d'opium procure le sommeil, calme les douleurs, modère et arrête les trop grandes évacuations ; mais ce remède demande beaucoup de prudence de la part de celui qui l'ordonne. La dose est
Dose. depuis un demi-grain jusqu'à trois grains.

REMARQUES.

L'opium est un remède important dans la médecine, et qui mérite la plus grande attention : néanmoins il paraît que, jusqu'à présent, on a mal connu la nature des principes qui contiennent les vertus somnifères et calmantes, qu'il possède plus éminemment que tous les autres médicamens de même vertu.

Toutes les pharmacopées recommandent de préparer l'extrait d'opium de la même manière que nous venons de le dire, en n'employant que la quantité d'eau nécessaire pour pouvoir passer la solution au travers d'un linge, et de ne point la faire bouillir, de faire même cette solution au bain-marie, et d'épaissir la liqueur en consistance d'extrait, au même degré de chaleur, afin que par ce moyen l'opium ne perde rien de ses principes volatils, dans lesquels on dit que résident toutes ses vertus.

Il n'en est pas des préparations de pharmacie, comme de celles de chimie, pour les effets médicinaux : on peut souvent deviner les vertus de ces dernières par les changemens ou les combinaisons qu'elles éprouvent dans les différentes opérations qu'on leur fait subir, sur-tout dans celles où on ne fait entrer qu'un petit nombre de corps dont on connaît bien les propriétés. Mais les préparations de pharmacie sont beaucoup plus compliquées : on ne peut, par cette raison, apprécier avec la même justesse les vertus médicinales de celles dans lesquelles entrent différens principes prochains qu'on ne connaît pas suffisamment. Ainsi, lorsqu'on apporte quelques changemens dans les préparations de la pharmacie, et sur-tout dans celles qui ont des vertus spécifiques, comme l'extrait d'opium, il faut, avant que de les mettre en usage, étudier leurs effets. C'est vraisemblablement par scrupule que les bons praticiens n'ont osé employer l'opium que dans l'état naturel, ou celui qui n'avait souffert aucune altération pendant la préparation. Mais les observations que j'ai été à portée de faire sur ce médicament, me font penser qu'on doit préparer l'extrait d'opium par ébullition dans l'eau, comme les autres extraits dont nous avons parlé précédemment. L'extrait d'opium préparé de cette manière, se rapproche un peu d'une autre préparation d'opium, faite par une longue digestion, dont je parlerai dans un instant, et qui réunit toutes les qualités calmantes de l'opium. Il faut bien distinguer cette vertu calmante d'avec la vertu narcotique, principe singulier, et sur lequel on n'a pas encore de connaissances. J'espère que les expériences que je rapporterai répandront quelques lumières sur cette matière.

Plusieurs habiles chimistes ont cherché les moyens d'ôter à l'opium cette vertu virulente et narcotique; les uns, comme Langelot, en le faisant fermenter avec du suc de coing; les autres en le mêlant avec différens aromates ; d'autres par des préparations particulières, telles que la torréfaction, etc. ; mais comme on ne trouve dans les auteurs que peu de détails d'observations sur les effets médicinaux de ces différentes préparations, on peut conjecturer qu'elles n'ont réussi qu'en partie. Celle que je vais détailler est simple, mais longue à faire : elle fournit à la médecine un calmant des plus efficaces, et qui se trouve dépouillé entièrement de la qualité narcotique, virulente, et de l'odeur désagréable et nauséabonde qu'a l'opium ou son extrait, lorsque ce dernier a été préparé suivant la méthode ordinaire.

Voici la méthode que l'expérience m'a fait reconnaître être la meilleure pour préparer cet extrait.

Extrait d'Opium préparé par une longue digestion.

On se propose, dans la préparation de cet extrait, de ne conserver que la partie gommeuse et extractive de l'opium, privée de toutes les substances huileuses et résineuses.

On coupe par morceaux quatre livres de bon opium : on le fait bouillir dans douze ou quinze pintes d'eau pendant environ une demi-heure : on passe la décoction avec forte expression : on refait bouillir le marc dans de nouvelle eau, encore une fois ou deux, ou jusqu'à ce qu'il soit épuisé. On mêle toutes les liqueurs : on les passe au travers d'un blanchet, et on les réduit par l'évaporation environ à six pintes. On met cette liqueur dans une cucurbite d'étain, suffisamment grande : on la place sur un bain de sable : on échauffe le vaisseau, et on entretient le feu, que l'on continue tous les jours, pendant six mois, ou bien pendant trois mois, jour et nuit. On a soin de gratter de temps en temps, avec une spatule de bois, le fond du vaisseau, afin de détacher la résine qui commence à se précipiter au bout de quelques jours de digestion : on remplit le vaisseau avec de l'eau à mesure qu'elle s'évapore. La chaleur doit être assez forte pour entretenir la liqueur presque toujours au degré de l'ébullition. L'ouverture du vaisseau que je fais servir à cette opération est de deux pouces et demi de diamètre : il laisse évaporer environ vingt-quatre onces d'eau par jour : pendant tout le temps de la digestion, il s'évapore cent trente à cent quarante pintes d'eau. Lorsque la digestion est finie, et que la liqueur est refroidie, on la passe au travers d'un blanchet, afin de séparer le sédiment qui s'est formé pendant la digestion. On lave ce dépôt avec de l'eau, afin d'emporter tout ce qu'il contient d'extractif, et on fait évaporer la liqueur jusqu'à consistance d'extrait suffisamment solide pour pouvoir en former des pilules.

Cet extrait d'opium convient dans tous les cas où il est nécessaire de faire prendre de l'opium ou son extrait ; il a de plus l'avantage d'être un grand cal-

Vertus.

mant doux et tranquille : jamais il n'excite de transport ou d'agitation, comme le font l'opium ou ses autres préparations. La dose est depuis un demi-grain jusqu'à quatre grains (1).

Dose.

On peut soupçonner avec assez de vraisemblance, que c'est dans les principes huileux et résineux de l'opium que résident son odeur et sa vertu narcotique, puisqu'à mesure que ces substances se décomposent et se séparent, l'opium perd de plus en plus son odeur virulente et nauséabonde, et sa vertu narcotique, et ne conserve que celle de calmer. Il n'occasionne plus les délires que l'opium pur produit le plus souvent.

Enfin, lorsque la digestion est finie, la liqueur n'a aucune odeur qui approche de celle de l'opium; celle qui lui reste ressemble à celle des extraits des plantes inodores, à demi-cuits.

Il est assez indifférent que la liqueur bouille pendant la digestion, pourvu que l'ébullition ne soit pas trop forte, et qu'on ait soin de remplir le vais-

---

(1) Le procédé le plus suivi, consiste à pétrir entre les doigts, de l'opium rendu malléable par l'addition d'un peu d'eau ; on le lave ainsi en le tenant sous le robinet d'une fontaine. On recueille l'eau de lavage, on filtre à plusieurs reprises à travers un blanchet ; et on évapore à une très-douce chaleur, et mieux au bain-marie, jusqu'à consistance d'extrait.

C'est le meilleur calmant : il ne cause ni agitation, ni spasmes. La dose est depuis un demi-grain jusqu'à deux. On l'applique aussi à l'extérieur.

seau à mesure que l'eau s'évapore : si on entretient la liqueur toujours bouillante pendant tout le temps de la digestion, on abrège cette digestion d'environ deux mois.

On peut, si l'on veut, séparer le dépôt à mesure qu'il se forme : mais j'ai observé que cette séparation est indifférente : il suffit d'ôter ce dépôt lorsque l'opération est finie. Quand la liqueur est filtrée, si on la fait réduire à une pinte par l'évaporation, elle fournit, par le refroidissement, du jour au lendemain, une assez grande quantité de sel salino-terreux, légèrement roux, qui est figuré à-peu-près comme le sel sédatif, et dans lequel se trouvent des cristaux en petites aiguilles (on peut le nommer *sel essentiel d'opium*) : je n'ai retiré qu'un gros de ce sel, de quatre livres d'opium, quoique j'eusse pu en tirer davantage.

Ayant eu la curiosité de peser tous les produits des quatre livres d'opium que j'ai employées, j'ai eu les résultats suivans ; savoir :

Marc resté dans le linge, et parfaitement sec.	1 liv.	1 once	
Résine qui s'est précipitée pendant la digestion.		12	
Extrait épaissi en consistance propre à former des pilules..................	1	15	
Sel essentiel d'opium..................			1 gr.
	3	12	1
Substances volatiles qui se sont dissipées.....		3	7
	4 liv.		

J'ai fait un grand nombre de fois cette préparation ; et j'ai toujours eu à-peu-près les mêmes résultats. Voici les quantités d'extrait d'opium que j'ai obtenues après des digestions continuées pendant des espaces de temps différens.

Poids de l'opium employé.		Extrait obtenu.			Digest.
liv.	onc.	liv.	once.	gros.	mois.
Le 6 Mars 1749,.... 2.....		....0....	11....	4....	4.
Le 8 Juill. 1749,.... 2.....	8	....1....	1....	....	5.
Le 24 Nov. 1749,.... 3.....		....1....	8....	....	2.
Le 16 Janv. 1750,.... 5.....		....2....	3....	....	4.
Le 24 Sept. 1750,.... 4.....		....1....	15....	....	4.
Le 1 Mars 1761,.... 3.....		....1....	4....	....	6.
Le 14 Oct. 1766,....12.....		....5....		....	6.

Il résulte de ces observations, que l'opium, qui n'avait digéré que deux mois, se trouvait beaucoup moins bon que celui qui avait digéré plus longtemps ; et enfin, que celui qui avait digéré cinq mois, et même six, était meilleur à tous égards.

Plusieurs chimistes ont tenté, mais inutilement, de séparer la résine de l'opium sans le secours de la digestion, à l'effet d'abréger la longueur de cette préparation. M***, propose le moyen qu'a employé Keiselmeier pour obtenir la matière glutineuse de la farine de froment : il prend une livre d'opium, par exemple, et la manie entre les mains au-dessous d'un robinet d'eau qui coule toujours : l'eau emporte la partie extractive ; et la totalité de la résine, selon lui, reste dans les mains comme la matière glutineuse de la farine : il filtre ensuite la liqueur, et la fait évaporer en consistance d'extrait. Il pense que ce moyen remplace efficacement la longue digestion, et qu'il est suffisant pour se procurer un extrait d'opium semblable à celui qui a été préparé par une longue digestion.

Cornet lut, au mois d'octobre 1781, à une séance de la Société de Médecine, un mémoire sur l'opium, dans lequel il donne aussi un procédé pour préparer un extrait d'opium capable de remplacer celui fait par une longue digestion. Son moyen consiste à faire dissoudre dans de l'eau, plusieurs fois de suite, l'extrait d'opium, qu'il réduit chaque fois en extrait très-sec. Ce moyen, quoique très-efficace pour séparer beaucoup de résine, ne remplit pas l'objet qu'on se propose.

J'ai répété ces deux procédés : l'extrait du premier, préparé comme l'auteur l'indique, dissous ensuite dans de l'eau et mis en digestion à l'ordinaire, a présenté au bout de huit jours tous les phénomènes de l'opium pur, c'est-à-dire, que la matière grasse huileuse s'est manifestée à la surface de la liqueur, et il y avait déjà beaucoup de résine de séparée et de précipitée au fond du vaisseau.

Quant au procédé de Cornet, nous en avions ci-devant fait usage sur l'extrait de coloquinte, sans être parvenus à séparer, à beaucoup près, la totalité de la résine qui le rendait grumeleux. Il était essentiel d'examiner si par ce procédé l'opium se prêterait mieux à la séparation de sa résine.

Deux livres d'opium dissous dans de l'eau et réduit en extrait, ont été traitées de même six fois de suite, c'est-à-dire, que l'extrait a été dissous et filtré chaque fois, tandis que la liqueur était chaude, et réduit ensuite, à chaque opération, en extrait presque sec : la dernière dissolution a été filtrée froide : les deux livres d'opium ont produit onze onces et demie d'extrait très-dur. J'ai dissous de nouveau cet extrait dans de l'eau et l'ai mis en digestion à l'ordinaire : dès le troisième jour, la résine a commencé à se séparer, à se précipiter et à former au fond du vaisseau le dépôt résineux comme de coutume.

Nous verrons plus bas qu'une forte ébullition de l'opium dans de l'eau, prolongée pendant quinze jours, ne corrige pas les mauvais effets de l'opium pur : à plus forte raison les deux procédés dont nous venons de parler ne peuvent-ils produire cet effet. Il ne suffit pas de séparer seulement la résine de l'opium; il faut encore détruire l'huile narcotique et le principe virulent de cette substance : c'est à quoi on parvient par la très-longue digestion.

Examen succinct des différens dépôts séparés de l'Opium.

Le marc resté sur le linge, après la décoction de l'opium, est un mélange de matières végétales ligneuses. Ce mélange ne fournit qu'une faible teinture dans l'esprit-de-vin.

Le dépôt qui se forme pendant la digestion, est sous deux états différens ; c'est comme nous l'avons dit, la résine de l'opium décomposé. Une portion est en poudre sèche et friable : cette portion est celle qui s'est précipitée la première : elle est entièrement décomposée : elle ne fournit rien, ni dans l'eau ni dans l'esprit-de-vin. L'autre portion de cette résine est en grumeaux : c'est celle qui s'est précipitée la dernière : elle n'est qu'à demi décomposée : elle se dissout en grande partie dans l'esprit-de-vin, fournit une teinture assez chargée, qui blanchit lorsqu'on la mêle avec de l'eau.

Observations sur l'usage médicinal de l'extrait d'Opium préparé par la digestion.

Une personne étant attaquée de mouvemens convulsifs d'estomac, et de vomissemens continuels, se mit entre les mains de Diest, médecin de la Faculté de Paris, qui, après tous les remèdes convenables, lui fit prendre de l'extrait d'opium ordinaire, à la dose d'un grain par jour. Elle parvint, au bout d'un certain temps, à en prendre jusqu'à six grains. Elle n'éprouvait qu'un très-faible soulagement de ce remède ; souvent même il augmentait les vomissemens et les convulsions, qui la réduisaient dans de fâcheux états. Le médecin essaya de lui faire prendre de l'extrait d'opium préparé par digestion, dont elle éprouva d'excellens effets : il en augmenta la dose à mesure que la malade s'accoutuma à ce remède, et elle parvint à en prendre cinquante grains par jour ; dose qu'elle a continuée pendant plusieurs années, au bout desquelles elle s'est trouvée parfaitement guérie.

Il ne sera pas hors de propos de rapporter ici plusieurs observations sur les circonstances où s'est trouvée la malade pendant l'usage de ce remède, et sur les effets qu'elle a éprouvés de l'extrait d'opium ordinaire, auquel elle a été forcée de revenir, parce que la petite quantité qu'on avait de celui qui était préparé par la digestion, s'était trouvée consommée dans l'espace de deux ou trois mois : elle en prenait alors trente grains par jour. Elle se remit donc à l'usage de l'extrait d'opium ordinaire. Comme elle en craignait les mauvais effets, on ne lui en donna qu'une légère dose : quelques heures après, elle se trouva dans le même état où elle avait été avant qu'elle fît usage de l'opium préparé par digestion. Le médecin essaya de lui faire prendre différentes préparations d'opium, comme le landanum liquide de Sydenham, et différentes teintures d'opium, parce qu'il s'était apperçu qu'il n'y avait que l'opium qui pouvait la calmer. D'autres fois on lui faisait faire usage d'extrait d'opium, qu'on avait fait bouillir pendant quinze jours dans une grande quantité d'eau. On croyait que cette forte et longue ébullition remplacerait une longue digestion ; mais il s'en fallait de beaucoup : elle vomissait un peu moins seulement, et elle n'en ressentait qu'un très-léger soulagement : on essaya de mêler cet extrait d'opium, qui avait été préparé par une forte ébullition, avec de l'huile de tartre par défaillance : on espérait que l'alcali fixe formerait un savon avec l'huile narcotique de l'opium ; et qu'il en diminuerait les mauvaises qualités. Enfin on lui fit prendre de l'extrait de têtes de pavots blancs, croyant qu'il n'aurait pas les mêmes inconvéniens que l'opium : mais les vomissemens qu'il occasionna étaient aussi violens que ceux qui étaient produits par l'opium pur. La malade souffrait considérablement par la nature de la maladie, et elle était tourmentée par les mauvais effets des remèdes : elle s'était résolue à servir, pour ainsi dire, de sujet pour les expériences des différentes préparations d'opium, et elle n'a éprouvé de soulagement de guérison que par l'usage d'extrait d'opium préparé par une longue digestion.

Ces observations, intéressantes pour la médecine et pour la pharmacie, sont très-propres à démontrer combien il est essentiel de préparer toujours de même les remèdes qui sont aussi importans que celui-ci. Les tristes effets que la malade a éprouvés des moindres changemens qu'on a essayé de faire au procédé pour l'abréger, me paraissent une preuve décisive de ce que j'avance à ce sujet.

Extrait d'Opium fermenté avec le suc de coing, de LANGELOT.

♃ Opium... ℥ viij.
Suc de coing...................................... pint. vj.

On coupe menu l'opium : on le met dans un matras : on verse le suc de coing par-dessus : on place le vaisseau dans un lieu chaud : on agite le vaisseau de temps en temps, le premier jour seulement, pour faciliter la dissolution de l'opium : on laisse ce mélange fermenter pendant environ un mois, au bout duquel temps on filtre la liqueur, et on la fait épaissir au bain-marie jusqu'à consistance d'extrait : on en obtient sept onces.

Remarques.

Nous disons de ne plus remuer le mélange après que l'opium est dissous, c'est pour ne point déranger la fermentation qui s'établit. On fait choix d'un matras à col un peu long, et qu'on bouche d'un parchemin piqué d'un trou d'épingle, afin que le gaz qui se dégage se dissipe le moins possible : il empêche l'opium de moisir à sa surface ; ce à quoi il est fort sujet.

Extrait d'Aloës.

L'aloës est le suc épaissi d'une plante qui porte le même nom. Il y a trois sortes d'aloës, le *succotrin*, l'*hépatique* et le *cabalin*. L'aloës succotrin est le plus beau et le meilleur : le cabalin n'est employé que pour les chevaux. C'est l'aloës succotrin dont on fait le plus grand usage dans la pharmacie.

Pour faire cet extrait, on prend la quantité que l'on veut d'aloës, on le fait dissoudre dans la plus petite quantité d'eau qu'il est possible : on passe la dissolution au travers d'un linge en exprimant : on laisse déposer la liqueur pendant cinq à six heures : on la décante pour en séparer un sédiment sableux : on la fait évaporer au bain-marie jusqu'à consistance d'extrait.

L'extrait d'aloës est un purgatif très-chaud et aromatique : il est par conséquent tonique, et propre à raffermir les viscères du bas-ventre : il est anti-vermineux : il provoque les règles et le flux hémorroïdal : il est stomachique. La dose est depuis quatre grains jusqu'à un scrupule.

Vertus.

Dose.

REMARQUES.

Sur tous les Extraits dont nous avons parlé jusqu'à présent.

La plupart des remarques que je me propose de faire ici, étant générales pour plusieurs extraits, j'ai cru devoir les placer à la suite de ceux qui se font de la même manière, afin d'éviter les redites.

Ce que nous avons dit sur l'extrait d'opium préparé par digestion, doit déjà faire pressentir ce que nous avons à dire de plus essentiel sur cette matière : et en effet, ce ne sont que des applications de la même théorie que nous allons faire.

Presque tous les végétaux contiennent, en même temps, une substance gommeuse, et une matière vraiment résineuse, qui est indissoluble dans l'eau, lorsqu'elle est une fois séparée des autres principes. Cette dernière substance, qu'on doit regarder comme une huile essentielle épaissie, conserve néanmoins assez de liquidité dans les végétaux, pour se dissoudre dans l'eau, à la faveur des autres principes, et pour rester parfaitement unie avec eux. Mais il y a quelques précautions à prendre, pendant la préparation des extraits, pour conserver l'union de ces substances hétérogènes qui doivent rester en totalité dans la plupart des extraits. Ces précautions sont de ne point faire bouillir les liqueurs pendant qu'on les épaissit, du moins celles qui contiennent beaucoup de substances résineuses en dissolution : telles sont toutes les décoctions de la plupart des plantes aromatiques, celles de quinquina, de chacrille, etc.; sans quoi leur substance résineuse subit, pendant l'ébullition de la liqueur, une coction et un dessèchement considérables ; la substance résineuse se sépare d'avec les autres principes, comme nous avons vu que cela est arrivé à la résine de l'opium pendant la digestion. C'est pour cette raison que nous avons recommandé de préparer l'extrait d'aloës avec la plus petite quantité d'eau qu'il est possible, et de faire évaporer le superflu de la liqueur au bain-marie, parce que l'aloës contient une grande quantité de résine, dont la plus grande partie se sépare, pour peu qu'on fasse bouillir sa dissolution : elle perd alors une portion de son huile essentielle, qui lui donnait la fluidité nécessaire pour rester unie aux principes gommeux et extractifs.

Il n'en est pas de la plupart des végétaux comme de l'opium, auquel il faut six mois de digestion pour la séparation totale de la résine. Les végétaux qui fournissent leurs extraits dans l'eau, ne contiennent pas, à beaucoup près, une aussi grande quantité de résine que l'opium ; et celle qu'ils fournissent dans l'eau, en même temps que leurs extraits, se décompose beaucoup plus promptement que celle qui est contenue dans l'opium. Ces différences viennent de la nature des résines qui fournissent des huiles plus ou moins tenues et plus volatiles, qui par conséquent sont plus ou moins décomposables au même degré de chaleur. On remarque aussi qu'après quelque temps d'ébullition, il se forme à la surface de la plupart des décoctions des végétaux, une pellicule qui se précipite peu-à-peu au fond des liqueurs, et que quelques personnes prennent pour une fécule ou une terre très-divisée, qui s'était dissoute dans l'eau, comme cela arrive à la décoction du quinquina : mais c'est la résine de ces mêmes végétaux qui s'attache aux parois du vaisseau. Elle est encore dissoluble dans l'esprit-de-vin, pourvu qu'on la sépare avant de lui avoir donné le temps de se décomposer entièrement.

L'extrait de genièvre nous fournira de nouvelles preuves de cette théorie. Les baies de genièvre contiennent beaucoup d'huile essentielle : lorsqu'on les a fait bouillir fortement dans l'eau, on fait dissiper toute l'huile essentielle : il ne reste que le *caput mortuum* de cette huile : c'est une substance résineuse qui est à-peu-près de la consistance de la térébenthine : elle reste suspendue dans la décoction qu'elle rend laiteuse : elle s'attache aux mains, et elle les poisse comme la térébenthine : cette liqueur passe, par cette raison, difficilement au travers des blanchets. Si l'on fait épaissir cette décoction par une violente ébullition, on dessèche de plus en plus la substance résineuse ; mais comme elle se décompose moins promptement que la plupart de celles des autres végétaux, elle s'unit aux principes extractifs par l'intermède de la chaleur seulement qu'on fait éprouver à l'extrait sur la fin de sa cuite, et on remarque, quelque temps après, qu'elle se sépare de la partie extractive : elle forme une infinité de grumeaux dans l'extrait. Tous ces inconvéniens n'arrivent point lorsqu'on prépare les extraits au bain-marie, parce que la chaleur de ce bain n'est pas suffisamment forte pour décomposer les résines.

On m'objectera peut-être que, si ces phénomènes sont généraux pour toutes les substances qui fournissent des extraits gommeux et résineux, il doit s'ensuivre qu'on devrait obtenir des huiles essentielles de toutes ces substances, en faisant leurs décoctions dans un alambic, sur-tout des plantes récentes inodores ; et c'est ce qui n'arrive point.

Il est facile de répondre à cette objection. 1.º On sait que la plupart des résines sèches ne fournissent point d'huile essentielle au degré de chaleur de l'eau bouillante. Il faut un plus grand degré de chaleur pour les obtenir. Les résines contenues dans la plupart des substances dont nous parlerons, se trouvent à-peu-près dans le même degré de siccité ; elles ne doivent pas par conséquent fournir d'huile essentielle qui soit apparente, parce que celle qu'elles fournissent est prodigieusement ténue, et se dissout dans l'eau avec laquelle elle distille, comme cela arrive aux plantes liliacées qui ont beaucoup d'odeur, et qui ne fournissent pas d'huile essentielle apparente, par la même raison. 2.º Les plantes fraîches inodores, telles que sont la morelle, le violier, etc. ne rendent point d'huile essentielle, quoiqu'elles contiennent beaucoup de résine, parce qu'apparemment l'huile essentielle s'est dissipée à mesure qu'elle s'est formée dans ces végétaux. Ils ne conservent que la substance résineuse qu'on peut regarder comme le *caput mortuum* des huiles essentielles : et par conséquent ces plantes, quoique contenant un principe résineux, ne doivent point fournir d'huile essentielle par la distillation, comme je le ferai voir à l'article des résines.

Lorsqu'on prépare des extraits gommeux-résineux, les décoctions ont toujours un coup-d'œil trouble et laiteux. On doit bien se garder de les clarifier au blanc d'œuf, comme on le fait à l'égard de plusieurs autres extraits, parce que la clarification emporte une très-grande quantité de la résine de ces décoctions, laquelle doit rester dans certains extraits : c'est souvent dans elle que réside leur plus grande vertu : tels sont les extraits de jalap, de quinquina, de chacrille, et plusieurs autres. On se contente de passer les décoctions de ces substances au blanchet, tandis qu'elles sont chaudes, pour les raisons que nous avons détaillées aux remarques sur l'extrait de de genièvre : il suffit d'en séparer les parties terreuses qui ont passé au travers du linge en exprimant les marcs ; et c'est à quoi on parvient en les filtrant au travers d'un blanchet.

Lorsqu'on prépare les extraits des plantes qui contiennent beaucoup de sel essentiel, telles que sont l'oseille, la bourrache, la buglosse, la fumeterre, le chardon bénit, etc., on remarque qu'une partie de leurs sucs essentiels s'attache au fond du vaisseau à mesure que la liqueur se concentre : ils forment des incrustations qui se détachent difficilement. On doit dessécher ces extraits au bain-marie, sans quoi cette pellicule brûle au fond du vaisseau, et leur communique une odeur empyreumatique.

Ces extraits salins attirent puissamment l'humidité de l'air, et se résolvent même en liqueur sirupeuse, lorsqu'on les conserve dans un endroit humide : leur sel essentiel se précipite au fond des pots.

En général, les extraits sont privés du principe de l'odeur des végétaux qui les ont fournis, parce qu'il se dissipe, pendant l'évaporation du véhicule qu'on est obligé d'employer pour les préparer, à l'exception cependant de ceux des plantes aromatiques, comme de la sauge, du thym, du romarin, etc., et que quelques fleurs, comme celle du safran et de camomille, dont l'odeur est fort tenace. Ces extraits conservent beaucoup de l'odeur de leurs substances. A l'égard des plantes aromatiques, dont l'extrait ne retient point l'odeur, il convient d'ajouter, sur la fin de leur cuite, un peu d'huile essentielle et d'eau distillée des mêmes plantes. L'huile essentielle, surtout, nourrit et ramollit la substance résineuse qui s'est desséchée, et l'empêche de se séparer par le temps.

Les extraits se conservent plusieurs années en bon état, sans souffrir aucune altération, lorsqu'ils ont été bien préparés : cependant la chaleur les fait quelquefois fermenter un peu : ils se gonflent considérablement pendant les grandes chaleurs de l'été.

Ceux qui ont été mal filtrés, et qui contiennent

un peu de fécule, ou de parenchyme des plantes, sont sujets à cet inconvénient ; c'est une espèce de levain qu'il faut séparer des extraits, avec beaucoup d'attention. Les extraits mucilagineux sont fort sujets à se dessécher : ils se détachent des parois des pots: l'air les pénètre alors de tous côtés, et les fait moisir. Quelques personnes, pour remédier à cet inconvénient, mêlent à ces derniers extraits quelques cuillerées d'eau-de-vie ou d'esprit-de-vin, lorsqu'ils sont cuits et à demi-refroidis.

Les extraits qui abondent en principes résineux, et ceux des sucs des fruits acides, se conservent le mieux. L'extrait de casse dont nous avons parlé, quoique tiré d'une substance sucrée fermentescible, n'est sujet à aucun inconvénient ; il se conserve parfaitement comme les autres extraits.

La plupart des extraits sont naturellement très-noirs : mais comme on les agite fortement à la fin de la cuisson, la division des parties et l'interposition de l'air les font paraître moins noirs : ce n'est que quelques semaines après qu'ils reviennent à la couleur noire qui leur est naturelle.

Du Cachou.

Le cachou est l'extrait du suc des semences d'un fruit gros comme un œuf de poule, que l'on nomme aréca. Il est le fruit d'une espèce de palmier, qui croît sur les côtes maritimes des Indes orientales : c'est à Bernard de Jussieu, de l'Académie des sciences, que nous sommes redevables de l'histoire naturelle du cachou et de la manière dont on le prépare dans le pays.

On coupe par tranches les semences du fruit de l'aréca, lorsqu'elles sont vertes; on les fait macérer long-temps dans une suffisante quantité d'eau, à une chaleur toujours égale. Lorsque la macération est finie, on passe la liqueur et on fait évaporer toute l'humidité : il reste un extrait qui durcit quelque temps après qu'il est refroidi : on le casse par morceaux, et on nous l'envoie.

Le cachou est de différentes couleurs et de différentes saveurs ; ce qui avait donné lieu de penser à ceux qui en avaient parlé avant de Jussieu ; que ce pouvait être un mélange de différens extraits tirés de plusieurs végétaux séparément : mais ces variétés du cachou viennent de différens degrés de maturité des fruits ; et de la chaleur plus ou moins forte qu'on lui a fait éprouver sur la fin de sa cuite, qui varié suivant l'intelligence de l'ouvrier.

On doit choisir le cachou en morceaux bruns, couleur de marron un peu foncée, d'une légère amertume mêlée d'un peu d'astriction, se fondant entièrement dans la bouche, et laissant un instant après une saveur agréable, tirant sur le sucré. Celui qui est le plus coloré, est soupçonné d'avoir été un peu brûlé pendant sa fabrication.

Le cachou ayant été préparé par des mains étrangères, a besoin d'être purifié avant que d'être employé dans plusieurs préparations, dont nous parlerons à l'article des trochisques. On purifie le cachou comme nous le dirons tout-à-l'heure ; et c'est ce que l'on nomme *extrait de cachou*.

Le cachou est un fort bon stomachique amer, *Vertus.*
propre à donner du ton aux fibres de l'estomac : il est
astringent, il convient dans les dysenteries, il corrige la mauvaise odeur de l'haleine. La dose est depuis vingt-quatre grains jusqu'à un gros, en poudre, *Dose.*
ou infusé dans un verre d'eau bouillante comme du thé.

Extrait de Cachou.

On prend la quantité que l'on veut de cachou
concassé : on le fait bouillir dans une suffisante quantité d'eau : lorsqu'il est entièrement dissous, on passe
la liqueur au travers d'un blanchet : on la fait évaporer au bain-marie, jusqu'à consistance très-solide,
afin qu'on puise la réduire en poudre.

L'extrait de cachou a les mêmes vertus que le ca- *Vertus.*
chou en substance, et se donne à la même dose.

REMARQUES.

Les matières étrangères qui restent sur le blanchet, après que la décoction de cachou est passée, se
trouvent en petite quantité, et sont de la fécule et
de la terre : la liqueur filtrée est claire, limpide, et
d'une couleur rouge tirant sur le brun, tant qu'elle
est chaude ; mais lorsqu'elle tient beaucoup de cachou en dissolution, et qu'elle vient à se refroidir,
elle se trouble, et se réduit toute en un *magma* de
couleur de rouille de fer, à-peu-près semblable à
ceux des mares d'eau minérales ferrugineuses. Ce
magma se dissout complètement en réchauffant la li-

queur. On peut attribuer ce phénomène à la substance résineuse du cachou, qui est prodigieusement divisée, et qui se sépare en quelque manière d'avec la partie gommeuse par le réfroidissement de la liqueur, mais que la chaleur combine parfaitement avec la substance gommeuse pendant l'évaporation. Cet extrait est un peu plus noir que le cachou : sa saveur est un peu plus amère, il n'attire point l'humidité de l'air, comme la plupart des autres extraits, parce qu'il est peu salin.

Des autres Extraits qui nous sont envoyés tout préparés.

Mon intention n'étant point de donner un traité de matière médicale, je ne ferai que de courtes réflexions sur les autres extraits qui nous sont envoyés tout préparés : tels sont le suc d'acacia, le suc d'hypocistis et le suc de réglisse. Nous pourrions cependant préparer ce dernier aussi bien que l'étranger, la réglisse étant fort commune en France : nous en parlerons à l'article des extraits secs.

Suc d'acacia vrai. C'est le suc exprimé des gousses de l'arbre sur lequel vient la gomme arabique, et que l'on nomme *acacia*. On fait épaissir ce suc jusqu'à consistance d'extrait : on l'enferme dans des vessies, et on forme de petites boules du poids de six à huit onces : il nous est envoyé d'Egypte par Marseille.

On choisit celui qui est pur, net, de couleur noirâtre, tirant sur le rouge, facile à rompre, d'une saveur styptique, et se dissolvant facilement dans l'eau. Cette espèce d'acacia est fort rare : on lui substitue communément l'extrait des fruits du prunier sauvage, cueillis un peu avant leur parfaite maturité, afin qu'il soit plus astringent. On met cet extrait dans des vessies, comme le vrai suc d'acacia ; mais ce dernier est ordinairement plus noir : il a une saveur acide plus astringente : il nous vient d'Allemagne, et on le dit moins bon que le premier. C'est le *faux suc d'acacia*.

Le suc d'acacia est astringent : il est de peu d'usage ; il n'entre que dans fort peu de compositions. La dose est depuis vingt-quatre grains jusqu'à un gros. *Vertus.*

Dose.

Suc d'hypocistis. C'est l'extrait du fruit d'une plante que l'on nomme *cistus* ; c'est une espèce d'orobanche qui croît en Provence et en Languedoc. On nous envoie cet extrait en pains de différentes grosseurs : on le choisit noir, brillant, d'un goût austère et astringent, sans odeur de brûlé. On lui attribue les mêmes vertus qu'au suc d'acacia.

Le suc d'hypocistis est fort astringent : il est propre pour arrêter le cours de ventre : il est fort peu d'usage. La dose est depuis un scrupule jusqu'à un gros. *Vertus.*

Dose.

Suc de réglisse. C'est l'extrait de la racine d'une plante annuelle qui porte le même nom, qu'on prépare par décoction dans l'eau en plusieurs endroits de l'Europe. Le plus estimé est celui qui nous vient d'Espagne. On le forme ordinairement en espèces de bâtons longs d'environ cinq à six pouces, et de forme à-peu-près carrée, enveloppés dans des feuilles de laurier, afin que les morceaux ne s'agglutinent pas pendant le transport.

On le choisit noir, sec, brillant dans l'intérieur, et parfaitement net, se fondant entièrement dans la bouche, et ayant une saveur douce avec le moins d'âcreté possible, parce qu'il en a toujours ; mais elle vient de ce que cet extrait a été mal préparé. Cet extrait est sujet à contenir du cuivre, parce qu'on a la mauvaise habitude de le préparer dans des vaisseaux de cuivre, et de le remuer avec des spatules de fer pour le dessécher. Ces spatules, en frottant contre le vaisseau de cuivre, en détachent de la limaille, qui se joint à l'extrait en assez grande quantité pour lui donner jusqu'à deux gros de cuivre par chaque livre.

Vertus. Le suc de réglisse bien préparé s'emploie avec succès dans les maladies de poitrine, des reins et de la vessie, comme adoucissant : il est légèrement détersif. On en met fondre un petit morceau dans la bouche, ou bien on le prend en tisane.

Des Extraits secs, connus sous le nom de Sels essentiels, préparés suivant la méthode de DE LA GARAYE.

Les extraits dont nous avons parlé jusqu'à présent, sont mous, parce qu'on leur conserve une partie du véhicule qui a servi à les préparer. Ceux dont nous allons nous entretenir sont parfaitement secs, et préparés d'une manière un peu différente. C'est à de La Garaye que nous sommes redevables de ces espèces d'extraits, qui diffèrent des autres, en ce qu'ils sont préparés par des infusions faites à froid. La médecine tire tous les jours de grands avantages de ces préparations. De La Garaye les a nommés sels essentiels ; mais ils ne ressemblent en rien aux vrais sels essentiels des végétaux ; ainsi pour ne point les confondre, nous les nommerons *extraits secs*. De La Garaye a fait sur cette matière un grand nombre d'expériences, qu'il a réunies en un volume, qui a pour titre *Chimie hydraulique*. Il faisoit ces infusions à froid, mais à l'aide d'une machine consistante en plusieurs moussoirs, qu'un seul homme faisoit mouvoir horizontalement tous à-la-fois. Ces moussoirs agissaient continuellement dans plusieurs infusions en même temps, ce qui accélérait l'extraction des principes des mixtes ; mais on a reconnu depuis l'inutilité de cette machine, et de La Garaye lui-même a discontinué de s'en servir long-temps avant sa mort, quoiqu'il l'eût beaucoup préconisée. Nous prendrons pour exemple de la préparation de ces extraits, celui de quinquina.

Extrait sec de Quinquina.

On prend deux onces de quinquina concassé : on le met dans une bouteille avec quatre pintes d'eau froide : on le laisse en infusion pendant deux jours, ayant soin d'agiter la bouteille plusieurs fois par jour. Au bout de ce temps, on filtre la liqueur au travers d'un papier gris : on la fait évaporer, sans la faire bouillir, jusqu'à réduction d'environ une chopine : elle se trouble pendant son évaporation. On la laisse se réfroidir : on la filtre de nouveau : on la partage sur trois ou quatre assiettes de faïence, et on achève de la faire évaporer au bain-marie, jusqu'à ce qu'il ne reste qu'un extrait sec qui est fort adhérent aux assiettes. On détache cet extrait, en le grattant avec la pointe d'un couteau, pour le faire sauter en écailles, et on a soin de prendre les précautions nécessaires pour ne le pas réduire trop en poudre en le détachant. On le serre dans une bouteille qui bouche bien, parce que cet extrait attire l'humidité de l'air, et qu'il se réunit en masse, lorsqu'il n'a pas été enfermé sèchement.

Si l'on a employé cinquante livres de quinquina, on obtient depuis six livres jusqu'à huit livres d'extrait sec. Si au contraire on a employé la première poudre qu'on sépare du quinquina lorsqu'on le pulvérise, comme nous l'avons dit à l'article de la pulvérisation, l'extrait qu'on obtient est également bon; mais alors on ne tire d'une pareille quantité de cinquante livres de cette espèce de quinquina, que depuis trois livres jusqu'à trois livres et demie d'extrait sec, ce qui fait une différence considérable. Voici des résultats d'opérations faites en plus petites quantités.

Quinze livres de bon quinquina m'ont fourni deux livres d'extrait sec. Les liqueurs filtrées ont laissé déposer neuf onces de résine indissoluble dans l'eau, et se dissolvant presque entièrement dans l'esprit-de-vin.

Une autre fois, douze livres de quinquina très-résineux m'ont rendu deux livres dix onces d'extrait.

On prépare de la même manière tous les extraits secs des végétaux.

L'extrait sec de quinquina a les mêmes vertus que le quinquina en substance. Quelques personnes cependant préfèrent ce dernier à son extrait, et ce n'est pas tout-à-fait sans fondement. Quoi qu'il en soit, l'extrait sec de quinquina est un très-bon fébrifuge. La dose est depuis douze grains jusqu'à un demi-gros. On le donne aussi comme stomachique. La dose alors est depuis six grains jusqu'à douze. *Vertus.* *Dose.*

REMARQUES.

On fait ordinairement ces extraits au bain-marie; mais cela n'est bon que quand on n'en prépare qu'une petite quantité à-la-fois. Il serait très-incommode de procéder ainsi, lorsqu'il est nécessaire de préparer chaque jour plusieurs livres de ces extraits: dans ce cas il convient d'arranger les assiettes qui contiennent les infusions, sur des tablettes, dans une étuve, comme nous l'avons dit au commencement de cet ouvrage. On procure, par le moyen du poêle, un degré de chaleur suffisant pour faire évaporer les liqueurs: les extraits qu'on obtient par ce procédé, sont de toute beauté, parce qu'ils n'éprouvent qu'un degré de chaleur inférieur à celui de l'eau bouillante, incapable de les altérer.

Extrait de quinquina ordinaire. Si, au lieu de faire évaporer l'infusion de quinquina à siccité, sur des assiettes, on la fait évaporer dans une bassine, jusqu'à consistance de miel très-épais, ce sera l'extrait sec ordinaire de quinquina. Il a les mêmes vertus que l'extrait sec, et se donne à la même dose. On prépare ordinairement cet extrait par décoction dans l'eau de la même manière que les autres extraits.

C'est ici l'occasion de démontrer complètement tout ce que nous avons avancé précédemment sur la séparation des résines contenues dans les infusions et dans les décoctions, qui se fait pendant leur évaporation, pour les réduire en extraits. Le quinquina fournit dans l'eau froide toutes ses parties gommeuses, résineuses et extractives. Son infusion est d'une légère couleur rouge : elle est parfaitement claire et transparente : la substance résineuse se trouve dissoute en totalité dans l'eau, sans en troubler la transparence, au lieu qu'il arrive le contraire lorsqu'on la fait bouillir ; mais il se passe précisément la même chose, lorsqu'on vient à faire évaporer l'infusion de quinquina, quelque modérée que soit la chaleur : la substance résineuse, qui était dissoute, souffre une coction : elle se décompose en partie, elle forme le dépôt dont nous avons parlé. C'est pour qu'il s'en sépare le moins qu'il est possible, que nous avons recommandé de ne point faire bouillir la liqueur pendant son évaporation, parce que cette matière résineuse est aussi efficace que la partie gommeuse de quinquina.

En lavant le dépôt qui s'est formé pendant l'évaporation de l'infusion du quinquina, on enlève tout ce qu'il contient de dissoluble dans l'eau. Ce qui reste est la résine du quinquina sous deux états différens : une partie est dissoluble dans l'esprit-de-vin ; c'est la portion qui s'est précipitée la dernière, et qui n'a pas eu le temps de se décomposer : l'autre partie n'est dissoluble, ni dans l'eau, ni dans l'esprit-de-vin ; c'est la portion de résine qui s'est précipitée la première : elle est décomposée entièrement. Cette matière est d'une assez belle couleur rouge : elle est très-légère et sans vertu.

On doit sentir présentement l'erreur où sont ceux qui prescrivent de faire bouillir une once de quinquina dans trois chopines d'eau réduites à une pinte pour les apozèmes fébrifuges. Quelques personnes trouvent que cette quantité d'eau n'est pas suffisante : en blâmant cette méthode, elles recommandent de faire bouillir une once de quinquina dans quatre pintes d'eau réduites à une. Mais on doit voir par tout ce qui vient d'être dit, combien ce sentiment est éloigné du vrai, puisque la résine de quinquina se décompose facilement, et qu'elle se sépare de la liqueur. Ces sortes d'apozèmes sont plus dégoûtans qu'ils n'ont de vertu : l'infusion à froid suffit pour enlever au quinquina tout ce qu'il contient d'efficace, comme je m'en suis assuré par l'expérience suivante.

J'ai fait bouillir, dans une suffisante quantité d'eau, vingt-cinq livres de quinquina que j'avais épuisées par des infusions successives dans de l'eau froide. Cette décoction était un peu trouble : je l'ai réduite à siccité, sans la faire bouillir : je n'ai obtenu qu'une once d'extrait terreux léger, qui n'avait presque point de saveur, et qui ne fournissait presque rien dans l'esprit-de-vin.

On m'objectera sans doute, que souvent le malade n'a pas le temps d'attendre la longueur d'une infusion. Il convient alors de faire bouillir le quinquina seulement un instant dans un peu plus d'eau qu'il n'en doit rester après que l'apozème est fini: on peut être assuré que l'eau sera chargée de tous ses principes ; et l'apozème alors ne contiendra que peu ou point de résine décomposée.

La légère fermentation qu'éprouve le quinquina, lorsqu'on fait durer son infusion plus de deux jours pendant les chaleurs de l'été, occasionne, comme l'ébullition, la séparation d'une partie de la résine: la liqueur se trouble un peu : elle a beaucoup de peine à passer au travers des filtres : la résine qui n'était qu'à demi-séparée, se précipite au premier degré de chaleur qu'on fait éprouver à la liqueur pour la faire évaporer. Ces phénomènes n'ont lieu dans les temps froids, qu'après trois ou quatre jours d'infusion, et même quelquefois après un temps plus long, sur-tout lorsque le thermomètre est près de la congélation.

Les extraits secs, préparés suivant la méthode de La Garaye, sont tous en petites écailles brillantes, transparentes, mais de couleurs différentes, suivant les substances qui les ont fournies. C'est sur ces propriétés extérieures que de La Garaye s'est déterminé à les nommer *sels essentiels* : mais les principales qualités des vrais sels, sont de n'avoir aucune couleur, et d'affecter des figures régulières qui sont particulières à chaque espèce de sels. Geoffroy, en démontrant que de La Garaye s'était trompé sur la nature de ces sels, a fait voir qu'ils ne sont que des extraits bien préparés, qui ne doivent leur brillant qu'à leur peu d'épaisseur, et au poli qu'ils prennent sur les assiettes de faïence ; ce qui est bien démontré.

L'extrait sec de quinquina est d'une couleur rouge-pâle, ou d'une couleur d'hyacinthe très-foncée. J'attribue cette dernière couleur à la substance résineuse qui a subi quelque altération pendant la préparation de cet extrait. Cela arrive principalement lorsqu'elle se sépare pendant l'évaporation sur les assiettes : la liqueur devient trouble et d'une couleur rouge assez foncée : mais lorsque cette substance résineuse, ainsi séparée, éprouve un degré de chaleur suffisant sur la fin de l'évaporation, elle se liquéfie un peu : alors elle s'unit avec la substance gommeuse, et la portion de résine décomposée donne à l'extrait une couleur rouge assez vive, comme le fait la plus légère addition de sel alcali. On s'aperçoit de ce phénomène lorsqu'on fait dissoudre cet extrait dans de l'eau, et qu'on filtre la liqueur : il reste sur le filtre presque la moitié de sa substance, qui ne peut se dissoudre dans l'eau.

Examinons présentement quelques autres extraits préparés de la même manière que celui du quinquina.

Extrait sec de fumeterre. Une livre de fumeterre sèche, infusée pendant vingt-quatre heures dans de l'eau froide, m'a fourni deux onces six gros d'extrait sec. La liqueur, pendant l'évaporation, a formé un dépôt qui étant sec, pesait dix gros. Cette matière était en grande partie de la résine non décomposée, qui se dissolvait dans l'esprit-de-vin, et lui donnait une couleur verdâtre.

Extrait sec d'oignon. Huit livres d'oignons rouges ordinaires, infusés à froid dans une suffisante quantité d'eau, m'ont fourni dix onces d'extrait sec bien transparent.

Extrait sec de pareyrabrava. Une livre de cette racine coupée menue, infusée pendant vingt-quatre heures dans quinze pintes d'eau froide, et mise ensuite à évaporer dans des assiettes de faïence, m'a rendu quatre gros d'extrait sec bien transparent.

Dans une autre opération, six livres de pareyrabrava, bouillies légèrement à plusieurs reprises dans suffisante quantité d'eau, m'ont fourni quatre onces d'extrait sec qui ne différait pas du précédent. Les liqueurs, filtrées pendant l'évaporation, ont laissé déposer onze gros et demi de résine, dissoluble en grande partie dans l'esprit-de-vin, et point dans l'eau.

Extrait sec de rhubarbe. Quatre livres de rhubarbe coupée par morceaux, infusée trois fois de suite dans de l'eau un peu chaude, m'ont fourni douze onces d'extrait sec.

Extrait sec de séné. Quatre livres de séné fournissent, par différentes infusions à froid, une livre une once et demie d'extrait sec. Le marc bouilli dans une suffisante quantité d'eau, a fourni huit onces deux gros d'extrait de bonne consistance.

Le séné donne un extrait très-noir : il faut que les écailles de cet extrait soient très-minces, si l'on veut qu'elles aient de la transparence. Le séné paraît contenir beaucoup moins de résine que le quinquina, et celle qu'il contient est en même temps mieux combinée avec les autres principes ; du moins elle ne se sépare pas avec la même facilité pendant l'ébullition. L'extrait qu'on obtient du séné est difficile à dessécher ; il attire puissamment l'humidité de l'air. Il faut de nécessité achever de le dessécher dans une étuve, où la surface supérieure des assiettes puisse recevoir autant de chaleur que leur fond, surtout lorsque le temps est un peu humide. Cette remarque est générale pour tous les extraits secs qu'on prépare avec les sucs dépurés des végétaux, qui fournissent des extraits plus gommeux que résineux, et qui contiennent en même temps beaucoup de sel essentiel. *Voyez* pour les vertus et dose, l'extrait de séné ordinaire.

Extrait sec de réglisse. Douze livres huit onces de réglisse m'ont rendu deux livres quatre onces d'extrait sec, par une seule infusion à froid.

La réglisse, comme nous l'avons déjà dit, fournit par des infusions successives dans l'eau, deux sortes d'extraits qui, quoique de même nature, ont cependant des propriétés différentes. La première infusion de cette racine, donne un extrait sec, d'un jaune bronzé, d'une saveur douce, très-agréable, et sans arrière-saveur, ni âcre, ni amère. Celui qu'on tire de la seconde infusion est beaucoup plus foncé, et d'une saveur infiniment moins agréable que le précédent. Enfin, en continuant d'épuiser cette même racine par l'ébullition, on n'obtient de la décoction qu'un extrait noir, d'une saveur âcre, dans lequel on distingue à peine la saveur de la réglisse, parce que ce dernier est privé des substances douces, sucrées, qu'on en a séparées précédemment. Cet extrait de réglisse a les mêmes vertus que l'extrait de réglisse ordinaire : il est cependant plus adoucissant, parce qu'il est moins âcre.

Fiel de Taureau desséché.

On prend la quantité que l'on veut de fiels de taureau ou de bœuf bien récens : on les ouvre, et on fait couler la liqueur bilieuse dans une bassine d'argent : on fait évaporer cette liqueur jusqu'à ce qu'il reste une matière semblable à un extrait d'une consistance propre à former des pilules.

Si l'on emploie quatre livres de fiel, on obtient quatorze onces et demie d'extrait solide propre à former des pilules.

L'extrait de fiel de taureau est mis en usage depuis quelques années par plusieurs médecins, comme un excellent stomachique, pour lever et prévenir les obstructions occasionnées par de mauvaises digestions. La dose est de trois grains jusqu'à huit. On en fait prendre deux prises par jour, l'une le matin et l'autre le soir.

Vertus.
Dose.

Après avoir examiné tout ce qui concerne les extraits qu'on prépare avec de l'eau, l'ordre que nous nous sommes proposé exige que nous disions un mot sur les extraits préparés avec le vin.

Des Extraits préparés par décoction dans le vin.

Les extraits qu'on prépare avec le vin se font de la

même manière que ceux dont nous avons parlé jusqu'à présent. On peut les obtenir par décoction et par infusion. Ces extraits ont toujours une consistance molle : ils ne doivent pas être desséchés, comme ceux qu'on prépare suivant la méthode de La Garaye, à cause de la partie extractive du vin, qui est fort abondante : elle est saline, attire puissamment l'humidité de l'air ; elle reste mêlée, et fait partie de l'extrait du mixte. D'ailleurs, si on desséchait complètement ces extraits, on aurait beaucoup de peine à les conserver dans leur état de siccité. On emploie assez indifféremment le vin rouge et le vin blanc pour les préparer. Plusieurs de ces extraits entrent dans la composition des pilules de Staahl, dont nous parlerons en son lieu. Lorsqu'on emploie le vin au lieu d'eau dans la préparation des extraits, la partie spiritueuse se dissipe entièrement pendant l'évaporation ; mais les parties salines du vin agissent sur ces mêmes substances résineuses, et les réduisent dans l'état savonneux. A l'égard des purgatifs drastiques dont on prépare les extraits par le vin, les parties résineuses de ces purgatifs sont corrigées et adoucies par les parties salines du vin.

Extrait d'Absinthe préparé avec du vin.

Absinthe major récente,	} ãa	℔ xxv.
Vin rouge,		
Eau		q. s.

On prend de l'absinthe major récente : on la coupe

grossièrement : on la met dans une bassine d'argent, avec son poids égal de vin rouge : on ajoute une suffisante quantité d'eau : on fait bouillir ce mélange pendant une demi-heure : on passe avec forte expression : on fait bouillir le marc une seconde fois dans une suffisante quantité d'eau : on passe de nouveau avec expression : on filtre les liqueurs au travers d'un blanchet, et on les fait évaporer au bain-marie, jusqu'à consistance d'extrait.

De la même manière on prépare avec du vin l'extrait de *chardon bénit* et celui de *fumeterre*.

Ces trois extraits ne sont point d'usage en médecine ; ils entrent seulement dans la composition des pilules balsamiques de Staahl.

Remarques.

Il y a peu de dispensaires qui parlent d'extraits préparés avec du vin, et ceux qui en prescrivent dans quelques compositions, ne donnent point les doses de vin qu'on doit employer respectivement aux plantes, ce qui ferait présumer qu'on devrait employer en place d'eau tout le vin nécessaire pour faire les décoctions des plantes ; mais nous pensons qu'il n'est point exact de laisser indéterminée la dose de ce menstrue. Il n'en est pas du vin comme de l'eau : si l'on emploie une trop grande quantité d'eau pour préparer un extrait, il n'en résulte le plus souvent aucun inconvénient, si ce n'est cependant qu'on se se donne mal-à-propos la peine de la faire évaporer. Mais le vin laisse beaucoup d'extrait ; d'où il résulte que si l'on emploie le vin, sans poids ni mesure, pour préparer ces sortes d'extraits, ils seront ou trop chargés d'extrait de vin, ou ils n'en contiendront pas toujours la même quantité : ainsi il étoit nécessaire de déterminer cette dose, afin d'avoir des médicamens qui fussent, du moins à-peu-près, toujours de même : je dis à-peu-près, parce qu'on doit s'attendre que le même vin ne fournit pas toutes les années la même quantité d'extrait : on observe pareillement que les différens vins en rendent aussi des quantités différentes. Quoi qu'il en soit, il est certain qu'en employant toujours la même quantité de vin, et de même qualité, les différences seront infiniment moins grandes.

Des Extraits résineux, préparés avec des liqueurs spiritueuses et inflammables, ou des Résines proprement dites.

En faisant la distinction des différens sucs des végétaux, nous nous sommes suffisamment étendus sur les propriétés des résines liquides et solides, que la nature nous offre dans un état de pureté suffisant pour que nous ne puissions pas les confondre avec les autres substances qu'on tire des végétaux. Les résines qui vont nous occuper sont absolument de même nature que celles dont nous avons parlé ; mais dans les végétaux elles sont mêlées, dispersées, et même tellement combinées avec les autres substances, comme nous l'avons vu à l'article des extraits, qu'il faut absolument avoir recours à des moyens chimiques, pour les obtenir à part, et séparées des autres principes. Nous avons déja parlé de ces moyens à l'article des teintures spiritueuses, lorsque nous avons dit que l'esprit-de-vin est le dissolvant des résines ; mais nous avons fait remarquer aussi que le phlegme qu'il contient dissout en même temps un peu de matière extractive des corps qu'on lui présente : c'est ce qui nous reste à démontrer.

On tire les résines des végétaux par l'intermède de l'esprit-de-vin, et par celui de l'éther. Nous allons examiner d'abord celles qu'on prépare par l'esprit-de-vin, et nous parlerons ensuite de celles faites par l'éther.

Résine de Jalap préparée avec de l'esprit-de-vin.

On prend la quantité que l'on veut de jalap concassé ; on en tire la teinture, comme nous l'avons dit précédemment, par le moyen de six à huit fois son poids d'esprit-de-vin très-rectifié. On épuise le jalap de sa résine, en le faisant digérer encore deux ou trois fois dans de nouvel esprit-de-vin, mais avec de moindres quantités. On mêle toutes ces teintures ; on les filtre au travers d'un papier gris : on les soumet à la distillation au bain-marie, pour enlever à cette teinture la moitié ou les trois-quarts de l'esprit-de-vin qu'elle contient.

Alors on mêle la teinture concentrée avec vingt ou trente fois son volume d'eau filtrée : le mélange devient sur-le-champ blanc et laiteux : on le laisse en repos pendant un jour ou deux, jusqu'à ce qu'il soit suffisamment éclairci, et que la résine soit bien déposée; ensuite on décante l'eau : on trouve au fond du vaisseau la résine qui ressemble par sa consistance à de la térébenthine : on la met dans une capsule de verre, et on la fait sécher au bain-marie, jusqu'à ce qu'étant réfroidie, elle soit sèche et très-friable : c'est ce que l'on nomme *résine de jalap*.

On prépare de la même manière les résines de toutes les substances végétales.

Si l'on a employé quatre-vingts livres de bon jalap, on en tire environ dix livres de résine sèche et friable. Si le jalap est de moindre qualité, on tire à proportion moins de résine. Lorsque la résine de jalap est suffisamment desséchée, on est dans l'usage de la tortiller circulairement, comme le sont les fils d'archal tournés en stores.

La résine de jalap est un purgatif hydragogue, mais irritant : c'est pourquoi il faut administrer ce remède avec prudence, et éviter de le faire prendre aux personnes qui ont les fibres faciles à irriter. La dose est depuis quatre grains jusqu'à douze grains, prise en bols ou en pilules.

Vertus.

Dose.

REMARQUES.

Lorsqu'on ne fait qu'une petite quantité de résine de jalap, on se sert ordinairement d'un matras de verre : mais ces sortes de vaisseaux sont très-incommodes, et même dangereux. Lorsqu'on opère sur cent livres de jalap, par exemple, on est obligé de multiplier ces vaisseaux, et de les placer au bain de sable pour en tirer la teinture. Si par accident un se casse, il fait casser les autres ; le feu prend à l'esprit-de-vin, et peut occasionner un incendie en fort peu de temps. Pour remédier à cet inconvénient, il convient de faire ces infusions et ces digestions dans le bain-marie d'étain d'un grand alambic qu'on recouvre de son couvercle d'étain ou de son chapiteau. Mais le couvercle est plus commode, en ce qu'on le lève plus aisément pour remuer la matière de temps en temps avec une spatule étroite de bois : on s'arrange pour faire cette agitation, et on attend que les vaisseaux et l'esprit-de-vin soient un peu réfroidis.

L'esprit-de-vin, pendant la première digestion sur le jalap, ne dissout pas toute la résine, parce que, lorsqu'il en est saturé à un certain point, il cesse d'agir : c'est à dessein d'épuiser cette racine de sa résine, du moins autant que cela est possible, que nous avons recommandé plusieurs infusions. Le but qu'on se propose, en séparant une partie de l'esprit-de-vin par la distillation, est d'en diminuer le volume, ainsi que celui de l'eau qui est nécessaire pour parvenir à précipiter toute la résine, et enfin pour ne point perdre cet esprit-de-vin qui peut servir encore à la même opération.

Lorsqu'on mêle la teinture de jalap avec de l'eau, l'esprit-de-vin quitte la résine pour se mêler à l'eau, en vertu de sa plus grande affinité : le mélange devient blanc et laiteux sur-le-champ, à raison de extrême division où se trouve la résine à l'instant de sa précipitation : c'est le propre des substances huileuses de blanchir l'eau, lorsqu'elles sont ainsi divisées et interposées entre ses molécules : l'esprit-de-vin trop affoibli ne peut plus tenir la résine en dissolution. Pendant la précipitation de cette résine, une partie de la substance extractive que l'esprit-de-vin a dissoute, se mêle avec l'eau ; elle y reste en dissolution avec une petite quantité de la résine la plus fluide : ce dont on peut s'assurer en faisant évaporer l'eau qu'on a décantée. Aussitôt qu'elle vient à s'échauffer, la résine se sépare, se précipite, tandis que la substance extractive se réduit en extrait par l'évaporation de presque toute la liqueur. Ce phénomène a lieu, quelque rectifié que soit l'esprit-de-vin ; ainsi c'est une preuve bien complète de ce que nous avons avancé précédemment. Mais l'eau, pendant la précipitation de la résine, ne dissout pas toute la substance extractive dont l'esprit-de-vin s'était chargé ; il en reste une certaine quantité de combinée avec la résine, que cette dernière défend de l'action de l'eau.

La résine de jalap, renfermée dans les cellules des racines sèches, doit y être dans un état de siccité parfaite : et elle y est en effet : cependant elle a une consistance liquide en se précipitant, ce qui oblige de la dessécher après qu'on l'a séparée de l'eau. Toutes les résines qu'on prépare avec de l'esprit-de-vin sont dans le même cas. Je ne sache pas que personne ait expliqué ce fait : pour moi, je pense que ces différences viennent : 1.º de l'huile essentielle de l'esprit-de-vin, dont une grande partie se combine avec la résine, et qui reste combinée, même après la precipitation, ce qui est plus que suffisant pour liquéfier considérablement.

2.º La substance extractive que la résine entraîne avec elle pendant sa précipitation, retient, quoique combinée avec cette résine, une certaine quantité d'eau : ce sont par conséquent, deux liquides combinés avec cette résine, qui diminuent d'autant la consistance qu'elle avait, lorsqu'elle était renfermée dans les cellules des racines. Ce raisonnement est d'ailleurs confirmé par l'expérience. J'ai fait dessécher au bain-marie, dans un alambic de verre, douze onces de la résine de jalap que je venais de préparer : elle a fourni beaucoup d'eau chargée d'huile de vin, ce que j'ai reconnu par l'odeur. Cette eau était un peu laiteuse à raison de la portion la plus ténue de cette huile, qui lui était mêlée ; il est resté cinq onces cinq gros de résine sèche.

Quelques personnes font bouillir la résine de jalap dans de l'eau, afin de la durcir ; mais j'ai remarqué qu'elle se décomposait considérablement : il vaut beaucoup mieux la dessécher de la manière que nous l'avons dit.

Si, pour préparer la résine de jalap, on se sert d'esprit-de-vin très-rectifié, on tire une moindre quantité de résine que lorsqu'on emploie de l'esprit-de-vin faible ; ces différences sont considérables. Cela vient de ce que, lorsque l'esprit-de-vin a dissous une certaine quantité de résine, la substance gommeuse du jalap ne pouvant point se dissoudre dans l'esprit-de-vin très-rectifié, défend la résine restante, et l'empêche d'être attaquée par l'esprit-de-vin qu'on lui présente. Il arrive le contraire, si l'on emploie de l'esprit-de-vin faible. La partie aqueuse de cet esprit-de-vin ramollit ou dissout en partie cette matière gommeuse, de sorte que la résine se trouve toujours à nu et en état d'être attaquée par la partie spiritueuse de l'esprit-de-vin. Mais alors la résine de jalap se trouve mêlée de beaucoup de matière gommeuse et extractive : dans ce cas, il faut, après qu'on a tiré par la distillation, tout l'esprit-de-vin qu'on en peut tirer, laver la résine dans beaucoup d'eau, et la changer jusqu'à ce qu'elle sorte claire : ensuite on fait sécher cette résine, comme nous l'avons dit précédemment.

Lorsqu'on pulvérise cette résine, elle occasionne des ophthalmies et des cuissons dans la gorge, et fait éternuer considérablement.

Les végétaux ne contiennent pas tous la même quantité de résine, et celle qu'ils renferment ne se trouve pas toujours combinée de la même manière : c'est ce qui est cause que plusieurs sont difficiles, et peut-être même impossibles à épuiser entièrement de toute leur résine, par un grand nombre d'infusions successives dans l'esprit-de-vin : il y en a toujours une portion qui est défendue de l'action de l'esprit-de-vin, parce qu'elle est combinée et recouverte, par la partie gommeuse qui empêche que l'esprit-de-vin ne puisse la toucher immédiatement. Le jalap, ainsi épuisé par l'esprit-de-vin, fournit, à l'aide de l'eau bouillante, un extrait gommeux, qui contient encore de la résine. On lui donne le nom d'*extrait gommeux de jalap*.

Vertus.

L'*extrait gommeux de jalap* est quelquefois employé dans la médecine. Comme il est privé de la plus grande partie de sa résine, il est un purgatif plus doux que le jalap en substance; il n'occasionne pas de chaleurs d'entrailles, comme le fait souvent la résine de jalap, et il pousse beaucoup par les urines.

Dose. La dose de cet extrait est depuis six grains jusqu'à un demi-gros.

Résine de Scammonée.

Douze livres et demie de scammonée d'Alep, traitée comme le jalap, rendent cinq livres et demie de résine sèche et friable. Le résidu, bouilli ensuite dans une suffisante quantité d'eau, et traité pour en tirer l'extrait, a fourni une livre quatre onces d'*extrait gommeux*.

Vertus. La résine de scammonée est un purgatif hydragogue, irritant comme celui de jalap, et qui demande à être administré avec les mêmes précautions.

Dose. La dose est depuis quatre grains jusqu'à douze, prise en bols, en pilules, ou en opiat.

Résine de Turbith.

Le turbith est la racine d'une plante qui croît dans les Indes orientales, sur-tout dans l'île de Ceylan et dans le Malabar. Cette plante est du genre des *convolvulus*. On nous envoie cette racine séchée et vide de son cœur; ce n'est, pour ainsi dire, qu'une écorce très-épaisse de cette racine :

ordinairement elle se contourne pendant la dessication. Une livre de turbith traitée convenablement avec l'esprit-de-vin, rend depuis dix jusqu'à douze gros de résine.

On peut, si l'on veut, tirer du turbith, qui a fourni sa résine, un extrait gommeux par le moyen des décoctions dans l'eau, de la même manière que nous l'avons dit pour le jalap.

Vertus. La résine de turbith est un purgatif hydragogue, qui agit en irritant, comme les résines purgatives de même espèce, et qui demande à être administré avec la même prudence. *Dose.* La dose est depuis quatre grains jusqu'à douze.

Remarques.

Le jalap, le turbith et la scammonée, sont des substances inodores, qui ne fournissent point d'huile essentielle par la distillation. Cependant nous venons de voir qu'elles contiennent une substance vraiment résineuse : or, nous verrons que cette espèce de substance appartient originairement aux huiles essentielles, et qu'elle en a fait partie; nous devons la considérer même comme le résidu qu'elles laissent après qu'elles sont desséchées. Il y a dans nos climats un grand nombre de végétaux dans le même cas : telles sont les plantes inodores, et qui, par cette raison, ont passé jusqu'à présent pour ne point contenir de résine, parce qu'on ne peut l'obtenir par le moyen qu'on emploie ordinairement, quoique dans l'esprit-de-vin elles ne fournissent des teintures très-chargées. Mais on peut attribuer cette différence à ce que ces plantes effectivement sont moins fournies de résine, et que d'ailleurs celle qu'elles contiennent est réduite dans un état savonneux par les sels essentiels dont elles abondent : l'esprit-de-vin dissout ces espèces de savons sans les décomposer. Dans d'autres végétaux, il paraît que leur résine forme, avec les autres principes, des combinaisons singulières qu'on pourrait comparer au succin : tel est, par exemple, le safran, qui fournit indifféremment ses principes dans l'eau et dans l'esprit-de-vin, mais sans donner de résine dans l'esprit-de-vin, comme la plupart des autres substances : la cochenille est dans le même cas. Nous avons fait remarquer précédemment que ces teintures déposaient, au bout d'un certain temps, des matières qui ne sont ni gommes, ni résines pures : ce sont ces substances que nous comparons ici au succin, pour raison de la combinaison de leurs principes seulement, parce qu'elles se dissolvent mal dans l'eau et dans l'esprit-de-vin, et que d'ailleurs elles sont inflammables comme le succin.

C'est en conséquence de toutes ces observations, et des connaissances que j'ai acquises sur l'éther, que je me suis déterminé à mêler un grand nombre de corps avec cette liqueur : j'étais bien persuadé qu'elle devait être un menstrue convenable pour ne dissoudre que les résines seules, sans toucher aux autres substances des mixtes, et qu'elle devait par conséquent être très-propre à remplir les vues que je me proposais alors, qui étaient d'ajouter quelques perfections à l'analyse végétale et animale. J'ai consigné les expériences que j'ai faites sur cet objet dans ma Dissertation sur l'éther, page 150 et suivantes : je les ai rangées par ordre alphabétique, parce que j'ai pensé qu'elles n'étaient pas encore assez nombreuses pour faire voir la liaison qu'elles ont les unes avec les autres : c'est ce qui m'a engagé à en faire de nouvelles, qui concourent au même but. Elles m'ont mis à portée de reconnaître dans plusieurs plantes des principes qu'on y avait jamais soupçonnés avant moi. Mon dessein était de découvrir alors de quelle nature sont les principes de certaines plantes, qui colorent les huiles et les graisses. Dans le temps que j'ai publié mes expériences, je me proposai de les suivre ; c'est ce qui m'a déterminé à les donner alors, dépouillées de tout raisonnement. C'est une carrière nouvelle que j'ai ouverte : il fallait examiner les matériaux, et rassembler beaucoup de faits avant que de former des raisonnemens.

Résine de Coloquinte.

On prend une livre de chair de coloquinte, exempte de graines, et coupée menue : on la met dans un matras avec dix-huit livres d'esprit-de-vin : on place le matras sur un bain de sable chaud, et on le laisse pendant vingt-quatre heures ; au bout de ce temps on filtre la liqueur : on verse sur le marc une pareille quantité d'esprit-de-vin, et on fait digérer comme la première fois : on filtre la liqueur : on la réunit avec la première, et on la met en distillation au bain-marie pour en tirer la plus grande partie de l'esprit-de-vin : on verse beaucoup d'eau dans la liqueur qui reste dans le bain-marie ; la résine se sépare ; on l'ôte du vaisseau, et on la fait dessécher, soit au bain-marie, soit à une chaleur douce au bain de sable. J'ai obtenu d'une livre de coloquinte trois onces deux gros vingt-quatre grains de résine jaunâtre fort âcre.

Boulduc, qui a examiné plusieurs purgatifs drastiques, dit (Mémoires de l'académie, année 1701, page 16) n'avoir retiré d'une pareille quantité de coloquinte, qu'une once de résine : ce qui fait présumer que la coloquinte, comme les autres végétaux, est sujette à varier dans ses principes prochains.

Vertus.   La résine de coloquinte est un purgatif si violent, si inflammatoire, qu'il ne doit être employé que par des gens habiles, à des doses infiniment petites, et jamais seul.

Des Résines tirées par le moyen de l'éther sulfurique.

On prend la quantité que l'on veut de jalap concassé : on le met dans un matras : on verse par-dessus de l'éther rectifié jusqu'à ce qu'il en surnage un peu au-dessus du jalap : on bouche l'ouverture du matras, le plus exactement possible : on fait digérer le mélange à froid pendant deux ou trois jours, ayant soin de l'agiter de temps en temps. Au bout de ce temps, on décante la liqueur : on la met dans une cucurbite de verre, que l'on recouvre de son chapiteau, et on fait distiller tout l'éther au bain-marie, à une chaleur très-douce. Il reste au fond du vaisseau la résine de jalap sèche et friable, qu'on détache avec une spatule de fer.

On prépare de la même manière toutes les résines avec l'éther.

Remarques.

L'éther dissout les résines infiniment mieux que l'esprit-de-vin ; mais c'est lorsqu'elles sont pures ; quand la résine est combinée avec les autres substances des mixtes, comme elle l'est dans le jalap, il n'en dissout qu'une petite quantité, parce qu'elle est défendue par les autres principes sur lesquels l'éther n'a point d'action, et que l'esprit-de-vin, au contraire, attaque sensiblement. C'est par cette raison qu'on tire, par le moyen de l'éther parfaitement rectifié, une bien moindre quantité de résine du jalap, que par l'esprit-de-vin rectifié, et moins par ce dernier que par l'esprit-de-vin faible.

On peut, si l'on veut, au lieu de distiller l'éther pour en séparer la résine, le laisser dissiper. Cette manière est très-commode ; mais dans ce cas on perd l'éther. Lorsqu'on mêle ces teintures avec un peu d'eau pour en séparer la résine, comme cela se pratique à l'égard des résines qu'on prépare avec de l'esprit-de-vin, on remarque que le mélange blanchit un peu, mais infiniment moins que les teintures faites avec de l'esprit-de-vin.

C'est par la méthode que je viens de donner, que

je suis parvenu à tirer de la résine de toutes les plantes inodores parfaitement sèches que j'ai traitées avec de l'éther. Il serait trop long de les énoncer toutes ici; j'en citerai seulement plusieurs exemples qui suffiront pour avoir une idée des autres. Ces plantes sont la pariétaire, la mercuriale, les feuilles de violier, la morelle, le chardon bénit, le plantain, etc. J'ai tiré aussi de la résine, de la pulpe de casse parfaitement desséchée au bain-marie.

De la Distillation.

Nous nous proposons de traiter ici de la distillation, seulement pour ce qui concerne la pharmacie: uotre intention n'est point d'examiner l'analyse et la décomposition des corps : cette partie est entièrement du ressort de la chimie. *Voyez* ma Chimie expérimentale et raisonnée.

Nous ne parlerons que de la distillation de l'eau, et des eaux distillées d'usage dans la médecine. J'ai pensé qu'il était convenable de parler de ces préparations immédiatement après les infusions et les décoctions, parce que ces derniers sont le plus souvent des préliminaires à la distillation.

La distillation est une opération par le moyen de laquelle on sépare, à l'aide du feu, les substances volatiles d'avec les fixes, ou une évaporation qu'on fait dans les vaisseaux appropriés, afin de recueillir et conserver à part les substances que le feu fait évaporer.

On a toujours distingué trois espèces de distillations,

qu'on a distinguées sous trois dénominations différentes, savoir : *per ascensum*, *per latus*, et la troisième *per descensum*. J'avais suivi cet ordre dans les deux premières éditions de cet ouvrage ; mais en réfléchissant mieux sur ces trois espèces de distillations, je me crois fondé à les réduire à deux, savoir, celle *per ascensum*, et celle *per descensum*.

La distillation *per ascensum* est celle qu'on fait dans les alambics ordinaires : le feu est placé sous le vaisseau qui contient la matière qu'on soumet à la distillation. La chaleur fait élever au haut du vaisseau les vapeurs : elles se condensent en liqueur dans le chapiteau : cette liqueur coule par un tuyau qu'on a pratiqué à un des côtés du chapiteau.

La distillation qu'on nomme *per latus*, ou par le côté, est celle qu'on fait dans une cornue : le feu est placé de même, sous le vaisseau : les vapeurs s'élèvent perpendiculairement, entrent dans le col de ce vaisseau, s'y condensent et distillent par le côté. Il est évident qu'il n'y a point de différence essentielle entre ces deux distillations, et qu'elles se font toutes les deux *per ascensum*.

La distillation *per descensum* a lieu lorsqu'on met le feu au-dessus de la matière qu'on veut distiller : les vapeurs qui se dégagent des corps, ne pouvant s'élever comme dans la distillation ordinaire, sont forcées à se précipiter dans le vaisseau inférieur placé à ce dessein.

Par exemple, on pose un linge sur un verre à boire : on met sur ce linge, qui doit être un peu lâche, des clous de girofle concassés ; on met par-dessus cet appareil un bassin de balance, qui joint le plus exactement qu'il est possible les parois du verre : on remplit de cendres chaudes la partie concave du bassin de balance : la chaleur agissant sur le girofle, en dégage du phlegme et de l'huile essentielle qui se rassemble au fond du verre : c'est ce qu'on nomme distiller *per descensum*.

De ces trois manières de distiller, il n'y a que la distillation *per ascensum* qui soit d'usage dans la pharmacie. Nous ne parlerons que de celle-là.

Les vaisseaux qui servent à la distillation des eaux sont des alambics d'argent, ou de cuivre étamé, ayant leur bain-marie en étain : on n'emploie guères ces derniers à feu nu, à cause de la grande fusibilité de l'étain. Les anciens se servaient d'alambics de plomb ; mais outre qu'ils ont l'inconvénient de se fondre comme ceux d'étain, leur surface se rouille, se dissout dans les eaux et leur communique de mauvaises qualités. On a remarqué que l'eau qui passe dans des tuyaux de plomb occasionne la dysenterie, ce qui est confirmé tous les jours par l'expérience : elle donne en outre la colique de Poitou à certains tempéramens délicats.

Distillation de l'eau.

L'eau est une substance liquide, transparente, sans couleur, sans odeur, sans saveur ; lorsqu'elle est parfaitement pure ; elle est d'ailleurs volatile.

L'eau la plus pure que nous fournit la nature, est celle qu'on peut recueillir de la pluie, ou de la neige, mais après que l'air a été nettoyé par quelques jours de pluie, des matières terrestres, etc., que les vents emportent même à des hauteurs considérables.

L'eau des pluies qui passe sur les toits, et qu'on ramasse, n'est pas pure à beaucoup près : elle est chargée de sels terreux qu'elle a dissous des tuiles ou des ardoises.

L'eau des rivières n'est pas toujours pure : le temps où elle l'est davantage, est lorsqu'elles sont moyennement hautes, et qu'elles sont d'ailleurs parfaitement claires et limpides : dans le temps de leurs crues, elles dissolvent une certaine quantité de sulfate de chaux des argilles qui les bordent.

Il est difficile de rencontrer dans la nature de l'eau parfaitement pure, telle qu'il faut qu'elle soit pour plusieurs opérations de la chimie et de la pharmacie ; on est donc obligé d'avoir recours à la distillation pour la purifier. On y parvient par le procédé suivant, et on se sert pour cela de l'appareil des vaisseaux dont nous avons donné la description précédemment.

On met dans un alambic de cuivre étamé la quantité d'eau que l'on veut : on place ce vaisseau dans un fourneau : on adapte le chapiteau, et au bec du chapiteau on ajuste le serpentin, et un récipient au bec du serpentin : on lute les jointures des vaisseaux avec du papier imbibé de colle de farine, on emplit d'eau froide le réfrigérant et la cuve du serpentin : on procède à la distillation pour tirer environ les sept-huitièmes de l'eau employée : on conserve dans une bouteille l'eau qui a passé pendant la distillation.

Nous allons présentement examiner les eaux distillées, ou la distillation des plantes avec de l'eau.

On peut diviser les eaux distillées qu'on emploie dans la médecine, en simples et en composées, odorantes ou inodores ; en distillant les eaux simples, on obtient souvent des huiles essentielles.

Les eaux simples ou composées sont encore spiritueuses ou non spiritueuses, c'est-à-dire, préparées avec de l'esprit-de-vin ou avec de l'eau. Nous donnerons des exemples de ces différentes eaux : ils seront suffisants pour faire entendre la manipulation des autres. Nous allons commencer par les eaux simples et composées, qui ne sont ni odorantes ni spiritueuses.

Distillation des eaux simples des plantes inodores, en prenant pour exemple celle de Plantain.

On prend la quantité que l'on veut de grand plantain lorsqu'il est dans toute sa vigueur : on en remplit la moitié d'une cucurbite de cuivre étamé. On met dans ce vaisseau une suffisante quantité d'eau, de manière que la plante nage assez pour qu'elle ne s'attache pas au fond du vaisseau sur la fin de la distillation.

On couvre la cucurbite de son chapiteau : on place l'alambic dans un fourneau : on lute les jointures des vaisseaux avec du papier imbibé de colle de farine ou d'amidon ; on remplit d'eau le réfrigérant : on ajuste au bec de l'alambic le serpentin qu'on a rempli d'eau froide ; on arrange un récipient au bout du serpentin pour recevoir la liqueur à mesure qu'elle distille. On échauffe le vaisseau par degrés, jusqu'à faire bouillir l'eau qu'il contient, et on fait distiller environ le quart de l'eau qu'on a mise dans l'alambic : c'est ce que l'on nomme *eau distillée de plantain.*

On prépare de la même manière toutes les eaux des plantes inodores suivantes :

centinode,	jouharbe,
bourrache,	scorsonère,
aigremoine,	fleurs de tilleul,
quintefeuille,	laitue,
pourpier,	mauve,
buglosse,	chardon bénit,
euphraise,	scabieuse,
morelle,	pariétaire,
argentine,	verveine, etc.
coquelicot,	

REMARQUES.

Plusieurs pharmacopées recommandent d'employer le suc exprimé, ou une forte décoction des mêmes plantes, en place d'eau commune. Mais cette manipulation n'est point nécessaire ; les eaux distillées qu'on en retire n'en sont pas plus chargées de principes. D'autres dispensaires prescrivent de distiller ces plantes au bain-marie ; mais cela est absolument inutile : il vaut mieux les distiller à feu nu : les substances de ces plantes qui peuvent monter avec l'eau, s'élèvent plus facilement qu'au bain-marie. On ne doit faire distiller que la moitié ou environ de l'eau mise dans l'alambic : si on en distillait davantage, il pourrait arriver que les plantes s'attacheraient et brûleraient au fond du vaisseau, et donneraient une odeur désagréable à ces eaux : l'alambic ne doit être plein qu'à moitié ou aux trois-quarts tout au plus, parce que la plupart de ces plantes, sur-tout celles qui sont mucilagineuses, se gonflant prodigieusement dans les commencemens de la distillation, la décoction passerait en substance : les herbes boucheraient le tuyau de l'alambic, et pourraient faire sauter le chapiteau. Lorsque la décoction a passé ainsi en substance, il faut la verser dans l'alambic, et conduire la distillation en ménageant le feu davantage.

On regarde les eaux distillées des plantes inodores, comme n'ayant aucune vertu médicinale, parce que l'on croit qu'elles ne sont chargées d'aucun principe, et qu'elles ne rendent point d'huile essentielle par la distillation : on pense qu'elles ne diffèrent point de l'eau pure : je crois ce sentiment trop général : je me propose de démontrer qu'elles contiennent des principes qui ont passé avec l'eau pendant la distillation.

1.º Toutes les eaux distillées de plantes inodores ont, comme nous l'avons dit, une odeur et une saveur que n'a point l'eau pure.

2.º Elles éprouvent en vieillissant, un mouvement de fermentation qui fait déposer dans toutes une matière mucilagineuse : quelques-unes s'aigrissent et deviennent acidules : dans d'autres, il se forme de l'alcali volatil, ce qui n'arrive point à l'eau pure; d'ailleurs, de ce qu'on n'a pu tirer de l'huile essentielle de toutes ces plantes par la distillation ordinaire, ce n'est pas une raison pour conclure qu'elles n'en contiennent pas. Dans différentes expériences faites sur cette matière, j'ai remarqué que que les fleurs de noyer rendent une quantité très-sensible d'huile essentielle qui n'a aucune odeur : elle est d'un blanc mat et d'une consistance très-solide : enfin elle monte au degré de chaleur de l'eau bouillante. Seroit-il impossible que d'autres plantes fournissent aussi de l'huile essentielle ? Je pense qu'il y a encore sur cette matière une grande suite d'expériences à faire.

On remarque, après la distillation de la plupart de ces plantes, un cercle mince de substance résineuse qui s'est desséchée contre les parois de l'alambic : ce qui prouve, d'après ce que nous avons dit précédemment, que ces plantes ont contenu des huiles essentielles, puisque les résines ne sont que ces mêmes huiles essentielles desséchées. Les eaux distillées des plantes inodores ont donc des odeurs et des saveurs qu'elles communiquent aux potions dans lesquelles on les fait entrer.

Après la distillation des eaux, il reste dans l'alambic la décoction des plantes : on la passe avec expression : on tire, ou le *sel essentiel* ou l'*extrait*, de la manière que nous l'avons dit précédemment. Mais ces extraits sont toujours moins bons que ceux qu'on prépare par une légère ébullition de ces mêmes plantes, à cause de la longueur de l'ébullition qu'elles ont éprouvée dans l'alambic ; d'ailleurs la chaleur y est plus forte que dans l'eau qui bout à l'air libre: elle est suffisante pour détruire une partie du principe résineux.

Eau des trois Noix.

♃ Châtons de noyer........................... ℔ iv.
Eau de rivière........................... ℔ xx.

Distillez et conservez l'eau distillée jusqu'au mois de juin : alors,

♃ Noix à peine formées....................... ℔ iv.

Eau distillée ci-dessus, la totalité.

Puis distillez et gardez cette eau jusqu'au mois d'août : alors,

♃ Des noix presque mures.................... ℔ iv.

Eau distillée ci-dessus, distillée de nouveau.

Il y a des substances qu'il faut de nécessité distiller au bain marie, quoiqu'elles fournissent des eaux inodores ; tels sont les limaçons et le frai de grenouilles : comme ces substances sont mucilagineuses, elles s'attacheraient et brûleraient au fond de l'alambic, si on les distillait à feu nu.

Eau de frai de Grenouilles.

On met dans le bain-marie d'un alambic la quantité que l'on veut de frai de grenouille sans eau : on emplit d'eau la cucurbite de cuivre : on arrange le chapiteau sur le bain-marie d'étain, ainsi que le reste de l'appareil dont nous avons parlé précédemment. On procède à la distillation jusqu'à ce que le frai de grenouilles soit entièrement desséché.

Si l'on a employé quatorze livres de frai de grenouilles, on tire ordinairement environ sept pintes d'eau distillée, et il reste dans l'alambic quatre onces et demie de matière desséchée.

Cette eau passe pour être rafraîchissante. on s'en sert aussi à l'extérieur comme cosmétique, pour décrasser le visage et pour tenir le teint frais. *Vertus.*

Eau de Limaçons.

℞ Limaçons de vignes........................ ℔ iij.
Petit-lait............................... ℔ iv.

On nettoie les limaçons en les faisant tremper dans l'eau pendant environ un quart-d'heure : on les concasse ensuite dans un mortier de marbre : on les met dans le bain-marie d'un alambic : on verse par-dessus le petit-lait : on procède à la distillation, comme nous l'avons dit précédemment, et on retire deux livres de liqueur.

Cette eau passe pour être humectante, rafraîchissante et propre pour les rougeurs de la peau : on s'en sert pour décrasser le visage. Prise intérieurement, on la dit bonne pour le crachement de sang, pour la néphrétique, pour les ardeurs d'urine. La dose est depuis une once jusqu'à six. *Vertus.* *Dose.*

Des Eaux simples des plantes odorantes et des plantes âcres.

Les eaux distillées qui vont nous occuper, diffèrent considérablement de celles des plantes inodores; elles sont chargées du principe odorant des végétaux: principe particulier, auquel le célèbre Boerhaave a donné le nom d'*esprit recteur*. Je crois être bien fondé à regarder cet esprit recteur des végétaux comme la portion de leur huile essentielle la plus ténue et la plus subtile. Il se présente ordinairement sous forme de gaz. Il faut, pour retenir cette substance, lui présenter quelques liqueurs avec lesquels elle puisse se combiner, et se fixer à mesure qu'elle se dégage des végétaux, comme il arrive dans la distillation des plantes, soit à l'eau, soit sans eau: l'humidité que fournissent les plantes, est suffisante pour retenir ce principe en grande partie.

Afin de mettre de l'ordre dans ce que nous avons à dire sur la distillation des plantes aromatiques, nous examinerons d'abord la méthode de Boerhaave, pour obtenir l'esprit recteur des végétaux, et les propriétés de ce principe; ensuite nous examinerons la distillation de ces mêmes plantes, pour avoir leurs eaux distillées et leurs huiles essentielles.

Esprit recteur et Eaux essentielles des plantes, en prenant pour exemple le thym.

On prend la quantité que l'on veut de thym récemment cueilli et en fleurs : on le met dans le bain-marie d'un alambic : on l'humecte avec une très-petite quantité d'eau : on n'ajoute point d'eau aux plantes qui sont plus succulentes. On procède à la distillation, comme nous l'avons dit précédemment. Il s'élève, à un degré de chaleur inférieur à celui de l'eau bouillante, une liqueur parfaitement claire, très-odorante. On cesse la distillation lorsqu'on a fait passer environ deux ou trois gros de liqueur pour chaque livre de thym : c'est ce que l'on nomme *esprit recteur de thym*. Si l'on continue la distillation jusqu'à ce que les plantes soient sèches, on tire une plus grande quantité de liqueur : si on laisse ces liqueurs ensemble, sans les séparer, on obtient alors ce que l'on nomme *eau essentielle de thym*.

On tire de la même manière tous les esprits recteurs, et toutes les eaux essentielles des végétaux odorans et des plantes âcres, comme du raifort sauvage, du cresson, du cochléaria, etc.

Les esprits recteurs des végétaux ne sont pas d'usage en médecine. Ce n'est pas qu'ils soient sans vertus : au contraire, ils en ont beaucoup ; mais ces vertus ne sont pas encore assez connues ; cependant on peut supposer qu'ils ont les mêmes vertus que les plantes qui les ont fournis.

Remarques.

L'esprit recteur des végétaux contient lui seul la plus grande partie de leur odeur : elle se trouve en quelque manière rassemblée sous un très-petit volume de liqueur. Si l'on expose à l'air la liqueur qui le contient, l'esprit recteur se dissipe, et elle perd son odeur en peu de jours : la liqueur qui reste est insipide, et n'a que très-peu diminué de son poids. Il y a lieu de présumer que si l'on parvenait à séparer l'eau qui se trouve mêlée avec l'esprit recteur, il s'enflammerait comme l'éther auquel nous le comparons. On est en droit de soupçonner qu'il est inflammable, par la propriété qu'a de s'enflammer celui qui s'exhale de la fraxinelle. On sait que lorsque cette plante est sur pied, et dans un état de maturité convenable, elle exhale à l'entrée de la nuit une vapeur qui s'enflamme aussitôt qu'on en approche une bougie allumée. Or, cet effet ne peut venir que d'une huile éthérée qui, en se dissipant, forme un atmosphère autour de la fraxinelle. Cette plante, d'ailleurs, lorsqu'on la distille à ce point de maturité, fournit beaucoup d'esprit recteur, mais qui n'est plus inflammable, à cause de l'humidité de la plante qui distille avec lui.

Pour avoir plus de connaissances sur la nature de cette liqueur éthérée des végétaux, il faudrait pouvoir la retenir à part, ce qui paraît difficile : lorsque cet esprit recteur est seul, il est sous forme de gaz et incoërcible.

Toutes les plantes odorantes ne fournissent point la même quantité d'esprit recteur : celles qui en rendent le plus sont celles qui ont beaucoup d'odeur, et qui fournissent peu d'huile essentielle par la distillation, comme la rhue, le *mensthastrum*, etc. Il s'en faut de beaucoup qu'on retienne tout ce qu'une plante en peut fournir; il s'en dissipe ordinairement une quantité considérable par les jointures des vaisseaux.

Toutes les plantes liliacées, comme le lis, la jacinthe, la tubéreuse, le jasmin, etc., ne fournissent que peu ou point d'esprit recteur : il est si volatil dans ces fleurs, qu'on ne peut l'obtenir par la distillation : il faut, pour retenir l'odeur de ces fleurs avoir recours à l'esprit-de-vin, comme nous l'avons dit; et aux huiles grasses, comme nous le dirons à l'article des huiles par infusion.

Il convient encore de ne point hacher ni piler les plantes dont on veut tirer l'esprit recteur, parce que pendant cette division, il s'en dissipe considérablement.

L'esprit recteur, dit Boërhaave, est le principe de l'odeur et de la volatilité des huiles essentielles. Lorsque les plantes ont fourni leur esprit recteur, et qu'on les a desséchées entièrement au bain-marie, elles ne fournissent plus d'huile essentielle par la distillation à l'eau.

Le sentiment de Boërhaave est vrai, si on le prend à la rigueur ; mais plusieurs plantes, comme je l'ai remarqué, ne rendent point tout leur esprit recteur pendant leur dessiccation dans un bain-marie clos : il en reste une grande partie combinée avec l'huile essentielle renfermée dans les cellules de ces mêmes végétaux; et quelque bien desséchés qu'ils soient, ils fournissent encore de l'huile essentielle en les distillant avec de l'eau. J'ai fait ces expériences sur le thym, la sabine, les fleurs de lavande, et les fleurs d'oranger; mais il est vrai qu'elles en fournissent une moindre quantité, et que celles qu'elles rendent est aussi beaucoup moins odorante que si ces végétaux n'eussent point été desséchés.

Lorsqu'on veut avoir l'esprit recteur des plantes exotiques, comme des feuilles de dictame de Crète, etc., et des bois secs qui nous sont envoyés de loin, comme celui de sassafras, de Rhodes, etc.: on réduit les bois en copeaux menus, par le moyen d'un rabot : on met ces substances dans le bain-marie d'un alambic : on ajoute une suffisante quantité d'eau pour qu'elles trempent entièrement : on les laisse macérer pendant quelques jours, ou jusqu'à ce qu'elles soient suffisamment pénétrées par l'eau : alors on procède à la distillation, comme nous l'avons dit précédemment.

Des Eaux distillées des plantes aromatiques, et des Huiles essentielles, en prenant pour exemple l'eau distillée et l'huile essentielle de thym.

On met dans un grand alambic de cuivre étamé environ quarante livres de thym récemment cueilli et en fleurs, avec une suffisante quantité d'eau pour que les plantes soient parfaitement baignées par l'eau. On lute le chapiteau à la cucurbite, et le serpentin au bec du chapiteau : ou remplit d'eau le réfrigérant et le serpentin : on ajuste un grand récipient pour recevoir la liqueur qui doit distiller, ou, pour plus de commodité, on se sert d'un récipient de verre, long, étroit par le haut, et large par le bas, fait à-peu-près comme une poire alongée, au ventre de ce vaisseau on a soudé un tube de verre, fait en S par le haut, qui s'élève jusqu'à deux ou trois pouces au-dessous de son orifice, et qui produit l'effet d'un siphon. (*Voyez* la planche de l'alambic, *figure* 6, p. 11.) On se sert de ce récipient T, en place du petit ballon N, *figure* 4. Avant que de placer ce vaisseau au bec du serpentin, il faut le remplir d'eau pure ou d'eau distillée de la même plante jusqu'au dessus de l'ouverture T. L'eau seule sort par ce tube à mesure qu'elle distille, tandis que l'huile reste nageante dans la partie supérieure de ce vaisseau : si ce vaisseau ne contenait pas d'abord une certaine quantité d'eau, une partie de l'huile qui vient dans le commencement de la distillation, s'introduirait dans le tube, et passerait avec l'eau distillée. Ce vaisseau est très-commode pour la distillation des huiles essentielles qui nagent sur l'eau, en ce qu'on n'est pas obligé de changer le récipient continuellement, parce qu'il ne peut jamais se remplir entièrement : l'huile essentielle occupe toujours la partie supérieure, tandis que l'eau qui distille s'écoule à mesure par le bec du siphon : on place sous le siphon une terrine ou seau, pour recueillir cette eau ; mais si l'huile essentielle qu'on distille est pesante, qu'elle aille au fond de l'eau, alors il faut se servir d'un récipient ordinaire. Lorsque tout est ainsi disposé, on procède à la distillation par un feu gradué qu'on augmente jusqu'à ce que la liqueur soit bouillante : on l'entretient dans cet état jusqu'à ce que la distillation soit finie ; ce que l'on reconnaît lorsque l'eau cesse d'être laiteuse, et qu'il ne passe plus d'huile essentielle.

Les premières portions de liqueur qui distillent sont blanches, laiteuses, et quelquefois sans couleur. Cela dépend de la manière dont on a administré le feu. Cette première portion est très aromatique: elle est chargée d'une grande quantité d'esprit recteur qui fait fonction de liqueurs spiritueuses et dissout une portion de l'huile essentielle qui l'unit à l'eau, et lui donne la couleur laiteuse. Lorsque cette liqueur s'élève, il se dégage une prodigieuse quantité d'air et de vapeurs très-raréfiées qui feraient rompre le récipient, si on le lutait trop exactement. Immédiatement après cet esprit recteur, il s'élève des vapeurs qui se condensent dans le chapiteau de l'alambic et dans le serpentin, et viennent se rassembler dans le récipient. Cette liqueur est blanche, laiteuse ; elle entraîne avec elle une certaine quantité d'huile essentielle qui se sépare, et nage sur l'eau distillée. On continue la distillation jusqu'à ce que cette huile cesse de passer, alors on la sépare en versant toute la liqueur à plusieurs reprises, dans un entonnoir de verre qu'on bouche avec un doigt : on laisse couler l'eau dans une bouteille ; lorsque l'huile est rassemblée, on la met à part dans une bouteille qui bouche bien ; c'est ce que l'on nomme *huile essentielle de thym*. Il reste dans l'alambic la décoction de la plante : on peut, si l'on veut la passer et la faire évaporer jusqu'à consistance d'extrait ; c'est ce que l'on nomme *extrait de thym*.

On prépare de la même manière toutes les huiles essentielles des végétaux et de leurs parties : on les distille à feu nu, même les fleurs les plus délicates, quoique quelques personnes recommandent de distiller les fleurs au bain-marie. J'ai remarqué que la chaleur étant moins forte, on tire une moindre quantité d'huile essentielle, et que celle qu'on obtient est plus fluide, d'où il arrive qu'elle se mêle en plus grande quantité avec l'eau qui distille. Cette manipulation est néanmoins très-bonne, lorsqu'on se propose d'employer l'eau distillée aux usages de la médecine, parce qu'elle est alors plus chargée d'esprit recteur ; mais l'huile essentielle s'en trouve considérablement dépourvue.

Remarques.

L'esprit recteur qui s'élève dans les premiers instans de la distillation, se raréfie beaucoup : il se dégage en même temps que l'air contenu dans l'eau et dans les plantes ; ce qui, dans les commencemens de la distillation, occasionne la rupture du récipient, lorsqu'on n'a pas conservé un petit trou pour faciliter la sortie et la condensation d'une partie de cet air et des vapeurs.

L'eau qui distille avec les huiles essentielles est saturée d'esprit recteur. C'est à la faveur de cet esprit recteur, ou de ce gaz, que ces eaux aromatiques sont blanches et laiteuses ; il sert d'intermède à unir en quelque manière une partie de l'huile essentielle à l'eau distillée. On ne tire d'huile essentielle qu'autant qu'il reste d'huile que l'esprit recteur ne peut tenir en dissolution dans l'eau. Lorsque l'eau qui distille cesse d'être laiteuse, il ne passe plus pour l'ordinaire d'huile essentielle : c'est à cette marque qu'on reconnaît qu'il faut cesser la distillation. J'ai remarqué cependant que la plupart des végétaux qui abondent en huile essentielle, en fournissent encore, même après que l'eau ne passe plus laiteuse : on l'obtient en augmentant le feu. On ne doit point mêler cette dernière huile avec la première, parce qu'elle est entièrement privée d'esprit recteur, qu'elle est moins odorante, moins fluide et qu'elle a une forte odeur empyreumatique. Les plantes desquelles j'ai tiré cette seconde huile, sont le thym, le romarin, la sabine, la lavande. Vraisemblablement tous les végétaux qui fournissent beaucoup d'huile essentielle, sont dans le même cas. Cette seconde huile essentielle n'a point été remarquée par Boërhaave ni par Hoffmann, qui ont beaucoup travaillé sur cette matière.

L'union de l'huile essentielle à l'eau, par l'intermède de l'esprit recteur, n'est pas bien intime : les huiles essentielles s'en séparent au bout d'un certain temps ; quelques-unes dans l'espace de quelques mois, et d'autres après quelques années, comme celles d'hyssope, de lavande, de romarin, de menthe, de rhue, de sabine, etc. Il y a lieu de présumer que la séparation de ces huiles vient de la dissipation de l'esprit recteur, qui se fait au travers des bouchons, et du degré de fermentation que ces eaux éprouvent quelque temps après qu'elles sont distillées. Ces eaux deviennent alors parfaitement claires et transparentes; elles laissent déposer des matières mucilagineuses, comme les eaux des plantes inodores : il est à propos de les renouveler avant qu'elles parviennent à cet état.

Lorsqu'on distille les plantes aromatiques, à dessein d'obtenir leurs huiles essentielles, il convient de tenir toujours tiède l'eau du réfrigérant, parce que lorsqu'on rafraîchit entièrement et subitement le chapiteau de l'alambic, le froid se communique jusques dans l'intérieur de la cucurbite; la distillation s'arrête en grande partie; l'huile essentielle cesse de monter sur-le-champ, et elle ne commence à distiller que lorsque l'eau du réfrigérant a acquis un certain degré de chaleur. Il n'en est pas de même du serpentin : la fraîcheur de l'eau qu'il contient ne se communique jamais jusques dans l'alambic : on peut, lorsqu'il est nécessaire, rafraîchir subitement le serpentin : les vapeurs qu'il contient ne rétrogradent jamais. Mais lorsqu'on distille une huile essentielle qui a la propriété de se figer par le froid, comme l'huile d'anis, par exemple, il est bon de ne point rafraîchir entièrement, ni l'eau du serpentin, ni l'eau du réfrigérant, et de l'entretenir toujours tiède; sans quoi l'huile, en se figeant, boucherait le serpentin, et le ferait crever avec danger.

Quoique les fleurs des plantes liliacées ne fournissent pas d'huile essentielle par la distillation, ce n'est pas une raison pour conclure qu'elles n'en contiennent pas : nous croyons qu'elles en contiennent; mais elle est si fugace, qu'elle se dissipe toute en gaz incoërcible, et même en esprit recteur. On sait d'ailleurs que ces fleurs communiquent leur odeur aux substances graisseuses : or, ce ne peut être qu'à raison de leur huile essentielle et de leur résine odorante. J'avais proposé par forme de conjecture, dans les éditions précédentes, de tirer l'huile essentielle des plantes inodores, en les faisant distiller avec de l'huile et de l'eau salée dans la chaudière pour bain-marie ; mais l'expérience m'a fait connaître que ce moyen est insuffisant.

Observations sur les Huiles essentielles.

Les huiles essentielles sont des liqueurs inflammables, qui faisaient partie des sucs des végétaux d'où elles ont été tirées : c'est par conséquent un de leurs principes prochains. Le nom d'*essentielle* leur a été donné, parce qu'elles retiennent toute l'odeur de la plante. Les huiles essentielles des végétaux doivent être considérées comme étant la substance éthérée des matières résineuses ; elles ont aussi plusieurs propriétés des résines, et elles diffèrent considérablement des huiles grasses, comme nous l'avons dit en comparant leurs propriétés avec celles des huiles grasses tirées par expression.

La nature, en formant ces sucs huileux-résineux dans les végétaux, ne les a pas distribués également dans toutes les parties des mêmes plantes : du moins l'expérience apprend que dans les unes ils résident dans les fleurs seulement, comme dans la lavande; dans d'autres, comme le romarin, l'huile essentielle se trouve être contenue en plus grande quantité dans les feuilles et dans les calices des fleurs: les pétales ne fournissent que de l'esprit recteur, parce que la délicatesse de ces pétales laisse dissiper l'huile essentielle à mesure qu'elle se forme dans cette partie du végétal; et le peu de temps pendant lequel ces pétales sont en vigueur, ne permet pas à l'huile de prendre le degré de consistance nécessaire pour s'y fixer comme dans les autres parties de la plante.

Dans d'autres végétaux, l'huile essentielle réside dans les racines, comme celles de benoite: plusieurs fruits, comme les oranges, les citrons, ne contiennent de l'huile essentielle que dans la partie jaune de leur écorce.

Enfin il y a d'autres végétaux dont toutes les parties fournissent de l'huile essentielle, comme l'angélique; mais cependant la racine et la semence en fournissent plus que les feuilles et les tiges.

Il seroit trop long de rapporter toutes les variétés qu'on remarque dans les végétaux sur la distribution inégale de ce principe huileux. Le petit nombre d'exemples que je viens de donner est suffisant pour faire voir qu'il est difficile, et peut-être impossible, d'établir quelques règles générales sur les parties des végétaux qui doivent fournir l'huile essentielle: il faut de nécessité les examiner toutes en particulier.

La quantité d'huile essentielle que les végétaux fournissent n'est jamais la même toutes les années, quoiqu'on les prenne dans le même état de maturité: ces différences, comme nous l'avons fait remarquer, viennent du plus ou du moins de sécheresse des années.

Les plantes, dans les années où les pluies ont été peu abondantes, fournissent beaucoup plus d'huile essentielle, et celles qu'elles rendent est un peu plus colorée.

Les huiles essentielles varient encore par leur consistance : les unes sont épaisses comme du beurre, telles que celles de rose, de persil, de racines d'énula campana, etc. ; les autres sont fluides, et conservent cette fluidité tant qu'elles n'éprouvent point d'altération, comme celles de thym, de romarin, de sauge, de marjolaine, etc. D'autres, quoiqu'également fluides, sont susceptibles de se figer, ou plutôt de se cristalliser en totalité, par un froid de huit degrés au-dessus de la congélation ; ce sont toutes les huiles essentielles que fournissent les semences des plantes ombellifères, comme l'anis, le fenouil, l'aneth, le cumin, etc. Ces dernières huiles perdent, en vieillissant, la propriété de se congeler par le froid. Nous en examinerons la cause dans un instant.

Toutes les huiles essentielles des plantes de notre climat sont plus légères que l'eau : elles nagent à sa surface : du moins on n'en connaît point, quant à présent, qui soient plus pesantes que l'eau ; mais celles des matières végétales exotiques, comme celles de girofle, de canelle, de *cassia lignea*, de muscade, de sassafras, de santal citrin, de bois de Rhodes, etc.;

se tiennent en partie sous l'eau, et elles nagent aussi quelquefois à sa surface. Cette différence provient du degré de chaleur que conserve l'eau en distillant. Lorsqu'elle est chaude, l'huile nage ; et elle va au fond, lorsque l'eau est froide.

La couleur des huiles essentielles ne leur est point une qualité inhérente, comme plusieurs chimistes l'ont pensé ; la saison plus ou moins pluvieuse, ou la quantité d'eau employée pour distiller les plantes, peut apporter beaucoup de variétés à la couleur de ces huiles. Elles sont en général moins colorées lorsqu'on distille les plantes avec beaucoup d'eau.

Plusieurs chimistes disent que les plantes sèches rendent plus d'huile essentielle que les plantes récentes : ils ont été contredits, mais sans qu'on ait éclairci la question : il paraît même que le peu d'expériences faites à ce sujet n'ont pas été suivies avec tout le soin convenable. On a vraisemblablement fait ces comparaisons sur des poids égaux de plantes sèches et de plantes vertes, sans même spécifier les espèces de plantes. J'ai fait sur cette matière plusieurs expériences, et j'ai remarqué qu'il arrive l'un et l'autre cas, c'est-à-dire, qu'il y a des plantes qui rendent davantage d'huile essentielle lorsqu'elles sont sèches, tandis que d'autres, au contraire, en rendent une plus grande quantité lorsqu'elles sont récentes.

J'ai pesé cent livres d'origan rouge récent et bien en fleurs, cueilli le même jour et dans le même terrain ; je l'ai partagé en deux parties : j'en ai distillé une part dans cet état de fraîcheur, et j'ai fait sécher l'autre pour la distiller après : les cinquante livres de cet origan récent ont rendu un gros quarante-quatre grains d'huile essentielle. Lorsque les cinquante autres livres de cette même plante ont été bien séchées, je les ai pesées de nouveau : il s'en est trouvé quinze livres quatre onces : je les ai distillées, comme ci-dessus avec de nouvelle eau, c'est-à-dire sans me servir de l'eau distillée de la précédente distillation, afin que la comparaison fût exacte. J'ai obtenu quatre gros d'huile essentielle semblable à la précédente; ce qui fait par conséquent deux gros seize grains d'huile essentielle que cette plante sèche a rendus de plus que lorsqu'elle était fraîche.

Plusieurs habiles chimistes, et particulièrement Hoffmann, qui a beaucoup travaillé sur les huiles essentielles, recommandent d'ajouter du sel marin aux végétaux qu'on distille, et qui fournissent des huiles essentielles plus pesantes que l'eau, tels que le sassafras, le santal citrin, la canelle, etc. Le but de ce mélange est de donner à l'eau contenue dans l'alambic, plus de densité, afin qu'elle soit en état de recevoir un plus grand degré de chaleur, et par là de volatiliser plus facilement les huiles pesantes qui se brûleraient au fond de l'alambic, avant qu'elles pussent s'élever. Hoffmann, dit, à cette occasion, que les huiles essentielles qu'on obtient par cette méthode, sont plus ténues, plus belles, et qu'on en retire une plus grande quantité. Cependant je n'ai remarqué aucune différence entre l'une et l'autre manipulations, tant dans les qualités que dans les quantités des huiles essentielles : ainsi le sel marin est absolument inutile. D'ailleurs la plus grande pesanteur spécifique de ces huiles comparées à l'eau, ne signifie rien par rapport à leur volatilité : elle n'empêche pas que ces huiles ne s'élèvent au même degré de chaleur où s'élèvent les autres huiles essentielles, même les plus légères, parce qu'elles sont aussi volatiles qu'elles.

Hoffmann condamne avec raison la méthode de ceux qui prescrivent d'ajouter dans la distillation de ces mêmes végétaux, du sel alcali, au lieu de sel marin, parce que le sel alcali décompose ces huiles : il s'empare de leur acide, et les réduit en savon.

Des Huiles essentielles tirées des écorces de certains fruits, en prenant pour exemple celle de citron.

On prépare cette huile à Paris, en distillant les écorces récentes des citrons avec de l'eau, comme nous l'avons dit pour les autres végétaux; mais en Provence et en Portugal, où les citrons sont très-communs, on tire l'huile essentielle de deux manières, c'est-à-dire, par distillation et sans distillation.

Pour tirer cette huile sans distillation, on se sert d'une machine remplie de petit clous, à-peu-près semblable à celles qui servent à carder la laine : on râpe sur cette machine les écorces jaunes des citrons jusqu'à ce qu'elles soient usées entièrement : une grande partie de l'huile essentielle coule naturellement; elle se rassemble dans une rigole qu'on a pratiquée à ce dessein, et on la reçoit dans une bouteille. Lorsqu'on a ainsi râpé une certaine quantité de citrons, on ramasse l'écorce divisée, qui ressemble à une pulpe : on l'exprime entre deux glaces pour faire sortir l'huile essentielle qu'elle contient : on la laisse éclaircir, et ensuite on la décante. Ces deux procédés fournissent donc deux espèces d'huile essentielle de citrons. On se sert de cette huile pour enlever les taches de graisse sur les étoffes ; mais il faut observer de n'employer que l'huile de citron distillée, parce que celle qui n'a pas subi la distillation graisse l'étoffe.

<small>Vertus.</small>

On prépare également des deux manières, l'huile essentielle des *écorces de cédrat*, de *bergamote*, d'*orange* et de *limette*.

Les huiles essentielles préparées sans distillation sont un peu moins fluides ; mais elles ont une odeur plus agréable que celles distillées, parce qu'elles n'ont rien perdu de leur esprit recteur. Comme elles retiennent une petite quantité de mucilage, elles se conservent moins long-temps que celles qui en ont été privées par la distillation.

L'odeur des huiles essentielles s'anéantit entièrement au bout de quelques années. Les unes s'épaississent en totalité, et d'autres en partie seulement : ces dernières déposent au fond des bouteilles une matière résineuse de la consistance et d'une odeur fort approchante de celle de la térébenthine ; tandis que l'huile essentielle qui surnage paraît n'avoir rien perdu de sa fluidité. Cette résine se dissout dans l'huile essentielle lorsqu'on vient à l'agiter ; elle ne s'en sépare plus, et accélère considérablement sa défectuosité. Les huiles essentielles des semences des plantes ombellifères, parvenues à ce degré d'altération, ne sont plus susceptibles de se cristalliser par un froid léger comme auparavant.

Les huiles essentielles légères des plantes de notre climat, comme celles de thym, de romarin, de sauge, d'estragon, etc, éprouvent les changemens dont nous venons de parler, infiniment plus promptement que les huiles pesantes de canelle, de girofle, de sassafras, etc. On s'apperçoit du commencement de l'altération de ces huiles, par la couleur jaune qu'elles font prendre aux bouchons de liège qui bouchent les bouteilles, comme le fait l'acide nitreux : on s'en apperçoit aussi par l'altération qu'elles occasionnent aux papiers colorés qui coîffent les bouteilles. J'ai eu souvent occasion de vérifier ces observations, qui sont de Geoffroy, apothicaire.

Les huiles essentielles devenues rances, et qui ont perdu entièrement leur odeur, ne peuvent plus la recouvrer par la rectification ordinaire, parce qu'elles sont alors privées de tout leur esprit recteur. Cependant il y a des moyens de leur rendre toutes leurs propriétés, comme nous allons le dire en parlant des différentes manières dont on procède à leur rectification.

1.º On met dans un grand alambic l'huile essentielle qu'on veut rectifier, celle de romarin, par exemple, avec beaucoup de la même plante récente, et une suffisante quantité d'eau : on procède à la distillation comme nous l'avons dit précédemment : l'huile essentielle gâtée par vétusté se rectifie; elle se sature d'une nouvelle quantité d'esprit recteur, et elle s'élève avec l'huile essentielle que fournit la plante verte. Cette manière de rectifier les huiles essentielles est préférable à toutes celles qu'on peut imaginer : l'huile essentielle est entièrement renouvelée.

2.º Lorsque l'huile essentielle n'est pas dans un état de défectuosité, tel que celui que nous venons de supposer, et qu'on veut la rectifier, seulement pour la rendre plus ténue, la débarrasser de sa couleur, comme l'huile d'absinthe, par exemple, on met cette huile dans une cornue de verre que l'on place dans le bain de sable d'un fourneau : on adapte un récipient au bec de la cornue et on procède à la distillation par une chaleur modérée et à-peu-près semblable à celle de l'eau bouillante. L'huile essentielle qui passe est limpide et presque sans couleur. On cesse la distillation, lorsqu'on s'apperçoit qu'elle commence à se colorer, et que celle qui reste dans la cornue est devenue épaisse comme de la térébenthine. On serre l'huile rectifiée dans un flacon de cristal qui bouche bien.

Il reste dans la cornue une matière résineuse, épaisse, qu'on rejette comme inutile.

On rectifie de la même manière toutes les huiles essentielles qui ont besoin de l'être.

Toutes les huiles essentielles diminuent considérablement pendant leur rectification, les unes d'environ un tiers, et d'autres davantage; cela dépend de l'état de dépérissement où elles se trouvent lorsqu'on les rectifie : en général on en retire d'autant moins, qu'elles sont plus altérées par vétusté.

Chaque fois qu'on rectifie une huile essentielle quelconque, il y a une partie qui se décompose : ce qu'on reconnaît facilement par le résidu qui reste au fond de la cornue, et par la petite quantité d'eau acide qui se trouve dans le récipient, sous l'huile rectifiée. Ce principe n'était nullement apparent avant qu'on soumît l'huile essentielle à la rectification. Si l'on faisait distiller ainsi un grand nombre de fois une même quantité d'huile, on la réduirait toute en eau et en matière résineuse : si l'on distillait ensuite cette matière résineuse, on la réduirait en charbon.

Lorsqu'on veut que les huiles essentielles se conservent le plus long-temps qu'il est possible en bon état, il faut les renfermer dans des flacons de cristal, bouchés aussi de cristal, tenir les flacons entièrement pleins, du moins autant qu'on le peut, ne les déboucher que le moins souvent qu'il est possible, et les placer dans un endroit frais.

Des Huiles essentielles falsifiées, et des moyens de reconnaître ces falsifications.

Un apothicaire ne doit employer que les huiles essentielles qu'il a préparées lui-même, ou du moins qui ont été préparées par des gens qu'il connaît pour être exacts. Presque toutes celles qui sont chères, et qui nous sont envoyées par les étrangers, sont mélangées, les unes avec des huiles essentielles de moindre valeur, auxquelles on a fait perdre leur odeur, en les exposant à l'air, ou en les laissant veillir ; d'autres avec des huiles grasses, comme sont celles d'olives, d'amandes douces, etc., et d'autres enfin avec de l'esprit-de-vin.

Celles sujettes à être mêlées avec des huiles grasses, sont celles de canelle, de girofle, de macis, de muscades, de sassafras, de bois de Rhodes, etc. Ces huiles nous viennent par la Hollande ; elles coûtent moins que celles qu'on prépare soi-même : c'est ce qui est cause que peu d'artistes se donnent la peine de les préparer. Voici le moyen de reconnaître ces fraudes. 1.º On imbibe un morceau de papier blanc d'une de ces huiles, et on le fait chauffer légèrement; l'huile essentielle, étant volatile, se dissipe en entier, et laisse le papier pénétré par l'huile grasse, qui ne peut se dissiper de la même manière. Lorsque l'huile essentielle est pure, le papier reste parfaitement sec, blanc, et ne paraît nullement avoir été mouillé par de l'huile ; en un mot, on peut écrire dessus comme auparavant.

2.º En distillant au bain-marie ces huiles falsifiées, la portion d'huile essentielle passe dans la distillation, et l'huile grasse reste au fond du vaisseau, parce qu'elle ne peut s'élever au degré de chaleur de l'eau bouillante.

Quelques personnes croient qu'on peut falsifier les huiles essentielles, en mettant des huiles grasses dans l'alambic avec les végétaux qu'on distille ; mais c'est une erreur. La chaleur de l'eau bouillante n'est pas suffisante pour faire élever les huiles grasses pendant la distillation, et l'huile essentielle des végéaux n'en volatilise aucune portion, comme je m'en suis assuré par l'expérience. Enfin on ne tire pas plus d'huile essentielle, que si l'on n'eût point ajouté d'huile grasse ; ainsi cette espèce de falsification n'est point à craindre.

Plusieurs parfumeurs vendent pour huiles essentielles de lavande, de thym, de marjolaine, etc., l'infusion de ces fleurs et plantes dans les huiles grasses ; mais on peut reconnaître ces fraudes par les moyens dont nous venons de parler ; et encore en les mêlant avec de l'esprit-de-vin, elles se troublent, et elles se précipitent au lieu de se dissoudre.

Presque toutes les huiles essentielles céphaliques, comme celles de thym, de romarin, de sauge, de lavande, de marjolaine, de polium, etc., et les huiles essentielles carminatives, comme celles d'anis, de fenouil, de cumin, de carvi, etc., sont sujettes à être mêlées avec de l'essence de térébenthine très-rectifiée. Il y a des gens qui mettent même cette dernière huile essentielle dans l'alambic avec les plantes, afin que distillant en même temps que les huiles essentielles, elle se rectifie en se mêlant avec elles. Cette fraude est difficile à reconnaître, lorsque l'essence de térébenthine est bien rectifiée. Cependant il est possible de s'en apercevoir en imbibant un linge de ces huiles essentielles falsifiées. On le laisse à l'air pendant quelques heures : l'odeur aromatique des huiles essentielles des plantes étant plus volatile, se dissipe la première, le linge reste imprégné de l'odeur de l'essence de térébenthine. L'affinité de l'essence de térébenthine avec ces huiles est si grande, qu'il est absolument impossible de les séparer l'une de l'autre ; on ne peut tout au plus que reconnaître la fraude.

Les huiles essentielles céphaliques dont nous venons de parler, ainsi que celles de citron, de cédrat, de bergamotte, d'orange, de limette, etc, sont encore sujettes à être falsifiées avec de l'esprit-de-vin, en place d'essence de térébenthine. Cette falsification altère infiniment moins les huiles essentielles. On la reconnaît en les mêlant avec de l'eau : le mélange devient blanc et laiteux sur-le-champ : l'esprit-de-vin s'unit à l'eau et l'huile essentielle vient nager à la surface : on la peut séparer par le moyen d'un entonnoir, et la rectifier comme nous l'avons dit précédemment. On peut encore verser dans un tube de verre un poids donné de l'huile essentielle qu'on soupçonne être alongée par de l'esprit-de vin : on ajoute de l'eau : on agite le mélange : on le laisse s'éclaircir : on décante l'huile : on la pèse : ce dont elle se trouve être diminuée, est la quantité d'esprit-de-vin qu'elle contenait qui s'est mêlée à l'eau.

A l'égard de celles qui sont altérées par le mélange d'une huile essentielle de peu de valeur, dont on a laissé perdre l'odeur, il n'est pas possible d'en reconnaître la falsification, si ce n'est par leur odeur, qui est toujours plus faible que celle des huiles essentielles non altérées.

Observations sur la quantité d'Huile essentielle qu'on tire de plusieurs végétaux.

Nous ajoutons à la suite de ce que nous avons dit sur les huiles essentielles, nos observations sur un certain nombre de végétaux, relativement à la quantité d'huile essentielle qu'ils fournissent. J'aurais desiré qu'elles fussent plus nombreuses, afin de pouvoir établir quelques principes généraux sur cette matière : ce qui ne manquerait pas de donner beaucoup de connaissances sur la végétation en général. Je suis persuadé qu'on observerait que plusieurs plantes qui, dans certaines années, ont fourni davantage d'huile essentielle dans leur état de fraîcheur, que lorsqu'elles étaient desséchées, fourniraient au contraire, dans d'autres années, plus d'huile essentielle, étant distillées dans cet état de sécheresse que dans leur état de fraîcheur. Quoi qu'il en soit, je pense que le peu d'observations que je rapporte sur cette matière, sera toujours fort utile à ceux qui ont occasion de travailler sur le même sujet. Il est intéressant pour ceux qui ont besoin de préparer des huiles essentielles, de savoir à-peu-près combien chaque plante en fournit.

Je dois encore observer que toutes les fois qu'on distille une plante pour en tirer l'huile essentielle, on en obtient toujours davantage, toutes choses égales, d'ailleurs, lorsqu'on en distille beaucoup à-la-fois. Il y a des plantes qui en contiennent si peu, qu'on ne recueille point d'huile essentielle, lorsqu'on les distille en petite quantité.

Si l'on distillait la même plante dans différens états de maturité, séchée et non-séchée, on observerait que le temps de la floraison ne serait pas toujours le plus avantageux pour distiller toutes les plantes : il y en a qui fourniraient plus d'huile avant la floraison, tanndis que d'autres en fourniraient davantage après.

Absinthe. Vingt-cinq livres de grande absinthe ont fourni, au mois de juillet 1759, dix gros d'huile essentielle.

Au mois de juillet 1766, cent soixante livres de la même plante ont rendu cinq onces et demie d'huile essentielle : l'été était très-pluvieux. Par proportion au produit de l'année 1759, j'aurais dû tirer onze onces cinq gros d'huile.

Dans le même mois de juillet 1766, sept cent douze livres d'absinthe semblable, en fleurs comme la précédente. m'ont rendu vingt onces d'huile essentielle, au lieu de trente-cinq onces cinq gros que j'aurais dû tirer, proportionnellement au produit de l'année 1759.

L'huile essentielle d'absinthe est ordinairement d'une couleur verte très-foncée : elle est moins fluide que la plupart des autres huiles essentielles : sa couleur vient d'un principe résineux qu'elle enlève par la distillation.

Aneth. Soixante livres d'aneth récent, distillées au mois de septembre 1763, m'ont rendu une once et demie d'huile essentielle, d'une légère couleur citrine.

Quatre livres de *semences d'aneth* sèches m'ont fourni deux onces d'huile semblable à la précédente, mais plus odorante.

Vingt livres de *semences d'aneth* récentes, distillées au mois d'octobre 1780, m'ont rendu douze onces d'huile essentielle blanche et très-fluide.

Anis. Huit livres de semences d'anis nouveau, distillées au mois de mars 1760, m'ont rendu deux onces six gros d'huile essentielle. Dans une autre opération et à la même dose, en me servant de l'eau de la distillation précédente, j'ai tiré trois onces et demie d'huile essentielle.

Au mois de janvier 1761, j'ai distillé seize livres de pareilles semences nouvelles, et j'en ai tiré sept onces d'huile essentielle. Cette huile se cristallise à une température de dix degrés au-dessus de la congélation : lorsque par vétusté elle commence à rancir, elle perd la propriété de se cristalliser.

Bois de Rhodes. Quatre-vingts livres de bois de Rhodes, distillées en une seule fois, m'ont fourni neuf gros d'huile essentielle, légère, un peu jaune, et d'une odeur admirable. Dans une semblable opération, une pareille quantité de même bois, mais mieux choisi, c'est-à-dire plus dur et plus résineux, m'a rendu deux onces d'huile semblable à la précédente.

Les Hollandais préparent une huile de bois de Rhodes avec de l'huile grasse, dans laquelle ils font infuser du bois de Rhodes râpé. D'autres préparent cette huile, en mêlant à de l'huile d'olives la portion d'huile qui sort la première du bois de Rhodes, lorsqu'on le distille à sec dans une cornue ; mais toutes les huiles de Rhodes qui nous viennent de Hollande sont absolument mauvaises, et n'ont aucune ressemblance avec celle dont nous parlons, si ce n'est par le nom seulement.

Camomille romaine. Quatre-vingt-deux livres de fleurs de camomille, récentes et mondées de toute herbe, distillées au mois de juillet 1766, ont rendu treize gros d'huile essentielle, d'une belle couleur bleue. Huit jours après, j'ai distillé une pareille quantité de fleurs récentes, et également mondées : j'ai tiré dix-huit gros d'huile essentielle, semblable à la précédente. Dans cette seconde distillation, je me suis servi de l'eau provenant de la distillation précédente. L'été de cette année a été très-pluvieux.

J'ai mis en distillation quatre-vingts livres de queues séparées des fleurs ci-dessus, qui n'ont fourni qu'un demi-gros d'huile essentielle, d'une couleur citrine.

La plupart des chimistes qui ont préparé de l'huile essentielle de camomille, disent que dans notre climat on ne peut l'obtenir bleue, comme avec les fleurs de cette même plante cultivée dans les pays chauds. D'autres chimistes prétendent que cette couleur vient du cuivre de l'alambic dans lequel on la prépare ; mais je puis assurer le contraire : j'ai préparé celle de notre climat dans un alambic d'étain ; elle n'en a pas été moins bleue : ce n'est qu'au bout de deux années que sa couleur a commencé à changer, et qu'elle est devenue un peu verdâtre. J'ai préparé cette même huile dans des années sèches : elle était d'une couleur citrine, quoiqu'elle fût distillée dans un alambic de cuivre, bien étamé à la vérité. Je pense que la couleur de cette huile lui vient d'un principe résineux vert, qui est contenu dans cette fleur en très-grande quantité, lequel monte en partie avec l'huile essentielle pendant la distillation. Mais cette couleur disparaît entièrement au bout de quelques années, et l'huile devient d'une couleur ambrée.

Canelle. La canelle ordinaire fournit une si petite quantité d'huile essentielle, qu'on a été obligé de renoncer à la préparer en Europe, à cause de son prix excessif. Douze livres et demie de canelle rendent une eau très-odorante, qui contient ordinairement depuis quelques gouttes jusqu'à un gros d'huile essentielle, blanche, fluide, d'une odeur agréable; en un mot, cette huile n'a aucune ressemblance avec celle que préparent les Hollandais, parce qu'ils ne l'envoient jamais pure, mais au contraire toujours falsifiée.

Il y a une espèce de canelle qu'on nomme *cassia lignea* fin, pour la distinguer d'une grosse écorce plus brune que la canelle, et qu'on nomme aussi *cassia lignea* : celle dont nous parlons ressemble très-fort à la canelle; elle a beaucoup moins d'odeur. J'ai tiré de douze livres et demie de cette espèce de *cassia lignea*, deux gros et demi d'huile si semblable à celle de la canelle ordinaire, qu'il n'était pas possible de le distinguer.

Comme la canelle fournit très-peu d'huile essentielle, quelques personnes croyaient que toute la canelle qui est dans le commerce avait été distillée par les Hollandais, propriétaires du pays où elle croit; mais on a reconnu le contraire. Il était plus simple d'imaginer qu'il devait y avoir dans le pays quelques autres substances qui appartiennent au canellier, et qui fournissaient davantage d'huile que la canelle elle-même, ou bien qu'il croissait d'autres substances végétales du genre du canellier et de la canelle, propres à fournir une plus grande quantité d'huile semblable à celle qu'on tire de la canelle : cette idée vient d'être confirmée par les faits. Depuis quelques années, on nous apporte des Indes une écorce épaisse d'environ six ou huit lignes, d'une couleur et d'une odeur semblables à celles de la canelle ordinaire : cette écorce, étant mâchée, est infiniment plus piquante que la canelle ; mais elle se délaie dans la bouche, et y laisse une arrière-saveur mucilagineuse. On prétend que cette matière est la première écorce de l'arbre qui produit la canelle.

Soixante et quatorze livres de cette espèce de canelle m'ont rendu vingt onces six gros d'huile essentielle citrine, d'une odeur plus suave et plus franche que toutes les huiles de canelle qui nous viennent de Hollande, et ne différant pas beaucoup de celle qu'on tire de la canelle ordinaire. Dans une autre opération, soixante-deux livres de même canelle m'ont rendu treize onces six gros d'huile essentielle semblable.

L'huile essentielle de canelle est plus pesante que l'eau ; elle se tient dessous. Comme elle est précieuse, on aime à l'avoir séparée entièrement de toute l'eau avec laquelle elle a distillé, mais sans déchet, ce qui est assez difficile. J'ai imaginé d'exposer celle-ci à un froid de six degrés au-dessous de la glace : l'eau a gelé entièrement : elle était adhérente au flacon, tandis que l'huile ne l'était pas ; je l'ai décantée, et par ce moyen je l'ai privée de toute humidité sans aucune perte. J'observerai à cette occasion, que lorsque cette huile éprouve un froid de huit degrés au-dessous du terme de la glace, elle s'épaissit, se fige un peu, et se cristallise en partie.

Depuis quelques années, on a introduit dans le commerce la *graine du cannelier* ; j'ai obtenu de dix livres de cette graine, une once d'huile essentielle semblable à la précédente.

Carvi. Au mois d'avril 1759, j'ai distillé six livres de semences de carvi nouveau, sans être pilé : j'ai obtenu quatre onces et demie d'huile essentielle presque sans couleur.

Citrons. Dix livres de zestes de citrons ont rendu deux onces d'huile essentielle d'une légère couleur citrine.

Coriandre. Cent soixante-quatre livres de semences de coriandre sèche, distillées en deux fois au mois de juin 1764, ont fourni cinq onces quatre gros d'huile essentielle fluide légèrement citrine.

Cubèbes ou *poivre à queue*. Douze livres et demie de cette graine, m'ont rendu deux onces et un gros d'huile essentielle, d'une légère couleur verte, n'ayant presque point d'odeur : cette huile n'est point fluide comme les autres huiles essentielles : elle a une consistance à-peu-près semblable à celle de l'huile d'amandes douces.

Cumin. Vingt livres de semences de cumin nouveau, distillées au mois juin 1761, ont rendu douze onces d'huile essentielle légèrement citrine.

Enula campana. Douze livres de cette racine récente, distillées en une seule fois au mois de septembre 1760, m'ont rendu un demi-gros d'huile essentielle, qui s'est cristallisée bien facilement.

Fenouil. Six livres de semences de fenouil, distillées en une seule fois, au mois de mars 1760, m'ont fourni deux onces d'huile essentielle.

Au mois de juillet 1766, j'ai distillé en une seule fois soixante-quinze livres de semences de fenouil, qui m'ont rendu trente onces d'huile essentielle; cela fait par proportion cinq onces d'huile que j'ai tirées de plus : cette différence vient de ce que cette dernière opération a été faite plus en grand; ce qui est toujours plus avantageux.

L'huile essentielle de semences de fenouil se cristallise comme celle de semences d'anis ; mais elle ne commence à le faire que par un froid de cinq degrés au-dessous de la glace.

Fleurs de noix. Cinq livres de fleurs de noix, distillées au mois d'avril 1759, m'ont rendu vingt grains d'huile essentielle, d'un blanc mat comme de la cire blanche, sans odeur, et ayant la consistance du beurre.

Fleurs d'oranges. Cinquante-six livres de ces fleurs récentes, distillées le 16 juillet 1768, m'ont rendu neuf gros dix-huit grains d'huile essentielle, légèrement ambrée.

Soixante-douze livres de ces fleurs, récentes et bien fraîches, distillées le 12 juillet 1773, m'ont rendu une once six gros d'huile essentielle parfaitement blanche, sans couleur : le temps qui a précédé a été froid et pluvieux.

On donne à cette huile essentielle le nom de néroli. Elle est bien différente, pour la pureté et pour l'odeur, de celle du commerce, à laquelle on donne le même nom.

Genièvre. Les baies de genièvre varient beaucoup par rapport à la quantité d'huile essentielle qu'elles fournissent : cela dépend du dégré de maturité, et même des années.

Quarante-trois livres de genièvre distillées au mois de novembre 1759, et peu avant sa maturité, n'ont rendu qu'un gros d'huile essentielle, tandis que dix livres de genièvre de la même année, mais cueilli beaucoup plus tard, ont rendu quatre gros d'huile essentielle.

Au mois de janvier 1764, j'ai distillé deux setiers de genièvre, mesure de Paris, qui m'ont fourni dix-neuf onces d'huile essentielle légèrement citrine.

En 1769, au mois de décembre, deux setiers de genièvre pesant ensemble deux cents cinquante-sept livres, m'ont rendu une livre huit onces six gros d'huile essentielle très-belle. J'ai distillé, au mois d'octobre 1773, un setier de genièvre qui pesait cent quarante-quatre livres; j'ai obtenu seize onces d'huile essentielle, très-fluide et légèrement ambrée.

Au mois de novembre 1775, deux setiers de genièvre récent, pesant deux cents trente-six livres, distillés en quatre fois, m'ont rendu deux livres d'huile essentielle. Lorsqu'on ne pile pas un peu les baies, on tire presque les deux tiers de moins d'huile.

Au mois d'Octobre 1777, j'ai distillé soixante livres de genièvre récent et non pilé, qui n'ont rendu que deux onces d'huile essentielle. Ces mêmes baies concassées après la distillation et redistillées de nouveau, ont rendu encore quatre onces et demie d'huile essentielle semblable à la première, ce qui fait six onces et demie en tout.

Le lendemain, soixante livres du même genièvre concassé, mis en distillation, m'ont rendu douze onces d'huile essentielle semblable à celle ci-dessus. Cette observation prouve la nécessité de concasser le genièvre duquel on veut tirer l'huile essentielle.

Hysope. Vingt livres d'hysope en fleurs, distillées au mois de juillet 1757, m'ont rendu six gros d'huile essentielle d'une légère couleur ambrée.

Quatre-vingt-une livres d'hysope, pareillement en fleurs et récente, distillées au commencement de juillet 1769, m'ont rendu deux onces cinq gros vingt-quatre grains d'huile essentielle de couleur ambrée.

J'ai fait sécher quatre-vingt-dix-huit livres de la même plante, cueillie en même temps que la précédente, qui, étant séchées, se sont trouvées peser soixante-trois livres ; j'ai distillé ces soixante-trois livres d'hysope, qui m'ont fourni deux onces trois gros et demi d'huile essentielle, semblable à la précédente, mais plus colorée.

Lavande. Quinze livres de fleurs de lavande, distillées au mois d'août 1752, en une seule fois, ont rendu cinq onces et demie d'huile essentielle, d'une légère couleur citrine.

Trente-quatre livres de fleurs de lavande, distillées au mois de juillet 1763, ont rendu sept onces d'huile essentielle d'une légère couleur citrine.

Quatre-vingts livres des mêmes fleurs, distillées au mois d'août de la même année, ont rendu une livre neuf onces d'huile essentielle, semblable à la précédente et de la même couleur.

Cinq livres de queues, parfaitement exemptes de fleurs, ne m'ont fourni que quelques gouttes d'huile essentielle.

Maniguette, ou *graine de paradis*. Vingt-cinq livres de cette graine, distillées au mois d'octobre 1764, m'ont rendu un gros et demi d'huile essentielle. Cette graine est exotique; elle est fort odorante, et cependant elle fournit fort peu d'huile essentielle.

Marjolaine. Cent cinquante livres de cette plante, récente et en fleurs, distillées au mois de juillet 1760, ont fourni quinze onces d'huile essentielle un peu citrine.

D'une autre part, j'ai fait sécher trente livres de cette même plante, cueillies le même jour et dans le même terrein : elles se sont réduites à huit livres quatorze onces par la dessication : j'ai distillé ces huit livres quatorze onces de plante ainsi séchées ; elles m'ont rendu deux onces deux gros d'huile essentielle, absolument semblable à la précédente. Il résulte de ces expériences, que cette plante séchée a rendu six gros d'huile de moins que n'en auraient rendu trente livres de la même plante récente.

Au mois d'août 1766, j'ai distillé pareillement cent livres de marjolaine récente et en fleurs : je n'ai obtenu que quatre onces d'huile essentielle, semblable aux précédentes.

Au mois de juin 1769, cent cinquante six livres de marjolaine en fleurs et récente, m'ont fourni trois onces cinq gros d'huile essentielle.

Matricaire. Cinquante-six livres de matricaire en fleurs, distillées au mois de septembre 1763, m'ont fourni une once et demie d'huile essentielle d'une légère couleur citrine.

Menthe de jardin. Quatre-vingt-seize livres de menthe de jardin, distillées au mois d'août 1763, ont rendu une once d'huile essentielle d'une légère couleur rouge.

Mille-feuille. Soixante-douze livres de mille-feuille en fleurs, distillées au mois de septembre 1763, n'ont point rendu d'huile essentielle : l'eau avait beaucoup d'odeur, et elle était un peu blanche laiteuse.

Myrte. Dix livres de feuilles de myrte m'ont rendu un gros d'huile essentielle un peu verte.

Origan blanc. Cent cinquante livres d'origan blanc, récent et en fleurs, distillées au mois de juillet 1760, m'ont rendu quinze onces d'huile essentielle un peu citrine, mais très-fluide.

J'ai fait sécher trente livres de la même plante, qui se sont réduites à huit livres quatorze onces après la dessication; je les ai soumises à la distillation avec de l'eau pure ; je n'ai obtenu que deux onces deux gros d'huile essentielle semblable à la précédente, au lieu de trois onces que j'aurais dû tirer : ce sont par conséquent six gros d'huile essentielle qui se sont dissipés pendant la dessiccation de la plante.

Au mois d'août 1773 j'ai distillé en une seule fois soixante et huit livres d'origan blanc, récent et bien en fleurs qui m'ont rendu deux onces et demie d'huile essentielle un peu ambrée.

Origan rouge. Cinquante livres d'origan à fleurs rouges, récent et bien en fleurs, distillées au mois d'août 1765 en une seule fois, ont rendu un gros cinquante-quatre grains d'huile essentielle d'une légère couleur rougeâtre.

D'une autre part j'ai fait sécher cinquante livres de même origan, cueilli en même temps et dans le même terrein : lorsqu'il a été suffisamment sec, je l'ai distillé en une seule fois, j'ai obtenu quatre gros d'huile essentielle.

Persil. Soixante livres de persil presque en fleurs, m'ont fourni quatre gros d'huile essentielle très-verte, et de la consistance du beurre.

Ravine sara. Quinze livres d'écorce de bois de ravine sara concassé, distillées au mois de janvier 1775, m'ont rendu deux onces d'huile essentielle de couleur citrine. La plus grande partie de cette huile se tient sous l'eau et l'autre surnage. Cette huile se cristallise par un froid de seize degrés au-dessous de la glace. Cette écorce fournit beaucoup d'esprit recteur. L'eau qui a passé avec l'huile essentielle au commencement de la distillation, était très-blanche et laiteuse.

Rhue. Vingt et une livres de cette plante récente, prise entre fleurs et graines, distillées au mois d'août 1757, ne m ont rendu qu'un gros d'huile essentielle; mais dix livres de semences de la même plante m'ont rendu deux onces d'huile essentielle semblable à la précédente.

Romarin. Vingt-quatre livres de feuilles de romarin, récentes, distillées en une seule fois au mois de mars 1758, m'ont rendu une once d'huile essentielle d'une couleur ambrée.

Roses pâles. Quatre-vingts livres de roses pâles, avec leur calice, distillées au mois de juin 1771, m'ont fourni un gros d'huile essentielle, d'une légère couleur de rose et épaisse comme du beurre. Lorsqu'on sépare les calices des roses, on tire beaucoup moins d'huile, et elle n'est pas meilleure. On s'aperçoit d'ailleurs, pour peu qu'on touche les calices de roses, qu'ils poissent les doigts à la manière de la térébenthine.

Sabine. Six livres de sabine récentes, distillées au mois de septembre 1750, m'ont rendu quatre gros d'huile essentielle.

Vingt-trois livres de sabine récente, distillées au mois d'août 1757, m'ont rendu quatre onces et demie d'huile semblable.

Quatre-vingt-huit livres de sabine récente, distillées au mois de mai 1769, temps sec, m'ont rendu dix-huit onces d'huile essentielle très-légèrement ambrée.

Au mois de mai de la même année, soixante-dix-huit livres de sabine, prises dans une autre terrain et distillées récentes, m'ont rendu vingt onces deux gros d'huile essentielle semblable à la précédente.

Au mois de Novembre 1773, cent cinquante livres de sabine récente, distillées en deux fois, m'ont fourni deux livres cinq onces et demie d'huile essentielle.

Sassafras. Soixante livres de sassafras, coupées menu, ont rendu onze onces et demie d'huile essentielle d'une couleur ambrée.

D'une pareille distillation, en me servant de l'eau de la distillation précédente, j'ai tiré de la même quantité du même bois douze onces et demie d'huile. D'autres fois j'ai tiré treize onces et demie et treize onces cinq gros d'huile essentielle semblable.

Dans une autre distillation, j'ai ajouté à soixante livres de sassafras douze livres de sel marin; et me servant de l'eau des distillations précédentes, je n'ai obtenu qu'onze onces d'huile essentielle.

L'huile essentielle de sassafras, comme celles tirées des autres matières exotiques, se tient en plus grande partie sous l'eau, et l'autre partie surnage; mais si l'eau est un peu tiède, toute l'huile surnage.

Sauge. Quarante six livres de grande sauge en fleurs, distillées au mois de juillet 1763, ont rendu deux onces et demie d'huile essentielle d'une légère couleur citrine.

Quarante-huit livres de la même plante en fleurs, distillées au mois de juillet 1765, ont fourni trois onces d'huile essentielle semblable à la précédente.

Au mois de juin 1767, j'ai distillé cent soixante-huit livres de grande sauge, qui ne m'ont rendu que deux onces trois gros d'huile essentielle. Le printemps avait été fort pluvieux, même jusqu'au moment où j'ai fait cette dernière distillation.

Serpolet. Trente livres de serpolet récent, en fleurs, distillées au mois d'août 1763, ont fourni un demi-gros d'huile très-colorée, tirant sur le rouge. Cette plante est très-aromatique ; cependant elle rend bien peu d'huile essentielle : il y a lieu de présumer qu'elle en fournirait davantage si on la faisait dessécher avant de la distiller.

Tanaisie. Soixante-douze livres de tanaisie en fleurs, distillées au mois d'août 1763, ont fourni une once et demie d'huile essentielle d'une légère couleur citrine.

Cinq cents vingt livres de tanaisie bien en fleurs récentes, distillées en sept fois, au mois de juillet et d'août 1769, m'ont fourni vingt-six onces quatre gros d'huile essentielle légèrement ambrée. Le temps qui avait précédé la cueillette avait été très-sec.

<small>Vertus des huiles essentielles.</small> Le huiles essentielles ont en général les vertus des plantes qui les ont fournies : c'est pourquoi il serait inutile et trop long de parler de leurs vertus l'une après l'autre. Nous ferons observer seulement que les vertus des huiles essentielles sont plus marquées et dans un plus grand degré : elles sont, en général, actives, pénétrantes, et elles agissent plus promptement et plus puissamment que les plantes d'où on les a tirées : il faut par conséquent éviter de les faire prendre seules : elles s'attachent à la gorge, occasionnent des picotemens, des chaleurs excessives et même des ampoules. Plusieurs de ces huiles sont

mème caustiques, appliquées à l'extérieur, et font l'effet d'un vésicatoire : telles sont les huiles légères des plantes céphaliques indigènes, comme huiles essentielles de thym, de sauge, de marjolaine, etc.

La dose est depuis une goutte jusqu'à huit.   Dose.

Baume de Vinceguère, de Laictoure, ou de Condom.

C'est un mélange d'huiles essentielles ou une mixture, et non un baume ; sa dénomination est impropre. Nous verrons dans une autre occasion, quels sont les médicamens qui doivent porter le nom de baume.

℞ Huiles essentielles de lavande,
térébenthine,
pétrole,
genièvre,
girofle,
ãa .... ℥ ij.

macis,
muscade,
ãa .... ℥ ij.

de benjoin rectifiée .... ℥ ß.

Camphre,
Safran pulvérisé,
ãa .... ℥ j.

Musc,
Ambre gris pulvérisé,
ãa .... ʒ ß.

On met toutes les huiles essentielles dans un flacon qui bouche bien ; on ajoute les autres substances : on fait digérer ce mélange à la chaleur du soleil pendant trois ou quatre jours en l'agitant de temps en temps : on le laisse déposer et on le conserve sur son marc : on est dans l'usage de ne le donner jamais trouble.

Plusieurs pharmacopées prescrivent de la poudre de crapaud dans la recette de ce baume ; mais cette substance animale, outre qu'elle répugne à bien du monde, ne peut communiquer aucune vertu à ce baume : c'est pour ces raisons que je la supprime de ce mélange. On croit communément que le crapaud résiste au venin, et qu'il a la propriété de chasser le mauvais air ; mais ce sont des vertus que les anciens lui ont attribué gratuitement.

Vertus. Le baume de Vinceguère est réputé très-bon pour purifier l'air pestiféré et pour se préserver des maladies contagieuses : on le flaire de temps en temps, et on en fait brûler un peu dans la chambre qu'on occupe : pris intérieurement, il est sudorifique : il est bon dans les fièvres malignes, dans la peste, dans la petite-vérole, la rougeole ; mais c'est lorsqu'il convient d'exciter la transpiration, de faire suer et de *Dose.* ranimer. Ce remède est fort chaud. La dose est depuis une goutte jusqu'à huit ou dix, en bols, ou imbibé dans un peu de sucre.

Des Savons.

Après avoir dit tout ce que nous avons cru nécessaire sur les huiles essentielles, et avoir parlé de quelques compositions qui résultent de leurs mélanges, nous croyons devoir placer ici la combinaison de ces mêmes huiles avec l'alcali fixe, qui forme une espèce de savon, auquel on a donné le nom de *savon de*

Starkey, lorsque ce composé est fait avec de l'huile essentielle de térébenthine. Cette espèce de savon entre dans la composition des pilules de Starkey, dont nous parlerons à l'article des pilules. Mais pour bien entendre ce que nous avons à dire sur cette matière, nous ne pouvons nous dispenser de parler du savon ordinaire qu'on fait avec l'huile d'olives.

On nomme savon, en général, une combinaison formée par l'union d'une matière saline avec une huile. D'après cette définition, on conçoit qu'il est facile de faire des savons avec des acides et des huiles, qu'on en peut pareillement faire avec des sels neutres et des huiles. L'alcali volatil forme encore une autre espèce de savon : enfin l'alcali de la soude uni aux huiles forme le savon par excellence, et on a donné pareillement le nom de savon à tous les autres composés dont nous venons de parler. Toutes ces combinaisons se font tous les jours dans les laboratoires des chimistes, et elles présentent des détails et des phénomènes singuliers, dans lesquels nous ne pouvons entrer. La nature travaille continuellement à former ces espèces de combinaisons dans les substances des règnes végétal et animal ; et on a donné à ces substances le nom de *savon* ou *de matières savonneuses*, suivant l'état où elles se trouvent.

Les sucs sucrés, les extraits, les sels essentiels des végétaux, etc., sont autant de matières savonneuses composées de sels et d'huiles. L'huile, dans toutes ses combinaisons, est rendue miscible à l'eau par l'intermède de la matière saline. La saveur salée ou sucrée des sels essentiels ou du sucre ne dérange rien à la doctrine que nous établissons sur cette matière; ces saveurs indiquent seulement que le principe salin est dominant. Nous ne parlerons ici que de deux espèces de savon que nous avons annoncées, savoir, le savon blanc médicinal et le savon de Starkey.

Le savon blanc se fait avec un alcali préparé d'une manière particulière et qu'on emploie en liqueur: on nomme cette liqueur *lessive caustique des savonniers.*

Lessive des Savonniers.

♃ Chaux vive,
Soude d'Alicande, } āā................ xv.

Eau.. q. s.

On réduit la soude en poudre grossière : on la met dans une grande marmite de fer avec la chaux : on verse par-dessus plusieurs seaux d'eaux : on place la marmite sur le feu ; on fait bouillir le mélange pendant deux heures, ayant soin de le remuer souvent avec une spatule de fer, afin que la matière ne s'attache point au fond du vaisseau : on filtre la liqueur au travers d'un linge tendu par les quatre coins sur un châssis de bois : on met la liqueur à part. Lorsque le marc est suffisamment égoutté, on le fait bouillir une seconde fois dans de nouvelle eau de rivière pendant encore deux heures : on filtre la liqueur de nouveau et on fait bouillir le marc, mais moins long-temps, encore une fois ou deux, dans de nouvelle eau chaque fois afin d'être sûr d'avoir dissous toute la matière saline. On réunit toutes les liqueurs, et on les fait évaporer jusqu'à la réduction d'environ vingt à vingt-cinq livres. Pendant cette première évaporation, la liqueur se trouble beaucoup : elle laisse déposer de la terre, des pellicules de chaux, et du sel marin lorsque la soude en contient ; on la laisse un peu se réfroidir, et on la filtre sur un ou plusieurs entonnoirs de verre, garnis chacun d'un filtre de papier ; ensuite on la remet sur le feu jusqu'à ce qu'elle soit parvenue à un tel degré de concentration, que onze gros de cette liqueur froide, remplissent une bouteille qui tient huit gros d'eau, ou qu'étant froide, elle donne trente-huit degrés à mon pèse-liqueur des sels. Alors on tire le vaisseau hors du feu, et lorsque la liqueur est réfroidie, on la serre dans des bouteilles : c'est la lessive propre à former du savon, et qu'on nomme *lessive des savonniers*.

De la quantité d'ingrédiens exprimés ci-dessus, on tire ordinairement dix-sept livres de lessive.

REMARQUES.

Nous avons recommandé de prendre de la chaux vive : cependant si l'on n'en avait que d'éteinte à l'air, on pourrait l'employer avec autant de succès ; il faudrait seulement observer de tiercer, ou même de doubler la dose, à proportion du temps qu'elle aurait été à l'air, et de l'humidité dont elle se serait chargée. Au reste, il y a bien de la marge dans la proportion de chaux que nous prescrivons : quand même on en mettrait quelques livres de moins, la lessive n'en serait pas moins bonne ; mais il est toujours plus sûr de s'arranger de manière qu'il se trouve en chaux éteinte, lorsqu'on ne peut pas faire autrement, une quantité propre à remplacer la même dose en chaux vive, portée dans la recette.

A l'égard de la soude, il convient de faire choix de celle qui nous vient d'Alicante, parce qu'elle contient beaucoup d'alcali : les autres soudes qui n'en contiennent pas autant ne forment que du savon qui prend jamais une bonne consistance.

Savon blanc ou médicinal.

♃ Huile d'olives fine ou d'amandes douces.......... ℔ viij.
Lessive des savonniers........................... ℔ iv.

On fait défiger l'huile d'olives si elle est figée : on la met dans un mortier de marbre ou dans une terrine de grès : on verse par-dessus la lessive des savonniers préparée comme nous l'avons dit ci-dessus : on agite ce mélange sans le faire chauffer, avec un pilon de bois, et l'on continue de le remuer plusieurs fois par jour, pendant environ six à huit jours, ou jusqu'à ce qu'il soit épaissi suffisamment pour qu'on puisse le distribuer dans des moules sans craindre qu'il se fasse de séparation. Alors on le met dans des moules de fer-blanc en forme de carré long, semblables à ceux qui servent aux biscuits : on le laisse pendant trois ou quatre jours, ou jusqu'à ce que le savon ait acquis assez de consistance pour pouvoir sortir des moules : on pose les tablettes ou pains de savon sur des clisses d'osier blanc, afin de leur faire prendre l'air le plus qu'il est possible, et faire perdre au savon une odeur de lessive qu'il a toujours, mais qui est beaucoup plus forte immédiatement après qu'il est fait. Lorsque le savon est suffisamment sec, on le serre proprement dans une boîte.

Le savon fait la base du remède de Stephens, *Vertus*
qu'on avait regardé comme très-propre à dissoudre les pierres dans la vessie ; mais l'expérience et l'observation ont fait reconnaître que le savon peut seulement dans certains cas empêcher les pierres de grossir, et prévenir leur formation dans les personnes qui y sont disposées. Le savon divise, atténue les matières épaissies et engorgées qui causent ordinairement une infinité de maladies opiniâtres et des plus rebelles. Il est un excellent fondant, apéritif et désobstruant ; il est anti-acide et plus propre qu'aucun autre médicament à absorber les acides des premières voies. Le savon est le meilleur contre-poison pour arrêter promptement les ravages des poisons acides, tels que le sublimé corrosif, l'eau forte et autres de même espèce. On donne le savon en pilules, *Dose.*
du poids de quatre ou six grains, et on prend depuis une jusqu'à six de ces pilules pour une prise, qu'on réitère une ou deux fois par jour.

Remarques.

Lorsque l'huile est figée, il est très-important de la faire défiger, sans quoi la lessive des savonniers agit sur l'huile figée avec une telle activité que le savon est fait en très-peu de temps ; mais il est si sec, qu'il ne peut jamais se lier ni devenir lisse : il reste toujours en grumeaux : c'est un phénomène singulier qui mérite un examen ultérieur. Je pense qu'à l'instant du mélange il se fait un froid considérable ; l'huile figée présente beaucoup plus de surface à la lessive alcaline : celle-ci l'attaque en même temps dans toute sa substance, c'est ce qui est cause que le savon se fait si promptement. Quoi qu'il en soit, c'est un moyen qu'on peut employer pour unir à l'alcali une bien plus grande quantité d'huile qu'il n'en entre ordinairement dans la composition du savon, ce qui peut avoir son utilité dans la médecine, lorsqu'il est nécessaire de faire prendre du savon à certains tempéramens délicats qui ne peuvent supporter l'acrimonie de celui qui est le mieux fait dans les proportions ordinaires.

Lorsqu'on prépare le savon à froid, il est bien essentiel d'observer que la lessive alcaline soit concentrée au point que nous avons dit : si elle l'était davantage, elle formerait un savon trop sec et trop chargé de matière saline : il seroit par conséquent plus âcre : il est pareillement nécessaire que cette lessive ne soit pas moins concentrée, parce que, comme on fait ce savon à froid, il n'y a pas d'évaporation de l'humidité superflue : il serait alors trop mou, et ne prendrait jamais de consistance qu'en le faisant sécher après qu'il seroit fait.

Un moment après qu'on a agité le mélange d'huile d'olives et de lessive caustique, il s'épaissit et devient d'une couleur blanche-jaunâtre : cette consistance augmente d'autant plus vite, qu'on agite le mélange plus souvent et plus long-temps. A mesure que la combinaison s'avance, le savon perd sa causticité ; mais ce n'est qu'au bout de douze ou quinze jours que la saveur est supportable : enfin, au bout d'un mois le savon n'a que la saveur qu'il doit avoir. Ces observations sont importantes, et font voir qu'on doit, autant qu'on le peut, n'employer pour l'usage de la médecine que du savon fait au moins depuis quelques mois.

Le savon se fait à chaud, dans les manufactures, pour l'usage des arts, et il se travaille dans des vases de cuivre. Les deux substances qui le composent agissent sur le cuivre : il s'introduit de ce métal dans le savon : cela est assez indifférent pour l'usage auquel ce savon est destiné ; mais il n'en est pas de même pour l'usage intérieur. Aussi on remarque que le savon des manufactures occasionne assez ordinairement des pesanteurs d'estomac, des coliques et des nausées : on doit attribuer ces effets plutôt au cuivre dont il est chargé, qu'au savon lui-même.

L'huile éprouve fort peu d'altération en s'unissant aux alcalis, puisqu'on peut la séparer par tous les acides, même les plus faibles : ces acides s'unissent à l'alcali, avec lequel ils forment des sels neutres, et l'huile vient surnager le mélange. On remarque seulement que l'huile qui est ainsi séparée du savon, est plus épaisse qu'elle n'était auparavant.

L'alcali qu'on fait entrer dans la composition du savon est en liqueur, et contient par conséquent certaine quantité d'eau : le savon nouvellement fait retient toute cette eau, mais il s'en évapore beaucoup à mesure que le savon se sèche; et c'est pour cette raison que nous recommandons d'exposer à l'air le savon après qu'on l'a tiré des moules. Néanmoins il reste dans le savon une certaine quantité d'eau qui lui est essentielle : c'est elle qui lui donne le blanc mat, en restant interposée entre les molécules de l'huile, comme l'eau donne le blanc à l'émulsion, en tenant l'huile divisée. Le savon ne peut perdre cette eau qu'en éprouvant des altérations considérables, puisque, lorsqu'on le conserve à l'air et dans un endroit chaud, il se dessèche de plus en plus : il devient à demi transparent, d'une couleur jaunâtre, et il acquiert une forte odeur rance.

Les moules de fer-blanc dans lesquels nous disons de couler le savon, ont l'inconvénient de se rouiller et de donner une couleur de rouille au savon qui touche le fer-blanc; on est obligé de séparer la portion de savon salie, ce qui fait un déchet; ces moules sont d'ailleurs détruits après trois ou quatre opétions : des moules de faïence ne vaudraient rien, la couverte serait enlevée dès la première fois par l'âcreté du savon. Ceux de verre réussiraient mieux; mais il faudrait que leurs bords fussent renversés, pour pouvoir ôter les pains de savon. Il est préférable, à cause de toutes ces difficultés, de couler le savon dans un châssis de bois blanc, carré, sans fond, garni d'une toile fine, placé sur une pierre de grès ou de porphyre, et de laisser le savon prendre sa consistance dans cette situation : ensuite on le coupe par tablettes de la forme de celles de chocolat.

Toutes les huiles grasses font du savon avec la lessive des savonniers ; mais elles présentent des différences considérables relativement à leur nature figeable ou non figeable, et elles exigent par cette raison des manipulations différentes. L'huile d'olives, par exemple, et toutes les huiles qui se figent comme elle, font du savon à froid ou à l'aide de la chaleur. Lorsqu'on fait le savon avec les huiles figeables avec le secours de la chaleur, le savon acquiert une meilleure consistance ; il devient plus ferme et se sèche d'une manière plus solide, ce qui est plus avantageux pour le savonnage, en ce que le savon ne se dissout dans l'eau qu'autant qu'on le veut. Par cette manipulation, la lessive caustique, concentrée à vingt-deux degrés à mon pèse-liqueur, suffit, parce qu'une partie de l'humidité s'évapore pendant la combinaison.

Les huiles grasses non figeables ne peuvent faire du savon qu'à froid et qu'avec de la lessive concentrée à 38 degrés de mon pèse-liqueur. Si la lessive est moins concentrée, le mélange se grumèle, ne peut se lier ; une partie de l'huile et de la lessive se séparent, et ne peuvent plus se réunir : les mêmes phénomènes arrivent, pour peu qu'on fasse chauffer le mélange, même en employant de la lessive concentrée à 38 degrés : le savon se grumèle de même, et on peut séparer par le moyen du filtre les portions d'huile et de lessive qui refusent absolument de se combiner.

Il paraît d'après ces observations et celles dont nous avons fait mention au commencement des remarques, que la saponification alcaline se fait plus promptement à froid qu'à l'aide de la chaleur. L'huile d'olives figée, fait dans cet état, du savon, pour ainsi dire, en un instant, et qui devient sec et même pulvérulent en moins d'une heure, tandis que cette même huile, défigée et froide, ne forme le savon que dans l'espace de huit jours; ce n'est ordinairement qu'au bout de ce temps qu'il acquiert la consistance convenable pour pouvoir être coulé dans des moules, et il est ensuite environ six semaines à acquérir la fermeté nécessaire pour l'usage.

Les huiles non figeables présentent, comme l'huile d'olives défigée, la même longueur dans leur saponification: elles présentent de plus une difficulté invincible, celle de ne point former un savon bien lié, pour peu qu'on fasse usage de la chaleur; le savon se grumèle et une partie des matières se sépare. Il en est de même si l'on mêle à ces huiles du suif ou de la graisse; on ne communique pas pour cela la propriété figeante à l'huile qui ne l'a pas; le savon se grumèle de même, et une partie des matières se sépare pour peu qu'on fasse usage de la chaleur. Il en est encore de même du mélange d'huiles figeables et d'huiles non-figeables : le savon fait avec de pareils mélanges d'huiles, ne peut se faire qu'à froid; sans quoi il y a toujours une portion de la lessive et de l'huile qui refuse de se combiner, et la portion de savon formée est grumelée. De ces observations il résulte que la meilleure manipulation est de préparer es savons à froid et avec de la lessive concentrée à 38 degrés.

J'ai fait du savon à froid avec de l'huile de navette,

de l'huile de faîne, etc., qui se trouvent de la meilleure qualité : celui fait avec l'huile de faîne paroît ne point différer des plus beaux savons blancs de Marseille.

Dans les fabriques de savon où l'on emploie du suif et de la graisse qu'on mêle avec des huiles figeables communes, le savon se fait à l'aide de la chaleur, le suif ou la graisse entre pour environ un quart du poids des huiles : on ne se donne pas la peine de purifier ces matières graisseuses, on les emploie avec leurs membranes : elles sont dissoutes par la lessive caustique et font poids dans la masse du savon : c'est tout ce que les fabricans recherchent.

Savon de STARKEY (1).

Le savon de Starkey est la combinaison de la potasse avec la matière résineuse de l'essence de térébenthine et un peu d'eau.

On broie, sur un porphyre, du sel de tartre bien sec : on ajoute peu-à-peu deux ou trois fois son poids d'essence de térébenthine : lorsque le mélange a acquis la consistance d'un opiat mou, on le met dans une cucurbite de verre que l'on couvre d'un papier pour garantir la matière de la poussière, et on l'expose

---

(1) Liniment volatil, savon ammoniacal. On prend une partie d'huile d'amandes douces que l'on mêle avec environ le quart de son poids d'ammoniac ; on fait ce mélange dans une bouteille à large ouverture, et on l'agite jusqu'à ce que les deux substances soient parfaitement unies.

dans un endroit un peu humide. Au bout de quinze jours, on observe que le mélange a attiré considérablement l'humidité de l'air. La portion de savon qui s'est formée, se trouve placée entre deux liqueurs différentes : celle qui occupe le fond du vaisseau est de l'alcali résous en liqueur : immédiatement au-dessus de cette liqueur alcaline se trouve le savon de Starkey : enfin ce dernier est surnagé par une portion d'huile de térébenthine, qui est quelquefois rouge, et qui d'autres fois se trouve avoir une couleur ambrée.

On verse ce que contient le vaisseau sur un filtre de papier, ou sur un linge un peu serré. La liqueur alcaline et l'essence de térébenthine qui ne sont pas combinées, passent : le savon reste sur le filtre : on le laisse égoutter pendant quelques jours : on l'agite ensuite dans un mortier de marbre, et on le serre dans un bocal de verre pour l'usage.

Le savon de Starkey est apéritif, vulnéraire : il convient dans les ulcères des reins et de la vessie, dans les vieilles chaudepisses. Il est un bon fondant des matières glaireuses, et en général des substances qui sont propres à former la gravelle ou la pierre. La dose est depuis douze grains jusqu'à un gros.

On emploie encore le savon de Starkey à l'extérieur avec succès dans les rhumatismes. Il est un excellent résolutif des enflures qui proviennent de quelques humeurs de rhumatismes (1).

―――――――――――

(1) De toutes les recettes connues, voici celles qui me paraissent préférables :

Remarques.

Starkey était un alchimiste anglais qui, voulant travailler sur les principes de Paracelse et de Vanhelmont, entreprit de volatiliser les alcalis fixes par le moyen des huiles grasses et des huiles essentielles; il distillait ces huiles avec les alcalis fixes. Des différens mélanges qu'il a faits sur cette matière, il a donné son nom au mélange ou savon qui résulte de la combinaison du sel alcali avec l'essence de térébenthine. On peut voir le détail de ses opérations dans un ouvrage alchimique qui a pour titre, *la Pyrotechnie de Starkey, ou l'Art de volatiliser les alcalis suivant les préceptes de Vanhelmont*, etc. Cet ouvrage, comme tous les livres des alchimistes, est fort diffus et fort obscur : tout ce qui en reste dans l'idée, après la lec-

---

1.° Potasse caustique solide. . . . . . . 3 onces.
   Eau bouillante. . . . . 2 onces.
   Huile de térébenthine. . . . . 4 onces.

Cette dose donne ordinairement 3 onces et demie de savon.

2.° On prend parties égales de térébenthine et d'alcali, du tartre, on triture ce mélange, et on y ajoute, par partie, environ le quart du poids total du mélange de carbonate d'ammoniaque.

3.° On prend une partie d'alcali caustique solide, sur deux d'huile de térébenthine. On met le tout dans un pot de faïence que l'on soumet à une douce chaleur. On l'entretient ainsi jusqu'à ce que le mélange acquière la consistance convenable.

ture, c'est que par le moyen des huiles, on peut volatiliser les alcalis fixes.

Le procédé de Starkey consiste à mettre dans une cucurbite de verre, de l'alcali fixe bien sec, et à verser par-dessus de l'essence de térébenthine jusqu'à la hauteur de trois ou quatre travers de doigt au-dessus du sel : on remue ce mélange plusieurs fois par jour pendant six mois, et on ajoute de l'essence de térébenthine pour remplacer celle qui s'évapore, jusqu'à ce que l'alcali en ait imbibé trois fois sa pesanteur. Starkey prétend que ce mélange devient *comme une créme blanche savonneuse.* Voyez l'ouvrage que nous venons de citer, p. 179.

J'ai répété ce procédé plusieurs fois : le savon que j'ai obtenu était d'une couleur rousse, à cause de l'action de l'alcali sur l'huile de térébenthine. De quatre onces de sel de tartre et de douze onces d'essence de térébenthine, j'ai tiré six onces de savon de Starkey et deux onces d'essence de térébenthine qui le surnageaient : elle était d'une assez belle couleur rouge transparente : je l'ai séparée. Le savon de Starkey paraissait assez bien lié et bien conditionné. Cependant, pour m'assurer de sa perfection, j'ai cru devoir lui faire subir l'épreuve à laquelle il doit absolument résister lorsqu'il est parfait : elle consiste à exposer à l'air ce savon, qui ne doit subir aucun changement. J'ai donc exposé ce savon à l'air : dans l'espace de huit jours il s'est séparé deux onces de liqueur alcaline, laquelle, desséchée, m'a fourni quatre gros de sel alcali fixe. C'est une portion d'alcali qui ne s'est point combinée, ni avec la matière huileuse, ni avec son acide ; d'où il résulte que pendant tout le temps de la digestion il s'est dissipé huit onces d'essence de térébenthine, et qu'il n'est resté de combiné que trois onces et demie d'alcali avec environ deux onces de la matière résineuse de l'essence de térébenthine. Après ces dernières opérations, le savon s'est trouvé dans sa perfection. Delà on pourrait croire que les meilleures proportions d'huile de térébenthine et d'alcali qu'on devrait employer, seraient celles que nous trouvons rester dans ce savon ; mais on se tromperait fort si l'on suivait ces proportions : on obtiendrait moins de savon, et il se séparerait de même une certaine quantité de chacune des deux substances.

L'essence de térebenthine, en s'unissant à l'alcali fixe, souffre une véritable décomposition, elle s'épaissit considérablement : le plus volatil se dissipe : une grande partie de l'acide se combine avec une portion de l'alcali, et ils forment ensemble un sel neutre particulier qui se cristallise : ces cristaux restent dispersés dans le savon et le rendent grenu. Pendant le *deliquium* du savon, il se mêle beaucoup de ce sel qui est en dissolution avec la liqueur alcaline. Par une évaporation spontanée, j'ai obtenu, de la liqueur provenant du *deliquium*, de très beaux cristaux, à-peu-près carrés, plats, de huit lignes de largeur.

Il est visible par tout ce qui vient d'être dit, que l'union des huiles essentielles avec les alcalis fixes est infiniment plus difficile que celle de ces mêmes alcalis avec les huiles grasses. Les huiles essentielles sont plus fluides, plus aqueuses et leur acide est plus développé, plus facile à se séparer. Ce sont ces propriétés qui mettent obstacle à leur combinaison savonneuse ou à leur saponification. Plusieurs chimistes se sont exercés sur cette combinaison, et particulièrement Staahl. Le procédé que nous avons donné en tête de cet article est à-peu-près celui qu'il recommande : toute la différence, c'est que Staahl indique de triturer les matières dans un mortier de marbre et que je prescris de les broyer sur un porphyre. J'ai observé qu'il est plus expéditif de les broyer ainsi quoique cela réussisse également bien dans un mortier de marbre. Staahl recommande de dessécher l'alcali qu'on a séparé du savon par le *deliquium*, et de le combiner de nouveau avec de l'essence de térébenthine. Cette observation est bonne; elle procure un moyen d'employer à la même opération un alcali imprégné de térébenthine qui serait perdu. L'essence de térébenthine qui se sépare pendant le *déliquium*, est ordinairement d'une couleur ambrée, quelquefois elle est d'une couleur rouge. On peut pareillement l'employer à la même opération. Sur une livre d'alcali fixe et vingt onces d'essence de térébenthine, j'ai tiré à la première opération, depuis quatre jusqu'à six onces de savon de Starkey parfait : cette quantité varie selon le degré de ténuité de l'essence de térébenthine : plus elle est fluide, moins on tire de savon.

D'autres chimistes, pour abréger la longueur de cette opération, ont proposé le procédé suivant, que j'ai répété plusieurs fois avec succès.

On fait fondre du sel alcali dans un creuset : on le coule dans un mortier de marbre, dans lequel on a mis auparavant six ou huit parties d'essence de térébenthine : on couvre sur le champ le mortier, pour étouffer la flamme si l'essence de térébenthine vient à s'enflammer. Le sel alcali se met sur-le-champ en grenailles : il agit prodigieusement par sa chaleur sur l'essence de térébenthine : il lui fait prendre en un instant une couleur rouge assez foncée. On triture ce mélange plusieurs fois par jour et l'on continue jusqu'à ce que la combinaison soit faite, ce que l'on reconnaît lorsque le savon a acquis la consistance d'un opiat mou. Ce procédé dure ordinairement trois ou quatre mois, suivant le degré de chaleur qui règne dans l'atmosphère.

Quelques personnes prescrivent de faire ce savon dans des terrines de terre vernissées ou dans des écuelles de faïence, mais fort mal-à-propos : l'alcali agit sur les couvertes de ces vaisseaux et les réduit en poudre. Il faut absolument un vaisseau de verre ou de marbre, ou tout autre vaisseau qui ne soit point attaquable par l'alcali.

Lorsqu'on verse l'alcali en fusion dans l'essence de térébenthine, il s'élève une grosse fumée ; mais il n'arrive pas d'explosion, comme lorsqu'on le coule dans de l'eau : il arrive seulement que l'essence de térébenthine s'enflamme lorsqu'on ne couvre pas le mortier assez promptement, ce qui n'est pas un grand inconvénient, pourvu cependant qu'on étouffe la flamme promptement.

Je ne me suis pas contenté des expériences et du

travail qu'on avait faits avant moi sur cette matière ; j'ai pareillement fait des recherches pour tâcher d'abréger une partie de la longueur de cette opération. Je suis parvenu à mon but au moyen de la porphyrisation que j'ai indiquée ; par cette manipulation, j'abrège considérablement le temps. C'est d'après le travail que j'avais fait sur cet objet, que j'avais avancé dans la première édition de cet ouvrage, page 544 ; que je donnerais *dans ma chimie, un moyen de préparer ce savon dans une matinée; ce que l'on ne peut,* avois-je ajouté, *faire quant à présent, qu'en cinq ou six mois par tous les procédés qui ont été publiés*. En effet, par le procédé que j'ai décrit en tête de cet article, on peut le faire dans cet espace de temps ; mais il faut, après qu'il est formé, lui donner le temps de se séparer d'avec une portion des substances qui ne se sont pas combinées ; huit jours sont à-peu-près suffisans pour le *deliquium* dont nous avons parlé.

Toutes les expériences que j'ai faites à ce sujet, m'ont pleinement convaincu qu'il est impossible d'unir et de combiner en une seule fois des quantités données d'essence de térébenthine et de sel alcali, de manière qu'il ne se sépare rien après que le mélange est fait, et cela dans quelques proportions qu'on mêle ces deux substances. J'ai remarqué, 1.º que la partie la plus ténue de l'essence de térébenthine se dissipe pendant qu'on fait le mélange ; 2.º qu'il ne reste que la partie la plus épaisse combinée avec l'alcali fixe ; 3.º que l'essence de térébenthine qui reste unie à l'alcali fixe immédiatement après le mélange, n'est pas combinée en totalité, puisqu'il s'en sépare une grande partie dans l'espace de quelques jours ; 4.º il en est de même de l'alcali fixe : dans quelques proportions qu'on le fasse entrer dans le mélange, il y en a toujours une partie qui refuse de se combiner avec l'essence de térébenthine. C'est elle qui se charge de l'humidité de l'air et qui forme le *deliquium*. On pourrait croire que le *deliquium* auquel est sujet le savon de Starkey immédiatement après qu'il est fait, provient de ce qu'il a la propriété ou plutôt l'inconvénient de se décomposer en partie à l'air ; mais c'est une erreur : il est facile d'en être convaincu par les propriétés de ce savon nouvellement fait. Tant qu'il n'est pas tombé en *deliquium*, il est fort âcre, caustique, à raison de l'alcali fixe qui n'est pas combiné ; mais lorsqu'on a séparé par le *deliquium* cet alcali surabondant, le savon est infiniment plus doux, et il n'a plus la saveur caustique comme il l'était auparavant. 5.º Enfin une partie de l'acide de l'essence de térébenthine se combine avec une partie de l'alcali fixe, et forme un sel particulier, susceptible de cristallisation. Ce sel est fort peu connu ; il a une saveur un peu camphrée.

Les expériences par lesquelles j'ai constaté tout ce qui vient d'être dit, avaient été faites dans le dessein de connaître les meilleures proportions d'alcali fixe et d'essence de térébenthine. J'ai d'abord commencé par broyer ensemble sur un porphyre une once d'essence de térébenthine et autant de sel alcali : j'ai mis ce mélange dans un bocal de verre pour l'examiner quelque temps après.

J'ai répété cette expérience en employant toujours la même dose de l'alcali, mais en variant celle de l'essence de térébenthine jusqu'à ce que je fusse parvenu aux proportions d'une partie d'alkali contre douze d'essence de térébenthine.

J'avais soin d'examiner ces mélanges toutes les semaines : ils attiraient tous l'humidité de l'air et tombaient en *deliquium* ; en un mot, ils présentaient les mêmes phénomènes dont nous avons parlé précédemment. Je remarquerai seulement que le mélange *de trois parties d'essence de térébenthine sur une d'alcali*, m'a fourni autant de savon que les mélanges dans lesquels j'en faisais entrer beaucoup davantage. Ainsi une plus grande quantité d'essence de térébenthine que celle de deux ou trois parties sur une d'alcali, est, pour ainsi dire, en pure perte.

Avec de l'essence de térébenthine un peu épaisse, on obtient une plus grande quantité de savon, et il se forme plus facilement. J'ai même quelquefois ajouté à ces mélanges différentes doses de térébenthine qui ont assez bien réussi ; mais il arrive un inconvénient : c'est que ce savon, en vieillissant, perd presque toutes ses qualités savonneuses, et devient transparent et résineux comme de la térébenthine pure. Si au contraire on fait du savon de Starkey avec de l'essence de térébenthine parfaitement rectifiée, il arrive précisément le contraire, c'est-à-dire qu'on n'obtient presque point de savon. J'ai mêlé et b.. yé ensemble quatre onces de sel alcali, deux livres d'essence de térébenthine rectifiée au bain-marie sur de la chaux vive : je n'ai obtenu de ce mélange qu'un gros de savon de Starkey : presque toute l'huile s'est évaporée : l'alcali est resté uni avec la petite portion de substance résineuse. Dans l'espace de huit jours, cet alcali est tombé en *deliquium*. L'huile de térébenthine rectifiée sur de la chaux est tellement dépouillée de son acide, que l'alcali provenant du *deliquium* de ce savon ne forme point de sel neutre comme le *deliquium* des savons précédens. Le savon était plus beau et plus lisse. J'observerai à l'occasion de l'essence de térébenthine rectifiée sur la chaux vive, que lorsqu'elle s'épaissit à l'air, elle laisse un résidu semblable au baume du Canada : il en a la couleur et l'odeur.

Il résulte des expériences dont nous venons de parler, qu'il est impossible d'unir et de combiner en une seule fois, sans qu'il se fasse de séparation, des quantités données d'huile de térébenthine et d'alcali fixe. J'ai tenté si, par le moyen de quelques intermèdes qui ne fussent point contraires à la nature du savon de Starkey, je pourrais mieux réussir ; mais inutilement. Les intermèdes que j'ai employés sont l'amidon, le sucre, le savon de Starkey anciennement fait, le savon blanc ordinaire et l'huile d'olives. Les deux espèces de savon et l'huile d'olives ont donné à l'essence de térébenthine un degré de consistance qui était très-favorable pour sa combinaison avec l'alcali fixe : l'amidon n'a rien fait, et le sucre semblait s'opposer à la formation du savon. Tous ces intermèdes n'ont point empêché le *deliquium* d'une partie de l'alcali, ni une portion de l'essence de térébenthine de se séparer.

Le savon ordinaire se fait, comme nous l'avons dit, avec une lessive alcaline, dans laquelle il se trouve nécessairement de l'eau : quelques personnes avaient pensé d'après cela qu'il fallait en ajouter à celui de Starkey, ou faire ce savon avec cette même lessive. On croyait même que c'était par défaut d'eau qu'on avait tant de peine à faire cette espèce de savon; mais on ne faisait pas attention qu'il entre dans la composition des huiles essentielles une bien plus grande quantité d'eau que dans celle des huiles grasses : une grande partie de l'eau de l'huile essentielle de térébenthine se sépare pendant la formation du savon, ce qui en fournit plus qu'il n'en doit rester après qu'il est fait. J'ai répété toutes les expériences dont j'ai parlé précédemment, en ajoutant différentes quantités d'eau dans chacun des mélanges; en commençant par quelques gouttes, et l'augmentant dans les autres peu-à-peu, jusqu'à ce que je fusse parvenu à la dose de deux onces : la plus petite quantité d'eau a toujours nui à la combinaison; et lorsqu'il s'en trouvait davantage, il était absolument impossible de former quelque portion de savon, parce que dans ce cas, l'action de l'acali n'est pas assez immédiate sur l'huile.

Dans plusieurs de ces mélanges, j'ai substitué l'esprit-de-vin à l'eau, qui ne m'a pas mieux réussi.

J'ai pareillement varié l'espèce de sel alcali : tous ces sels n'ont pas fait de différences sensibles.

J'ai encore essayé les cristaux de soude; j'en ai broyé une once avec cinq gros d'essence de térébentine : l'eau de cristallisation, et la nature de cette espèce d'alkali de n'être pas déliquescent, sont cause que ce mélange s'est fait très-imparfaitement : il est resté sec et pulvérulent. Ce même sel, desséché et privé de son eau de cristallisation, ne m'a pas mieux réussi (1) : le mélange est devenu plus sec et en poudre : toute l'essence de térébenthine s'est évaporée, à l'exception de douze grains qui ont été combinés avec le sel alkali.

La lessive caustique des savonniers n'a pas non plus réussi.

Mais au moins est-il certain, d'après toutes les expériences que j'ai faites sur cette matière : 1°. que de quelque manière qu'on s'y prenne pour faire le savon de Starkey, il est toujours le même, lorsqu'on emploie un des sels alkalis fixes ordinaires et de l'essence de térébenthine, telle qu'on la trouve communément dans le commerce. 2°. Pour avoir ce savon toujours uniforme, de même qualité, et dans son plus grand degré de perfection, il est absolument nécessaire d'exposer à l'air humide le mélange après qu'il est fait, afin de séparer par le *deliquium* les substances qui ne ne sont pas combinées. Ce n'est qu'après lui avoir fait subir cette dernière opération, qu'on doit l'employer dans la médecine, et que le savon de Starkey est censé être fait.

Dans la Gazette de Médecine du mercredi premier octobre 1762, on a inséré un procédé pour faire ce savon dans l'espace d'environ deux heures. Ce pro-

---

(1) Douze gros de cristaux de soude n'ont laissé, après leur dessication, que cinq gros et demi de sel.

cédé consiste *à triturer ensemble dans un mortier de marbre, une once de savon de Starkey anciennement fait, quatre onces de sel alkali, et cinq onces et demie d'essence de térébenthine, pendant deux heures ou environ, et l'opération est finie.* On ne s'est pas aperçu que la quantité d'essence de térébenthine n'est pas suffisante pour combiner tout l'alcali, et qu'une grande partie est tombée en *deliquium*.

Dans le trente-septième volume de l'Encyclopédie d'Yverdun, on a donné au mot SAVON, un article sur le savon de Starkey : c'est un extrait mal fait de ce que je dis dans ces élémens sur cette matière : dans cet extrait, on ne trouve aucun procédé qu'on puisse suivre ; et cependant, on voit que l'intention est contraire. L'auteur attribue à Staahl des manipulations dont Staahl n'a jamais parlé. On ne devine pas trop pourquoi l'auteur de cet article n'a dit que cette vérité, *qu'on a mis plus d'importance à la préparation de ce savon qu'il n'en méritait : le point essentiel n'est pas qu'il soit promptement fait, mais qu'il soit bien fait.* Macquer avait fait cette réflexion avant lui, dans sa réponse à la lettre plaintive que lui avait adressée Rouelle le jeune. C'est à Rouelle qu'on doit attribuer l'espèce d'importance qu'on a mise dans les écrits publiés sur cette matière.

De la Fermentation.

Après avoir parlé de la distillation de l'eau, et des eaux simples et composées, il convient que nous placions ici la distillation du vin, et la rectification de l'esprit-de-vin, pour parler ensuite des eaux spiritueuses, simples et composées. Mais l'esprit-de-vin étant le produit de la fermentation, nous croyons qu'il est à-propos de donner auparavant une définition de ce que l'on entend par fermentation; d'autant plus que nous aurons occasion de parler de beaucoup de médicamens composés, officinaux, qui sont sujets à s'altérer, et même à se détruire par le mouvement de la fermentation qu'ils éprouvent quelque temps après qu'ils sont faits. Nous n'exposerons pas ici tous les phénomènes et la théorie de la fermentation : je réserve ces détails pour ma *Chimie expérimentale, au règne végétal.*

On considère ordinairement la fermentation sous trois états différens; savoir, *la fermentation spiritueuse, la fermentation acide, et la fermentation putride ou alcalescente.* Plusieurs chimistes distinguent ces trois états, comme trois espèces de fermentations particulières : pour moi je pense que ces trois états ne sont qu'une continuité de la première fermentation. Il n'y a que les corps sucrés qui puissent éprouver ces fermentations successives. Les matières végétales qui ne contiennent pas de substances sucrées, ainsi que les matières parfaitement animalisées n'éprouvent point la fermentation spiritueuse. Les végétaux qui ne contiennent pas de matière sucrée, passent tout de suite à la fermentation acide, et les matières animales n'éprouvent que la fermentation putride : mais ce troisième état, par où passent certains corps, ne doit pas être considéré comme une fermentation.

La fermentation spiritueuse est celle qui produit le vin, la bière, le cidre, et généralement toutes les liqueurs vineuses. On peut la définir un mouvement intestin, accompagné de chaleur, qui s'excite entre les parties d'un suc sucré, qui en désunit les principes, les combine d'une manière différente, en les faisant changer de nature, et les sépare en deux parties, l'une que l'on nomme le *vin*, et l'autre, les *féces* ou la *lie*. Le sucre seul est la matière propre à former du vin et de l'esprit-de-vin. Voyez mon Mémoire sur la meilleure manière de construire les alambics.

La fermentation acide est un mouvement intestin, qui continue ou qu'on renouvelle artificiellement, entre les parties d'une liqueur qui a subi la fermentation vineuse, et qui convertit le vin en une liqueur acide que l'on nomme *vinaigre*.

La putréfaction, à proprement parler, n'est point une fermentation : nous la définissons une analyse spontanée, ou un affaissement, un déchirement des parties des corps par le poids de leur masse, et par la distillation des fluides qu'ils contiennent, à l'aide de la chaleur extérieure qui dégage les principes aqueux, huileux et salins qui les constituaient.

La substance saline que fournissent les corps putréfiés, est toujours de l'alcali volatil, pour la plus grande partie, soit que ce soit des matières végétales ou des matières animales qu'on fasse putréfier, c'est ce qui l'a fait nommer par les chimistes, *fermentation alcalescente*. Beaucoup de corps, après leur putréfaction, laissent de l'alkali fixe qu'on obtient sans combustion. La putréfaction se fait avec chaleur ou sans chaleur, c'est-à-dire, que les corps soumis à la putréfaction ne laissent point apercevoir de chaleur quand ils sont abreuvés d'une grande quantité d'eau : mais quand ces mêmes corps contiennent fort peu d'humidité, ils sont susceptibles d'éprouver pendant leur putréfaction une chaleur qui va jusqu'à l'incandescence, chaleur qui met le feu à la masse totale, comme je l'ai éprouvé plusieurs fois. Mais les chairs animales, pourvues de leur humidité naturelle, ne prennent point un degré de chaleur supérieur à celui de l'atmosphère. Les anatomistes sont à portée de s'apercevoir qu'un cadavre qui se putréfie n'a pas plus de chaleur qu'il n'en avait avant la putréfaction, à cause de la grande quantité d'humidité qu'il contient.

J'ai mis dans un vase de verre beaucoup de viande fraîche : j'ai placé au milieu de cette viande la boule d'un thermomètre, et j'ai recouvert le vaisseau avec un parchemin percé d'un petit trou dans son milieu, pour laisser passer le tube du thermomètre. A côté il y avait un autre thermomètre de même marche que celui de l'expérience, qui m'annonçait le degré de chaleur de l'atmosphère. J'ai observé exactement ces deux thermomètres pendant plus de dix-huit mois qu'a duré cette expérience, et jamais je n'ai remarqué que le thermomètre plongé dans la viande indiquât plus de chaleur que celui qui étoit placé à côté.

J'avais eu soin de remarquer par une barre, à l'extérieur du vase, l'espace qu'occupait la viande, et je n'y ai jamais aperçu de gonflement : au contraire, j'ai remarqué qu'à mesure que la viande se pourrissait, elle s'affaissait de plus en plus, et qu'enfin la masse a considérablement diminué de volume, jusqu'à son entier dessèchement.

La chaleur qui s'excite dans une masse de fumier putréfié, vient du peu d'humidité qui s'y trouve, puisque des végétaux très-aqueux, pilés et mis en putréfaction, ne produisent point de chaleur.

Cette chaleur est d'autant plus grande que la masse est plus considérable, et que l'humidité se trouve dans des proportions plus convenables. Cette chaleur est quelquefois telle, que les végétaux s'enflamment, comme on le voit arriver assez souvent dans les meules de foin.

Les matières parfaitement animalisées, pourvues de toute leur humidité naturelle, passent sur-le-champ à la putréfaction sans produire de chaleur. Un savant distingué a cherché à répandre de l'incertitude sur les faits dont je viens de parler : mais j'aurais été plus flatté s'il eût opposé des faits à ce que j'avance, au lieu de conjectures. Voici comme il s'explique : *je crois que l'auteur s'est trompé, j'imagine qu'il n'a probablement observé sa viande que lorsqu'il n'était plus temps ; mais s'il l'eût examinée dans les premiers momens de la putréfaction, il l'eût sans doute trouvée augmentée de volume. En effet, un corps ne saurait se putréfier, qu'il ne s'excite un mouvement dans toutes ses parties; et l'on sait que tout mouvement produit de la chaleur* (1).

---

(1) Voyez *Essai* pour servir à l'*Histoire de la Putréfaction*, page 10.

Pour satisfaire l'auteur, j'ai répété cette expérience avec de la viande fraîche, et qui contenait son humidité naturelle.

J'ai pilé dans un mortier de marbre deux livres de chair de bœuf très-fraîche; je l'ai introduite dans un matras à deux ouvertures A, B, et je l'ai rempli jusqu'en C. J'ai eu l'attention de fouler cette chair, afin qu'il ne restât aucun vide. En A, *figure* 3, j'ai ajusté une vessie de cochon vide d'air et rendue souple à force de l'avoir frottée dans les mains : à l'ouverture B, j'ai asujetti un thermomètre avec un bouchon de liège et de la cire molle : à côté de cet appareil, j'ai placé un thermomètre de même marche pour me servir de point de comparaison : j'ai placé le tout dans une chambre dans laquelle je faisais toujours du feu. J'ai commencé l'expérience le 2 novembre 1768, et j'observais trois fois par jour ce qui se passait, le matin, à midi et le soir. Depuis le commencement de l'expérience jusqu'au 5 novembre, les thermomètres sont restés de part et d'autre à dix degrés au-dessus de la glace. Ce jour-là, la chair a commencé à se gonfler un peu : il s'est épanché à sa surface un peu de sang; point d'air de dégagé. La chair avait la consistance d'une pâte ferme, sans aucune mauvaise odeur, elle avait perdu un peu de sa couleur vermeille dans la partie supérieure. Depuis le 5 jusqu'au 9 novembre, les thermomètres, de part et d'autre, ont été tantôt à huit degrés, et tantôt à sept au-dessous de la glace. Le gonflement a augmenté successivement dans cet intervalle, et il s'est séparé beaucoup de liqueur rouge. Le 10, les thermomètres étant à sept degrés au-dessus de la glace, le gonflement a cessé, et la chair a commencé à s'affaisser : la liqueur a été repompée dans la chair : il ne s'est point encore dégagé d'air.

Le 11, mêmes phénomènes; beaucoup d'affaissement; point d'air dégagé : la chair est devenue livide dans la partie supérieure, et elle étoit toujours vermeille en dessous. J'ai débouché le matras pour observer l'odeur : la chair avait celle qu'on observe à de la viande bien mortifiée, mais elle n'avait point du tout celle de la putréfaction, et ne sentait point mauvais.

Le 12 au soir, les thermomètres étant à sept degrés au-dessus de la congélation, la chair a continué de s'affaisser, et elle a commencé à exhaler une légère odeur de putréfaction, qui a augmenté tous les jours : mais il ne s'est dégagé de l'air que le 15, les thermomètres étant restés toujours à la même température. Le 17, la couleur livide a augmenté considérablement en dessus, et la couleur vermeille s'est conservée, même pendant plusieurs années, en dessous; l'affaissement a discontinué, le dégagement de l'air a augmenté.

Depuis le 17 jusdu'au 21 novembre, les thermomètres de part et d'autre, sont restés à six degrés au-dessus de la glace : les mêmes phénomènes se sont accrus insensiblement : il s'est formé à la partie supérieure quelques pustules gangreneuses, et deux petites taches de moisissure de six lignes de diamètre : quelques jours après, ces taches de moisissure ont disparu, les pustules ont augmenté, et l'air a continué à se dégager.

Depuis le 21 novembre jusqu'au 20 janvier 1769, que j'ai continué d'observer cette putréfaction, j'ai remarqué que les progrès vont toujours en augmentant, et que l'air se dégage à mesure que la putréfaction s'avance : mais je n'ai jamais observé aucun degré de chaleur supérieur à celui de l'atmosphère, depuis le commencement de cette expérience jusqu'au 20 janvier 1769 : j'ai répété ces expériences plusieurs fois, et je n'ai jamais observé de chaleur.

Il résulte de l'expérience et des phénomènes que je viens d'exposer, que le reproche qu'on me fait de n'avoir pas observé de gonflement dans les premiers momens de la putréfaction, est mal fondé, puisque ce gonflement commence et finit avant que la putréfaction se fasse sentir. Je m'étais aperçu de ce gonflement qui précède de beaucoup la putréfaction; je n'avais pas cru devoir en parler, parce qu'il ne peut être regardé comme un des phénomènes de la putréfaction : il y a même un repos de plus de vingt-quatre heures entre la cessation du gonflement et le commencement de la putréfaction, ce dont je me suis assuré par l'odeur, par la couleur de la chair, et par tous les autres phénomènes qui accompagnent ces deux différens états.

J'attribue ce gonflement à une légère fermentation acéteuse occasionnée par la portion des sucs contenus dans la chair, qui ne sont pas encore parfaitement animalisés. Ce que l'on nomme *viande mortifiée*, est de la chair qui est dans cet état de gonflement. Il y a tout lieu de penser que, s'il était possible de se procurer des matières parfaitement animalisées, et qui ne continssent rien des substances non animalsées, leur putréfaction ne serait pas précédée d'un semblable gonflement. Quoi qu'il en soit, j'ai répété ces expériences dans les grandes chaleurs de l'été, et dans les chaleurs tempérées de l'automne et de l'hiver ; je n'ai jamais observé dans les matières animales qui contiennent beaucoup d'humidité, soit devant, soit pendant la putréfaction, de plus grande chaleur que celle de l'air ambiant.

J'observerai que quand on fait cette expérience dans les chaleurs de l'été, la putréfaction se fait beaucoup plus promptement ; alors elle se confond avec le gonflement qui la précède, parce qu'elle commence avant qu'il soit entièrement cessé. On peut prendre ces deux différens états pour un seul, et croire qu'il est l'effet de la putréfaction : c'est vraisemblablement ce qui est arrivé à l'auteur de la note insérée dans l'*Essai pour servir à l'histoire de la putréfaction* ; et c'est ce qui l'a induit en erreur. L'affaissement, qui est le principal effet que j'admets dans la putréfaction, est un mouvement qui s'excite dans toutes les parties des corps qui se putréfient : en cela, je suis d'accord avec l'auteur de la note ; mais je ne suis pas de son avis, lorsqu'il dit : *l'on sait que tout mouvement excite la chaleur.*

Le sel ammoniac ; le sel marin, le sucre et un grand nombre d'autres sels, produisent, en se dissolvant dans l'eau, un froid plus ou moins considérable : ces dissolutions ne se font certainement pas sans mouvement.

L'auteur peut consulter les Mémoires de l'Académie pour l'année 1727. Geoffroy rapporte beaucoup d'expériences de combinaisons d'huile essentielle avec l'esprit-de-vin, dont les unes ont excité du froid, d'autres de la chaleur, et enfin, d'autres n'ont occasionné ni froid ni chaud. Toutes ces combinaisons ne se font pas sans mouvement. Dans la *Statique des végétaux* de Hales, traduite de l'anglais par Buffon, page 364, n°. 77, l'auteur trouvera qu'en projetant deux gros de sel ammoniac sur trois gros d'huile de vitriol, ce mélange a produit à l'instant une grande effervescence, en dégageant l'acide marin, et a fait baisser un thermomètre de Farenheït de douze degrés, tandis que les vapeurs qui s'en élevaient étaient si chaudes qu'elles ont fait élever un semblable thermomètre de dix degrés. La chaleur que produisent les vapeurs qui s'élèvent de ce mélange, vient de l'acide marin réduit en vapeurs très-concentrées, qui attire puissamment l'humidité de l'air, et qui s'échauffe par ce moyen : mais cette chaleur est absolument indépendante du mouvement et du froid qui s'excite entre l'acide vitriolique et l'alcali volatil du sel ammoniac.

L'acide nitreux décompose le sel de *Glauber* (*sulfate de soude*), comme je l'ai démontré ailleurs : pendant cette décomposition, il se fait un froid considérable : cette décomposition ne se fait certainement point sans mouvement.

Les acides minéraux concentrés, versés sur de la glace pilée, produisent, à mesure que la glace se fond, un froid très-considérable ; la glace entre dans une sorte de fusion.

Lorsqu'on mêle de l'eau et de l'esprit-de-vin, il se produit de la chaleur : mais lorsqu'on mêle de la glace et de l'esprit-de-vin, il se produit, au contraire, un très-grand froid à mesure que la glace se fond. Dans toutes ces expériences de refroidissemens artificiels, il y a nécessairement beaucoup de mouvement. Il n'y a donc rien d'étonnant que dans la putréfaction des matières animales très-humides, où j'admets du mouvement, il n'y ait point de chaleur : d'ailleurs, les thermomètres les plus exacts n'en indiquent pas.

Il me reste, pour finir cet article, à prévenir une objection qu'on ne manquerait pas de me faire sur les matières parfaitement animalisées, que j'ai dit n'être point susceptibles des deux premiers degrés de fermentation. On peut m'objecter que le bouillon de pure viande commence par s'aigrir avant que de se putréfier, et on en conclurait que les matières animales sont susceptibles de la fermentation acide.

Je répondrai que les matières avec lesquelles on fait ordinairement du bouillon, sont tirées des animaux granivores. La chair de ces animaux renferme dans ses vaisseaux des sucs qui ne sont pas parfaitement animalisés, et qui participent encore de la nature des substances végétales. Lorsqu'on fait bouillir cette chair dans de l'eau, les sucs extractifs de nature végétale se dissolvent les premiers ; ils passent presque tout en entier dans la décoction.

Mais il n'en est pas de même de la chair des animaux carnassiers : leurs vaisseaux sont remplis de substances mieux animalisées : le bouillon ne s'aigrit point, ou du moins pas sensiblement; il passe tout de suite à la putréfaction. Si l'on aperçoit un peu d'acide dans le bouillon ou décoction de la chair des animaux granivores, on ne l'aperçoit pas dans la chair qu'on fait putréfier, parce que cet acide est enveloppé et masqué par la grande quantité de substances animalisées qui entrent en putréfaction en même temps que les matières végétales entrent en fermentation.

Tout ce que nous venons de dire prouve bien que la putréfaction est le dernier effort que la nature exerce sur tous les corps des règnes végétal et animal; et que, dans cette grande opération, elle a pour objet de détruire et de réduire à leurs premiers élémens tous les individus qui ont eu vie ou qui ont végété. La mort est le premier pas que les animaux font vers la putréfaction : elle se fait en plus ou moins de temps, suivant les circonstances. J'ai tenu douze ans, dans un vase de verre, de la chair qui n'était point encore putréfiée complètement : elle avait encore une odeur cadavéreuse : j'ai cependant eu soin d'ajouter de l'eau à mesure que l'humidité de l'air s'évaporait, et j'ai remplacé cette eau à mesure qu'il était nécessaire. Peut-être faut-il un espace de vingt années pour faire ainsi putréfier les corps complètement. Il n'en est pas de même de ceux qui sont ensevelis dans la terre : la plupart sont putréfiés dans un espace de temps beaucoup moins grand; le voisinage des terres calcaires accélère beaucoup leur putréfaction. La plupart des chimistes et des physiciens ont reconnu, dans cette espèce de terre, une qualité putréfiante ; mais je ne sache personne qui en ait expliqué la cause.

De l'Esprit-de-vin.

L'esprit-de-vin est une liqueur transparente, volatile, d'une odeur agréable, qui s'enflamme sans répandre ni suie ni fumée apparente lorsqu'elle brûle librement : mais si l'on place au-dessus de la flamme de l'esprit-de-vin une assiette de faïence ou d'argent, cette flamme noircit promptement l'assiette, comme le ferait la lumière d'une lampe à l'huile. On tire l'esprit-de-vin par la distillation de toutes les liqueurs qui ont subi la fermentation spiritueuse. Nous prendrons la distillation du vin pour exemple.

On met la quantité que l'on veut de vin blanc ou rouge dans le bain-marie d'un alambic : on dispose les vaisseaux comme nous l'avons dit précédemment : on procède à la distillation par une chaleur modérée. La liqueur spiritueuse s'élève à un degré de chaleur un peu inférieur à celui de l'eau bouillante : c'est cette liqueur que l'on nomme *eau-de-vie* et *esprit-de-vin*, suivant son degré de force. On continue la distillation jusqu'à ce que l'on ait tiré tout l'esprit-de-vin, et même une petite quantité de flegme, afin d'être sûr d'avoir fait passer toute cette liqueur inflammable. Il reste dans l'alambic une liqueur acide qui contient tous les principes salins du vin qui n'ont pu monter à ce degré de chaleur.

Il y a bien peu de cas où l'on donne l'esprit-de-vin pur intérieurement : son usage fréquent est même nuisible : il coagule le sang et toutes les humeurs :

il racornit et durcit les fibres, et leur ôte leur souplesse : il occasionne la paralysie, jette dans le marasme, et produit des engorgemens de toutes espèces. Il n'en est pas de même pour l'extérieur : il est d'un usage fréquent, et toujours sans risques. Il consolide les plaies récentes : il ouvre les pores, facilite la transpiration : il est bon pour la brûlure, pourvu qu'elle soit récente, et avant que les ampoules soient levées. En s'évaporant, il produit un froid considérable; et c'est vraisemblablement par cette raison qu'il est si merveilleux dans les brûlures. L'esprit-de-vin tue, presque sur-le-champ, tous les insectes qu'il mouille, ou qui sont forcés de respirer ses vapeurs renfermées, comme je l'ai démontré. Il est un excellent moyen, même économique pour tuer les chrisalides des cocons de vers à soie (1) : il tue de même les poux de la tête : on mouille les cheveux avec une once ou deux d'esprit-de-vin : on relève les cheveux sur la tête, et on les enveloppe promptement dans un bonnet de coton ou de laine, ou une coiffe, afin de mieux retenir ses vapeurs : on laisse cet appareil deux ou trois heures; au bout de ce temps, les poux sont morts et les lentes le sont aussi. Le même moyen réussit avec succès à tuer les autres insectes qui s'attachent au corps.

L'esprit-de-vin est le véhicule de beaucoup de médicamens.

---

(1) Voyez *Mémoire sur le Blanchiment des soies à la manière des soies de Nankin*, imprimé au *Journal de Physique*, mai 1779, p. 375.

Remarques.

Lorsqu'on soumet le vin à la distillation, il se dégage une prodigieuse quantité d'air : on conserve un trou d'épingle au lut du récipient, afin que l'air puisse s'évacuer, et pour prévenir ainsi la rupture de ce vaisseau.

Dans les travaux en grand, on fait cette distillation à feu nu : on tire plus d'esprit-de-vin que par le moyen du bain-marie : on entretient le feu suffisamment fort pour que la liqueur qui distille forme un filet : par ce moyen, il s'élève à-peu-près une aussi grande quantité de flegme que l'esprit-de-vin : cette liqueur, ainsi mêlée de flegme, se nomme *eau-de-vie*; au lieu que, lorsqu'on distille le vin au bain-marie, la liqueur spiritueuse qu'on obtient est beaucoup moins chargée de flegme. L'eau-de-vie est absolument sans couleur, claire et transparente comme de l'eau. Celle du commerce a toujours une couleur ambrée, plus ou moins chargée. Cette couleur lui vient de la teinture qu'elle tire des tonneaux de bois dans lesquels on la conserve : c'est pour cette raison que les vieilles eaux-de-vie sont plus colorées que les nouvelles.

La plus grande partie des eaux-de-vie qu'on prépare en grand, sont tirées des vins qui ont quelques défauts, et qui ne sont pas potables. On distille également les lies pour avoir de l'eau-de-vie; mais il faut pour obtenir de l'eau-de-vie commerçable, renfermer la lie dans des sacs de toile un peu serrée, et ne remplir les sacs qu'aux deux tiers. On met ces sacs dans une espèce de bain-marie percé comme une écumoire, et ce vaisseau doit être placé dans la chaudière de l'alambic avec beaucoup d'eau, afin que les lies ne s'attachent pas au fond du vaisseau pendant la distillation. L'esprit-de-vin tiré des lies est en général plus huileux que celui que donne immédiatement le vin. Lorsque la lie s'attache au fond de l'alambic, elle y brûle, et donne à l'esprit-de-vin une odeur et une saveur empyreumatiques qu'il n'est plus possible de lui ôter. Le moyen que nous venons de proposer remédie à ces inconvéniens. *Voyez* mon Mémoire sur la meilleure manière de construire les alambics.

On tire de la même manière l'esprit inflammable de toutes les liqueurs fermentées, comme du cidre, de la bierre, de l'hydromel, etc.; mais le vin en fournit une beaucoup plus grande quantité; la bierre est la liqueur fermentée qui en fournit le moins.

Tous les vins ne rendent pas la même quantité d'esprit-de-vin : les vins tendres en rendent très-peu : ce sont les vins nouveaux qui en rendent le plus, les vins vieux fournissent peu ou point d'esprit-de-vin; et c'est en cela qu'ils sont plus salubres. La partie spiritueuse s'est tellement combinée avec les autres principes, qu'elle n'est plus sensible. Ces sortes de vins, sans être aigres, sont comparables au vinaigre, qui contient la partie spiritueuse du vin, mais qu'on ne peut plus faire reparaître que par des moyens chimiques.

Tous ces esprits inflammables sont de même nature ; ils ont les mêmes propriétés : ils diffèrent seulement entr'eux par des saveurs et des odeurs particulières à chacun d'eux, et qu'on ne peut enlever entièrement par les rectifications réitérées. J'ai fait, par exemple, sur l'esprit-de-vin tiré de vin d'Espagne, tout ce qu'il était possible pour lui enlever son odeur et sa saveur, sans avoir pu réussir : il a conservé, après un grand nombre de rectifications faites avec différens intermèdes, l'odeur et la saveur particulières à cette espèce de vin.

L'esprit-de-vin de notre opération, et l'eau-de-vie qu'on trouve dans le commerce, ne sont pas suffisamment purs, ni assez débarrassés du principe aqueux, pour qu'on puisse les employer à une infinité de préparations : il faut les distiller encore plusieurs fois pour les amener à leur perfection : ces différentes opérations se nomment *rectifications*.

Rectification de l'Esprit-de-vin.

La rectification de l'esprit-de-vin est une opération par laquelle on le dépouille de son flegme et de son huile essentielle grossière, par des distillations réitérées.

On met de l'eau-de-vie dans le bain-marie d'un alambic : on procède à la distillation comme nous l'avons dit : on reçoit à part environ un quart de la liqueur qui s'élève la première ; on continue la distillation jusqu'à ce que la liqueur devienne blanche et laiteuse.

On soumet de nouveau cette dernière liqueur à la

distillation au bain-marie, et on en fait passer environ la moitié qu'on mêle avec le premier esprit-de-vin qui a distillé pendant la première opération. On continue la distillation pour tirer tout ce qui reste de spiritueux : on le rectifie de nouveau pour tirer encore une portion de liqueur qui passe la première et qu'on mêle avec les précédentes. On continue ainsi de suite, jusqu'à ce qu'on ait tiré de l'eau-de-vie tout ce qu'elle peut fournir de liqueur spiritueuse semblable au premier esprit-de-vin. Il reste dans le bain-marie, après chaque distillation, une liqueur flegmatique, qui a une odeur d'eau-de-vie, mais qui ne contient plus de liqueur inflammable : elle est légèrement acide : on la jette chaque fois comme inutile.

Alors on distille de nouveau au bain-marie toutes les premières portions d'esprit-de-vin qu'on a mêlées à mesure : on en fait passer par la distillation environ la moitié : on met cette moitié à part : c'est ce que l'on nomme *esprit-de-vin rectifié*, ou *alcoolisé*, ou *alcool de vin*. On continue la distillation pour tout le spiritueux qui reste dans l'alambic : on le rectifie de nouveau pour tirer encore la moitié de la liqueur qui passe la première, et on peut continuer ainsi de suite pour rectifier tout l'esprit-de-vin de l'eau-de-vie qu'on a employée : on le garde à part, si l'on veut, pour des usages où l'on n'a pas besoin d'esprit-de-vin si bien rectifié.

Remarques.

Plusieurs habiles chimistes ont donné leurs procédés pour rectifier l'esprit-de-vin par des intermèdes terreux, spongieux, salins et aqueux (nous parlerons de ces différens procédés); mais je n'en ai point trouvé de plus commode et qui soit aussi bon que celui que nous venons de rapporter.

L'eau-de-vie qu'on trouve dans le commerce contient, pour ainsi dire, les mêmes principes que le vin, mais dans des proportions bien différentes; elle contient moins de flegme et d'acide que le vin, mais plus d'huile surabondante, et plus d'esprit inflammable.

La première portion d'esprit-de-vin qui s'élève dans chaque distillation, est la plus pure et la moins chargée d'huile essentielle de vin : celle qui la suit en est presque saturée. On remarque même que certaines eaux-de-vie, sur-tout celles qui ont été tirées des lies de vin, laissent dans l'alambic, après la distillation de la partie spiritueuse, un flegme qui est surnagé par une grande quantité de cette huile, qu'on peut séparer par l'entonnoir.

On la nomme *huile de vin*. C'est pour priver l'esprit-de-vin de plus en plus de cette huile grossière, que nous avons recommandé de rectifier à part les dernières portions d'esprit-de-vin qu'on tire à chaque distillation. Il est facile de reconnaître les différences qu'il y a entre ces deux portions d'esprit-de-vin : la première ne laisse aucune odeur de flegme d'eau-de-vie dans les mains, après l'évaporation du spiritueux; la seconde, au contraire, laisse une odeur d'huile de vin, semblable à l'odeur de l'haleine des gens ivres, lorsqu'ils digèrent mal le vin.

Quelques personnes se contentent de distiller l'eau-de-vie à plusieurs reprises, en laissant mêler la totalité de l'esprit-de-vin ; elles séparent seulement chaque fois le flegme qui reste dans l'alambic. Mais cet esprit-de-vin, quoique bien débarrassé de son flegme, contient une si grande quantité d'huile surabondante, qu'après un grand nombre de rectifications, il laisse dans les mains cette odeur désagréable dont nous venons de parler.

Kunkel paraît être le premier qui ait fait quelque attention à cette huile surabondante : le moyen qu'il propose pour la séparer, consiste à mêler l'esprit-de-vin dans une très-grande quantité d'eau, et à procéder ensuite à la distillation pour le retirer. On réitère la même opération plusieurs fois de suite et on le rectifie. Il est certain que ce procédé est très-efficace : l'huile de vin reste nageante sur l'eau, et l'esprit-de-vin perd de plus en plus sa mauvaise odeur. Mais ce procédé est embarrassant, parce qu'il exige plusieurs distillations pour séparer entièrement l'eau de l'esprit-de-vin, afin d'avoir ce dernier dans le plus haut degré de spirituosité.

D'autres recommandent de rectifier l'esprit-de-vin sur de la chaux vive, ou éteinte à l'air. Ce moyen est très-efficace pour séparer l'huile et l'eau surabondantes de l'esprit-de-vin ; mais la chaux altère singulièrement les principes de l'esprit-de-vin, en s'emparant d'une grande partie de son acide : on retire aussi une bien moindre quantité d'esprit-de-vin, et celui qu'on obtient est très-pénétrant.

Quelques personnes faisaient usage à Paris de ces différens procédés en même temps, mais dans la vue d'enlever seulement à l'esprit-de-vin l'odeur des huiles essentielles qu'on y avait mêlées pour l'aromatiser, afin qu'il payât moins de droits aux entrées de Paris. Nous nous sommes assurés, par un grand nombre d'expériences, qu'il est absolument impossible d'enlever la totalité de l'odeur communiquée à l'esprit-de-vin par une huile essentielle ou par une résine. On peut bien en ôter une partie ; mais il en reste toujours assez pour que l'esprit-de-vin ne puisse plus servir à aucune liqueur de table : il ne peut plus être employé que pour les arts.

Quelques chimistes recommandent de rectifier l'esprit-de-vin sur du sel alcali après les avoir fait digérer ensemble ; mais ce sel décompose l'esprit-de-vin à-peu-près de même que de la chaux : l'esprit-de-vin acquiert d'ailleurs une couleur rouge, comme nous l'avons dit en parlant de la teinture de sel de tartre, ce qui est une preuve du commencement de sa décomposition. Il perd cette couleur par la rectification; mais il n'en est pas moins altéré : la matière saline qu'il laisse après sa distillation, fournit un sel neutre cristallisable formé par l'acide de l'esprit-de-vin et le sel alcali (1).

D'autres chimistes recommandent de rectifier l'esprit-de-vin sur de la mie de pain séchée, ou sur du du son, ou sur de la craie. Ces substances sont très-propres à retenir le flegme et l'huile surabondante de l'esprit-de-vin ; mais la craie produit un effet à-

---

(1) On doit préférer de distiller l'esprit-de-vin sur du muriate de chaux bien sec.

peu-près semblable à celui de la chaux, avec cette différence seulement qu'elle décompose moins promptement l'esprit-de-vin. La mie de pain ou le son, sont les substances qui n'altèrent point l'esprit-de-vin; elles fournissent, pendant la distillation, un mucilage qui s'empare du flegme : ils sont l'un et l'autre de très-bons intermèdes pour rectifier l'esprit de-vin; mais ils ont l'inconvénient de lui donner une légère odeur de pierre à fusil, qui est celle que prennent le son et la farine pendant qu'on mout le blé entre les meules de pierre vitrifiable.

L'esprit-de-vin que j'ai tiré du vin d'Espagne a conservé une grande partie de son odeur et de sa saveur, même après avoir passé successivement par toutes les opérations dont nous venons de parler; ce qui pourrait faire présumer que ces propriétés sont dépendantes de la nature de cette espèce de vin.

L'usage du serpentin, plongé dans une cuve remplie d'eau froide, s'est introduit pour la rectification de l'esprit-de vin et a été substitué au serpentin à colonne, etc. Cependant cet instrument, tout excellent qu'il est, n'est pas non plus sans inconvénient, surtout lorsqu'on veut se procurer de l'esprit-de-vin débarrassé de tout flegme. Par exemple, lorsqu'on tient très-froide l'eau de la cuve du serpentin, on refroidit la masse d'air contenue dans le serpentin; l'humidité de cette masse d'air se condense contre ses parois intérieures, de la même manière que la fraîcheur d'un vase porté dans un endroit où l'air est chaud, condense dans sa surface l'eau contenue dans l'air qui le touche. L'humidité de l'air, ainsi condensée dans l'intéreur du serpentin, distille avec l'esprit-de-vin, qui se charge par ce moyen d'une assez grande quantité d'humidité.

Si l'eau du serpentin est très-froide, l'esprit-de-vin qui distille est aussi lui même très-froid : dans ce cas, il condense à sa surface l'humidité de la portion d'air qui le touche, laquelle en se renouvelant porte continuellement de l'eau dans l'esprit-de-vin. Ces observations sont fort indifférentes pour la distillation des huiles essentielles dont nous avons parlé, puisqu'on les fait distiller avec de l'eau ; mais elles ne le sont pas pour l'esprit-de-vin qu'on veut avoir parfaitement déflegmé.

Dans la vue de connoître jusqu'à quel point l'eau tenue en distillation dans l'air, s'introduit dans l'intérieur du serpentin lorsqu'il est bien rafraîchi par dehors, j'ai fait l'expérience suivante : j'ai mis en distillation au bain-marie, deux livres d'esprit-de-vin, donnant 37 degrés au pèse-liqueur, et j'ai rempli le serpentin de glace. J'ai obtenu deux livres quatre onces d'esprit-de-vin plus faible qu'il n'était auparavant, puisqu'il ne donnait que 31 degrés au même pèse-liqueur, et à la température de la glace. Lorsque cette expérience est faite en été par un temps très-humide, il s'introduit encore un peu plus d'eau dans le serpentin. J'ai bien constaté que pour avoir de l'esprit-de-vin donnant trente-huit degrés au pèse-liqueur, au terme de la glace, il est absolument nécessaire de le rectifier sans serpentin, et de ne point mettre d'eau dans le réfrigérant ; et que si l'on veut se servir du serpentin il est essentiel de mettre dans sa cuve de l'eau qui soit chaude au moins à 50 degrés, sans quoi l'esprit-de-vin se saisit de l'humidité de l'air avec une facilité qui n'a pas toujours été assez remarquée.

Lorsqu'on distille avec le serpentin, il faut, toutes choses égales d'ailleurs, un plus grand degré de chaleur pour mettre la distillation en train, et pour l'entretenir, que lorsqu'on ne s'en sert pas, parce que les vapeurs qui s'élèvent de l'alambic ont à vaincre la résistance que la colonne d'air, contenue dans l'intérieur du serpentin, oppose continuellement à ces mêmes vapeurs; mais on remédie à cet inconvénient en employant des serpentins faits avec des tuyaux d'un plus grand diamètre. Il est fort dangereux d'adapter à de très-grands alambics des serpentins faits de tuyaux d'un petit diamètre : la quantité de vapeurs qui s'élève à-la-fois, ne trouvant pas une issue suffisante pour sortir, fait un effort considérable, et soulève le chapiteau de l'alambic avec danger pour les assistans.

Les propriétés générales de l'esprit-de vin parfaitement pur sont :

1.º De n'avoir aucune odeur étrangère ; ce qu'on reconnaît en s'en frottant les mains : la partie spiritueuse doit s'évaporer promptement, et ne laisser ni humidité, ni odeur qui approche de celle du flegme d'eau-de-vie : si le contraire arrive, c'est une preuve qu'il a été mal rectifié.

2º De s'enflammer avec la plus grande facilité. On avait toujours pensé que l'esprit-de-vin brûlait sans répandre ni suie ni fumée ; mais si l'on présente à sa flamme une assiette de faïence, on s'apercevra qu'elle sera enduite de fuliginosités.

3.º L'esprit-de-vin parfaitement rectifié ne doit peser que six gros quarante-huit grains dans une bouteille qui tient une once d'eau, la température à dix degrés au-dessus de la congélation.

Il y a encore plusieurs autres moyens pour reconnaître la bonté de l'esprit-de-vin : tel est celui que propose Réaumur. Il consiste à enfermer de l'esprit-de-vin dans une petite fiole semblable à celles dont on fait les thermomètres ; on juge de sa bonté par sa plus grande dilatabilité. D'autres chimistes proposent de l'enflammer dans des vaisseaux profonds et plongés dans de l'eau froide : on juge de sa bonté lorsqu'il ne laisse qu'une petite quantité d'eau. L'esprit-de-vin parfaitement déflegmé ne doit point humecter la potasse pure bien desséchée.

On éprouve encore la bonté de l'esprit-de-vin par la poudre à canon. On met de l'esprit-de-vin dans une cuiller avec de la poudre : on met le feu à l'esprit-de-vin, et lorsqu'il est près de cesser de brûler, il fait prendre feu à la poudre. On croit communément qu'il est parfait lorsqu'il enflamme ainsi la poudre ; mais cette expérience est fautive : l'inflammation de la poudre dépend de la quantité employée ; c'est-à-dire, que si l'on met quelques grains de poudre avec beaucoup d'esprit-de-vin parfaitement rectifié, il ne mettra pas le feu à la poudre, parce que l'humidité qu'il fournit pendant son inflammation l'humecte suffisamment pour l'empêcher de s'enflammer : ainsi cet esprit-de-vin passera pour être de mauvaise qualité aux yeux de ceux qui ne sont pas instruits de cet effet, tandis que de mauvais esprit-de-vin, sur lequel on fera la même opération avec une forte pincée de poudre, passera pour de bon esprit-de-vin, parce qu'il enflammera cette poudre.

Enfin, le moyen le plus simple et le plus commode pour connaître les degrés de spirituosité des eaux-de-vie et esprits-de-vin, est l'aréomètre ou pèse-liqueur. Le besoin où je me trouvais continuellement d'en faire usage, me fit concevoir l'idée d'en faire un; je l'ai publié, pour la première fois, dans l'Avant-Coureur, sur la fin de l'année 1768. Il a encore été imprimé dans les éditions précédentes de ces Elémens.

Je vais exposer dans un moment la manière de construire cet instrument ; mais pour entendre cette construction, il convient que je décrive auparavant un autre pèse-liqueur, au moyen duquel on peut parvenir à connaître, avec la dernière précision, la quantité de sel neutre, alcali ou acide, contenue dans chaque quintal d'eau, et pareillement la quantité de substance saline contenue dans les acides minéraux; ce qu'on n'avait jamais pu faire avec exactitude jusqu'à présent. Chaque degré de cet instrument indique le nombre de livres de sel marin contenues dans l'eau salée soumise à l'épreuve.

Description d'un Pèse-liqueur, pour connaître la quantité de sel contenue dans chaque quintal d'eau.

On prend un pèse-liqueur ordinaire, de verre, qui a à-peu-près la figure d'un thermomètre, avec cette différence seulement qu'on a soudé à la partie inférieure de la boule une petite tige au bout de laquelle on a pratiqué une seconde boule, mais beaucoup plus petite, dans laquelle on met du mercure en suffisante quantité pour le lester, le faire tenir droit, et le faire enfoncer dans l'eau pure presque jusqu'au haut du tube : on marque *zéro* à l'endroit où il cesse de s'enfoncer dans cette eau pure, ce qui forme le premier terme. *Voyez planche* 3, *p.* 564, *première figure.* Pour avoir le second terme, on prépare une eau salée, en faisant dissoudre quinze livres de sel marin très-sec et très-pur dans quatre-vingt-cinq livres d'eau : ce qui forme cent livres de liquide : ou, si l'on veut, on emploie quinze onces de sel et quatre-vingt-cinq onces d'eau, ce qui est absolument la même chose. On plonge l'instrument dans cette liqueur : lorsqu'elle est froide, il s'y enfonce beaucoup moins ; et quand le pèse-liqueur cesse de s'y enfoncer, on marque, à cet endroit du tube, *quinze degrés :* ce qui donne le second terme.

On divise l'intervalle qui se trouve entre ces deux termes, en portions égales qui forment autant de degrés. Cet intervalle ainsi gradué sert d'étalon pour diviser de la même manière la partie inférieure du tube que nous supposons suffisamment long. Pour cela on prend, avec un compas, la distance du zéro à quinze, que l'on reporte en bas, et qu'on divise de même, ce qui donne trente degrés sur l'instrument. On peut ainsi augmenter le nombre des degrés jusqu'à quatre-vingts, si on le juge à-propos, quoiqu'on n'ait jamais occasion de s'en servir.

Il est difficile de se procurer des pèse-liqueurs dont le tube soit parfaitement cylindrique et d'un diamètre égal. Cet inconvénient est commun aux pèse-liqueurs et aux thermomètres. D'après cette observation, il est sensible qu'il doit se trouver souvent des inégalités entre les degrés de cet instrument; mais on peut y remédier en formant les degrés du pèse-liqueur les uns après les autres. Ainsi on prendra une livre de sel qu'on fera dissoudre dans quatre-vingt-dix-neuf livres d'eau ; et l'endroit où le pèse-liqueur plongé dans ce fluide s'arrêtera, formera le premier degré. Pour marquer le second degré, on fera dissoudre deux livres du même sel dans quatre-vingt-dix-huit livres d'eau ; pour le troisième degré, on prendra trois livres de sel et quatre-vingt-dix-sept livres d'eau, et ainsi de suite jusqu'à ce que l'on soit parvenu à graduer entièrement le pèse-liqueur, en diminuant toujours la quantité de l'eau d'autant de livres que l'on ajoute de livres de sel. Toutes ces opérations doivent se faire dans une cave, et il faut y laisser les liqueurs assez de temps pour qu'elles en prennent la température, qui est de dix degrés au-dessus de la glace.

Lorsqu'on fait dissoudre le sel, il faut bien prendre garde d'en perdre, ainsi que de l'eau : la dissolution doit être faite dans un matras clos, afin qu'il n'y ait aucune évaporation, sans quoi la liqueur serait imparfaite et le pèse-liqueur serait manqué. Nous allons appliquer ce procédé à la construction d'un pèse liqueur pour l'esprit-de-vin.

Remarques.

Un pèse-liqueur comparable pour les sels manquait également à la physique, aux arts et au commerce. A peine ai-je eu publié le mien, qu'il est devenu l'instrument familier entre les mains des personnes chargées, dans les atteliers, de régler les termes d'évaporation et de la cuite des liqueurs salines, telles que celles des vitriols, des aluns, des salpêtres, des sucres qu'on fabrique aux Iles, ou qu'on raffine en Europe. Les fabricateurs d'acides minéraux s'en servent pour régler les degrés de concentration de leurs acides. Il a été adopté dans les Hôtels des monnoies, pour fixer le prix et le degré de concentration des eaux fortes des fournisseurs. Il est devenu la règle entre les mains des Essayeurs pour déterminer la force des eaux fortes employées aux opérations de départ de l'or d'avec l'argent. Beaucoup d'autres arts que je passe sous silence, en font un usage continuel avec le même avantage.

Le second terme de ce pèse-liqueur est donné par du sel marin : chaque degré indique une livre sur cent livres de dissolution de sel. On en gradue aujourd'hui avec du salpêtre d'après les mêmes principes dont chaque degré indique de même une livre de salpêtre sur cent livres de dissolution : on peut d'après ces principes, faire autant de pèse-liqueurs qu'on a d'espèces de sels à fabriquer. Cette variété à la fin pourrait répandre de la confusion dans l'explication des opérations ; il vaut mieux s'en tenir à un seul lorsqu'il est reconnu bon.

Les sels, en se dissolvant dans l'eau, occupent plus ou moins de place, et ne donnent pas à l'aréomètre le même nombre de degrés, quoiqu'employés au même poids ; c'est cet effet qu'on nomme *pénétration*, c'est-à-dire que les molécules primitives intégrantes de l'eau et les molécules primitives intégrantes de tous les sels, ne prennent pas en se combinant entr'elles le même arrangement. La loi de cette pénétration n'est pas plus facile à découvrir que celle de l'eau et de l'esprit-de-vin : une livre de nitre, par exemple, ne donne pas tout-à-fait un degré à mon aréomètre : il faut deux livres de sucre environ pour produire un degré sur cet instrument, etc. etc. Ces observations font voir combien serait intéressante une suite d'expériences bien faites, pour connaître ce que donne à l'aréomètre la dissolution de chaque sel en particulier, et en former un tableau : c'est une sorte d'outil qui manque à la chimie et à la physique.

Construction d'un nouvel Aréomètre, ou pèse-liqueur de comparaison, pour connaître les degrés de rectification des liqueurs spiritueuses.

Pour construire ce pèse-liqueur, il faut deux liqueurs propres à fournir deux termes : ces liqueurs sont de l'eau pure, pour le premier terme, et de l'eau chargée d'une quantité déterminée de sel, pour le second. Pour préparer cette dernière liqueur, on prend dix onces de sel marin purifié et bien sec : on les met dans un matras : on verse par-dessus quatre-vingt-dix onces d'eau pure : on agite le matras afin de faciliter la dissolution du sel : lorsque le sel est dissous, la liqueur est préparée.

Alors on prend un pèse-liqueur de verre, disposé comme le précédent, et chargé de mercure suffisamment : on le plonge dans cette liqueur. Il doit s'y enfoncer à deux ou trois lignes au-dessus de la seconde boule : s'il s'enfonce trop, on ôte un peu de mercure de la petite boule; s'il ne s'enfonce pas assez, on en ajoute suffisamment : lorsqu'il s'enfonce convenablement, on marque *zéro* à l'endroit où il s'arrête : cela forme le premier terme, *voyez* A, *figure* 2 : ensuite on enlève l'instrument; on le lave et on le plonge dans de l'eau distillée ; on marque *dix degrés* à l'endroit où il s'est fixé, B ; cela forme le second terme : on divise en dix parties égales l'espace compris entre ces deux termes, ce qui donne dix degrés. Ils servent d'étalon pour former les autres degrés de la partie supérieure du tube. On donne à ce pèse-liqueur l'étendue de quarante-cinq degrés, ce qui est suffisant.

Remarques.

Les degrés que ce pèse-liqueur annonce ont un usage inverse de celui qui sert aux liqueurs salines; car le pèse-liqueur propre aux sels annonce une eau d'autant plus riche en sel, qu'il s'enfonce moins dans cette eau. Celui-ci, au contraire, annonce une liqueur d'autant plus riche en esprit, qu'il s'enfonce davantage dans les liqueurs spiritueuses : dans le pre-

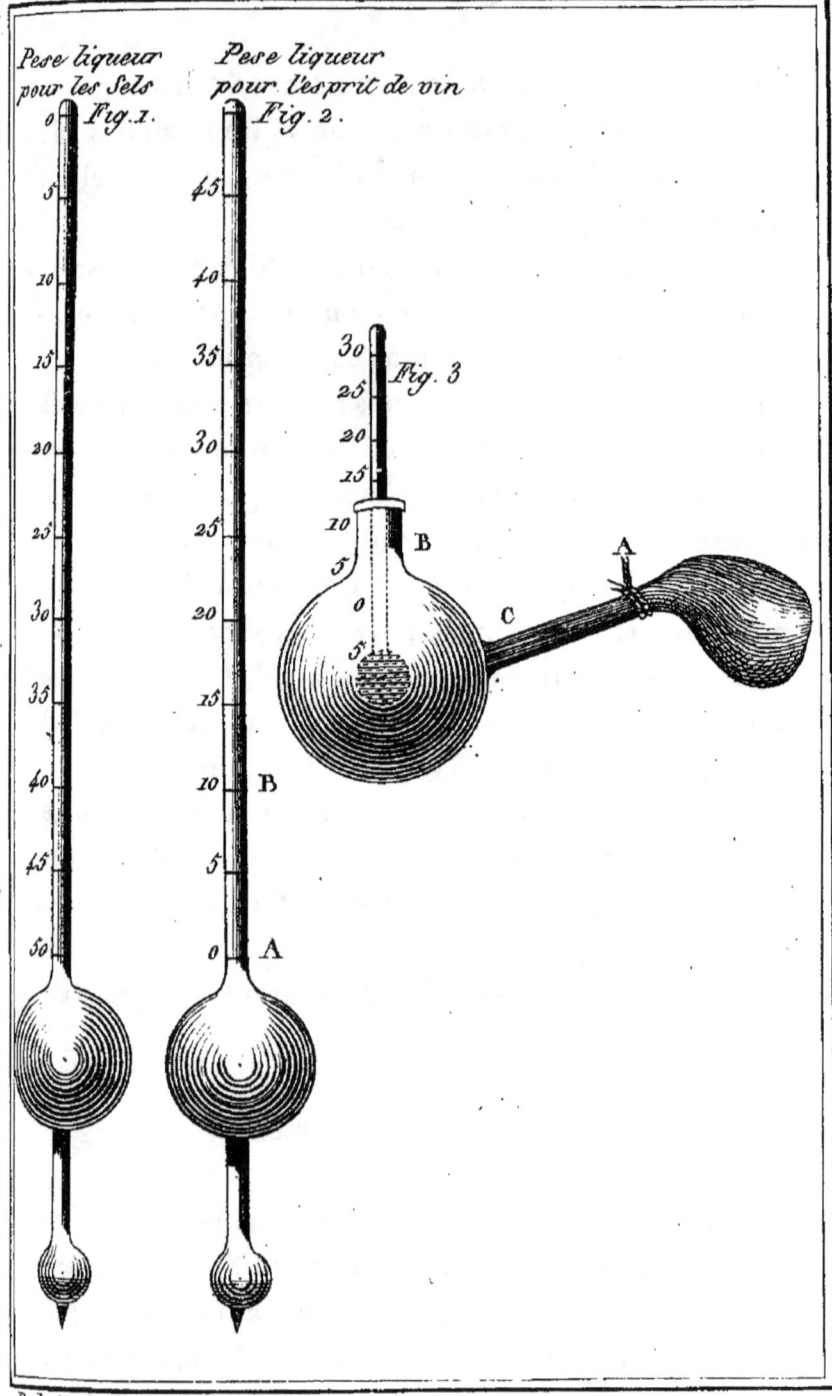

mier cas on cherche à connaître le plus grand degré de pesanteur ; et dans le second cas, au contraire, le plus grand degré de légèreté, qui indique le plus grand degré de rectification des liqueurs spiritueuses. Au moyen de cette construction, on pourra dorénavant avoir des pèse-liqueurs toujours comparables entr'eux, et absolument de même marche, quoique faits par divers ouvriers et dans des temps différens.

J'ai fait faire beaucoup de pèse-liqueurs semblables à celui dont je viens de donner la description ; ils se rapportent entr'eux avec la plus grande précision : lorsqu'on les plonge dans quelque espèce d'eau-de-vie que ce soit, ou dans un esprit-de-vin quelconque, ils s'enfoncent tous exactement au même degré et sont toujours d'accord entr'eux, quelle que soit d'ailleurs l'espèce de verre qu'on emploie pour leur construction, et quelles que soient les proportions qui se rencontrent entre la grosseur de la boule, la longueur et la grosseur de la tige. J'ai fait beaucoup d'expériences au pèse-liqueur, dans lesquelles j'ai employé entr'autres deux pèse-liqueurs disproportionnés par leur volume, qui ont néanmoins constamment indiqué le même nombre de degrés, étant plongés dans la même liqueur spiritueuse.

Le plus grand de ces pèse-liqueurs avait une boule de vingt-sept lignes de diamètre, et une tige de seize pouces et demi de hauteur, et de quatre lignes de diamètre.

Le plus petit avait une boule de neuf lignes de diamètre, une tige de deux pouces et demi de long, et de deux lignes de diamètre. Les autres pèse-liqueurs que j'ai employés concurremment dans mes expériences, avaient des boules et des tiges de grosseur et de grandeur intermédiaires.

D'après les mêmes principes, j'ai fait construire des aréomètres très-sensibles pour l'examen des eaux douces et minérales ; les degrés ont deux pouces et demi d'étendue. La boule a trois pouces de diamètre, la tige dix-huit pouces de longueur et deux lignes de diamètre. Le terme de l'eau distillée est placé un peu au-dessus du milieu de la tige ; par ce moyen on a quelques degrés supérieurs pour peser des liqueurs un peu plus légères que l'eau distillée.

Ce pèse-liqueur est simple, d'une facile construction et à la portée des personnes accoutumées à construire des thermomètres : il n'exige aucun calcul mathématique, aucune proportion particulière entre la grosseur de la boule et la longueur de la tige : il suffit, en le construisant, de lui donner les dimensions les plus commodes, afin qu'il ne soit pas embarrassant, ce qui est un avantage bien précieux dans un instrument de cette espèce. Les deux termes qu'on emploie dans la construction de ce pèse-liqueur sont faciles à se procurer. La distribution de mes degrés n'est point arbitraire, comme elle l'est dans tous les pèse-liqueurs faits précédemment. Je fais répondre les degrés de la table aux quantités d'eau et d'esprit-de-vin contenues dans les eaux-de-vie artificielles. Ce pèse-liqueur est comparable comme le sont les bons thermomètres.

Plusieurs physiciens avaient proposé pour point fixe de leur pèse-liqueur, l'eau pure pour le premier terme, et des poids connus pour le second, par le moyen desquels on faisait enfoncer le pèse-liqueur convenablement : on divisait l'intervalle compris entre ces deux termes, en degrés respectifs aux poids employés. J'ai fait construire quelques pèse-liqueurs par cette méthode, et chaque grain, poids de marc, formait autant de degrés. Mais je n'ai point tardé à m'apercevoir que cette méthode était très-défectueuse, et qu'elle ne pouvait jamais fournir à la physique un instrument qui fût praticable pour le commerce. Deux pèse-liqueurs que j'ai fait construire par cette méthode, et de volumes très-peu différens, s'accordaient si peu, que l'un donnait quatre-vingt-quinze degrés et l'autre cinquante, étant plongés dans le même esprit-de-vin, ce qui n'est pas étonnant. Le jeu du pèse-liqueur est de déplacer un volume de liquide égal à la partie qui plonge dans ce même liquide ; mais ce déplacement se fait, non-seulement en raison du poids, mais encore en raison du volume du pèse-liqueur. Ainsi les poids dont on le charge dans l'intérieur pour le graduer, agissent différemment, suivant la capacité du pèse-liqueur, et ils produisent d'autant moins d'effet, que le volume du pèse-liqueur est plus grand.

J'ai fait faire beaucoup de pèse-liqueurs en argent : la marche n'est pas différente de ceux de verre : ils sont moins sûrs, en ce qu'ils sont sujets à s'user et à se bossuer, à perdre par conséquent de leur poids et de leur volume, deux choses d'où dépendent leur jeu et leur exactitude ; une bosse imperceptible les dérange légèrement : malgré cet accident, on est disposé à continuer de s'en servir, avec l'intention de suppléer ce qui leur manque : c'est par toutes ces raisons que ceux de verre méritent la préférence.

Mon pèse-liqueur trouvé, mon premier soin fut de le rendre utile au commerce des eaux-de-vie : seul et dénué d'expériences, il n'aurait eu que le stérile avantage d'être un instrument comparable, et de n'apprendre que ce que l'on savait déjà, qu'une bouteille remplie d'eau pèse plus que remplie d'eau-de-vie, ou qu'un pèse liqueur, quelle que soit sa graduation, s'enfonce davantage dans l'esprit-de-vin que dans l'eau-de-vie faible, etc. etc.

Je voulais que mon pèse-liqueur apprît quelque chose de plus ; je voulais que soutenu par des expériences bien faites et établies sur un tableau, ses degrés rendissent compte sur-le champ et avec la plus grande précision, sans calculs mathématiques, de ce que contient une eau-de-vie quelconque, en eau et en esprit-de-vin.

Mais pour arriver avec certitude à cette connaissance, il fallait auparavant consulter l'expérience, et apprendre par ce moyen si l'esprit-de-vin est susceptible d'un terme de rectification au-delà duquel il ne se rectifie pas davantage. J'ai rectifié de l'esprit-de-vin, 1.º sans intermèdes, 2.º sur du son de froment, 3.º sur de la craie, 4.º enfin sur de la chaux faiblement éteinte à l'air. Je vais détailler celles de ces expériences dont je n'ai point parlé dans l'article de la rectification de l'esprit-de-vin. Je ferai usage du résultat dans le tableau dont je viens de parler.

Expériences pour déterminer le terme où l'Esprit-de-vin cesse de se rectifier.

J'ai distillé cinq cents pintes d'eau-de-vie qui donnait 31 degrés, la température à la glace. Cette quantité a été distillée en quatre fois, dans un grand alambic, au bain-marie; je mettais à part les trente premières pintes qui passaient au commencement de chaque distillation : j'ai obtenu par conséquent cent vingt pintes de ce premier esprit-de-vin. Il donnait trente-sept degrés au pèse-liqueur, la température à la glace.

J'ai rectifié ces cent vingt pintes de premier esprit-de-vin dans le même alambic, au bain-marie, et j'ai mis à part les trente premières pintes qui ont passé : cet esprit-de-vin donnait encore trente-sept degrés à la même température.

J'ai ensuite rectifié les trente pintes du premier esprit-de vin, toujours au bain-marie et sans serpentin : j'ai mis à part les deux premières pintes qui ont passé : il donnait trente-huit degrés. En continuant la distillation, j'ai tiré encore treize pintes que j'ai mises à part : il donnait toujours trente-huit degrés. C'est cet esprit-de-vin qui est désigné dans la table sous le nom d'*esprit-de-vin prodigieusement rectifié*. Ce qui a passé ensuite était sensiblement moins spiritueux. Il résulte de ces observations, que trente-huit degrés que donne l'esprit-de-vin rectifié, sont le dernier terme auquel il puisse parvenir. Si l'esprit eût été susceptible d'un plus grand degré de rectification, je l'aurais obtenu dans cette expérience. Je ne pense nullement qu'il faille employer ces moyens pour obtenir de l'esprit-de-vin rectifié à ce même degré. Je me suis assuré du contraire, en me procurant de l'esprit-de-vin semblable, en trois rectifications au bain-marie.

Esprit-de-vin rectifié sur de la craie.

J'ai mis dans le bain-marie d'un alambic douze livres de blanc d'Espagne en poudre et bien sec : j'ai versé par dessus trente-trois pintes d'esprit-de-vin déjà bien rectifié : j'ai tiré et et mis à part les vingt premières pintes. J'ai continué la distillation jusqu'à ce qu'il ne passât plus rien. Il est resté dans l'alambic treize livres six onces de craie : c'est donc une livre six onces d'humidité qu'elle a absorbées de l'esprit-de-vin, et qu'elle a retenues avec assez d'opiniâtreté, pour ne pouvoir point distiller au degré de chaleur de l'eau bouillante.

Esprit-de-vin rectifié sur de la chaux.

J'ai pareillement mis en distillation, au bain-marie, trente-trois pintes d'esprit-de-vin déjà bien rectifié, semblable au précédent, avec douze livres de chaux très-légèrement éteinte à l'air, et j'ai tiré et mis à part les vingt premières pintes : j'ai continué la distillation jusqu'à ce qu'il ne distillât plus rien. Il est resté au fond de l'alambic treize livres quatorze onces et demie de chaux en poudre : elle était un peu gonflée. Ce qui passait sur la fin de la distillation n'était que de l'eau toute pure.

Explication de la table qui contient les résultats des expériences faites sur l'esprit-de-vin.

Dans la *première colonne*, je désigne les substances que je mets en jeu et que je compare; ces substances sont de l'esprit-de-vin rectifié sur de la craie, de l'esprit-de-vin rectifié sur de la chaux, de l'esprit-de-vin prodigieusement rectifié, dont j'ai parlé précédemment, et de l'esprit-de-vin ordinaire, mais parfaitement rectifié. Au-dessous de ces substances, et toujours dans la même colonne, je désigne des mélanges d'eau et d'esprit-de-vin ordinaire faits en poids. Je commence par deux onces d'esprit-de-vin sur trente onces d'eau, afin de former deux livres de liqueur, qui sont le poids rond le plus approchant de la pinte d'eau, mesure de Paris. Je varie les mélanges en augmentant la dose de l'un, dans la proportion dont je diminue la dose de l'autre, afin d'avoir toujours deux livres de liqueur.

L'esprit-de-vin et l'eau, pris à des poids égaux, occupent des volumes différens, parce que leur pesanteur spécifique n'est pas la même; c'est ce qui est désigné dans la *seconde colonne*. On y voit que deux onces d'esprit-de-vin, par exemple, occupent la place de deux onces trois gros d'eau pure; que quatre onces d'esprit-de-vin occupent la place de quatre onces six gros d'eau, et ainsi de suite des autres articles. La première colonne indique le poids de l'esprit-de-vin employé dans les expériences; et la seconde, le volume qu'il occupe, comparé à celui d'un pareil poids d'eau.

La *troisième colonne* indique le volume total de l'eau et de l'esprit-de-vin versés l'un sur l'autre, et avant qu'ils soient mélangés : ce volume est nécessairement égal à celui des deux liqueurs prises séparément.

Mais si l'on vient à agiter ces liqueurs, l'esprit-de-vin et l'eau se mêlent et se combinent : ces liqueurs se pénètrent mutuellement, et le volume restant est moindre qu'il n'était avant le mélange.

La *quatrième colonne* désigne le volume qu'ont ces liqueurs après leur parfait mélange, toujours comparé au volume d'un pareil poids d'eau.

La *cinquième colonne* fait voir de combien ces liqueurs se sont pénétrées, ou plutôt de combien leur volume est diminué. Il est bon de faire remarquer que la loi de cette pénétration n'est nullement régulière : du moins elle ne suit aucun ordre qui soit facile à saisir. Si l'on emploie pour ces expériences un esprit-de-vin moins rectifié que celui que j'ai employé, on aura des résultats un peu différens, mais qui ne seront pas plus réguliers, et la loi de la pénétration n'en sera pas plus facile à saisir.

La *sixième colonne* indique les degrés de chaleur qui se produisent à l'instant du mélange de l'eau avec l'esprit-de-vin ; l'un et l'autre refroidis auparavant au terme de la glace, afin d'avoir un terme fixe. Il s'ensuit que les mélanges de huit, dix, douze et quatorze onces d'esprit-de-vin, sur vingt-quatre, vingt-deux et dix-huit onces d'eau, donnent le même degré de chaleur, et que les mélanges où la quantité d'eau diminue, donnent moins de chaleur. Il en est de même lorsqu'elle augmente : cette loi est à-peu-près uniforme, ce qui est fort remarquable.

Après avoir examiné les eaux-de-vie artificielles désignées dans la première colonne de la table, et avoir fait note de leurs propriétés dans les cinq colonnes suivantes, j'ai reconnu les degrés que ces eaux-de-vie donnent à mon pèse-liqueur, et j'ai comparé ces mélanges à plusieurs bons esprits-de-vin rectifiés de différentes manières : ils sont tous désignés au commencement de la première colonne. Mais pour procéder avec ordre à ces expériences, j'ai commencé par faire réfroidir, à quinze degrés au-dessous du terme de la congélation, ces différens esprits-de-vin et eaux-de-vie artificielles, et, après les avoir examinés dans cet état, je les ai successivement réchauffés de cinq degrés en cinq degrés : je me suis arrêté à trente degrés au-dessus du terme de la glace. Je les ai pareillement examinés dans ces différens états : les résultats de ces expériences sont rapportés dans les dix dernières colonnes. Quinze degrés au-dessous de la glace, et trente degrés au-dessus de la congélation, sont à-peu-près les deux extrêmes de froid et de chaud que nous éprouvons dans ce climat ; ce qui fait dans la température une différence de quarante-cinq degrés à un thermomètre à mercure, divisé en quatre-vingts degrés, depuis le terme de la glace fondante jusqu'à celui de l'eau bouillante ; et sur les bons esprits-de-vin une différence de huit à neuf degrés, à mon pèse-liqueur. L'esprit-de-vin qui est chauffé à vingt-cinq et à trente degrés au-dessus de la glace, est en évaporation bien visible par les vapeurs qui s'en élèvent, sur-tout lorsqu'on opère dans une température où l'on est près du terme de la congélation.

Il résulte de ces expériences : 1°. que plus l'esprit-de-vin tient de la nature de l'eau, moins il marque de différence par la température, par un effet singulier dont nous rendrons compte dans un instant; et, qu'au contraire, plus il est riche en esprit, plus il se raréfie par la chaleur, plus il perd de sa pesanteur spécifique, et plus il donne de degrés au pèse-liqueur; mais il suit une progression bien commode, en ce qu'il n'augmente que d'un degré au pèse-liqueur, pour cinq degrés d'augmentation de chaleur dans l'atmosphère.

1°. On commerce les eaux-de-vie dans différentes températures : si on les commerçait toujours au même degré du pèse-liqueur, il est certain que l'acheteur serait trompé en été, et à son tour, le vendeur le serait en hiver. Il y a telle eau-de-vie où l'erreur serait d'environ un tiers, et d'autres où elle serait d'environ un quart. Par exemple, on voit, par cette table qu'une eau-de-vie composée de douze onces d'esprit-de-vin et de vingt onces d'eau, donne dix-neuf degrés et demi au pèse-liqueur, la température à trente degrés au-dessus de la glace: et qu'une eau-de-vie beaucoup plus forte, composée de vingt onces d'esprit-de-vin et de douze onces d'eau, donne au pèse-liqueur vingt degrés, lorsque la température est à quinze degrés au dessous de la glace.

Il en est de même d'une eau-de-vie composée de vingt-quatre onces d'esprit-de-vin et de huit onces d'eau, et de celle qui contient trente onces d'esprit-de-vin et deux onces d'eau : la première donne trente-un degrés et demi, lorsque le thermomètre est à trente degrés au-dessus de la glace; et la seconde donne trente-un degrés trois-quarts, lorsque le thermomètre est à quinze degrés au-dessous de la glace. Au reste, il est nécessaire de faire remarquer que les mélanges qui, dans la table, sont marqués avoir été gelés, ne l'étaient pas en entier; ensorte qu'il restait assez de liqueur pour qu'on pût l'examiner à l'aréomètre.

Au moyen de mon pèse-liqueur et de ma table, on saura dorénavant à quoi s'en tenir sur la qualité des eaux-de-vie et des esprits-de-vin, soit pour la physique, soit pour le commerce : l'acheteur et le vendeur connoîtront avec certitude, l'un ce qu'il achète, et l'autre ce qu'il vend.

Usage de la Table et du Pèse-liqueur de comparaison pour les liqueurs spiritueuses.

Les mêmes eaux-de-vie, comme on voit par la table, donnent des degrés qui diffèrent comme la température dans laquelle on les éprouve, ce qui oblige de faire usage du thermomètre en même temps, afin de connaître d'abord la température de l'eau-de-vie. Si l'on trouve quelque embarras à tenir deux instrumens à la main, on peut réunir ces deux instrumens sur le même : j'ai fait pratiquer avec succès des aréomètres qui contiennent un thermomètre dans l'intérieur; ce thermomètre peut être à mercure ou à esprit-de-vin. Lorsqu'il est à mercure, il fait le lest de l'aréomètre.

Lorsqu'on veut faire usage de l'aréomètre, on met dans un vase cylindrique, en verre ou en fer blanc, de l'eau-de-vie ; on attend quelques secondes que la mousse et les bulles de l'air soient passées ; on y plonge l'aréomètre ; il doit nager librement. On observe l'endroit où il cesse de s'enfoncer ; ensuite on cherche, en tête de la table, la colonne où est marquée la température indiquée par le thermomètre, ou celle qui en approche le plus : dans cette même colonne, on trouve le degré qui est indiqué par le pèse-liqueur plongé dans l'eau-de-vie. Pour connoître la proportion d'esprit-de-vin qu'elle contient, on regarde dans la première colonne, mais toujours sur la même ligne ; on trouve écrite la quantité d'eau et d'esprit-de-vin qu'elle contient, par chaque deux livres.

Il arrive souvent que des eaux-de-vie donnent des degrés intermédiaires qu'on ne trouve pas dans la colonne que l'on doit consulter. Voici l'opération à faire pour trouver le degré indiqué par l'aréomètre.

Je suppose que l'eau-de-vie qu'on éprouve donne 23 degrés à la température de 10° au-dessus de la glace ; ce nombre ne se trouve pas dans la colonne consultée. Il faut alors prendre les chiffres 22 et 24, dans la même colonne, qui approchent le plus de 23, les additionner ensemble ; ce qui produit le nombre 46, dont la moitié 23 est le nombre cherché. Il faut prendre également la moitié des poids d'esprit-de-vin et d'eau indiqués dans les deux cases de la première colonne. L'eau-de-vie qui répond à 22 degrés, est composée de dix-huit onces d'esprit-de-vin et de quatorze onces d'eau,

TABLE À L'USAGE DU COMMERCE DES EAUX-DE-VIE,

Qui contient les résultats des Expériences faites sur l'Esprit-de-vin, et qui apprend à connaître, dans toutes les températures, la quantité de liqueur spiritueuse contenue dans les eaux-de-vie, par le moyen de l'aréomètre ou pèse-liqueur de comparaison.

MATIÈRES EMPLOYÉES.	VOLUME OCCUPÉ par l'esprit-de-vin seul comparé à un pareil poids d'eau.	VOLUME OCCUPÉ par l'esprit-de-vin et l'eau avant leur mélange.	VOLUME restant après le mélange, qui indique combien de pénétration.	DEGRÉS de pénétration qui indiquent combien de diminution.	DEGRÉS de chaleur au thermomètre de Réaumur.	Combien ces mélanges refroidis au-dessous de la glace donnent au pèse-liqueur. à 15 degrés.	à 10 degrés.	à 5 degrés.	Combien ces mélanges refroidis au terme de la glace, donnent au pèse-liqueur.	Combien ces mélanges échauffés au-dessus de la glace, donnent au pèse-liqueur. à 5 degrés.	à 10 degrés.	à 15 degrés.	à 20 degrés.	à 25 degrés.	à 30 degrés.
1.re colonne.	2.e	3.e	4.e	5.e	6.e	7.e	8.e	9.e	10.e	11.e	12.e	13.e	14.e	15.e	16.e
Esprit-de-vin rect. sur de la craie.	. . . . . .	. . . . . .	. . . . . .	. . . . . .	. . . . . .	31 faible. .	31 $\frac{1}{2}$	33 faible.	34.	34 . . .	35.	36.	37.	38 . . .	40 faible.
Esprit-de-vin rect. sur de la chaux.	. . . . . .	. . . . . .	. . . . . .	. . . . . .	. . . . . .	31 $\frac{1}{2}$	32 fort . .	34 faible.	35.	35 . . .	36 $\frac{1}{2}$	37.	38.	38 fort. .	40 . . .
Esprit-de-vin prodigieus. rectifié.	. . . . . .	. . . . . .	. . . . . .	. . . . . .	. . . . . .	36.	36 $\frac{1}{2}$	37 . . .	38.	39 . . .	40.	41.	42.	43 . . .	44 . . .
Esprit-de-vin très-rectifié	. . . . . .	. . . . . .	. . . . . .	. . . . . .	. . . . . .	35.	35.	36 . . .	37.	37 $\frac{1}{2}$ . .	39.	40.	41.	42 . . .	43 . . .
Esprit-de-vin 2 onc. eau 30 onc.	2 onc. 3 gr.	32 onc. 3 gr.	32 onc. 2 gr.	$\frac{1}{259}$	3.	12 s'est gelé.	12 s'est gelé.	12 . . .	12.	12 . . .	12.	12.	12.	12 . . .	13 . . .
Esprit-de-vin 4 onc. eau 28 onc.	4 onc. 6 gr.	32 onc. 6 gr.	32 onc. 4 gr.	$\frac{1}{132}$	5.	13 s'est gelé.	13 s'est gelé.	13 . . .	13.	13 . . .	13.	13.	13.	13 . . .	14 . . .
Esprit-de-vin 6 onc. eau 26 onc.	7 onc. 1 gr.	33 onc. 1 gr.	33 onc. . .	$\frac{1}{265}$	7.	14 s'est gelé.	14 s'est gelé.	14 . . .	14.	14 . . .	14.	14.	14 $\frac{1}{2}$	15 faible.	15 $\frac{1}{2}$ . .
Esprit-de-vin 8 onc. eau 24 onc.	9 onc. 4 gr.	33 onc. 4 gr.	33 onc. 1 scr.	$\frac{11}{804}$	8.	14 s'est gelé.	14 fort . . .	14 $\frac{1}{2}$ . .	15.	15 . . .	15.	15.	16.	16 fort. .	17 . . .
Esprit-de-vin 10 onc. eau 22 onc.	11 onc. 7 gr.	33 onc. 7 gr.	33 onc. 2 gr.	$\frac{5}{271}$	8.	14.	15 faible. . .	15 faible.	15 $\frac{1}{2}$.	15 $\frac{1}{2}$ . .	16 $\frac{1}{2}$	16 $\frac{1}{2}$.	17.	17 $\frac{1}{2}$ . .	18 . . .
Esprit-de-vin 12 onc. eau 20 onc.	14 onc. 2 gr.	34 onc. 2 gr.	33 onc. 4 gr.	$\frac{3}{137}$	8.	15.	15.	16 faible.	16 $\frac{1}{2}$.	16 $\frac{1}{2}$ . .	17 $\frac{1}{4}$	18.	18.	19 . . .	19 $\frac{1}{2}$ . .
Esprit-de-vin 14 onc. eau 18 onc.	16 onc. 5 gr.	34 onc. 5 gr.	34 onc. . .	$\frac{6}{277}$	8 faib. . .	16 faible. . .	16.	17 . . .	18.	18 . . .	19.	19 $\frac{1}{2}$	20.	21 . . .	21 $\frac{1}{2}$ . .
Esprit-de-vin 16 onc. eau 16 onc.	19 onc . . .	35 onc. . .	34 onc. 4 gr.	$\frac{1}{70}$	7.	17.	18.	18 . . .	19 $\frac{3}{4}$.	20 faible.	20 $\frac{1}{2}$.	21.	22.	23 . . .	23 . . .
Esprit-de-vin 18 onc. eau 14 onc.	21 onc. 3 gr.	35 onc. 3 gr.	34 onc. 6 gr.	$\frac{5}{283}$	5 $\frac{1}{4}$ . . .	18 $\frac{1}{2}$ . . .	19 fort . . .	20 . . .	21.	21 . . .	22.	23.	24.	25 . . .	25 . . .
Esprit-de-vin 20 onc. eau 12 onc.	23 onc. 6 gr.	35 onc. 6 gr.	35 onc. . .	$\frac{3}{143}$	5 $\frac{1}{4}$ . . .	20 fort . . .	21.	22 . . .	23.	23 fort. .	24.	25.	26.	27 . . .	28 . . .
Esprit-de-vin 22 onc. eau 10 onc.	26 onc. 1 gr.	36 onc. 1 gr.	35 onc. 6 gr.	$\frac{3}{289}$	5.	22 $\frac{3}{4}$ . . .	23 $\frac{1}{2}$ . . .	24 . . .	25.	25 . . .	26.	27.	28.	29 . . .	29 . . .
Esprit-de-vin 24 onc. eau 8 onc.	28 onc. 4 gr.	36 onc. 4 gr.	36 onc. . .	$\frac{1}{71}$	4.	24 $\frac{1}{2}$ . . .	25 fort . . .	26 . . .	27.	27 fort. .	28 $\frac{1}{2}$	29 $\frac{1}{2}$	30.	31 . . .	31 $\frac{1}{2}$ . .
Esprit-de-vin 26 onc. eau 6 onc.	30 onc. 7 gr.	36 onc. 7 gr.	36 onc. 4 gr.	$\frac{2}{293}$	3.	27 faible. . .	27 fort . . .	28 fort. .	29.	30 . . .	31.	32.	33.	34 . . .	34 . . .
Esprit-de-vin 28 onc. eau 4 onc.	33 onc. 2 gr.	37 onc. 2 gr.	36 onc. 5 gr.	$\frac{5}{298}$	2 $\frac{1}{2}$ . . .	29.	29 $\frac{1}{2}$ . . .	31 . . .	32.	32 . . .	33	34.	35.	36 . . .	37 faible.
Esprit-de-vin 30 onc. eau 2 onc.	35 onc. 5 gr.	37 onc. 5 gr.	37 onc. 4 gr.	$\frac{1}{301}$	1 $\frac{1}{2}$ . . .	31 $\frac{3}{4}$ . . .	32.	33 . . .	34.	35 . . .	36.	37.	38.	39 . . .	39 $\frac{1}{2}$ . .

Nota. L'esprit-de-vin qui est employé dans ce mélange, donne au pèse-liqueur 37 degrés pris au terme de la glace.

L'eau-de-vie qui répond à vingt-quatre degrés, est composée de vingt onces d'esprit-de-vin et de douze onces d'eau. La moitié de l'esprit-de-vin et des deux eaux-de-vie se trouve être de trente-huit onces, dont la moitié est dix-neuf onces, et on aura pour la moitié de l'eau treize onces : ainsi l'eau de-vie qui donne vingt-trois degrés à l'aréomètre, à la température de 10, sera composée d'esprit-de-vin, dix-neuf onces, et eau, treize onces.

Ce que nous disons ici pour cette eau-de-vie s'applique à toutes les autres dont le degré ne se trouverait pas dans la colonne consultée; il faut faire la même opération, et avoir également égard à la température dans laquelle on fait l'épreuve.

Remarques.

Lorsque je publiai, pour la première fois, mon travail sur le pèse-liqueur, dans l'Avant-Coureur en 1768, je ne me doutais pas que Montigny, de l'Académie, fût chargé par la Ferme générale, de lui procurer un pèse-liqueur pour la perception des droits sur les eaux-de-vie. C'est lui-même qui en avertit dans son Mémoire inséré dans le volume de l'Académie pour l'année 1768. Son pèse-liqueur parut peu de temps après le mien; d'autres physiciens s'occupèrent aussi du même objet : il parut en même temps un nombre de pèse-liqueurs à la fois, tous construits sur des principes différens, quoiqu'ils eussent le même objet à remplir, qui était de connaître la proportion d'eau et d'esprit-de-vin contenue dans les eaux-de-vie.

La Ferme générale connaissait très-bien le moyen qu'on employait quelquefois de comparer à l'eau, le poids de l'eau-de-vie dans une bouteille : elle connaissait également le pèse-liqueur de Farenheït, qui a pour objet la pesanteur spécifique des liqueurs. Le premier moyen exige une bouteille jaugée avec soin, des poids, des balances très-sensibles, très-exactes, et qu'on opère dans une température convenue. Les Négocians, qui avaient lieu de craindre d'être trompés de la part des fermiers, auraient été obligés de porter cet attirail dans leurs voyages. Le pèse-liqueur de Farenheït est un instrument difficile à construire, qui exige des poids étalonnés avec soin et des mains très-exercées pour en faire usage : il ne peut d'ailleurs apprendre à connaître qu'avec plus d'exactitude la pesanteur spécifique des eaux-de-vie comme la bouteille ci-dessus : ces moyens sont trop compliqués, de trop difficile exécution pour des opérations commerciales qui exigent de la facilité et de la célérité. Ils apprennent purement et simplement ce que l'on savait d'avance, qu'une eau-de-vie est meilleure qu'une autre, parce qu'elle est plus légère, mais ne faisaient pas connaître, ce qu'on avait le plus grand intérêt de savoir, les proportions d'esprit-de-vin contenues dans chacune, ou de combien elle est meilleure.

L'aréomètre ou pèse-liqueur simple, est certainement l'instrument le plus commode et qui n'exige aucun attirail embarrassant. Il en existait avant que je conçusse le mien : mais ils étaient inutiles, parce qu'ils étaient faits au hasard, gradués sans principes et nullement comparables e ntre eux.

ÉLÉMENS DE PHARMACIE.

J'ai pensé que, sans calculs *mathématiques*, et par le fait des expériences, je parviendrais à procurer à la physique et au commerce un instrument utile. Le besoin d'en faire usage continuellement, me fit entreprendre ce travail. Je crois avoir résolu le problème au gré de ceux qui désiraient, comme moi, cet instrument.

Pour parvenir à une marche sûre dans la graduation de mon aréomètre, je commence par m'assurer, par l'expérience, que l'esprit-de-vin est susceptible d'un terme de rectification, au-delà duquel il ne se rectifie pas davantage. Je fais avec cet esprit-de-vin des eaux-de-vie artificielles, en le mêlant dans différentes proportions avec de l'eau. J'examine ensuite à différentes températures, ce que donne au pèse-liqueur la série d'eau-de-vie que j'ai formée; elle est assez complète pour tous les cas qui peuvent se présenter dans le commerce des eaux-de-vie : chemin faisant, je tiens note sur mon tableau des observations que ces mélanges d'eau et d'esprit-de-vin présentent : telles que la chaleur, la diminution de volume occasionnées par la pénétration réciproque, etc. etc.

Quelques personnes m'ont demandé si mon pèse-liqueur ferait connaître la quantité d'eau contenue dans de l'esprit-de-vin pur, comme celui pour le sel apprend la quantité de sel dissous dans de l'eau. La comparaison n'est point exacte : le sel est indépendant de l'eau; on peut l'avoir à part, parce qu'il peut exister sans eau surabondante à son essence saline. Mais il n'en est pas de même de l'esprit-de-vin pur ; l'eau est un de ses principes constituans : on ne peut l'en priver que jusqu'à un certain point, au-delà duquel on le décompose, et il cesse d'être esprit-de-vin. Ainsi, il est démontré qu'aucun pèse-liqueur ne peut jamais faire connaître la quantité d'eau principe contenue dans de l'esprit-de-vin pur et rectifié à son dernier terme : d'où il résulte qu'un pèse-liqueur de comparaison est un instrument utile lorsqu'il fait connoître, 1°. l'esprit-de-vin qui a cette qualité ; 2°. la plus petite quantité d'eau surabondante ; lorsqu'enfin et en troisième lieu il marque avec la plus grande précision les proportions d'eau et d'esprit-de-vin contenues dans une eau-de-vie quelconque. C'est ce que mon pèse-liqueur indique sur-le-chmp à l'aide de ma table.

Comment mon aréomètre ne ferait-il pas connaître avec précision les degrés de rectification des liqueurs spiritueuses ? Il me semble que lorsque je mêle de l'eau et de l'esprit-de-vin pur, en poids connus, je puis conclure en sûreté que l'eau-de-vie artificielle qui en résulte, est composée de deux substances employées. Elle donne ce qu'elle peut au pèse-liqueur, j'en tiens note sur le tableau. Je puis conclure encore que toutes les eaux-de-vie qui donneront le même degré, à la même température, contiendront nécessairement les mêmes proportions d'eau et d'esprit-de-vin, que l'eau-de-vie artificielle qui m'a fait connaître ces proportions. Telle est la marche que j'ai employée pour former ma table. Les degrés ne sont pas formés sur des eaux-de-vie artificielles ; ce sont au contraire les degrés du pèse-liqueur qui m'ont confirmé les proportions des substances employées dans les eaux-de-vie artificielles.

Pour graduer un aréomètre ou un thermomètre, il faut nécessairement deux termes ; je puis les prendre par plusieurs moyens, pourvu que je puisse me les procurer toutes les fois que j'en aurai besoin. Depuis Boile, premier inventeur des aréomètres, jusqu'en 1768, où j'ai publié mon travail sur cette matière, on avait pris l'eau pour premier terme des aréomètres : on en était resté là ; les recherches qu'on avait faites pour se procurer le second terme avaient été sans succès. Le sel marin me l'a procuré ; je pouvais tout aussi bien prendre ou du nitre, ou du sucre, ou du sel alcali, etc., etc., ce qui aurait été absolument la même chose : ce changement de substance n'en ferait point sur la nature du principe de ce second terme qu'il fallait découvrir. Il en est de même de la graduation de cet instrument : on peut la varier sans changer la nature de mon aréomètre. Cartier, par exemple, ou plutôt la Ferme générale sous son nom, qui s'était emparée de mon pèse-liqueur, sans m'en rien dire, divisait mystérieusement, pour voiler ses perceptions de droits, en trente parties ce que je partageais en trente-deux, afin de déguiser mon aréomètre, comme je l'ai démontré dans les précédentes éditions de cet ouvrage. Les liqueurs qui me donnent ces deux termes, sont deux outils aussi nécessaires à la construction de cet instrument, que le sont ceux de la glace et de l'eau bouillante, pour la construction des thermomètres. Si j'étais géomètre, je ferais voir qu'indépendamment du jeu et de la marche de mon pèse-liqueur, il déplace, en s'enfonçant dans une liqueur, un volume de liquide égal à la partie plongée. Mon pèse-liqueur aurait alors le double avantage de faire connaître la pesanteur spécifique, en même temps qu'il apprend le degré de spiritnosité des eaux-de-vie ; mais je n'en ai pas besoin.

Qu'importe en effet que ces deux termes soient donnés par des liqueurs non spiritueuses, puisqu'il est reconnu de tous les physiciens, que les liqueurs spiritueuses ne peuvent servir à cet usage, parce qu'elles sont sujettes à varier ; c'est là ce qui les a fait abandonner pour la construction des pèse-liqueurs. Enfin, faute de trouver deux termes fixes, on n'a pu, avant moi, faire un pèse-liqueur comparable.

Voici les principaux résultats, d'après une suite d'expériences sur la cause pour laquelle l'aréomètre donne toujours le même degré dans des eaux-de-vie faibles dont la température varie de quinze degrés au-dessous de la glace et de vingt-cinq au-dessus de la congélation.

1.º A la dilatation du pèse-liqueur plongé dans des liqueurs chaudes, l'aréomètre diminue de pesanteur spécifique, et s'enfonce moins qu'il ne le ferait si son volume n'augmentait pas la chaleur.

2.º Les liqueurs refroidies près de leur terme de congélation, cessent de se contracter ; au contraire, elles se dilatent, augmentent de volume en éprouvant un plus grand froid, et perdent de leur pesanteur spécifique : l'aréomètre, de son côté, en éprouvant le même froid, diminue de volume, mais n'augmente pas de volume comme la liqueur par l'application d'un plus grand froid ; il acquiert par conséquent de la pesanteur spécifique, d'où il résulte une compensation exacte à l'égard de quelques eaux-de-vie faibles employées dans mes expériences, qui fait que l'aréomètre donne toujours le même degré, quoique la température varie de quarante degrés au thermomètre.

3.º L'eau, parvenue à un certain degré de froid, et qui ne jouit pas du repos de masse, ne peut point, tant qu'elle est sous sa forme liquide, se réfroidir au-dessous du terme qui convient à sa congélation, quelque grand que soit le froid qu'on lui fasse éprouver : c'est un fait que j'ai encore découvert dans la suite de mes expériences.

4.º La chaleur qui s'excite entre les parties d'une liqueur qui se gèle, est d'autant plus grande, qu'on fait éprouver à la liqueur un plus grand froid, etc.

Si l'on jette un coup d'œil sur ma table, on voit que les phénomènes dont nous parlons ne se manifestent d'une manière très-marquée que sur les eaux-de-vie les plus faibles ; mais il est certain qu'ils ont lieu sur les autres d'une manière moins sensible. Le commerce des eaux-de-vie se fait dans toutes sortes de température. Il ne suffisait pas, pour se procurer un pèse-liqueur comparable, de connaître son poids et de calculer le volume et le poids de liqueur déplacée par l'aréomètre : il fallait que l'on connût les observations dont je viens de parler, et qu'on les fît entrer en considération dans la construction du pèse-liqueur. Mon pèse-liqueur est construit sur des principes plus simples et plus sûrs ; je n'ai pas besoin de prendre la pénétration des liquides en considération ; je n'ai pas fait dépendre mes degrés, comme l'a fait Montigny, d'une demi-douzaine d'eaux-de-vie artificielles faites avec de l'esprit-de-vin dont il ne connaît pas la nature. J'ai gradué mon aréomètre d'avance ; ce sont les degrés eux-mêmes qui m'apprennent ce que les eaux-de-vie contiennent d'esprit-de-vin, parce que je suis certain des proportions employées dans mes eaux-de-vie artificielles, et de la qualité de l'esprit qui a servi à les composer. Au reste, mon pèse liqueur est le seul qui soit resté et dont on fasse un usage habituel : c'est la meilleure preuve que je puisse donner, qu'on a reconnu son utilité et son exactitude.

Des Eaux spiritueuses et aromatiques distillées.

C'est de la pureté de l'esprit-de-vin, et de la séparation de son huile essentielle grossière, que dépend en grande partie la perfection des eaux spiritueuses composées et des liqueurs de table.

Les eaux spiritueuses dont nous entendons parler ici, sont de l'esprit-de-vin chargé, par la distillation, du principe de l'odeur des substances.

Ces eaux sont simples ou composées : on nomme esprits celles qui sont simples, par exemple, esprit de thym, de lavande, etc. ; et eaux composées spiritueuses, celles dans lesquelles entrent plusieurs substances.

Des Eaux spiritueuses simples.

Esprit de Lavande.

♃ Fleurs récentes de lavande......................... ℔ xviij.
Esprit-de-vin... ℔ xx.

On met dans le bain-marie d'un alambic les fleurs de lavande récente et mondée de ses tiges : on verse par-dessus l'esprit-de-vin : on procède à la distillation pour tirer tout l'esprit de-vin qu'on a employé : c'est ce que l'on nomme *esprit de lavande*. Lorsqu'on veut qu'il soit plus agréable, il faut le rectifier au bain marie, et ne tirer par cette seconde distillation qu'environ les cinq sixièmes de la liqueur spiritueuse.

On prépare de la même manière,

L'esprit d'absinthe,	menthe, etc.
sauge,	hysope,
myrte,	basilic,
marjolaine,	camomille,
écorces de citrons,	galenga,
écorces d'oranges,	romarin, etc.

On concasse les matières sèches et exotiques qui en ont besoin : on laisse infuser ces matières un jour ou deux, même davantage, avant de les distiller.

L'esprit de romarin porte le nom d'*eau de la reine de Hongrie*. Plusieurs pharmacopées recommandent de faire cette eau avec les fleurs et les calices de cette plante; mais on peut employer indifféremment les feuilles vertes; elles fournissent autant d'odeur et autant d'huile essentielle.

Les eaux spiritueuses simples ont la vertu des sub-

Dose. stances qui ont servi à les préparer : ainsi, pour connaître leurs vertus, on peut consulter les traités de matière médicale. Les unes, comme l'esprit de lavande, de thym, de romarin, de myrthe, de roses, de citrons, d'oranges, servent plus à la toilette qu'à la médecine. Leur dose, en général, est depuis un demi-gros jusqu'à demi-once ; on ne les donne jamais seules : on les fait entrer dans des mixtures.

Esprit de Lavande de commerce.

♃ Esprit-de-vin .... pint. viij.
Huile essentielle de lavande.................. ℥ v.
Eau de rose................................... pint. j.
Eau de rivière .... pint. ij.
Chaux vive .... ℥ j.

On met dans un matras l'esprit-de-vin avec l'huile essentielle : on agite le mélange : l'huile essentielle se dissout assez promptement : on ajoute l'eau rose et l'eau de rivière, et en même temps la chaux qu'on a fait éteindre dans un demi-setier d'eau, et on agite le mélange : on le laisse reposer et éclaircir pendant vingt-quatre heures : on filtre ensuite la liqueur au travers d'un papier joseph. Cette liqueur doit donner vingt-trois degrés à mon pèse liqueur.

Remarques.

L'objet de faire ainsi l'esprit de lavande, est de pouvoir le donner à bon marché à ceux qui se contentent de l'apparence, et comme c'est le plus grand nombre, il se vend cinquante mille bouteilles de cet esprit, contre une de bon esprit de lavande. Il serait, sans la chaux, impossible de pouvoir filtrer ce mélange; cette substance facilite l'union de l'huile essentielle à l'esprit de-vin devenu faible par l'eau qu'on ajoute : la chaux s'empare de la portion de l'huile à demi-dissoute qui s'opposait à la filtration.

Esprit de Fleurs d'orange.

♃ Fleurs d'oranges récentes...................... ℔ xij.
Esprit-de-vin .... 6 pintes.

On met ces deux substances dans le bain-marie d'un alambic, et on procède à la distillation, comme nous l'avons dit, pour retirer tout le spiritueux. Si l'on a employé de très-bon esprit de-vin, il ne sera pas nécessaire de rectifier cet esprit; mais on peut, si l'on veut, le charger davantage de l'odeur, en distillant de nouveau cet esprit sur de nouvelles fleurs d'oranges plusieurs fois de suite.

Esprit de Framboises.

♃ Frambroises bien mûres....................... ℔ xviij.
Esprit-de-vin .... pint. 4.

On écrase un peu les framboises, et on les met dans le bain-marie d'un alambic : on verse par-dessus l'esprit-de-vin; on agite le mélange avec une spatule de bois, et on procède à la distillation pour tirer trois pintes et demie de liqueur.

Esprit de Fraises.

♃ Fraises bien mûres.................................... ℔ xxiij.
Esprit-de-vin .... pint. 4.

On écrase les fraises : on les met dans le bain-marie d'un alambic d'étain : on verse l'esprit-de-vin, et on procède à la distillation au bain-marie, pour tirer trois pintes et demie de liqueur spiritueuse.

Esprit de Citrons.

♃ Huile essentielle de citrons..................... ℥ j.
Esprit-de-vin rectifié............................. ℔ viij.

On mêle ces deux substances ensemble dans une bouteille. L'huile essentielle de citrons se dissout complètement. Si l'on fait usage de l'huile de citrons aux zestes, l'esprit de citrons est plus agréable, et forme un petit dépôt blanchâtre. On le sépare par décantation, lorsque la liqueur s'est éclaircie.

Esprit de Canelle.

♃ Canelle concassée............................... ℔ j.
Esprit-de-vin .... ℔ x.

On concasse la canelle assez menue pour pouvoir passer au travers d'un crible : on la met dans le bain-marié d'un alambic avec l'esprit-de-vin, et on procède à la distillation au bain-marie, pour tirer huit livres de liqueur spiritueuse.

De la même manière, on prépare :

L'esprit de muscade,   coriandre,
        sassafras,   semence de carvi, etc.

Esprit de Thym.

♃ Thym en fleurs............................... ℔ iv.
Esprit-de-vin................................. pint. iv.

On prend le thym au mois de Juin, lorsqu'il est eu fleurs : on le monde de ses tiges : on en pèse quatre livres qu'on met avec l'esprit-de-vin : on distille ce mélange au bain-marie pour retirer environ trois pintes et demie de liqueur spiritueuse.

Esprit de Genièvre.

♃ Genièvre récent.............................. ℔ xij.
Esprit-de-vin................................. pint. xij.

On distille ce mélange au bain-marie, pour retirer environ dix pintes de liqueur spiritueuse.

Esprit de Roses.

♃ Roses pâles avec leurs calices................ ℔ xxx.
Esprit-de-vin................................. pint. xv.

On met les roses dans le bain-marie d'un alambic, et on les foule bien : on verse par-dessus l'esprit-de-vin : on procède à la distillation pour retirer tout le spiritueux.

Si l'on ne trouve pas l'esprit de roses assez odorant, on peut le distiller une seconde fois sur une pareille quantité de roses.

Remarques.

Quelques personnes font l'esprit ardent de roses par la fermentation; pour cela, on met, par exemple, cent livres de roses dans un tonneau avec dix ou douze livres de miel dissous dans dix ou douze pintes d'eau : on laisse ce mélange en macération pendant environ un mois; pendant ce temps, il entre en fermentation : lorsque le mélange est parvenu à la consistance d'une bouillie, on le met en distillation au bain-marie, pour tirer une liqueur très-peu spiritueuse, et qui a bien l'odeur de roses : mais cet esprit de roses n'a jamais la perfection de celui qui est fait en distillant les roses fraîches avec de l'esprit-de-vin. Celui qui est fait par fermentation est peu spiritueux, parce que le miel fermente mal et difficilement ; d'ailleurs, les roses, pendant un mois de macération, tombent en une espèce de *deliquium* qui altère l'odeur considérablement.

Des Eaux spiritueuses composées.

Eau de mélisse composée.

♃ Mélisse citronnée en fleurs et récente............... ℔ j. β.
Zestes de citrons récens .... ℥ iv.
Noix muscades.................................. ℥ ij.
Coriandre .... ℥ viij.
Giroflé,
Canelle, } ā .... ℥ ij.
Racines sèches d'angélique de Bohème.......... ℥ j.
Esprit-de-vin très-rectifié......................... ℔ viij.

ÉLÉMENS DE PHARMACIE. 591

On prend de la mélisse récente et en fleurs : on la monde de ses tiges : on enlève par le moyen d'un canif l'écorce jaune extérieure des citrons, qu'on fait tomber à mesure dans une portion de l'esprit-de-vin mise à part : on concasse les muscades, la coriandre, les girofles, la canelle et les racines sèches d'angélique : on met toutes ces substances, avec les zestes de citrons, en infusion dans la totalité de l'esprit-de-vin, pendant vingt-quatre heures : alors on procède à la distillation au bain-marie, pour tirer les huit livres d'esprit-de-vin qu'on a employées. On rectifie ensuite cette liqueur au bain-marie à une douce chaleur, pour en tirer sept livres : c'est ce que l'on nomme *eau de mélisse composée*.

C'est de cette manière qu'on doit préparer toutes les eaux spiritueuses et aromatiques, simples et composées.

Cette eau est stomachique, céphalique, vulnéraire, tonique, propre à dissiper les vapeurs et la mélancolie. La dose est depuis dix gouttes jusqu'à une cuiller à café, mêlée avec de l'eau. On peut l'employer à l'extérieur comme l'eau vulnéraire, et aux mêmes usages.

Vertus.

Dose.

REMARQUES.

Nous avons recommandé de mettre dans l'esprit-de-vin les zestes de citrons à mesure qu'on les enlève de dessus les fruits : c'est afin de ne rien perdre de l'esprit recteur de l'huile essentielle de ces écorces : il faut, en les préparant, éviter de mettre de l'écorce blanche, parce qu'elle n'a point d'odeur, et qu'elle diminuerait le poids de celle qui contient toute l'huile essentielle. L'esprit-de-vin qu'on emploie doit être parfaitement rectifié et privé de toute odeur d'huile de vin et de flegme d'eau-de-vie. Lorsque celui qu'on emploie n'est pas suffisamment rectifié, il conserve toujours une légère odeur de flegme d'eau-de-vie, même après les deux distillations que nous prescrivons de faire subir à toutes les eaux spiritueuses et aromatiques.

Pendant la première distillation, l'esprit-de-vin se charge de l'esprit recteur et de l'huile essentielle grossière des ingrédiens, qui peut monter à ce degré de chaleur. On se contente ordinairement de cette seule distillation pour préparer toutes les eaux spiritueuses et aromatiques : aucune pharmacopée ne prescrit de les rectifier; mais lorsqu'on s'en frotte les mains, elle laisse après que l'esprit recteur et l'esprit-de-vin sont dissipés, une odeur tenace et empyreumatique, qui vient de l'huile essentielle grossière infiniment moins volatile. Lorsqu'on boit de ces liqueurs, soit pures ou étendues dans de l'eau, elles laissent également une saveur désagréable, caustique et brûlante, qui dure même assez longtemps. Pour remédier à tous ces inconvéniens, j'ai fait plusieurs expériences qui m'ont appris que, pour avoir de l'eau de mélisse et les autres eaux spiritueuses aromatiques dans leur perfection, il faut non-seulement employer de l'esprit-de-vin parfaitement pur, mais qu'il est encore nécessaire de rectifier ces liqueurs après qu'elles sont distillées. Il ne monte dans cette rectification, que l'esprit-de-vin chargé de tout le principe le plus volatil, le plus ténu et le plus aromatique des ingrédiens : il reste dans la cucurbite une livre de liqueur blanche, un peu odorante, âcre, amère, et privée de tout l'esprit recteur des substances qu'on emploie. On la rejette, ainsi que le marc de la première distillation, comme inutile.

Plusieurs personnes distillent à feu nu les eaux spiritueuses et aromatiques ; mais cette méthode doit être rejetée par la raison que nous venons de dire. On s'imagine qu'elles sont de meilleure odeur, parce qu'elles sont plus fortes ; mais on se trompe beaucoup, puisque ce n'est que l'odeur empyreumatique de l'huile pesante des ingrédiens, qui domine ; on remarque même que les eaux spiritueuses, distillées à feu nu, laissent déposer, quelque temps après leur distillation, une matière jaunâtre gommeuse, en flocons très-légers.

Lorsque l'eau de mélisse a été faite avec toutes les précautions que nous avons indiquées, elle a quelque chose de plus parfait que celles dont on vante beaucoup l'excellence, et qui ont la réputation d'être les meilleures : c'est du moins le jugement qu'en portent tous ceux qui font usage depuis long-temps, de l'eau de mélisse préparée par ma méthode.

Les eaux spiritueuses et aromatiques ont en général moins d'odeur immédiatement après qu'elles sont distillées, qu'elles n'en ont environ six mois après. Cet effet peut être attribué à ce que les substances odorantes se combinent, par le séjour, plus intimement avec l'esprit-de-vin qu'elles ne l'étaient d'abord ;

c'est ce qui a fait soupçonner que ceux qui ont la vogue pour le débit de l'eau de mélisse, n'en vendent que de vieille. Je suis parvenu à produire sur l'eau de mélisse nouvellement distillée, le même effet dans une matinée, c'est-à-dire, à lui procurer toutes les qualités d'une eau-de-mélisse de plusieurs années, et cela, par une opération simple. J'ai plongé des bouteilles de chopine, remplies d'eau de mélisse, dans un mélange de glace pilée et de sel marin ; ce mélange, comme on sait, occasionne un froid considérable : l'eau de mélisse, après avoir éprouvé ce froid pendant six ou huit heures, était aussi agréable que celle qui était distillée depuis plusieurs années, et qui n'avait nullement éprouvé un pareil réfroidissement. Les eaux aqueuses et aromatiques qui ont été gelées, sont infiniment plus agréables que celles qui ne l'ont point été, comme l'a remarqué Geoffroy ; mais elles sont toujours moins suaves que celles qui sont faites avec de l'esprit-de-vin, et qui ont éprouvé le même froid. On peut attribuer ces différences à la nature des menstrues : l'esprit-de-vin se combine mieux que l'eau avec l'esprit recteur des substances, et il les retient infiniment davantage.

Toutes les eaux spiritueuses et aromatiques deviennent blanches et laiteuses lorsqu'on les mêle avec de l'eau. C'est l'esprit-de-vin qui s'unit à l'eau, tandis que l'huile essentielle s'en sépare. Ce mélange est d'autant plus blanc que l'esprit-de-vin est plus chargé d'huile essentielle ; mais le mélange est beaucoup plus agréable à boire, lorsque l'esprit-de-vin n'est chargé que de cette première huile essentielle qui s'élève en même temps que l'esprit recteur.

Eau de DARDEL.

♃ Esprit de sauge.............................	℥ ix.
menthe.............................	℥ xij.
romarin.............................	℥ xij.
thym.............................	℥ viij.
Eau de mélisse composée.....................	℔ j.

On mêle les liqueurs ensemble, et l'eau est faite.

On attribue à cette eau de grandes vertus, et même on l'a donnée pour une médecine universelle : mais elle n'a que les vertus de l'eau de mélisse : on l'emploie de la même manière, et à la même dose. On peut l'employer à l'extérieur comme une eau vulnéraire ordinaire, et dans les mêmes cas.

Eau de Miel odorante.

♃ Esprit-de-vin rectifié....................		℔ iij.
Miel blanc, Coriandre,	ãã............	℥ viij.
Vanille........................		℥ iij.
Ecorces récentes de citrons.............		℥ j.
Girofle...........................		℥ vj.
Muscade, Styrax calamithe, Benjoin,	ãã............	℥ iv.
Esprit de roses, fleurs d'oranges,	ãã............	℥ v.

On concasse toutes les substances qui peuvent l'être : on les met dans le bain-marie d'un alambic avec les autres matières : on laisse macérer le tout pendant vingt-quatre heures dans l'esprit-de-vin, dans l'esprit de roses et de fleurs d'oranges, ayant soin de tenir l'alambic exactement fermé ; alors on procède à la distillation au bain-marie jusqu'à siccité. On rectifie la liqueur au bain-marie pour tirer seulement tout ce qu'elle contient de spiritueux.

Vertus.
Cette eau est d'une odeur fort agréable, qui réjouit et récrée les esprits. On en fait usage comme de l'eau de mélisse et à la même dose ; on s'en sert pour la toilette.

Remarques.

Plusieurs pharmacopées prescrivent d'employer de l'eau-de-vie pour la préparation de cette eau ; mais nous croyons l'esprit-de-vin préférable, pour les raisons que nous avons dites précédemment. Ce que nous entendons ici par esprit de roses et de fleurs d'oranges, est de l'esprit de vin distillé avec ces matières végétales, de la même manière que l'esprit de lavande, que nous avons pris pour exemple des liqueurs spiritueuses simples. Quelques pharmacopées, au lieu de ces esprits, demandent des eaux de roses et de fleurs d'oranges qu'on mêle à l'eau de miel après qu'elle est distillée : mais ces eaux affaiblissent trop l'esprit-de-vin, et elles font d'ailleurs séparer les huiles essentielles des ingrédiens ; ce qui est un inconvénient. On est dans l'usage de mettre du musc et de l'ambre gris, de chacun deux ou trois grains, dans un nouet qu'on suspend dans le chapiteau de l'alambic ; mais comme l'odeur de ces substances ne convient pas à tout le monde, il vaut mieux aromatiser l'eau de miel, à mesure qu'on en a besoin, avec quelques gouttes de teintures de ces substances, ou encore mieux avec de l'esprit-de-vin qu'on a fait distiller sur du musc et de l'ambre gris : au reste, l'eau de miel est plutôt une eau de toilette qu'une eau médicinale.

Eau de Cologne.

♃ Esprit-de-vin rectifié.......................... ℔ xxvj.
   Esprit de romarin............................. ℔ vij.
   Eau de mélisse composée....................... ℔ iv ß.
   Essence de bergamotte......................... ℥ vj.
   Néroli.. ʒ iij.
   Essence de cédrat............................. ℥ ß.
   Essence de citrons............................ ʒ vj.
   Essence de romarin............................ ʒ ij.

On met toutes ces substances dans une grosse bouteille : on agite le mélange, et l'eau est faite.

Si l'on veut que cette eau soit plus délicate, il faut la rectifier au bain-marie à petit feu, pour tirer toute la liqueur, à deux pintes près.

Cette eau est plus employée pour la toilette, et comme eau de senteur que comme médicament, parce qu'elle est d'une odeur fort agréable. On peut lui accorder les mêmes vertus qu'à l'eau de mélisse composée : on peut l'employer de la même manière et à la même dose.

Vertus.

REMARQUES.

Cette eau a pris faveur depuis quelques années : il m'en a été remis une bouteille venant de Cologne : j'ai été chargé de l'imiter et d'en faire de semblable : j'y suis parvenu au moyen de la recette que je viens de donner.

Eau de Menthe composée.

℞ Feuilles de menthe crépues, récentes............ ℔ ij.
     absinthe minor.................... ℥ iij.
Sommités fleuries et sèches de basilic, } āā ... ℥ ij.
         pouillot, }

Romarin,
Fleurs de lavande, } āā .... ℥ ij.

Canelle................................ ℥ ß.
Coriandre .... ℥ vj.
Girofles............................... ℥ j.
Esprit-de-vin rectifié................. ℔ j.
Infusion de menthe.................... ℔ v.

On concasse ce qui est à concasser ; on coupe menu ce qui peut l'être : on met le tout macérer pendant douze heures dans un vaisseau clos : on distille ensuite au bain-marie jusqu'à siccité. Cette eau est blanche-laiteuse, et ne doit point être rectifiée.

Vertus.

Dose.

Cette eau est vulnéraire, nervale, céphalique, emménagogue, hystérique. La dose est depuis un gros jusqu'à quatre dans un bouillon ou dans un verre de tisane appropriée.

Eau de la Vrillière pour les dents.

℞ Canelle... ℥ ij.
 Girofles.. ʒ vj.
 Cresson d'eau................................ ʒ vj.
 Écorces récentes de citrons................ ℥ j ß.
 Roses rouges.................................. ℥ j.
 Cochléaria..................................... ℔ ß.
 Esprit-de-vin rectifié........................ ℔ iij.

On concasse ce qui est à concasser : on coupe grossièrement le cresson et le cochléaria. On fait macérer le tout dans l'esprit-de-vin, pendant vingt-quatre heures dans un vaisseau clos. On distille ensuite au bain-marie jusqu'à siccité ; après quoi on rectifie cette liqueur au bain-marie.

Cette eau fortifie les gencives, prévient le scorbut, guérit les petits aphthes qui viennent dans la bouche. On s'en sert pour se laver la bouche : on l'emploie seule, ou mêlée avec de l'eau.

Eau Impériale.

℞ Racines d'impératoire,
  souchet long,
  iris de Florence,
  angel. de Bohême, } ãã............... ℥ ß.
  calamus aromaticus,
  galenga minor,
  zédoaire,

Canelle... ℥ ij.
Santal citrin...................................... ℥ j.
Fleurs de stéchas arabique, } ãã............ ʒ ij.
  lavande,

Girofles,	
Muscades,	ãã............. ℥ ij.
Ecorces récentes de citrons,	
oranges,	
Sommités fleuries et sèches d'hysope,	
marjolaine,	
thym,	ãã...... ℥ j.
sariette,	
sauge,	
Romarin................................. ℥ ij.	
Esprit-de-vin rectifié.................... ℔ viij.	
Eau de mélisse composée................ ℔ j.	
Esprit de fleurs d'oranges............... ℥ v.	

On concasse et on incise ce qui doit l'être : on fait macérer dans l'esprit-de-vin et dans les eaux simples toutes les substances pendant vingt-quatre heures : alors on distille au bain-marie, pour tirer tout ce qu'il y a de spiritueux.

Quelques pharmacopées font entrer dans la recette de cette eau des sommités de bétoine et de fleurs de souci ; mais comme ces matières végétales ne fournissent rien par la distillation, ni dans l'eau, ni dans l'esprit-de-vin, nous croyons qu'on peut les retrancher sans aucun inconvénient.

Vertus. On recommande cette eau dans les coliques néphrétiques, pour fondre les glaires qui s'amassent *Dose.* dans les reins, et pour chasser les graviers. La dose est depuis un gros jusqu'à une demi-once, dans un verre de tisane appropriée à la maladie.

Eau de Pivoine composée.

℞ Fleurs de pivoine .... ℥ iv.	
Racines de valériane sauvage............ ℥ j.	
dyctame blanc .... ℥ ij.	

ÉLÉMENS DE PHARMACIE.

Fleurs de lavande,
   stéchas arabique,
Sommités de marjolaine,   } ãã .... ʒ ij.
   rhue,
   sauge,

Castor .... ʒ ij.
Macis,
Canelle,   } ãã .... ʒ iv.
Esprit de cerises noires .... ʒ viij.
Eau-de-vie à 26 degrés .... ℔ xij.

On met toutes ces substances dans le bain-marie d'un alambic, et on procède à la distillation pour tirer tout le spiritueux.

REMARQUES.

Beaucoup de pharmacopées font entrer dans cette eau, des racines et des semences de pivoine, des fleurs de muguet, de tilleul, des racines d'aristoloche, de gui-de-chêne, de fleurs de bétoine, etc., etc.; mais nous croyons toutes ces substances fort inutiles, parce qu'elles ne fournissent rien par la distillation. Les fleurs de pivoine sont conservées dans cette recette, à cause du nom qu'elles donnent à cette composition; mais on peut les retrancher si l'on veut, parce qu'elles ne fournissent rien non plus dans la distillation.

Eau Thériacale.

♃ Racines d'aulnée,
   angél. de Bohême,   } ãã .... ʒ ij.
   souchet long,

Racines de zédoaire,
contrayerva,
impératoire, } āā .... ℥ j.
valériane sauvage,
vipérine,

♃ Ecorces récentes de citrons,
oranges,
Girofles,
Canelle,
Galenga, } āā .... ℥ ß.
Baies de genièvre,
laurier,
Sommités de sauge,
romarin,
rhue,

Esprit-de-vin rectifié,
Eau de noix, } āā .... ℔ iij.

Thériaque... ℥ viij.

On concasse et on incise les substances qui doivent l'être : on les fait macérer pendant deux ou trois jours dans l'esprit-de-vin et l'eau de noix. Au bout de ce temps, on ajoute la thériaque qu'on a délayée auparavant dans trois ou quatre onces d'esprit-de-vin : on distille ensuite au bain-marie, pour tirer tout ce qu'il y a de spiritueux : on ne rectifie point cette eau.

Vertus.   Cette eau est sudorifique, cordiale, stomachique; elle chasse le mauvais air, et elle corrige la mauvaise odeur de la bouche : on s'en sert dans l'apoplexie,
Dose.   la paralysie. La dose est depuis un gros jusqu'à quatre.

Eau vulnéraire spiritueuse, ou Eau d'Arquebusade.

♃ Feuilles récentes de sauge,
angélique,
absinthe,
sarriette,
fenouil,
mentastrum,
hysope,
mélisse,
basilic, ãa............... ℥ iv.
rhue,
thym,
marjolaine,
romarin,
origan,
calament,
serpolet,
lavande,

Esprit-de-vin rectifié........................ ℔ viij.

On coupe grossièrement toutes ces plantes : on les met infuser pendant dix ou douze heures dans l'esprit-de-vin : on procède ensuite à la distillation au bain-marie, pour tirer toute la liqueur spiritueuse : on la conserve dans une bouteille qui bouche bien. C'est ce que l'on nomme *eau vulnéraire spiritueuse* et *eau d'arquebusade*.

Si l'on emploie de l'eau en place d'esprit-de-vin, on obtient l'*eau vulnéraire à l'eau*, qui est blanche-laiteuse, sur laquelle surnage un peu d'huile essentielle qu'on sépare ; on la nomme *essence vulnéraire*. L'eau vulnéraire faite avec de l'eau est d'une odeur beaucoup moins agréable que celle préparée avec de l'esprit-de-vin, pour les raisons que nous avons dites précédemment.

Enfin, si l'on emploie du vin blanc ou du vin rouge, en place d'eau ou d'esprit-de-vin, on obtient l'*eau vulnéraire au vin*, qui est plus agréable que celle préparée avec de l'eau; mais elle l'est moins que celle préparée avec de l'esprit-de-vin

Vertus. On fait prendre ces différentes eaux vulnéraires après les chutes, pour empêcher les dépôts de se former : on la donne dans les syncopes, les défail-
Dose. lances et les évanouissemens. La dose est depuis deux gros jusqu'à une once. On emploie aussi cette eau à l'extérieur avec beaucoup de succès, pour empêcher l'extravasion du sang après les chûtes et les foulures, les contusions, etc. Elle est également bonne pour consolider toutes les plaies récentes.

Eau vulnéraire rouge par infusion.

Si l'on fait infuser seulement, et sans distiller dans de l'eau-de-vie, toutes les plantes qui entrent dans l'eau vulnéraire spiritueuse, cela forme l'*eau vulnéraire rouge par infusion*. Comme beaucoup de personnes l'emploient sous le nom d'*eau rouge*, elle a les mêmes vertus que l'eau vulnéraire précédente; elle s'emploie de la même manière.

Eau d'émeraudes.

℞ Feuilles d'angélique,
Tiges d'angélique,
Feuilles de grande absinthe,
calament de montagne,
laurier,
rhue,
sauge,
thym, } ãa.............. ʒ ij.

menthe de jardin,
persil, } ãa .... ʒ iv.

romarin .... ʒ j.

Esprit de lavande,
romarin, } ãa.............. ℔ ij.

On coupe les plantes qui doivent être toutes récentes : on les met dans un matras : on verse par-dessus les esprits de lavande et de romarin : on bouche le matras : on fait digérer ce mélange pendant plusieurs jours ; ensuite on coule avec expression : on filtre la liqueur, et on la conserve pour l'usage. Cette eau est d'une couleur verte, c'est ce qui lui a fait donner le nom d'*eau d'émeraudes*. Mais quelques mois après, elle devient d'une couleur de feuille morte ; elle n'en est pas moins bonne pour cela.

Cette eau a les mêmes vertus que l'eau vulnéraire : on l'emploie de la même manière.

Vertus.

Eau générale.

℞ Semences de coriandre,
carvi,
séséli,
cumin,
anis,
fenouil,
aneth, } ãa.............. ʒ j. ß.

Feuilles de marjolaine,
mélisse,
basilic,
origan,
pouliot,
pouliot de mont.,
romarin,
serpolet,
thym,
hysope,
sauge,
sariette,
marum,
scordium,
marrube,
menthe de jardin
absinthe major,
minor,
tanaisie,
matricaire,
dictame de Crète,
abrotanum, } ãā............... ℥ j.
cerfeuil,
cochléaria,
beccabunga,
cresson d'eau,
Racines de galenga minor,
zédoaire,
meum,
spicanard,
angélique,
carline,
contra-yerva,
vipérine,
impératoire,
aulnée,
iris de Florence,
calamus aromat.,
gingembre,
bénoîte,
raifort sauvage,
fenouil,

ÉLÉMENS DE PHARMACIE.

Fleurs de romarin,
       lavande,
       stéchas arabique,
       sureau,
       oranges,   ãã............ ℥ iij.
       giroflée jaune,
       camomille romaine,
       safran,

Baies de laurier,
       genièvre,
Poivre long,   ãã............ ℥ j ß.
       rond,

Poivre à queue,
Macis,
Muscades,
Girofle,   ãã............ ℥ iij.
Cardamome,
Ecorces de citrons,
       oranges,

Bois d'aloës,
       cèdre,
       sassafras,   ãã............ ℥ ij.
       santal-citrin,
       Rhodes,

Cascarille.......................... ℥ iv.
Gomme de caragne,
       tacamahaca,
Myrrhe,   ãã............ ℥ ß.
Benjoin,
Storax calamithe,

Castor............................. ℥ ij.
Opium............................. ℥ j.
Esprit-de-vin rectifié .... ℔ xv.

On ramasse dans leur temps les simples : on les fait sécher, et on les met à mesure dans l'esprit-de-vin, à l'exeption cependant des feuilles et des racines des plantes anti-scorbutiques, qu'on emploie vertes et récemment ramassées. On conserve toutes les substances qui doivent l'être. On concasse ce mélange jusqu'à ce que la collection soit complète; alors on distille le tout au bain-marie, pour tirer le spiritueux.

<small>Vertus.</small> Cette eau est recommandée dans la paralysie, l'apoplexie, la léthargie, les syncopes, les palpitations, les vapeurs. On la donne pour exciter l'accouchement: elle pousse par les sueurs. On la fait prendre dans la petite-vérole, la rougeole, dans les co-
<small>Dose.</small> liques venteuses. La dose est depuis deux gros jusqu'à quatre. On l'emploie aussi à l'extérieur comme l'eau vulnéraire spiritueuse.

Remarques.

La plupart des pharmacopées demandent des plantes inodores dans plusieurs eaux spiritueuses et aromatiques distillées, comme dans l'eau vulnéraire et dans l'eau générale, etc.; mais assez inutilement. Que peuvent fournir, par exemple, dans la distillation de l'eau vulnéraire, les racines de consoude, les feuilles de bugle, de sanicle, de plantain, d'aigremoine, de pervenche, d'armoise, d'orpin, etc.; et dans l'eau générale, les racines de pivoine, de gentiane, d'arum, de garance, de curcuma, de fougère, etc., les feuilles de chamædris, de chamæpitys, de véronique, de fumeterre, de centaurée, etc.? La principale vertu vulnéraire de tous ces végétaux réside dans les parties extractives. Il n'y a point de doute que, si l'on préparait ces eaux par infusion, on pourrait faire entrer ces simples avec avantage dans ces médicamens; mais comme ils ne fournissent rien par la distillation avec l'esprit-de-vin, j'ai cru devoir les supprimer de ces compositions. Cette remarque est générale pour toutes les eaux spiritueuses, dans lesquelles on a coutume de faire entrer des plantes inodores, ou des substances qui ne peuvent rien fournir pendant la distillation de l'esprit-de-vin, ou même celles qui ne fournissent que peu de principes, et sur la vertu desquelles on ne peut pas compter.

Esprit ardent de Cochléaria.

℞ Feuilles récentes de cochléaria.................... ℔ xv.
  Racines de raifort sauvage..................... ℔ vj.
  Esprit-de-vin rectifié........................ ℔ iij.

On coupe par tranches les racines du raifort sauvage : on les pile dans un mortier de marbre, conjointement avec les feuilles de cochléaria ; on met la matière pilée dans le bain-marie d'un alambic : on verse par-dessus l'esprit-de-vin : on couvre le vaisseau de son chapiteau : on laisse le mélange en macération pendant dix ou douze heures : on procède à la distillation, pour tirer trois livres et demie de liqueur, que l'on conserve dans une bouteille qu'on bouche bien.

L'esprit de cochléaria est un très-bon remède contre le scorbut : on peut même s'en garantir par

Vertus.

son usage. Il est également bon dans l'hydropisie, dans les rhumatismes, la pierre, la gravelle, la jaunisse, les écrouelles, les rétentions des mois : il excite la semence, et fait uriner. La dose est depuis quinze gouttes jusqu'à un gros.

Dose.

On se sert encore de l'esprit de cochléaria avec succès, pour se préserver du scorbut, et pour guérir les petits aphthes qui viennent dans la bouche. On en mêle avec de l'eau, et on s'en lave la bouche tous les matins.

REMARQUES.

Cet esprit de cochléaria est d'une force considérable : cette force vient principalement des racines de raifort, qui contiennent plus de principes âcres volatils que le cochléaria.

Quelques personnes font l'esprit de cochléaria avec cette plante seulement, lorsqu'elle est bien en fleurs. Elles en pilent une certaine quantité, qu'elles laissent macérer dans un vaisseau clos, pendant quelques jours. Le cochléaria souffre un léger degré de fermentation : il fournit, par la distillation, une liqueur vive, pénétrante et très-forte, mais qui ne peut conserver sa force que quelques semaines. Cette liqueur, au bout de ce temps, acquiert une odeur de croupi, et n'a qu'une saveur vapide. Si on laisse d'ailleurs le cochléaria quelques jours de plus en macération, il passe à la fermentation putride, et il ne fournit plus qu'une liqueur infecte. Ainsi il vaut mieux préparer l'esprit de cochléaria de la manière que nous l'avons dit, et employer de l'esprit-de-vin : cette liqueur conserve d'ailleurs les principes âcres et volatils dans lesquels réside toute la vertu des plantes anti-scorbutiques. Si l'on tire une plus grande quantité de liqueur que celle que nous avons prescrite, l'esprit de cochléaria qu'on obtient, est moins fort et un peu laiteux à cause d'une portion d'humidité qui s'élève sur la fin de la distillation. Il occasionne quelque temps après qu'il est fait, la séparation d'une portion de l'huile essentielle des matières qui se précipitent sous la liqueur.

Depuis long-temps les plus habiles chimistes se sont appliqués à rechercher quelle peut être la nature du principe âcre et volatil des plantes anti-scorbutiques, auquel on attribue la principale vertu de ces végétaux. Le sentiment le plus général a été que c'était une matière volatile ; et l'on se fondait principalement sur ce que la graine de sinapi, qui est du nombre des antiscorbutiques, fait effervescence avec le vinaigre.

Cartheuser, dans le premier tome de sa matière médicale, réfute ce sentiment, et s'appuie sur plusieurs expériences qui lui ont fait soupçonner que ce principe volatil pouvait être au contraire de nature acide. Un auteur très-moderne, dit que ces plantes fournissent de l'alcali volatil à un degré de chaleur inférieur à celui de l'eau bouillante.

Je me crois fondé à dire que ces plantes contiennent du soufre ; il y a long-temps que je m'étais aperçu que la décoction des plantes antiscorbutiques noircissait l'argent : j'en avais conclu que ces plantes contenaient ou du soufre, ou les matériaux du soufre ; pour vérifier cette conjecture, j'ai fait l'expérience suivante.

J'ai pris douze livres de racines de raifort sauvage, de préférence au cochléaria et au beccabunga, attendu que ces dernières plantes sont très-aqueuses : je les ai coupées par tranches, et ensuite pilées dans un mortier de marbre : je les ai distillées au bain-marie dans un alambic d'étain, avec six livres d'esprit-de-vin très-rectifié. La liqueur que j'ai obtenue était tellement chargée du principe âcre et volatil, qu'à peine on pouvait en supporter l'odeur vive et pénétrante. J'étais persuadé que l'esprit-de-vin étant ainsi saturé de cette substance âcre, elle devait former des cristaux dans l'espace d'un certain temps ; et j'ai vu avec plaisir, qu'au bout de six mois, la liqueur perdait successivement sa force à mesure qu'il se déposait des cristaux. Ces cristaux sont en aiguilles, d'une très-belle couleur citrine ; ils brûlent sur les charbons ardens, en répandant l'odeur de soufre : combinés avec l'alcali fixe, ils forment du foie de soufre : en un mot, il n'est pas possible de méconnaître ces cristaux pour de véritable soufre. L'esprit de cochléaria dont nous avons parlé plus haut, fournit pareillement de semblable soufre cristallisé ; mais pour l'obtenir, il faut le préparer avec de l'esprit-de-vin parfaitement rectifié.

Il y a beaucoup d'autres plantes qui ne sont point du genre des anti-scorbutiques, dont la décoction noircit pareillement l'argent ; j'en augure qu'elles contiennent du soufre, mais dans un état différent. La décoction de la racine de vincetoxicum noircit l'argent, autant que les plantes antiscorbutiques : la décoction de la petite centaurée le fait aussi, mais beaucoup moins.

Il y a beaucoup de plantes qui, lorsqu'on les distille, détachent, des chapiteaux des alambics d'étain, une pellicule de ce métal, et le réduisent en une poussière ardoisée qui s'enlève avec les doigts. Cette matière est de l'étain minéralisé par le soufre contenu dans les plantes. On peut par ce moyen, tirer le soufre de beaucoup de plantes : en faisant ensuite sublimer la matière, le soufre se sublime, la matière métallique reste au fond du vaisseau. Toutes les plantes antiscorbutiques produisent cet effet dans un degré très-éminent. Parmi les plantes aromatiques, il y en a beaucoup qui noircissent également l'argent, et par la même cause.

Esprit arminatif de SILVIUS.

♃ Racines d'angélique............................ ℥ j.
    impératoire,
    galanga minor, } ãa............ ℥ j ß.

Baies de laurier .... ℥ iij.
Semences d'angélique,
    livèche,   } ãa............ ʒ ß.
    anis,

Canelle .... ℥ iij.
Ecorces récentes d'oranges,
Girofles,   } ãa............ ℥ j.

Feuilles de romarin,
    marjolaine,
    rhue,   } ãa............ ℥ j ß.
    basilic,

Gingembre,
Muscade, } aã..... .... ℥ j ß.
Macis,
Esprit-de-vin rectifié .... ℔ iij.

On concasse ce qui est à concasser : on met ces substances dans le bain-marie d'un alambic. on verse par-dessus l'esprit-de-vin, et on fait digérer ce mélange pendant douze heures : on le distille ensuite au bain-marie, pour tirer tout ce qu'il y a de spiritueux.

Vertus.

Dose.

On recommande l'esprit carminatif contre les nausées, les vomissemens, les rapports. La dose est depuis douze gouttes jusqu'à deux gros.

Baume de FIORAVENTI.

℞ Térébenthine de Venise....................... ℔ j.
Baies de laurier récentes .... ℥ iv.
Résine élemi,
    tacamahaca, } aã............... ℥ j.
Styrax liquide .... ℥ ij.
Galbanum,
Encens mâle,
Myrrhe, } aã................ ℥ iij.
Gomme de lierre,
Bois d'Aloès,
Galanga minor,
Girofles,
Canelle,
Muscade,
Zédoaire, } aã................ ℥ j.
Gingembre,
Feuilles de dictame de Crète,
Aloès succotrin,
Succin préparé,
Esprit-de-vin rectifié .... ℔ vj.

Après avoir concassé les substances qui doivent l'être, on les fait macérer dans l'esprit-de-vin pendant neuf ou dix jours; alors on ajoute la térébenthine : on distille ce mélange au bain-marie, pour tirer tout le spiritueux. C'est ce que l'on nomme *baume de Fioraventi spiritueux*.

On enlève le marc resté dans l'alambic : on le met dans une cucurbite de terre vernissée ou de fer, et on distille par un feu de cendres chaudes un peu supérieur au degré de chaleur de l'eau bouillante. On obtient une huile citrine qu'on met à part. C'est ce que l'on nomme *baume de Fioraventi huileux*. Enfin en augmentant la chaleur jusqu'à brûler presque les matières contenues dans la cucurbite, on obtient une liqueur en partie huileuse, et en partie aqueuse. On sépare l'huile : on la met à part et on jette le flegme comme inutile. L'huile est ce que l'on nomme *baume de Fioraventi noir*.

Le baume de Fioraventi spiritueux est un antipestilentiel; il résiste à la gangrène, il est vulnéraire. On l'emploie dans les coups de tête, pour les contusions, les meurtrissures, et pour résoudre le sang caillé. On le fait prendre intérieurement dans les maladies des reins et de la vessie pour déterger les ulcères internes de ces parties. Il est employé dans les coliques néphrétiques. On en prend cinq à six gouttes dans du thé, ou dans quelques boissons vulnéraires et diurétiques. Vertus. Dose.

Il soulage les douleurs de rhumatisme, en frottant les parties affligées. On en fait usage dans les fluxions et les torticolis : on s'en sert avec succès pour détourner les fluxions des yeux et pour fortifier la vue. On mouille le bout du doigt avec cette liqueur, et on le pose sur le bord des yeux. On fait encore usage de cette liqueur en s'en frottant le dedans des mains, et en les présentant devant les yeux pour qu'ils en reçoivent la vapeur.

Il entre dans le baume de Fioraventi des résines pures qui contiennent beaucoup d'huile essentielle : la plus ténue et la plus volatile s'élève avec l'esprit-de-vin pendant la distillation. La chaleur du bain-marie ne devient plus assez forte, pour occasionner une plus grande altération aux matières résineuses et balsamiques qui restent dans le marc : c'est pour cette raison que nous recommandons de distiller ce marc à une chaleur un peu plus forte que celle du bain-marie, afin d'obtenir, dans ce premier moment de décomposition, une sorte d'huile essentielle des substances qui composent ce marc. C'est cette huile qu'on nomme *baume de Fioraventi huileux*. Ce que nous avons nommé *baume de Fioraventi noir*, est l'huile pesante des ingrédiens qui se décomposent par la chaleur. Ce troisième produit est de peu d'usage en médecine : le second l'est davantage : le baume spiritueux est d'un usage fréquent. Comme celui-ci a l'odeur de l'essence de térébenthine, des falsificateurs préparent ce baume, en mêlant de l'essence de térébenthine avec de l'esprit-de-vin aromatique.

Eau de bouquet, ou *Eau de toilette*.

♃ Eau de miel odorante.................... ℥ j.
   sans pareille........................ ℥ ij.
   de jasmin........................... ℥ iv ß.

ÉLEMENS DE PHARMACIE.

de girofles,
violette, } āā............. ℨ ß.

Eau de souchet long,
calamus aromaticus, } āā............. ℨ ij.
lavande,

Esprit de néroli .... gutt. x,

On mêle toutes ces liqueurs et on conserve le mélange dans une bouteille qui bouche bien : cette eau a une odeur très-agréable. Je vais rapporter de suite les recettes des liqueurs qui la composent. J'ai donné précédemment la recette de l'eau de miel.

Eau sans pareille.

℞ Esprit-de-vin rectifié .... ℔ vj.
Huile essentielle de bergamotte............. ℨ ij ß.
citron.................. ℨ ß.
cédrat.................. ℨ ij.
Esprit de romarin .... ℥ viij.

On mêle toutes ces liqueurs et on rectifie au bain-marie, pour tirer environ six livres d'esprit aromatique. Cette distillation est nécessaire, pour les raisons que nous avons dites précédemment.

Eau de Jasmin.

℞ Huile de jasmin .... ℥
Esprit-de-vin rectifié....................... ℔ j. ß.

On mêle l'huile de jasmin avec l'esprit-de-vin, et on secoue le mélange : il devient trouble et comme laiteux : on l'expose à la gelée : l'huile se fige, se sépare et occupe la partie inférieure de la bouteille : on sépare l'esprit-de-vin qui surnage, et qui s'est emparé de l'odeur de l'huile de jasmin. On le conserve dans une bouteille. C'est ce que l'on nomme *esprit de jasmin.*

Eau de Girofles.

♃ Girofles .... ℥ j.
Esprit-de-vin .... ℔ j. ß.

On fait macérer ces deux substances pendant trois ou quatre jours, et on distille le mélange au bain-marie : on rectifie la liqueur au bain-marie.

Eau de Violettes.

♃ Iris de Florence .... ℥ iv.
Esprit-de-vin rectifié .... ℔ ij.

On fait infuser pendant douze ou quinze jours; ensuite on filtre pour conserver la teinture : cette liqueur ne doit point être distillée parce que l'iris perd considérablement de son odeur par la distillation.

Eau de Souchet.

♃ Souchet long .... ℥ iv.
Esprit-de-vin .... ℔ ij.

On fait digérer et on distille.

L'eau de calamus aromaticus se prépare de même et avec de semblables proportions d'esprit-de-vin et de cette racine.

Esprit de Néroli.

♃ Huile essentielle de Fleurs d'oranges............. ℨ j.
Esprit-de-vin rectifié........................ ℥ viij.

On met ces deux substances dans un flacon; l'huile essentielle se dissout sur-le-champ.

Il est important de faire choix de l'huile essentielle; celle du commerce, connue sous le nom de *néroli*, n'est jamais pure comme celle qu'on fait soi-même; en faisant de l'eau de fleurs d'oranges, celle-ci mérite la préférence.

L'eau de bouquet, et toutes les eaux qui entrent dans sa composition, servent pour la toilette seulement, et ne sont d'aucun usage en médecine.

FIN DU PREMIER VOLUME.

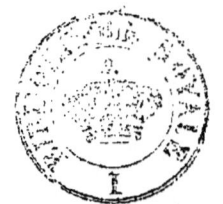

www.ingramcontent.com/pod-product-compliance
Lightning Source LLC
Chambersburg PA
CBHW050320240426

43673CB00042B/1483